肖少卿
针灸中药治验荟萃

肖少卿◎著

辽宁科学技术出版社
LIAONING SCIENCE AND TECHNOLOGY PUBLISHING HOUSE

拂石医典
FU SHI MEDBOOK

图书在版编目（ＣＩＰ）数据

肖少卿针灸中药治验荟萃 / 肖少卿著 . -- 沈阳 : 辽宁科学技术出版社 , 2020.7
ISBN 978-7-5591-1651-2

Ⅰ.①肖… Ⅱ.①肖… Ⅲ.①针灸疗法－临床应用－经验－中国－现代 Ⅳ.① R246

中国版本图书馆 CIP 数据核字 (2020) 第 123517 号

出版发行：辽宁科学技术出版社
　　　　　北京拂石医典图书有限公司
地　　址：北京海淀区车公庄西路华通大厦 B 座 15 层
联系电话：010-57262361/024-23284376
E-mail：fushimedbook@163.com
印 刷 者：河北环京美印刷有限公司
经 销 者：各地新华书店

幅面尺寸：145mm×210mm
字　　数：623 千字　　　　　印　　张：26.625
出版时间：2020 年 7 月第 1 版　印刷时间：2020 年 7 月第 1 次印刷

责任编辑：李俊卿　　　　　　责任校对：梁晓洁
封面设计：潇　潇　　　　　　封面制作：潇　潇
版式设计：天地鹏博　　　　　责任印制：丁　艾

如有质量问题，请速与印务部联系　　联系电话：010-57262361

定　　价：108.00 元

作者简介

肖少卿，男，教授，硕士研究生导师。1923年3月生，江苏省泰兴市人。1943年毕业于江苏省泰兴师范学校，1946年拜季惠民医师为师，学习中医内外科，授业期满而悬壶乡梓，不久便名驰泰邑。1954年结业于泰兴中医进修班。1956年3月毕业于江苏省中医进修学校医本科，受业于针灸名家承淡安、孙晏如、李春熙老师，以及中医药学专家叶橘泉教授等。留校后主要从事针灸教学、临床医疗、科研和写作工作。后任南京中医药大学教授、硕士研究生导师、继承生学术传承导师。兼任江苏省针灸学会理事、华东地区针灸学会理事、中国针灸学会经络分会理事、全国高等医药院校中医药教材编审委员会委员、中国针灸专家讲师团教授、香港中国针灸协会顾问、香港国际医药学院课题教授、《中外名医风采》杂志学术顾问、《中医杂志》和《国际临床针灸杂志》特约编辑等。由于教学有方，成绩卓著，1960年获"江苏省劳动模范"称号，1985年教师节又获"江苏省优秀教育工作者"称号。2002年荣获"2000年世界千年名医"称号，并获得荣誉证书和纪念勋章。

肖少卿从事中医针灸临床工作 60 余载，擅长治疗多种疑难杂症，并创制出版了《针刺透刺术治疗疑难杂症》录像电视片，向世界发行。总结出"临证诊治准则 10 则"和"针灸立法处方 50 法"等诊治经验。主编了《中国针灸处方学》《中国灸法治疗学》《中国针灸学史》《中华灸疗学》《中华针灸处方学》《肖少卿针灸精髓》等 7 部著作，其中《中国针灸处方学》获中国优秀科技图书奖和世界华人名医创新成果奖（并获得名医证书和纪念章）。参编《经络学》《中医学概论》《中国当代针灸名家医案》、全国统编教材《针灸学》(2～4 版)、《名医针刺经验用典》（为编委）、《名家针灸精粹》《针灸临证指南》等 19 部著作，主持研发的经穴电动按摩坐垫获得国家专利。在国内外期刊上发表学术论文 123篇。

孟 序

凡览《肖少卿针灸中药治验荟萃》一书者，莫不羡其才秀而德技双馨也！诚有银针扎出新天地，妙药医来满堂春。肖教授诊治疾病颇具特色，他遵循"古为今用、洋为中用、推陈出新"的精神，走"衷中参西"之道。除惯用传统的脏腑、经络、八纲等辨证方法，辨证与辨病相结合，必要时，还采用西医的理化检查手段，以资佐证。在明确诊断后，才依据病情的需要施用针药。肖先生善治多种常见病、多发病，尤对中风失语、神志昏迷、吞咽困难、耳鸣、耳聋，以及癫、狂、痫等50多种疑难病证有独到之处。曾救治国内外患者数以万计。肖先生创制出版了《针刺透刺术治疗疑难杂症》录像电视片并向世界发行，将其高妙针技传播于全球，为患者的康复造福，此乃功德无量之举！肖先生有"千钧霹雳开新宇，魔手神针耀五洲"的美誉。1990年10月28日，肖教授应日本东京召开的第6次国际东洋医学会议邀请，在会上放演上述电视录像片，当时在场的各国与会专家代表680多位，在亲眼目睹了宽演幕上深刺哑门3寸、天突3寸，继刺廉泉透海泉、金津3寸、玉液3寸，以及针刺神门透灵道，10分钟左右患者即能开口讲话、语音复常后，大家无不惊讶地赞叹肖教授针刺之神奇！

又如：1987 年 5 月，南京国际针灸培训中心讲师团李济人主任、肖少卿教授、石燕华讲师、陶锦文和屠天英翻译一行 5 人，应挪威古典针灸协会邀请讲学两周。在此期间，一位奥斯陆官员突发急性肠痉挛，经当地医院注射盐酸吗啡、口服鸦片酊等处理后，其腹痛仍然剧烈，且面色苍白、四肢厥冷，特用担架抬来门诊。肖教授诊断为伤寒少阴腹痛，治宜温中回阳、理气镇痛，乃取中脘、天枢、气海、关元、足三里、三阴交、内庭等穴，施行烧山火手法，5 分钟后患者疼痛大减，8 分钟后患者面色潮红、脉搏有力，疼痛随之消失，15 分钟后患者自行爬起，欢悦若狂，连连道谢。在场的 3 位媒体记者无不赞叹针灸之神奇，翌日《挪威晚邮报》刊登一篇文章，题为《神奇的针术》，赞扬肖少卿教授医术高超，用有魔力的神针，治愈了奥斯陆官员极为严重的急性肠痉挛。

凡此种种，不胜枚举！

正道是："无限风光在险峰！"这一巨著问世，将对嘉惠医林、启迪后学、为人类解除病痛很有裨益，定可达到"振兴中医结硕果，发扬针灸铸辉煌"之目的。故乐为之序。

孟景春

2015 年 10 月 28 日于南京中医药大学

李 序

肖少卿教授是国内外闻名的针灸专家、针灸教育家，系南京中医药大学针灸学教授，曾获"2000世界千年名医"及"中华神针"称号。肖教授精通中医药理论，早年从事中医内、外科临床工作，尤擅针灸治病。历经60余年的临床，其对许多疑难病证的诊治思路广阔，且疗效奇特。之所以如此，首先归因于其个人品德。肖教授在悬壶中，以"学宗岐黄扶困救危，道法扁佗济世活人；愿作春蚕倾吐丝尽，甘为红烛光照人寰"为座右铭，并教导弟子："医者为人之司命，必备仁德、仁心、仁医、仁术四大要素，以全心全意为患者精心诊治，促其康复。"正所谓大医精诚。现将我随师临诊疑难病证的体会简述如下，以飨读者。

1. 胆大心细，智圆行方

胆大心细，智圆行方，可以说是一个良医的必备条件。诊治疑难病证，首先要从战略上藐视它，但要从战术上重视它，此所谓"胆大心细"；同时要心智空灵、思维敏捷，能对病证作出准确的判断，并竭尽所能来解除病患的痛苦，即所谓"智圆行方"。

2. 学宗岐黄，治病调神为先

肖教授常讲："人身三宝精气神，延年益寿是根本，强身健体抗衰老，龙马精神永飞腾。"人是神形一体的，而神为形之主。《素问·灵兰秘典论》言："主明则下安……主不明则十二官危，使道闭塞而不通，形乃大伤。"《素问·宝命全形论》说："凡刺之真，必先治神。"《素问·针解》说："必正其神者，欲瞻病人目，制其神，令气易行也。"说明治病调神为先，调神则更利于调气。

3. 辨证精当，标本同治，针药并施

中医治病的特色是辨证论治，或先治标，或先治本，或标本同治。孙思邈在《千金要方》序言中言："针而不灸或灸而不针，非良医也。"肖教授临证，多用标本同治法，并多针药并施，疗效非常显著。

4. 吸纳西学，用夏变夷

受前苏联医生启发，肖教授将拔罐作用解释为"自家输血"。血液中有营养成分，有各种免疫因子，拔罐后，自身新鲜血液输至局部，可起到局部营养、消炎的作用。肖教授在治疗强直性脊柱炎等疾病时，特别重视针灸后拔罐，一般留罐10～15分钟。

他以辨病论治为针灸治疗之参考，如治疗干燥综合征，肖教授参考现代解剖生理知识，针刺腺体，以激发腺体分泌功能。颊车透下关，可激发腮腺分泌；太阳透率谷，可激发泪腺

分泌；廉泉透海泉，可激发唾液腺分泌。在治疗甲状腺功能亢进症时，肖教授常针刺气瘿（甲状腺），以调整甲状腺功能。

5. 多取特定穴，常用透刺法

肖教授针灸时多用五腧穴、俞穴、募穴、原穴、络穴、郄穴、八脉交会穴、交会穴等特定穴，亦常用经验穴，如膝中（髌骨下缘中点，髌韧带上）、聋中（阳陵泉下3寸）、泽前（尺泽下1寸）、止痒穴（曲池上1.5寸）等，针刺常用透刺法。

6. 创立"三部"针刺法

"三部"针刺法是指先刺局部（脏腑经络之病位）穴位，再针邻部穴位，最后针远部穴位。如为痛证，先拔出局部和邻部穴位之针，并于远部穴位针刺时（常配以耳针），令患者活动患部，以助疏通经脉。不宜于局部刺灸者，则先刺邻部，次于远部刺灸；少数病况亦可直接于远部刺灸之。此局部和邻部针刺，亦包括《黄帝内经》中的傍刺、齐刺、恢刺、扬刺等法；远部针刺则包括《黄帝内经》中的巨刺、缪刺、上病取下、下病取上等法。此"三部"针刺法概括了病因、病位、病性、标本及各种配穴刺灸法。如治耳鸣、耳聋，可依法针刺耳门（透听会）、翳风、中渚等穴；心肾不交之不寐，可先刺心俞、肾俞，再刺神门、太溪等穴。

李宏大

2015 年 9 月 15 日

萧 序

肖少卿教授从医60载，学子遍五洲，桃李满天下，救治海内外患者数以万计。肖少卿教授一直从事针灸教学、临床、科研工作，他医德高尚，治学严谨，医术精湛，善治300多种常见病、多发病，尤其对中风失语、吞咽困难、神志不清以及癫、狂、痫等50多种疑难病证的治疗有独到之处。1956年12月至1957年4月，肖少卿教授被调往中央卫生部，与杨甲三、宋学儒医师一道为北京市第二聋哑学校的178名学生治疗聋哑，成效显著。1984年以后，多次应邀赴日本、挪威、新加坡等国进行学术交流和临床示范。肖少卿教授被中外患者和专家、媒体誉为"世界第一神针魔手"。肖少卿的"开窍醒脑、启喉解语针刺术"以刺哑门、天突、廉泉（透海泉）、金津、玉液、定神（透山根）等穴，施以补法或平补平泻法，用于治疗中风失语、神志不清、吞咽困难等症，有部分患者可在20分钟之内神志转清、语言自如、吞咽复常。

肖少卿教授在中医治病汗、吐、下、消、和、清、温、补八法的启发下，创立了针灸立法处方50种，诸如发汗、止汗、通便、止泻、清热、散寒、强心、通脉、降压、升压、消炎、解毒等。这些治法处方既由博返约，又执简驭繁，用于临床，只要辨证施治，辄获良效，堪称针灸临证立法处方之津梁。

对经络、腧穴，他认为"经络既是运行气血的通路，又是病邪传注的途径；既是诊断疾病的依据，又是治疗疾病的基础"，并撰文《浅谈经络的平衡与失衡及其调治》，对启迪学者掌握用之很有裨益。鉴于十四经穴有 361 个，学员牢记每个穴位的主治病证颇感困难，他撰写并发表了《从矛盾的普遍性与特殊性的关系试论十四经腧穴主治疾病的规律性》一文。这样，课堂讲授一两个课时，即能使学员闻一知十。

他擅长针刺麻醉。20 世纪 70 年代，他与外科医师协作，采用体针与耳针结合（或体针与唇针结合）的方法进行麻醉，先后施行了扁桃体摘除、胃切除、阑尾切除、子宫切除、宫外孕、剖宫产等 13 种外科手术，均获得成功，他既擅长传统的一针、二灸、三用药，又熟谙火针、电针、磁疗、激光针等新疗法，并能依据病情需要，择其适宜者而用之。

肖教授能理论联系实践，善于总结经验，他不断发表文章，以其学术战果更好地为人类的保健事业服务。自 20 世纪 50 年代至今，他已在国内外期刊上发表学术论文 120 多篇，其中《根结标本气街四海的基本内容及其临床应用》一文于新世纪医学全球论坛荣获"新世纪东西方知名医家科研创新奖"，《从矛盾的普遍性与特殊性的关系试论十四经腧穴主治疾病的规律性》一文于 2002 年 1 月荣获"世界医坛首脑才华奖"，其他获奖文章有《经络感传现象与针刺镇痛效果关系的初步观察》《针刺治疗间日疟临床和实验研究》《针刺减肥作用机理的研究》《奇经八脉的基本内容及其临床应用》等被译为外文，分别在英、美、日、韩等国家的有关刊物上发表。肖教授由于医德高尚，医术精湛，著作丰盛，嘉惠医林，名驰海内外，2002年11月荣获"2000年世界千年名医"称号，并获得荣誉证书和纪念勋章。

　　肖教授在90多岁的高龄时，仍继续承担国际针灸进修班和硕士、博士生班的针灸授课，还每日坚持在南京中医药大学专家门诊针灸科从事门诊医疗工作和临床带教工作。他对待进修医生如亲人。他说："海内存知己，天涯若比邻。共操岐黄术，造福于人民。"他热爱中医事业，为振兴中医、发展针灸学术作出了可贵的奉献，也取得了可喜的成果。但他谦虚谨慎，从不自满，且经常教导弟子："学宗岐黄扶困救危，道法扁鹊济世活人；愿作春蚕吐丝尽，甘为红烛照人寰"。他为国内外培养了大批针灸人才。欣闻《肖少卿针灸中药治验荟萃》一书即将出版，实是可敬可佩！这一巨著的问世，定可嘉惠医林、启迪后学，为人类健康造福。故乐为之序。

萧朝勇

2015年5月16日

许 序

肖少卿教授，硕士研究生导师，著名针灸教育家，南京国际针灸培训中心教授，南京中医药大学第二临床医学院学术传承导师、继承生导师。其学子遍五洲，桃李满天下，在国内外有"名高北斗，望重东山"的盛誉，然而肖教授却谦虚严谨，从不自满，并常教导我们："学宗岐黄扶困救危，道法扁佗济世活人；愿作春蚕吐丝尽，甘为红烛照人寰"。这就是肖教授大医精诚、医道深邃的真实写照。笔者有幸师从肖教授12年，亲临教诲，获益良多。特列举一些典型病例，以飨读者。

（一）癫痫面瘫，治获捷效

例1：癫痫大发作案

患者鲍某，男，26岁，患癫痫已十余年，发作频繁，每日少则二三次，多则五六次，第次发作为时约30分钟，曾求治于省内各大医院，应用中西药治疗无效，特来我科门诊。候诊时患者突然昏仆，不省人事，四肢抽搐，喉中痰鸣，咬齿嚼舌，苦状万千，遂用担架抬至治疗室，肖教授施以开窍醒脑、平肝熄风、化痰涤浊、宁心安神、镇静解痉之法，急取定神（透山根）、五心穴（百会、劳宫、涌泉）、腰奇、申脉、照海等穴，进行常规消毒后针刺。针后 8 分钟患者抽搐停止，神志转清，自行起床，宛如常人。此后，即采用上述针灸处方，每日针灸 1 次，10 次为 1 个疗程。同时服用中药癫痫丸和止痉散加减。

疗效观察：共治 20 次而告痊愈。病愈后，患者欣喜若狂，诗兴勃发，特用凤顶格写成"肖少卿绝"诗一首而颂之。诗曰："肖疏国医独占鳌，少小白头仍务教。卿本佳人居蜗所，绝顶昆仑胜琼瑶。"

例 2：重症面瘫案

患者杨某，男，48 岁，左侧面瘫（亨特面瘫）已历 1 年，曾就诊于四川某医院，经用多种疗法无明显效果，特慕名求治于肖教授和我，共治 3 月而获痊愈。其效之捷有针刺透穴诗句为证，诗曰："面瘫透刺有奇效，四横三竖疗效高。大椎风池四关针，新恙宿疾皆可消。"（注释：四横是指地仓透颊车、人中透颧髎、承浆透大迎、听会透翳风，三竖是指鱼腰透阳白、四白透大迎、下关透上关，四关是指合谷、太冲。）患者向我们赠送的锦旗上写道："肖少卿教授、许国杰医生：继承发展先祖神针，扶正祛邪康复众生。"

（二）肩周凝筋，牵引暴痛

患者杨某，男。因左侧肩周炎（寒湿凝筋型）功能活动障碍而就诊于南京某医院，予注射肌肉松弛剂，并强力向上牵引而致肩周肌肉软组织撕裂出血，肿痛异常，已历时一周。肖师采用耳穴的肩周、肩胛、神门、交感、皮质下，用王不留行子贴压，痛时立即按压 1～3 分钟。同时将肩周局部取穴与远部取穴相结合。局部取肩髃、肩髎、肩井、大杼、天宗，远部取后溪、曲池、支沟、阳陵泉、悬钟，施以平补平泻法，留针 30 分钟，局部配以电针和火罐治疗 15 分钟，疼痛若失，欢悦异常。乃取中药中华跌打丸合仙方活命饮佐以刘寄奴、川草乌、川楝子、延胡索、景田三七、虎杖、七叶一枝花、炙甘草等组合成方。水煎每日 1 剂，早晚各服 1 次。另用云南白药 20 支，每服 1/3 支，每日 3 次。再配以推拿按摩。前后共治 2 月，患者疾病告愈。

（三）针聋治哑，独具匠心

肖教授针灸治疗中风失语、突发性耳聋，独树一帜，蜚声海内外。他善用长针透刺，创有开窍醒脑启喉扬音解语术。通过针刺哑门、天突、廉泉（透海泉）金津、玉液、神门（透通里），大部分患者可在 20 分钟左右语言复常。对于治疗突发性耳聋，通过针刺耳门透三穴（耳门、听宫、听会）、翳风，配以聋中（阳陵泉下 3 寸处），一般针刺 1～2 次见效，10～20 次便可治愈。肖师用此法曾治愈突发性耳聋、链霉素中毒所致听力失聪者 500 多例，皆获良效。

（四）针药胸痹，治效速捷

肖教授善于针药结合治疗疑难杂症。对于胸痹心痛（类似西医的冠心病心绞痛），肖教授主张先针刺神门、郄门、巨阙等穴以宽胸理气、通脉止痛，继用中药生脉散或丹参饮合金铃子散等加减以行气活血、散瘀止痛来巩固疗效。肖教授不仅精通针灸，还擅用中药，许多疑难杂症均针药并施，只要辨证精确，便效如桴鼓。肖教授因此而被患者们称为："指上金针拯危疾，笔下本草活人方"的医界泰斗、针灸大师。

（五）爱国敬业，振兴中华，遍洒甘露

肖教授立足本职，爱国敬业，以人为本，服务社会。他时刻教导我们要与中央的精神保持一致，高举中国特色社会主义大旗帜奔赴小康，为中华民族伟大复兴的中国梦而努力奋斗！即使耄耋之年，肖教授仍坚持每周 3 次的专家门诊，还先后多次到台湾地区、新加坡、马来西亚讲学并参与疑难病证的会诊工作。肖教授积极参与学术传承工作，他一直倡导"发皇古义、融会新知、注重实效"的治学主张和"严谨求实、大胆创新"的治学作风。即使卧病在床，他仍笔耕不辍，不放弃对自己一生经验的整理。肖教授的治学精神，堪称我辈之楷模。

南京医科大学第二附属医院针灸科主任医师

许国杰

2016 年 1 月 20 日

叶 序

欣闻《肖少卿针灸中药治验荟萃》即将付梓，特赋诗二首以志庆贺，并略表对萧老的敬仰之意。

一

煌煌巨著十篇章，肖氏精华尽收藏。

第一篇为针灸科，阐述经穴源流长。

诸多杂症与应用，证治规律有良方。

第二篇章为内科，脏腑辨证有津梁。

经脉用药规律性，中风胸痹奏效强。

第三篇章是外科，论述痈疽渊源详。

奉献古方与验方，心胸开朗喜洋洋。

第四篇章是教学，对象要求有大纲。

培养英才吾侪职，老年施灸保健康。

第五篇章是科研，经络感传之现象。

针刺镇痛之原理，临床实践功可彰。

第六篇评论著作，妄谈经络实轻狂。

否定经络为虚构，实践证明太荒唐。

竟然夸大线香灸，艾为灸草千古唱。

学术交流第七篇，列述针灸领域疆。

既能抗炎抗感染，又可抗疟不着慌。

根结标本与四海，临床独秀超群芳。

临床治验第八篇，证治经验永飘香。

证治准则有十条，学验悟道接踵上。

各界评品第九篇，杰作多部口碑扬。

针灸处方第十篇，针灸处方有声望。

古今集编经方广，痔漏证治列述朗。

二

惊遇大师叹神针，喜交人瑞沐春风。

杏林驰名四海赞，桃林芬芳五洲同。

童心健脑树壮志，救人著述添新功。

乐观盛世迎期颐，笑望茶寿傲苍松。

嘉忠学林济苍生，宏著传世永流芳。

江苏省社会科学院历史研究所副所长，研究员，博士

叶扬兵

2016 年 2 月 8 日

　　笔者从事针灸教学、临床、科研工作已历60余载，深知：中华医道源远流长，五千年史灿烂辉煌；学宗岐黄济世有方，道法扁佗救死扶伤；年逢盛世继承发扬，精益求精为民健康；科教兴国振兴国粹，造福人类铭心不忘！

　　中国医药学是个伟大的宝库。针灸、中药是这个宝库中璀璨夺目的明珠。然而两者治疗方式不同，《黄帝内经》云："针灸治其外"；又云："镵石针艾治其外也"。这说明针灸刺激人体腧穴，通过经络的传导，可对五脏六腑以及四肢百骸、五官九窍疾病起到治疗作用。

　　关于中药治病，《黄帝内经》云："汤液治其内"。这说明了中药汤液于口服后通过五脏六腑与经络的内在联系，由里达表而发挥药效，所以，中药既能治疗内脏病，又能治疗体表病。

　　由此可见，尽管针灸与中药的治疗方式不同，但是两者的作用却是异曲同工、殊途同归的。

　　由于临床所见的病症甚广（据有关文献记载，临床病症已达800多种），其病候（症状）千变万化，错综复杂，因此，为医者应当广览医籍，博采众长，始可见源知流，见微知著，从中找出诊治疾病的规律。现就针灸医学而论，针灸治病，必须做到理、法、方、穴、术的系统化、规范化，进而达到完整性与统一性，如此方能做到有章可循、有法可施。所谓"理"，就是临证通过辨证与辨病而揭示疾病之本质，阐明其发病之机制。所谓"法"，是依据疾病的病因病机，确立对病和证的治疗原则。所谓"方"，是指古之七方十剂，亦包括现代创立者。所谓"穴"，是指十四经穴、经外奇穴和阿是穴。临证治疗，穴位的配伍运用是多种多样的，诸如五行输配穴法、原络配穴法、俞募配穴法等。上述配穴法，必须依法处方选穴，然后依据辨证结果，施以相应的针刺或艾灸方法，或针灸结合使用。所以"理"是诊治的基础；"法"从理出，法是施治的原则；"方"从法立，"穴"因方选，方与穴是诊治疾病、提高疗效的关键；故"术"是诊治的手段。综观理、法、方、穴、术此五者，在整个诊治的过程中，它们层次分明，各司其职，彼此联系，息息相关。

关于运用理、法、方、穴、术的诊治规律，笔者素有研究和临床实践经验［详见笔者编著的《中国针灸处方学》（补充修订本），宁夏人民出版社，1998年10月第2版］。上海中医药大学著名针灸专家李鼎教授曾在《中国针灸》上刊文评介《中国针灸处方学》一书，他对笔者所创建的理、法、方、穴、术的诊治规律给予了高度评价，认为这是中医针灸临床应用的精华，应予推广和应用。

出版本书之目的在于"师古而不泥古,创新而不离源,尤重视古为今用、洋为中用、推陈出新精神,走衷中参西之道"。笔者将123篇学术论文集成《肖少卿针灸中药治验荟萃》一书,供广大有识之士参考而用之,希望可以更好地为人类的保健事业服务。

本书在编写过程中,承蒙南京中医药大学中医教育家、资深临床专家、硕士研究生导师孟景春教授,南京小行医院副院长、中西医结合专家李宏大主任医师,南京医科大学医学硕士、南京脑科医院放射科副主任萧朝勇医师,为本书作序。同时承蒙黄修显、陈雅婷、邵于芳等校友热情支持和协助;还承蒙南京中医学院针灸门诊部师从笔者门诊进修12年、专治疑难杂症、薪火相传而学验俱丰的高徒,南京中医药大学针灸学硕士、南京医科大学第二附属医院针灸科主任许国杰主任医师的鼎力相助,他既帮助本书完成统稿事宜,又为之作序。特在此向各位表示由衷的感谢!

肖少卿

2015 年金秋

目 录

第一篇　针灸篇

目
录

V

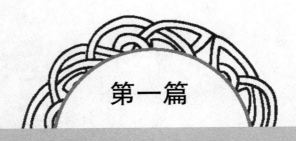

第一篇

针灸篇

第一章

经络腧穴的基本内容、理论渊源、
主治性能与针灸立法处方规律

第一节　论十四经腧穴主治病症的规律性

　　十四经腧穴就是十二经脉（即心经、肝经、脾经、肺经、肾经、心包经、胃经、大肠经、小肠经、三焦经、胆经、膀胱经等经脉）和任督二脉的腧穴。这些腧穴，是历代先辈们从"以痛为腧"（阿是穴）的基础上逐步发展起来的。早在公元前 300 多年前的《黄帝内经》中就已记有 205 穴；迨至晋皇甫谧《针灸甲乙经》则记有 349 穴；《铜人针灸腧穴图经》《十四经发挥》均载 354 穴；后明杨继洲《针灸大成》载 359 穴；南京中医学院针灸教研组于 1957 年 10 月份出版的《针灸学》一书又根据《素问》王注将中枢补入督脉，急脉补入足厥阴经，共计 361 穴。这些腧穴，由于有固定的名称、经属、部位和主治范围，所以通常称作"十四经腧穴"，简称"十四经穴"。正因为这些腧穴所属的经脉和所在的部位各有不同，所以它们的主治作用亦有所不同。学习针灸者在记忆这些腧穴的主治作用方面，比较困难。有鉴于此，当乃勤求古训，悉心探讨，从《灵枢》《针灸甲乙经》《千金方》《铜人针灸腧穴图经》和《针灸大成》以及近代有关针灸文献入手，并结合个人数年来的针灸教学体会和临床的实践经验，对十四经腧穴主治规律进行了总结。现不揣谫陋，略抒管见，仅作引玉之砖而已。

一、十四经腧穴主治疾病的共同性

1. 腧穴所在，主治所及　　即腧穴在何部，就能主治何部的疾患。例如头顶部的百会、前顶诸穴，可治巅顶疼痛、头晕目眩；额角部的头维、颔厌诸穴，可治偏正头痛；前额部的上星、阳白诸穴，可治正面头痛；眼部的睛明、攒竹、丝竹空诸穴，可治目赤肿痛、迎风流泪；耳部的听会、听宫、翳风诸穴，可治耳鸣、耳聋；鼻部的迎香、素髎诸穴，可治鼻塞衄衄；口、颊部地仓、颊车、承浆诸穴，可治面瘫口㖞；胸部的气户、华盖、中府、膻中诸穴，可治胸胁疼痛、咳嗽气喘；上腹部的中脘、建里、上脘、梁门诸穴，可治胃痛呕吐、脘闷腹胀；下腹部的气海、关元、天枢、中极诸穴，可治腹痛尿闭、肠鸣泄泻；腰部的命门、肾俞、志室、腰阳关诸穴，可治肾虚腰痛、梦遗滑精；四肢部的合谷、曲池、肩髃、环跳、阳陵泉、悬钟诸穴，可治风寒湿痹、半身不遂；等等。

2. 本经腧穴主治本经病　　例如肺病（咳喘、咯血），可取太渊、鱼际、列缺、尺泽、中府诸穴；心病（心悸、怔忡、失眠、癫痫），可取神门、通里、灵道诸穴；脾病（泄泻、下痢、腹痛、胀满），可取公孙、大横、腹哀、三阴交诸穴；肾病（遗精、遗尿、阳痿、水肿），可取复溜、照海、太溪、然谷诸穴；肝病（胁痛、黄疸、疝气），可取太冲、行间、大敦、期门、章门诸穴；心包病（心痛、心烦、吐血、癫痫），可取劳宫、大陵、内关、间使诸穴；胃病（胃痛、呕吐、胀满、消化不良、呃逆、反胃、噎嗝），可取足三里、上巨墟、内庭、梁门诸穴；膀胱病（遗尿、小便不通），可取膀胱俞、肾俞、气海俞、关元俞诸穴；胆病（胁肋痛、黄疸），可取日月、京门、渊液、阳陵泉诸穴；三焦病（胁肋疼痛、瘰疬），可取外关、支沟、天井诸穴；大肠病（肠鸣、腹痛、小便不利），可取曲池、温溜、下廉、合谷诸穴；小肠病（少腹痛、小便不利），可取少泽、后溪、小海诸穴；任脉病（七疝、白带、症聚），可取曲骨、中极、关元、气海诸穴；督脉病（脊强、反折），可取大椎、筋缩、腰阳关、命门诸穴。

3. 表里经腧穴主治表里经病 人体的五脏六腑，与经脉的三阴三阳，均是表里相配的。表里经有病时，可取表里两经的腧穴治疗。如肺经与大肠经相表里，取合谷与太渊相配，可治咳嗽胸痛、头痛发热；心经与小肠经相表里，取神门与后溪相配，可治心悸失眠、健忘癫狂；脾经与胃经相表里，取足三里与公孙相配，可治胃痛呕吐、腹胀泄泻；肝经与胆经相表里，取章门与阳陵泉相配，可治肝胆气郁、胁肋疼痛；心包经与三焦经相表里，取内关与支沟相配，可治胸膈气闷、胁肋疼痛；肾经与膀胱经相表里，取照海与申脉相配，可治癫狂痫症、寒湿脚气等。

4. 手足三阳经腧穴均治头、面、五官病 因为"手三阳经从手走头，足三阳经从头走足"，手足三阳经均循行于头、面部，所以能治头、面、五官疾患。例如液门、外关、足窍阴、侠溪诸穴，能治少阳头痛（偏头痛）；手足阳明经的合谷、曲池、内庭、解溪诸穴，能治阳明头痛（正面头痛）；手足太阳经的后溪、支正、昆仑、京骨诸穴，能治太阳头痛（后头痛）。又如，合谷、内庭诸穴，可治牙痛、喉痛、鼻塞、衄衊；外关、侠溪、金门、合谷诸穴，可治耳聋耳鸣；足临泣、商阳、中渚、光明诸穴，可治目赤疼痛等。

5. **手足三阴经腧穴均治胸部疾患** 因为"手三阴经从胸走手，足三阴经从足走腹（胸）"，手足三阴经均循行于胸部，所以能治胸部疾患。例如太渊、尺泽、太溪、大钟诸穴，可治胸闷气喘、咳嗽唾血；内关、大陵、郄门、大都诸穴，可治胸膈气逆、心胸疼痛；神门、内关、间使诸穴，可治心悸怔忡、健忘癫痫等。

6. **腰背部腧穴多治内脏病、慢性病** 腰背部的腧穴，是足太阳经与督脉的腧穴。这些腧穴主要用于治疗局部病、内脏病、慢性病证。具体来说：心俞、肾俞、志室、关元俞诸穴，可治心肾不交、失眠遗精；肝俞、胆俞、阳纲、至阳、脾俞，可治肝脾湿热、黄疸、水肿；肺俞、膏肓、魄户、陶道、膈俞诸穴，可治骨蒸潮热、咳嗽咯血。其他如阳痿早泄，可取命门、肾俞；脊强反折（破伤风等），可取大椎、筋缩、脊中、腰阳关；诸虚百损之慢性疾患，可取四花（相当于膈俞、胆俞）、六之灸（即膈俞、肝俞、脾俞）等。

7. **胸腹部腧穴均治内脏病、急性病** 胸腹部的腧穴，是手足三阴经和胃经以及任脉经的腧穴。这些腧穴主要用于治疗内脏病、急性病证。例如中脘、幽门、梁门、上脘诸穴，主治胃痛呕吐；中府、膻中、俞府诸穴，主治咳嗽胸痛；天枢、大横、气海诸穴，主治腹痛泄泻。他如隔盐灸神阙，可治霍乱吐泻；大灸关元、气海，可治中风脱证。

二、十四经腧穴主治疾病的特殊性

1. **郄穴主治急性病、疼痛病** 郄穴多分布于筋骨空隙中，是经气深集的处所。这些腧穴，一般对急性疼痛疗效很好。如孔最，主治咳逆唾血、头痛、咽肿等；温溜，主治头痛、面痛、口舌肿痛、喉痛、疗毒等；梁丘，主治胃痛、乳肿痛、膝肿痛等；地机，主治腹胁胀痛、小便不通、急性水肿等；阴郄，主治心痛、吐血、盗汗等；养老，主治手臂肿痛、目视不明等；金门，主治小儿惊风、癫痫、耳聋等；水泉，主治心胸闷痛、足跟肿痛等；郄门，主治心腹疼痛、吐血衄血等；会宗，主治手臂酸麻、胁肋疼痛等；外丘，主治头项强痛、胸胁胀痛等；中都，主治崩漏、疝痛、少腹急痛等。

2. 会穴多主治慢性病、虚弱病 这里所指的会穴即"八会穴"。所谓"八会"，即脏会章门、腑会中脘、气会膻中、血会膈俞、筋会阳陵泉、髓会悬钟、骨会大杼、脉会太渊。这些腧穴对脏、腑、筋、骨、气、血、脉、髓疾患，尤其是慢性疾患，具有特殊的治疗作用。如章门，主治五脏疾患，以肝脾病为主；中脘，主治六腑病，以胃与大肠病为主；膻中，主治一切气病，如胸膈胀闷、呼吸不利、呕逆嗳气、噎嗝、哮喘等；膈俞，主治一切血证，如咳血、吐血、衄血、崩漏、尿血、便血、痔疮出血以及外伤出血等；阳陵泉，主治筋病，如半身不遂、拘挛、瘫痪、痿痹、疼痛等；大杼，主治骨病，如周身关节疼痛、项背强急、角弓反张等；悬钟，主治髓病，如下肢瘫痪、痿软、疼痛等；太渊，主治一切脉病，如无脉症、心肺疾患等。

3. 井穴皆治心下满病 "井穴"即手指与足趾端的十二井穴，这些腧穴，古人喻之为井，如水之源泉，因为经脉之气由此起源。这些井穴能治心下满病。所谓"满病"，即土胜之实病。取胃经厉兑、胆经足阴、大肠经商阳、膀胱经至阴、三焦经关冲配金，金为土之子，刺见微血，是实则泻其子的意思。取肺经少商、脾经隐白、心经少冲、肾经涌泉、肝经大敦、小肠经少泽、心包中冲配木，木能克土，刺见微血，以制其盛。

4. 荥穴皆治身热 所谓"荥穴"即井穴后之各经第二个穴位，古人将这些荥穴喻若水流，经脉之气由此急流溜过。这些荥穴能治身热病，所谓"身热病"，即指火有余或不足之病。取肺经鱼际、脾经大都、心经少府、肝经行间配火，可补其火之不足；取胃经内庭、肾经然谷、胆经侠溪、大肠经二间、小肠经前谷、膀胱经足通谷、心包经劳宫、三焦经液门配水，针刺之，可泻火之有余。

5. **输穴皆治体重节痛**　"输穴"即指井穴后之各经第三个穴位，古人将这些穴位喻为水流输注。因为经脉之气由此输流，所以叫做输穴。这些输穴能治体重（即土湿之有余或本气不足之病）、节痛（即水邪过盛之病）。取肺经太渊、脾经太白、心经神门、肾经太溪、心包经大陵配土，可补土气之不足，泻水邪之太盛；取胃经陷谷、胆经足临泣、肝经太冲、大肠经三间、小肠经后溪、膀胱经束骨、三焦经中渚配木，可泻土湿之有余，泄水邪之太盛。

6. **经穴皆治喘嗽寒热**　"经穴"即井穴后各经第四个穴位，古人将这些穴位喻为水之经行历过。因为经脉之气由此处通行，所以叫做经穴。这些穴位均主治喘嗽寒热（即风寒喘咳或风热喘咳）。取肺经经渠、脾经商丘、心经灵道、肾经复溜、肝经中封、心间间使配金，可治风热喘咳；取胃经解溪、胆经阳辅、大肠经阳溪、小肠经阳谷、膀胱经昆仑、三焦经支沟配火，可治风寒喘咳。故经穴皆治喘嗽寒热。

7. **合穴皆治逆气而泄**　"合穴"即肘、膝关节部之穴位。古人将这些穴位喻如水之聚会。因为经脉之气由此经过入各脏腑与众经相会，所以叫做合穴。这些穴位均主治逆气而泄（是真阴水气不足，发为冲脉气逆而下泄之病）。取肺经尺泽、心经少海、肾经阴谷、肝经曲泉、心包经曲泽配水，可补真阴之不足，而降逆气；取胃经足三里、脾经阴陵泉、胆经阳陵泉、大肠经曲池、小肠经小海、膀胱经委中、三焦经天井配土，可止水气泛滥而泄之病。

三、腧穴部位与主治范围的相关性

1. 躯干、头面部腧穴皆治局部病　躯干与头面部的腧穴除个别能治下肢部的疾患外，绝大多数均主治局部病。如头风头痛，可取百会、风池、头维诸穴；咳嗽胸痛，可取中府、膻中、气户诸穴；脐腹冷痛，可取神阙、天枢、气海诸穴；腰脊疼痛，可取肾俞、气海俞、腰阳关诸穴。

2. 四肢部腧穴与胸腹部距离越近，则主治范围越近；距离越远，则主治范围越远　如四肢肘、膝以上的腧穴距离胸腹部较近，这些腧穴都主治局部病，很少治胸腹部病证；肘、膝以下至腕、踝部的腧穴距离胸腹部较远，这些腧穴除能主治局部病证外，还能主治胸腹部疾患；腕、踝以下的腧穴距离胸腹部更远，这些腧穴除能主治局部病证外，还能主治头面五官病、热病、神志（脑部）病等。从上述情况来看，可见肘、膝以下的腧穴能治躯干病、内脏病和头面五官病，所以古今针灸文献记载和针灸临床家的实践体会，一致公认手不过肘、足不过膝的"井荥俞输合的六十六穴""十二原穴""十五络穴""八脉交会穴""十六郄穴""四总穴"以及"四关穴"等，在远道（循经）取穴施治方面，颇有卓效。这些都是腧穴部位与主治范围之间存在的客观规律，是不可忽视的。

3. 胸腹部的募穴皆治局部病、内脏病　"募穴"是脏腑经气聚会的部位。有五脏募和六腑募，均分布于胸腹部的任脉与手足阴、阳经中。因为募穴与脏腑有密切的关系，所以五脏六腑发生病变时，都可采用募穴治疗。如心募巨阙，主治心痛、癫痫；肝募期门，主治肝病、胁肋疼痛；脾募章门，主治脾病、腹胀泄利；肺募中府，主治肺病、咳喘胸痛；肾募京门，主治遗精、白带、肾虚腰痛；胃募中脘，主治胃痛呕吐、消化不良；大肠募天枢，主治大便秘结或泄泻、腹胀水肿；小肠募关元，主治小便癃闭、遗尿、消渴；三焦募石门，主治水肿、小便不利；胆募日月，主治胀满胁痛、呕吐、黄疸；膀胱募中极，主治小便不通或频数、遗尿、五淋；心包募膻中，主治胸膈气闷、呼吸困难等。

四、腧穴部位与主治范围的特殊性

1. **头面部腧穴能治全身病**　头面部腧穴绝大多数主治局部病，但也有少数腧穴能治全身病。如百会可治中风、尸厥。明杨继洲《针灸大成》胜玉歌说："头痛眩晕百会好。"行针指要歌说："欲针风，先向风府、百会中。"《史记·扁鹊传》载："虢太子尸厥，扁鹊乃使弟子子阳厉针砥石，以取三阳五会（百会），有间，太子苏。"由此足证百会是能主治全身病的。又如人中在针灸临床中多施于中风、卒倒、癫痫或因晕针而昏厥者，往往针之每起急救之效。在历代文献中也有不少类似这些效能的记载。如明徐风《针灸大全·席弘赋》说："人中治癫功最高。"晋葛洪《肘后方》载："救卒死尸厥方，灸鼻下人中七壮。"又云："爪切人中良久，又针人中至齿，立起。"又如素髎可治霍乱吐泻等症。张锡纯《医学衷中参西录》说："督脉部分有素髎穴，刺同身寸之三分出血，最为治霍乱之要者。凡吐泻交作、心中撩乱者，刺之皆效。盖此穴通督脉，而鼻通任脉，刺此一处，则督任二脉可互相贯通，而周身之血脉，亦因之而贯通矣。"

2. **头面部腧穴能治下肢病**　大凡四肢肘、膝以下的腧穴，尤其是手足三阳经腧穴，大多能治头面病。而头面部的腧穴能治四肢疾患的比较少见。但是也有个别腧穴能治下肢疾患，如地仓能治足痿。《针灸甲乙经》说："足缓不收，痿不能行……地仓主之。"

3. **少腹部腧穴能治全身病**　少腹部腧穴除能治内脏疾患外，还能治全身性疾患。如神阙、关元、气海均能治霍乱吐泻、中风不省人事等虚脱危候。《经脉图考》说："昔有徐平仲，卒中不省，得桃源为之灸脐中百壮始苏，更数月复不起。"《千金方》说："霍乱已死有嗳气者，以盐纳脐中灸二七壮即瘥。"《张氏类经图翼》说："气海治脐下三十六疾，小腹痛欲死者，灸之即生。"《寿世保元》说："阴厥者始得之身冷脉沉，四肢厥逆，足蜷卧，唇口青，或自利不渴，小便色白，宜四逆理中汤之类，灸关元百壮，鼻尖有汗为度。"少腹部的气海、关元、神阙三穴，颇有振奋全身机能的强壮作用。我在临床上经常运用，每收良效。我曾用上述三穴治愈太兴县高港轮船码头旅客王某的跌仆昏厥症，用关元、气海等穴治愈江宁县陶吴公社张某的中风脱证等（详载《江苏中医》1961 年 3 月号第 37 页拙作《针灸治愈卒中症一例》）。

4. **腰骶部腧穴能治下肢病**　腰骶部的腧穴以治局部病和内脏病者为多，可治下肢疾患的腧穴，依据个人数年来的临床经验和有关文献记载，计有腰阳关、白环俞、上髎、次髎等。《针灸甲乙经》说："腰以下至足清不仁，不可以坐起，尻不举，腰俞主之。"又说："膝外廉痛，不可屈伸，胫痹不仁，阳关主之。"《外台秘要》说："白环俞主腰以下至足不仁。"《针灸甲乙经》说："腰足痛而清，上髎主之。"又说："腰痛怏怏不可以俛仰，腰以下至足不仁，入脊腰背寒，次髎主之。"以上腰部四穴，我除常采用来治疗下肢风寒湿痹外，对小儿下肢麻痹亦常用之，轻刺重灸，每收良效。

五、结语

综合上述腧穴主治疾病的共同性和特殊性，可以初步得出这样的结论：

1. 腧穴所在处，即为腧穴主治的所在范围。

2. 躯干和头面部的腧穴，除少数能治全身性疾病或个别能治下肢疾患外，其余腧穴均不能主治四肢部疾患或全身性疾病。

3. 四肢部腕、踝以下的三阴经腧穴，均治头面五官病、热病、神志病；肘、膝以下至腕、踝部的腧穴，除手三阳经的大多数腧穴主治肩、背、项、颈及头面部疾患外，其余腧穴均治六腑病（包括五脏病）和胸、腹、腰、背病；肘、膝以上至肩、髀部的腧穴，均治局部病，很少主治内脏病、腹背病。

4. 四肢部腕、踝以下的三阴经腧穴，除足三阴经部分腧穴主治前阴病和肝、脾、肾病外，其余腧穴均治喉、胸、肺部疾患及神志病；肘、膝以下至腕、踝部的腧穴，均治五脏病（手三阴经穴以治心、肺、心包病为主，足三阴经穴以治肝、脾、肾病为主）及六腑病变；肘、膝以上至腋、股部的腧穴，均治局部病，很少主治胸部或腹部病。

5. 胸腹部腧穴，均治局部病、内脏病、急性病；背腰部腧穴，均治局部病、内脏病、慢性病以及虚弱病症。

6. 本经腧穴能治本经病，表里经腧穴能治表里经病。

以上所述，就是十四经腧穴主治疾病的规律。我们如果能深刻地了解和掌握这些腧穴的主治特点，则对处方取穴会很有裨益。那么，怎样借其进行处方取穴呢？就个人对这方面的点滴体会来说，是依据《灵枢》和《针灸甲乙经》以及个人临床的实践体验而进行处方取穴的。其取穴的原则是：病在上者取之下，病在下者取之上；病在左者取之右，病在右者取之左；病在胸腹取四肢；病在局部取阿是穴（或取局部穴）；慢性病取俞募；急性病取原郄；暴病闭厥取人中、百会、十二井、涌泉；元阳暴脱取神阙、气海、关元、足三里等。取穴之大纲，约尽于此。

第二节　论腧穴主治的特异性

对腧穴主治的特异性，有两种根本对立的观点。一种认为腧穴不存在自身固有的特异性。理由是：①足够的刺激量是关键，穴位配方不是关键；②"寸寸人身皆是穴"，针刺人体任何部位均可得气，"气至而有效"。另一种认为腧穴主治的特异性是客观存在的。理由是：①有经络、脏象学说为依据；②有古人的经验为依据；③有现代科学实验和临床疗效为依据。我赞同第二种观点，我认为腧穴的主治性能是有特异性或者说相对特异性的。现从三方面试述于下。

一、文献记载

我国运用针灸治病有悠久的历史，对腧穴主治的特异性积累了极其丰富的实战经验。纵观《黄帝内经》《难经》《针灸甲乙经》《千金方》《外台秘要》《资生经》以及《针灸大成》等书，对腧穴的主治性能论之甚详。如《灵枢·邪气藏府病形》说："荥输治外经，合治内腑"；又《难经·六十八难》说："井主心下满，荥主身热，输主体重节痛，经主喘嗽寒热，合主逆气而泄"；《针灸大成·千金灸法》则说："若要安，三里常不干"，又谓"十三鬼穴"主治癫、狂、痫等。这些论述是无数次实践经验的结晶，从中不难看出，腧穴主治是有特异性的。现就腧穴的命名、部位以及和经络、脏象的关系来简要阐述腧穴主治的特异性。

（一）从腧穴的命名看

唐代医家孙思邈在《千金翼方》中指出："凡诸孔穴，名不徒设，皆有深意。"以背部的足太阳膀胱经腧穴为例，它是以五脏六腑及其功用而命名的，如心俞之旁曰神堂，肺俞之旁曰魄户，肝俞之旁曰魂门，脾俞之旁曰意舍，肾俞之旁曰志室。任督二脉的命门、阳关、筋缩、至阳、身柱、膻中、紫宫、玉堂、华盖等穴，也都是根据腧穴主治的特异性而命名的。又：睛明、翳明、光明之命名，乃由于针刺该穴能提高视力；听宫、听会、耳门之命名，系由于针刺该穴能提高听力；气海、关元、命门之命名，则由于针刺该穴能补气固脱、振奋肾阳。其中气海，穴居脐下，为先天元气之海。据《针灸大成·任脉经穴主治·考正穴法》记载：气海为"男子生气之海"；又《治病要穴》说："主一切气疾"。该穴主治各种气病，如气喘、脐下冷气上冲等。又如关元，穴属任脉，居于脐下3寸，正当丹田，为人之根源，男子以藏精，女子主月事，是生养子息、合和阴阳的门户，所以《医经精义》指出："（关元乃）元阴元阳交关之所"。其他如风池、风府、风市之命名，是由于针灸这些腧穴可起祛风解表之作用。由此类推，不胜枚举。

（二）从腧穴的部位看

"腧穴所在，主治所及"（即局部穴能治局部病），这是一切腧穴的主治特点。例如：头部的百会、脑空、风池诸穴，均治头风头痛；眼部的承泣、睛明、攒竹诸穴，均治眼病；耳部的翳风、听宫、听会诸穴，均治耳病；腹部的中脘、下脘、梁门诸穴，均治胃病；背部的脏腑背俞穴，均治其各有关内脏病症（肺俞主治肺病，心俞主治心病，肝俞主治肝病，脾俞主治脾病，肾俞主治肾病，等等）。又如：四肢部的腧穴，上肢的肩髃、曲池、合谷、外关诸穴，均能主治上肢病症；下肢的环跳、风市、足三里、阳陵泉、悬钟诸穴，均能主治下肢病症。由此说明，腧穴位于何部，即能主治该部的病症，这是十四经穴、经外奇穴和阿是穴主治性能的共同点。

（三）从经络和脏象学说看

十二经脉"内属于腑脏，外络于肢节"，由于它们所属的脏腑不同，所以它们主治的病症亦各不相同。例如：手太阴肺经的中府、尺泽、孔最、太渊诸穴，主要治疗呼吸系统的病症；手厥阴心包经和手少阴心经的内关、郄门、神门、通里诸穴，主要治疗心血管系统的病症；足阳明胃经的梁门、天枢、足三里、上巨虚、内庭诸穴，主要治疗消化系统的病症。这些腧穴，不仅具有"腧穴所在，主治所及"的特点，还具有"经络所通，主治所及"的特殊性。如四肢肘、膝以下的十二原穴，均能主治有关内脏病症，正如《灵枢·九针十二原》所说："五脏有六腑，六腑有十二原，十二原出于四关，四关主治五脏，五脏有疾，当取之十二原。"八会穴的主治也是具有特异性的：脏会章门，主治五脏病，以肝、脾病为主；腑会中脘，主治六腑病，以胃、大肠病为主；气会膻中，主治气病，以胸闷气逆为主；血会膈俞，主治血病，以吐血、衄血为主；筋会阳陵泉，主治筋病，以肌肉疼痛病症为主；骨会大杼，主治骨病，以落枕、扭伤为主；髓会绝骨，主治髓病，以瘫痪病症为主；脉会太渊，主治脉病，以无脉症为主。腧穴为经络的脉气所发，是机体脏腑经络气血输注的部位，即机体真气游行出入之场所，也是沟通体表与内脏的反应点。腧穴不能离开经络、脏腑而独立存在，故研究腧穴主治的特异性，自然不能忽视其与经络、脏腑的关系。

《灵枢·九针十二原》中说："胀取三阳，飧泄取三阴"，这就寓有"实则泻之，虚则补之"的意义。就腧穴补泻作用来说，关元、气海、足三里、命门诸穴偏于补，经常针灸之可使久病体虚者得以康复；中极、膀胱俞、阴陵泉、三阴交、太冲诸穴偏于泻，施以针刺，可使新病尿潴留者获得痊愈。

二、实验研究

关于腧穴主治的特异性，国内有关单位曾做了大量的研究工作，从以下四个方面的实验观察，充分证明了腧穴主治的特异性是客观存在的。

（一）对正常人体的实验观察

大连医学院在正常人体进行针刺对利尿作用影响的观察，结果表明针肾经之照海等穴均有明显作用，针胃经穴则无作用。浙江医科大学附属妇女保健院以宫缩描记仪记录针刺对子宫收缩的影响，结果几乎所有穴位均有促进子宫收缩的作用，但以远近结合组（合谷、三阴交、秩边）效应快、持续时间长，单独远取穴效果稍差，单独近取穴效果更差，针刺与生殖系统关系大的绝骨等穴效果最差。上海中医学院等单位的实验也证明了这一点。

江苏新医学院第二附属医院观察到针刺阳陵泉可促进胆囊运动，而针刺非胆经穴位（如肺经的侠白、尺泽、太渊）或非穴位点，影响就不明显。针刺健康人的列缺穴，在建立闻氨水抑制呼吸的防御性条件反射后，此反射可循经泛化至尺泽，如再于孔最穴封闭，有时仍不受影响。上海市中山医院曾在正常人体观察到针刺足三里可使肠蠕动亢进，但针刺昆仑穴及非穴位点时，作用就不明显。又如按照辨证施治处方配穴，针刺合谷、颊车可以治疗牙痛，针刺环跳、委中可以治疗腿痛；但是针刺合谷、颊车不能治疗腿痛，针刺环跳、委中不能治疗牙痛。这些都是临床上司空见惯的事实，均充分说明配伍腧穴主治具有特异性。

（二）对家兔的实验观察

大量的实验资料证明，腧穴主治的特异性或相对特异性是客观存在的。针刺动物的足三里、盲肠点后，93.6%的动物出现了胃肠道变化；而针刺非穴区，则有95.3%的动物未见变化。以新斯的明分别注入足三里、秩边、环跳、非穴点（秩边与环跳之间），结果以足三里穴位注射后胃蠕动波幅增加者为多，减少者少，不变者极少；针上巨虚、梁门等穴，胃蠕动波幅减小者多，增加者少，不变者亦少。关于针刺对消化道机能的影响，据各地报导，用穴达数十个，其中如百会、风池、承山等也有一定作用，但所有报道一致认为足三里作用最明显。针刺阳陵泉，胆囊影像明显缩小，表明胆囊运动与排空能力增强，甚至会提前排空。

中国医学科学院报告，针兔的心包经或心经穴位，有明显减弱肾上腺素所致的心率加快的作用；针与心经关系较密切的肾、肝、脾、胃等经穴位，对心脏活动亦有一定的调复作用；针与心经关系甚小的膀胱、胆、大肠等经穴，则无上述作用。用人工方法造成动物心室传导阻滞，针内关时可使心率增快，呈窦性规则；而针交信，则心率降低，心律紊乱加重；针非经非穴区则无明显变化。电针大椎、陶道等穴可使家兔的血白细胞增加，补体滴度也有所升高，而针刺非经非穴区，则不能获得类似结果。

（三）对狗的实验观察

中国医学科学院观察到，针刺狗"足三里"建立食物条件反射后，针胃经其他穴也多能出现条件反射性唾液分泌，而针其他经穴位，则很少出现这种反应。

（四）从动物实验看脑对腧穴主治特异性的反应

中国中医研究院经络研究所用兔和猫模拟甲状腺手术模型，发现疼痛刺激在大脑皮层感觉区的相应点上可记录到明显的诱发电位，给合谷、内关以电刺激时，在同一部位可记录到另一种形式的诱发电位。针刺后再给痛刺激时，即可见到针刺能完全抑制或削弱痛刺激引起的诱发电位；但改针足三里、丰隆，则无明显抑制现象。

三、临床实践

国内外大量的临床资料证明，腧穴主治具有相对的特异性。如针治溃疡病以足三里等穴的效果为好；针刺合谷穴后测痛，全身各部均可发生痛觉迟钝现象，但以头面部最明显；合谷、列缺等穴均能治牙痛，但以合谷的疗效为优。

本人的临床实践，也证明了腧穴主治的特异性。如哑门、廉泉诸穴，治疗中风失语效佳；内关、丰隆诸穴，治疗闪挫性胸痛功效较著（病例略）。

四、结语

腧穴主治具有特异性是无可非议的。同时，输穴主治的共同性也是存在的，如古代子午流注针法，撇开了腧穴固有的作用，以时间作为选穴的依据，也能获得一定的疗效；《黄帝内经》在论及各种病症治疗时，多只提刺灸何经而未指出具体腧穴，所谓"宁失其穴，毋失其经"；又前面述及的针刺建成条件反射后出现的循经泛化现象，均说明腧穴主治的共同性在同一经脉表现更为突出。但我们必须看到，在某一经共性主治的基础上，还有其主治的特异性，有疗效最优的腧穴及各自的特殊效能。决不可不适当地强调腧穴主治的共同性，而否定腧穴主治的特异性；当然，我们也不能过分强调腧穴主治的特异性，使经络、腧穴理论神秘化，把主治的特异性看成绝对的。

关于刺激量和穴位配方的关系，我认为穴位配方是关键，适当的刺激量也是必要的。配方与刺激量的关系，是"矢"与"的"的关系，有"的"才好放"矢"，也就是说，穴位配方要组合适宜，才能发挥腧穴的作用。至于刺激量的大小，应依据病者体质的虚、实、强、弱，病情的轻、重、缓、急而定。一般对暴病闭厥、疼痛痉挛的实证，应予以强刺激；反之，对久病体虚的慢性病证，应施以弱刺激。总之，决不可只强调足够的刺激量，而忽视了穴位配方的重要作用。

关于"寸寸人身皆是穴"、针刺人体任何部位均可得气、"气至而有效"的观点，我认为是值得商榷的。临床实践证明，人体的腧穴虽多，但归纳起来，不外乎十四经穴、经外奇穴和阿是穴三类，其中尤以十四经穴为重点。因十四经脉各有所属脏腑、器官，各有所主病症，真是若网在纲、有条不紊。众所周知，针灸取穴贵在循经（包括局部、邻近、远道取穴）。当然，还须强调"得气穴为定""气至而有效"。我曾参加江苏省经络研究协作组对51例经络敏感者和经络不敏感者的经络感传现象与针刺镇痛效果关系的对比观察，结果发现经络敏感者的针刺镇痛效果优于经络不敏感者。由此足证，"循经取穴"和"气至（病所）而有效"

的说法，确系临床实践经验的真实写照。我们必须精选有效经穴，讲究针刺手法（包括电针、艾灸等），激发经络感传，以进一步提高针刺镇痛和针刺麻醉的效果。

腧穴主治的特异性可由临床疗效来体现，各经腧穴的主治作用既有共同的一面，又有特异的一面。如手太阴肺经腧穴以治疗呼吸系统病症为主，但胸痛以孔最、中府为佳，喉痛以少商为佳，咳血以鱼际、尺泽为佳。各经腧穴主治依此类推。腧穴主治除具有共同性和特殊性外，某些腧穴还存在着"双向性"的主治效能。如内关，既能治疗心动过速，又能治疗心动过缓；中极，既能治疗遗尿，又能治疗尿闭；合谷，既能发汗，又能止汗；天枢，既能通便，又能止泻；等等。

经络腧穴学是祖国医学的重要组成部分，是针灸学的理论核心，正如《灵枢·经脉》所言："经脉者，所以能决死生，处百病，调虚实，不可不通。"

第三节　论针灸治疗诸痛证

我国运用针灸治疗痛证有着悠久的历史，积累了极其丰富的实践经验。早在公元前 168 年以前，就有灸法镇痛的文献记载。如马王堆出土文物《阴阳十一脉灸经》《足臂十一脉灸经》，《灵枢》中的《邪气脏腑病形》《经脉》和《素问》中的《刺腰痛论》《缪刺论》等，都有针灸镇痛的记载。嗣后，《针灸甲乙经》《千金方》《外台秘要》《针灸资生经》《铜人腧穴针灸图经》以及《针灸大成》等书，也有针灸治疗各种痛证的记载，而且阐述较详。从 1958 年以来，在针刺镇痛的基础上又进一步发展了针刺麻醉技术，至今我国已有 200 多万例手术是在针刺麻醉下进行的。本文仅就痛证的病因病机、针灸对痛证的治疗作用，以及本人采用"循经取穴"治疗诸痛证的体会，并结合古今文献的有关论证，综述于下。

一、痛证的病因病机

祖国医学认为：痛证产生的原因甚多，如六淫外侵、七情内伤，以及打仆、坠跌、刀伤、虫兽咬伤等。言其病机，不外气滞、血瘀、寒凝、痰阻。关于气滞致痛，《素问·阴阳应象大论》中早有"气伤痛"的论述。《儒门事亲》更明确指出"诸痛皆因于气"，说明一切痛证都是由脏腑、经络、器官组织的气机受到阻滞所致。关于寒凝致痛，《素问·举痛论》中说："经脉流行不止，环周不休，寒气入经而稽迟，泣（凝滞）而不行，客于脉外则血少，客于脉中则气不通，故卒然而痛"。关于血瘀致痛，由于气为血之帅，气行则血行，气滞则血瘀，血瘀则脉络痹阻，痹阻不通则痛。

二、针灸对痛证的治疗作用

针灸治病的作用在于疏通经络、调和气血、协调阴阳、扶正祛邪。针刺镇痛的主要作用则在于调气、治神。

1. 调气　《灵枢·刺节真邪》中指出："用针之类，在于调气。"《灵枢·终始》中也说："凡刺之道，气调而止。"《灵枢·九针十二原》还强调指出，针刺的作用在于"通其经脉，调其血气"。这都说明了针刺可疏通经脉、调和气血，使气血运行通畅，从而达到"通则不痛"的目的。

2. 治神　《素问·宝命全形论》指出："凡刺之真，必先治神。"

因为"脉舍神"，经穴又为"神气所游行出入"之处，这就说明经络的功能与神气的作用有密切的关系。正如《素问·针解》所说："制其神，令气易行"。使"神动""气行"，以激发调气功效，加强经络中气血的运行，从而可以达到调节机体各器官组织功能失调的目的。

三、"循经取穴"治疗诸痛证

综观历代针灸文献，其处方取穴，不外患部（局部）、患野（邻近）、循经（远道）3种，其中对"循经"取穴尤为重视。如《灵枢·九针十二原》中说："五脏有六腑，六腑有十二原，十二原出于四关，四关主治五脏，五脏有疾，当取之十二原。"这说明四肢腕、踝以下的腧穴对内脏疾患有相当的治疗作用。兹就笔者运用"循经取穴"治疗诸痛证的配穴方法分述于下。

1. *头（面）痛* 合谷配曲池，可治头面诸疾；太渊配列缺，可治偏正头痛；申脉配金门，可治头风头痛。一般头痛可取后溪与列缺；偏头痛可配侠溪；巅顶痛可配涌泉；牙痛可配太溪、内庭；口喎斜可配太冲、行间。

2. *胸痛* 太渊配尺泽，可治咳嗽、胸痛、唾血；大陵配曲泽，可治心烦、胸痛、吐血；然谷配丰隆，可治痰壅、胸痛。余如内关配公孙，可治心、胸、胃疼；郄门配孔最，可治心痛胸闷。

3. *胃痛* 内关配曲泽，可治胸腹胀痛、身热吐血；劳宫配大陵，可治心胸暴痛、反胃吐食；足三里配冲阳，可治胃痛呕吐、腹痛泄泻；公孙配太白，可治脘腹胀痛、食滞不化。他如内关配公孙，可治心胸疼痛、胃痛呕吐；内关配丰隆，可治胸痛气逆、脘腹胀痛。

4. *腹痛* 足三里配内庭，可治肚腹疼痛、胀满、泄泻诸疾；

温溜配上廉，可治肠鸣气滞、小便不利（配用阴陵泉更妙）。他如霍乱腹痛者，可配委中（刺血）；痛经可取三阴交配气海；尿闭可取中极配三阴交。

5. **腰背痛**　《灵枢·终始》云："痛在腰者取之腘（委中）。"《四总穴歌》曰："腰背委中求。"据笔者临床体验，如腰痛则配环跳；若腰、背俱痛，则强泻人中、长强二穴，取其"首尾相应"，每多应手而愈。

6. **胁痛**　阳陵泉配丘墟，可治胁痛、胆病；支沟配阳陵泉，可治胁痛、便秘；倘痛连胸胁，可配行间。

四、体会

针灸处方的应用范围甚广，通常有三部配穴法、俞募配穴法、原络配穴法、五输配穴法、八脉交会配穴法、手三阳下合穴配穴法、郄会配穴法、辨证配穴法以及对症取穴法等，而"循经取穴法"又叫"远道取穴法"，也属于上述的配穴范畴。从针刺镇痛和针刺麻醉的实践来看，针刺治疗痛证以"循经取穴"为佳，我多年的临床实践也证明了这一点。我曾于 1959 年春对 500 多例痛证患者（其中包括头痛、牙痛、喉痛、眉棱骨痛、胸痛、心绞痛、胃痛、腹痛、痛经、胁痛、腰痛、肾绞痛、坐骨神经痛等）进行了"循经取穴"施治的临床研究，获得了较为满意的效果（详见《辽宁医学杂志》1959 年第 2 卷第 4 期第 35 页《"循经取穴"治愈诸痛证的经验介绍》）。又如，我曾于 1975 年参加江苏省经络感传研究协作组，对 51 例"经络敏感者"的疼痛性疾患进行了"循经取穴"的针刺效果观察。51 例患者中，止痛效果为优级的有 39 例，良级的有 12 例。这充分说明了在祖国医学脏腑、经络

第一篇

针灸篇

23

学说的指导下，采用"循经取穴"法治疗痛证效果是非常明显的，应予重视。

"循经取穴"大多采用四肢部肘、膝关节以下的腧穴，其相隔病部（指头、面、躯干和内脏）的距离是相当远的，如足三里在膝下 3 寸能治腹痛，公孙在足大趾节后 1 寸能治胃痛，内庭在足次趾与中趾缝间能治牙痛，涌泉在足掌心能治高血压，等等。这充分说明"经脉所至，主治所及"的正确性，这种"循经取穴"的疗法，也就是"经络治疗"。另外，循经取穴中所说的"本经"是指该经所经过的部位，而循经取穴消除该经所反应出的病候（即"循经综合征"——症候群），这就是"本经"取穴；反之非该经循行的部位，即称之为"异经"取穴。如腹痛取足三里、内庭为"本经"，取委中为"异经"；又如头痛取涌泉为"异经"，腰背痛取委中、昆仑为"本经"等。本经多用双穴，取其互相配偶，充分发挥治疗作用，以巩固和加强疗效，如合谷配曲池能治头面病，三里配内庭能治肠胃病，阳陵泉配丘墟能治胁肋痛等，这种循经取穴法，又叫"本经求同法"。异经多用单穴，除施于某种疾患有效外，并在某些病候中借以本经腧穴相配，可发挥其更大的效能，如支沟除对便秘有效外，若与阳陵泉相配，则对胁肋疼痛疗效好；又如环跳除对下肢瘫痪有效外，倘与委中相配，则对腰背疼痛作用大。这种循经配穴法，又叫"异经求同法"。

第四节　论《伤寒论》辨证施治运用针灸的规律性

我国汉代的医学大家张仲景著有《伤寒杂病论》（后分为《伤

寒论》和《金匮要略》两书）。他是创立方剂的鼻祖，又是普用针灸的大师。《伤寒论》中所载原文 397 条，其中运用针灸者有 31 条，且有一定的规律性。为了继承和发扬张氏辨证施治运用针灸的宝贵经验，更好地为人类的保健事业服务，吾不揣谫陋，兹就个人管见所及略述于下。

一、依据标本缓急进行辨证施治

《伤寒论》中治病，始终贯穿着"急则治其标，缓则治其本"的精神，首先重视治本，唯在标病急迫时治其标，或标本兼治。在运用针灸的条文中，也同样采用这一原则。例如：

第 108 条云："伤寒腹满谵语，寸口脉浮而紧，此肝乘脾也，名曰纵，刺期门。"

【按语】本条的腹满谵语，犹似阳明实证，但未见腑实证所具有的沉迟实大之脉和潮热等证；脉象浮紧近乎太阳伤寒之脉，然未见头痛、项强、发热、恶寒之证；虽有腹满，但又谵语脉浮紧，亦非太阴虚寒证。究其腹满谵语，实属脾胃之病，脉象浮紧，实为肝脉，脾胃病而见肝脉，系肝木侮土之征，其本在肝而标在脾。仲景取肝之募穴期门以刺而泻之，使其病本除，则肝不乘脾，而脾胃自安。此乃"上工治未病，不治已病"之法，非高才卓识者，岂能运用。

第 109 条云："伤寒发热，啬啬恶寒，大渴欲饮水，其腹必满，自汗出，小便利，其病欲解，此肝乘肺也，名曰横，刺期门。"

【按语】本条的发热恶寒、腹满，极似太阳、阳明之病，但既无太阳头项强痛之表证，又无阳明胃家实之里证。盖肺主皮毛，毛窍闭塞则恶寒发热，肺为水之上源，职司治节，治节无权，则水失通调而腹满，木强则土弱，因此津液不能上布于肺，金虽能克木，但木胜也可侮金，病因仍属肝强，故仲景独刺期门而泻之。

第117条云："烧针令其汗，针处被寒，核起而赤者，必发奔豚，气从少腹上冲心者，灸其核上各一壮，与桂枝加桂汤，更加桂二两也。"

【按语】本条系运用灸法治疗奔豚，寓有治标之意。因该条仍有桂枝汤证（此先病为本），但已引发奔豚（此后病为标），此时若不施灸，唯恐邪陷少阴，故灸与汤药并用，标本兼顾。

二、病邪窃踞三阳宜用针刺治疗

《伤寒论》辨证施治之法，主要运用八纲（阴、阳、表、里、寒、热、虚、实）作为纲领，其中而以阴、阳为总纲。病在三阳者，多系外邪所中、正气未衰的实证或热证，宜用针刺，以泻热邪；病在三阴者，宜用灸法，以温中散寒。《伤寒论》中以针灸作为主治或辅治之法的原文15条，其中用针者9条，用灸者6条。在用针的9条中，就有8条用于三阳经证。兹引原文分析于下。

第143条云："妇人中风，发热恶寒，经水适来，得之七八日，热除而脉迟身凉，胸胁下满，如结胸状，谵语者，此为热入血室也，当刺期门，随其实而取之。"

【按语】本条由于妇女患伤寒，适当经期，以致热入血室而成血结胸证，虽然状似太阳误下所致的水热结胸，但仅胸胁下满，而不石硬，且脉迟、身凉、谵语，与水热结胸迥然不同。在此情况下，既已热入血室，必须随其实取期门以泻之。期门穴位于乳下二肋间，为肝之募穴，肝藏血，故刺期门可泻血室之热，疏理肝气，血室之热既泻，肝气条达，则谵语可止。胁肋为肝之外府，肝舒气畅则胁痛可除。本病属热、属实，故用针刺泻之。

第 216 条云："阳明病，下血谵语者，此为热入血室，但头汗出者，刺期门，随其实而泻之，濈然汗出则愈。"

【按语】本条亦属热入血室，所不同者，其并非胁痛而是下血，下血是血为热迫而妄行，故亦刺治于期门，使热除则血安，本病也属实热之证。

第 308 条云："少阴病，下利便脓血者，可刺。"

【按语】本条仅云"可刺"，"可刺"之"可"，是寓有一定含义的。因三阴经中亦有实热之证，本条言外之意，如该病显有实热证候，则同样可用针法治疗（郭雍认为本条"可灸"，意谓如见虚寒证候也可用灸法）。阴经仅有一条刺法，尚云"可刺"，由此可见，仲景对阳证用针的规律是何等明确。

三、病邪深入三阴宜用灸法治疗

在《伤寒论》中，病在三阳者宜针，病在三阴者宜灸，真是泾渭分明。就灸法的运用来看，6 条原文中就有 5 条用于三阴经证。

第 292 条云："少阴病，吐利，手足不逆冷，反发热者，不死；脉不至者，灸少阴七壮。"

【按语】本条患者虽然手足不逆冷，且有发热之征，但吐利而脉不至，这是吐泻之余其气暴虚，营气不能接续所致。病仍属虚寒，此时可灸少阴以温阳通经。关于"灸少阴"，常器之认为应灸太溪穴。该穴为足少阴经输穴、肾之原穴，灸之可助阳。先师承淡安认为本病如能配用气海，则疗效更佳。

第 343 条云："伤寒六七日，脉微，手足厥冷，烦躁，灸厥阴；厥不还者，死。"

【按语】本条为脏厥重证，虽未明言吐、利、汗出等症状，然从其脉微、手足厥冷、烦躁等症状来看，已显露阳消阴长、阳不胜阴之局，病势濒于危殆，此时虽用吴萸、附子、四逆等汤，亦虑其缓不济事，故急施灸法，以冀阳复。"灸厥阴"，常器之认为当灸太冲，因太冲穴为足厥阴经输穴、肝之原穴，灸之能温经散寒。

第 362 条云："下痢，手足厥冷，无脉者，灸之；不温，若脉不还，反微喘者，死。"

【按语】本条证见下痢、厥冷、无脉，为真阳衰竭，病已极危，急宜取大艾炷重灸，如灸之阳仍不复而脉不至，气又上脱而反喘，则必死无疑。本条原文未指灸何处，常器之说："当灸关元、气海二穴"。考此二穴，均为元阳之气结聚之处，本病亦可取神阙隔姜灸之。此三穴乃回阳固脱之要穴，余常用之，辄获良效。第292 条和第 343 条之证情均宜采用此法。

上述三条原文所列证情，均为阳气虚弱之证，而且在发病的程度上一条甚于一条，仲景皆用灸法治疗（尤其是第 362 条），而不用白通加猪胆汁汤辈，足见灸法颇有卓效。

四、误用烧针灸熨易致伤阴亡阳

《伤寒论》中记载火逆证者达 16 条之多，其中属于三阳经者15 条。仲景认为："火气虽微，内攻有力，焦骨伤筋，血难复也。"其用灸法慎重如此。火逆证包括因烧针、温针、灸、烧瓦熨等引起之变证，其病变机理也极复杂，但以伤阴者为最多，因灸乃火热，用以治疗热病，诚如抱薪救火，势必导致火毒伤阴，变证蜂起。伤阴证又可分为伤津和伤血两种情况。

（一）火逆伤阴

1. 火逆伤血

第114条云："太阳病，以火熏之，不得汗，其人必躁，到经不解，必清血，名为火邪。"

第115条云："脉浮，热甚，而反灸之，此为实，实以虚治，因火而动，必咽燥吐血。"

【按语】以上二条，均为火毒伤血，前者为逼血下行，阴络受伤，而为便血；后者是逼血上越，阳络受伤，而为吐血。因血为阴液，热则妄行，失其常度，当治之以清解血中热毒，热除则血安，而血证始可向愈。

2. 火逆伤津

第110条云："太阳病二日，反躁，凡熨其背而大汗出，大热入胃，胃中水竭，躁烦，必发谵语。"

【按语】熨背误治，火阳迫汗，则津液亡失；火邪入胃，则胃中水竭。水竭则小便不得，津伤则大便秘结。

第284条云："少阴病，咳而下利，谵语者，被火气劫故也，小便必难，以强责少阴汗也。"

【按语】本条少阴病，咳而下利有因寒因热之分。如属寒证，服真武汤；倘属热证，服猪苓汤。本条虽未言及属寒属热，但虚寒证是难以引起火逆证的，故本条当属热证，而医者反以火气劫汗，以致热伤津液而小便难，热扰神明而谵语。

第111条云："太阳病中风，以火劫发汗，邪风被火热，血气流溢，失其常度，两阳相熏灼，其身发黄。阳盛则欲衄，阴虚小便难，阴阳俱虚竭，身体则枯燥，但头汗出，齐颈而还，腹满微喘，口干咽烂；或不大便，久则谵语；甚者至哕，手足躁扰，捻衣摸床。小便利者，其人可治。"

【按语】血为热迫，故上逆欲衄；液竭于下，故小便难；热结少阴，故口焦咽烂；热壅于胃，故不大便；热积愈久，受毒愈深，如此内（阴）外（阳）俱虚，伤及神明而谵语，甚至喘哕躁扰。捻衣摸床，病甚危急，倘小便尚利，此为津液尚未完全枯竭，还可治愈；如果小便不利，显然受毒已深，津液已竭，则非一般伤津之证，其预后堪忧。

总之，火逆伤津之证，轻则可津自回，重则急当救液，决定病情转归的关键在于津气来复与否。

（二）火逆亡阳

火逆除可伤阴外，也可亡阳。灸法虽具有回阳救逆之功，但灸治不当也可导致亡阳，此因表邪踞于阳经，本应以宣散为治，医者误用灸法，迫使汗出，若遇素体卫阳不固之人，更易漏汗淋漓不止，阳气随汗外脱，因而亡阳。现援引原文进行分析。

第29条云："伤寒脉浮，自汗出，小便数，心烦，微恶寒，脚挛急，……若重发汗，复加烧针者，四逆汤主之。"

第112条云："伤寒，脉浮，医以火迫劫之，亡阳，必惊狂，卧起不安者，桂枝去芍药加蜀漆牡蛎龙骨救逆汤主之。"

第118条云："火逆下之，因烧针烦躁者，桂枝甘草龙骨牡蛎汤主之。"

【按语】第29条，"复加烧针者"下，虽未明确指出火逆症状，但从其"四逆汤主之"一语，便可知其迫汗亡阳之机理。由于阳气外亡，则神气浮越，神气浮越则惊狂、烦躁不安之症接踵而来。第112条和第118条的病机即是如此。此时，应迅予挽救亡阳，故仲景投以牡蛎、龙骨之类，旨在止其漏汗，为救逆回阳先决之机，使其阳随汗止而来复。

从亡阳和亡阴的预后来说，凡津伤而阳不亡者，其津尚可再生；阳亡而津未伤者，则其津亦难以后继。此即"孤阴则不生，独阳则不长"之机理。总之，以伤津为轻，亡阳为重。

五、重视扶正祛邪，贵在因势利导

《伤寒论》中针灸的治疗范围颇为广泛，不仅见于六经的证治中，还讲到了主治、辅治和预防等各个方面。以上所述诸条，除第117条针灸起辅助治疗作用外，其余诸条皆为主治。同时，我们也不难窥见仲景在辨证施治运用针灸的过程中，"重视扶正祛邪，贵在因势利导"的规律性。举例如下。

第8条云："太阳病，头痛至七日以上自愈者，以行其经尽故也。若欲作再经者，针足阳明，使经不传则愈。"

【按语】本条"针足阳明"，历代医家认为当针足阳明经足三里穴，因该穴为足阳明经合穴，善治足太阴、足阳明诸疾，主疗诸虚百损。宋·王执中在《针灸资生经》中说："三里治胃寒，心腹胀满，……。秦承祖云：诸病皆治。华陀云：疗五劳羸瘦，七伤虚乏……。"这都说明针灸足三里可以扶正祛邪。当邪气尚未进入阳明经时针刺该穴，可防患于未然，使正气旺盛，邪气消减，则邪不再经，病自痊愈。

第23条云："太阳病，初服桂枝汤，反烦不解者，先刺风池、风府，却与桂枝汤则愈。"

【按语】本条谓太阳中风，服桂枝汤后，不但原病未罢，而且增加烦躁症状，然尚未见邪气内传之象，此与内烦不同，实因表邪太盛，邪正剧烈抗争，欲达不能之故，也是药后瞑眩之征，其还是桂枝汤证。倘仅仅再服桂枝汤，仍旧不能使病解除，因此，先刺风池、风府。此二穴一属督脉，一属少阳，诸阳主表，且能治疗头项强痛，所以刺之以疏泄在经之风邪，杀其势，逐邪外出，再服桂枝汤则可获效。

上述两例，虽寥寥数语，但已勾画出针灸用于因势利导、逐邪外出、扶正固本、预防传变的轮廓。

六、几点认识和体会

1.《伤寒论》原文虽然仅有 397 条 113 方 83 味药 2 万左右文字，但其内容精湛，言简意赅。自汉迄今，长期的临床实践充分证明了《伤寒论》所强调的辨证施治思想是正确的，其贡献是卓越的，其中最大的成就在于张氏能运用经络学说阐述人体在病因作用下导致脏腑、经络、营卫、气血功能失常所产生的病理变化，从而奠定了祖国医学辨证施治的理论基础。

2. 仲景精于汤药，工于针灸，是善于针药并用的大师。他继承了先辈关于"汤药治其内，针灸治其外"的明训，在临证中往往先针灸后服药。例如："太阳病，初服桂枝汤，反烦不解者，先刺风池、风府，却与桂枝汤则愈。"又如"烧针令其汗，针处被寒，核起而赤者，必发奔豚，气从少腹上冲心者，灸其核上各一壮，与桂枝加桂汤，更加桂二两也。"

3. 仲景不仅善于针药并施，还指出了"阳证宜针，阴证宜灸"的治疗规律，同时对火逆证的因、机、证、治作了精辟的论述，这是很可贵的。由此可见，仲景不仅对证处方颇为精当，而且辨证施治尤为严谨。从上述第 343、第 362 条的条文来看，三阴经阳气欲绝，仲景不用药物救治，而依赖于灸法，足见灸法确有起死回生之功。

4.仲景治病重视针灸，用穴精当。如太阳病，初服桂枝汤反烦不解者，此因风邪袭于太阳之表，导致经脉阻滞、营卫失和，故先刺风池、风府以疏风解表，然后再服桂枝汤以调和营卫。如此针药并施，可起相辅相成之效。后世医家多师此法，如《行针指要歌》说："或针风，先向风府、百会中。"又如《席弘赋》也说："风池、风府寻得到，伤寒百病一时消。"还有"热入血室刺期门"，也是仲景善用针灸的体现。

5.从上述所引《伤寒论》原文中针灸的使用情况来看，仲景将针灸（包括针刺、施灸、温针、烧针等）运用于六经证候，并借以主治、辅治和预防疾病。由此说明，在汉代针灸已为医界所普遍应用，而且与药物治疗是相辅相成、相得益彰的。今天，我们学习《伤寒论》中的针灸原文，必须求其规律，得其要领，并进一步探索经络实质，阐明针灸治病原理，使祖国宝贵的医学遗产更好地为人类的保健事业服务。

第五节　谈经络平衡与失衡及其调治

经络学说是针灸学的理论核心。实践证明：经络既是运行气血的通路，又是病邪传注的途径；既是诊断疾病的依据，又是治疗疾病的基础。现就经络平衡与失衡及其调治规律简述于下。

一、经络的平衡状态

经络系统是机体的联络系统和平衡系统，它不仅在机体内外起着周密的联络作用，还对机体起着调整平衡的作用。这些作用主要体现在两个方面：一是对内脏的调节与平衡。人体内脏的功能活动，在经络系统的调节下，一般是六脉调匀，五脏安和，心肾相交，水火既济，肝胆疏泄，肺气归元，脾升胃降，燥湿相济，小肠受盛，大肠传导，三焦主气，膀胱藏津，各司其职，藏泄有度，相辅相成。二是对机体外在的调节、平衡。主要体现在机体前后、左右经脉自身的调节、平衡。例如，督脉行于背脊，总监一身之阳经，诸阳经交会于此，故有"阳脉之海"之称；任脉脐腹中行，总任一身之阴经，诸阴经交会于此，故有"阴脉之海"之称。由于任督二脉均起于胞中，同出于会阴，督行于背，任行于腹，便构成了任督循环（小周天）。因此，任督二脉不但主司背、腹的俯仰运动，还能调节、平衡全身的阴阳。十二经脉、阴维、阳维、阴跷、阳跷，都左右对称分布。阴阳二跷主司寤寐及下肢的运动，阴维脉维系诸阴经，阳维脉维系诸阳经，脉围绕腰间一周，而统束诸经。如此诸经相联，若网在纲，有条不紊，共同维持着阴阳之间的相对平衡，所以能使机体保持着有节律的生命活动。

二、经络的失衡表现

经络既是病邪的传注系统，又是病候的反映系统。当病邪传注于经络系统后，经络遭受刺激便奋起自卫，在正邪交争的情况下，经络能传递信息反映病态。这是经络系统"有诸内必形诸外"的病理反应的特性。因此可以说，经络系统又是病候的反映系统。例如：手太阴肺经发生异常变化时，可见"肺胀满，膨膨而喘咳，缺盆中痛，甚则交两手而瞀"（《灵枢·经脉》）；手少阴心经发生异常变化时，可见"嗌干，心痛，渴而欲饮"（《灵枢·经脉》）。

又如："督脉为病，脊强反折"；"任脉为病，男子内结七疝，女子带下瘕聚"（《素问·骨空论》）。手阳明络脉发生病变时，可见"其病实则龋、聋，虚则齿寒、痹隔"；手少阴络脉发生病变时，可见"其实则支膈，虚则不能言"（《灵枢·经脉》）。再如：手太阴经筋"其病，所过者支转筋痛，其成息贲者，胁急吐血"，手阳明经筋"其病，当所过者支痛及转筋，肩不举，颈不可左右视"《灵枢·经筋》）。

从上述《黄帝内经》的记载来看，我们不难看出经络系统在病理状态下，各经所出现的病候特征，尤其是《灵枢·经脉》所记述的"是动""所生病"，就是描述十二经脉在病理状态下各自出现的循经综合征（症候群），这对针灸临床应用经络辨证明确病所很有参考价值。

三、经络的调治作用

经络既是诊断疾病的信息系统，又是治疗疾病的调节系统。经络的这种作用，主要体现在诊断和治疗两个方面的应用。

（一）经络诊断——辨证归经

由于经络具有"溢奇邪，通营卫"的生理、病理特性，因此临床上可以借用经络系统中这些病理性的反馈信息（病候），进行辨证归经，明确病位。临床常用的经络诊察法有审、切、循、按、扪、测等六种。

1. 审　即审察法。此法有审视和审度两种。审视法，是观察体表经络的色泽以及络脉的浮显、沉陷等变化，从而判断经络病症的寒、热、虚、实。审度，即是综合分析经络系统所发生的病变，从而确定何经发生异常变动，出现有关病症。

2. **切**　即切诊法。此法是用手指切按体表经络的"脉动"之处，借以了解动脉的充盈、虚小，包括人迎（颞动脉）、头角（颈动脉）、颊车（面动脉，又名颌外动脉）、脐上（腹壁上动脉）、脐下（腹壁下动脉）、足背趺阳（足背动脉）、足跟太溪（胫后动脉）等各部位的动脉情况，并加以比较，以测知何经何络有何异常变化。切诊方法虽多，但古今医家多宗秦越人独取寸口之法。

3. **循**　即循压法。此法是用手指循摩、推压体表经络的循行部位，借以了解经络下有无结节、条索样肿物，胸腹部有无肿物、疼痛，肢体部有无畸形、触痛等变化。

4. **按**　即按压法。此法是以手指按压体表局部和腧穴，尤其是各经脉的俞、募、原、络、郄等穴，测知其反应情况，诸如喜按、拒按，或按压时产生舒适感、疼痛感、麻木感等，这样便可判断有关内脏病症。这方面新的发现亦不少，如阑尾炎患者多在其足阳明胃经的巨虚穴处出现压痛点，胆道疾病患者多在其足少阳胆经的阳陵泉或胆囊穴（在阳陵泉下 1 ～ 2 寸，取压痛点）处出现压痛点。

5. **扪**　即扪触法。此法以手掌触贴患者皮肤，比较各部的皮肤温度有无明显差别，探悉皮肤滑润或枯涩变化等。通过体表按诊，可测知有关经络病和内脏病症。

6. **测**　即经络电测定法。用经络电测定仪探测经络、腧穴皮肤导电量的变化，借以判断受病脏腑以及经络气血的盛衰。由于人体皮肤表面存在导电量较高的"良导点"，这些点的分布基本上与经穴相一致。皮肤的良导现象是经络通路的表现，经穴的电位变化是经络活动的反映。在病理状态下，这些点的导电量或电位值会发生相应的变化，这对于诊察脏腑经络病症和选择最佳治疗穴位颇有参考价值。

（二）经穴治疗——循经取穴

通过上述经络辨证，明确病在何脏、何腑、何经、何络，以及何经筋、何皮部以后，可循经取穴，并施以适当的刺激方法以激发穴位的功能，达到"泻其有余，补其不足，阴阳平复"的目的（《灵枢·刺节真邪》）。要想发挥经络的调整作用，达到治愈疾病的目的，必须依据经络系统中有关经络结构（环节）所出现的具体病候，而给予针对性的调整。因此，临证时必须明确调治范围、调治原则和调气治神的规律性。

1. 调治范围

（1）脏腑调治。凡脏腑病症，宜取俞、募、原、合诸穴治之。一般五脏病多取其背俞穴，六腑病多取其募穴，此即《难经》所谓"阴病引阳，阳病引阴"之意。五脏六腑有病，可取十二原穴治疗。《灵枢·九针十二原》中说："五脏有六腑，六腑有十二原，十二原出于四关，四关主治五脏，五脏有疾，当取之十二原。"至于六合穴更是调治六腑病的经验效穴。

（2）经络调治。

① 凡各经（十二经脉和奇经八脉）有病，即在该经取穴调治。临床一般以取该经的五输穴为主。此外，还可采用"左病取右，右病取左，深而刺经"的"巨刺"之法，使左右平衡。

② 凡十五络脉有病，可采用"左病取右，右病取左，浅而刺络"的"缪刺"之法，以促使经脉平衡。凡十五络脉病候，均可取本经络穴治疗，亦可采用"络刺"法，即刺皮肤上的小络脉，使之出血以泻其邪。

③ 凡十二经筋发病导致经筋失衡时，可取其经筋局部焠刺而调之。治疗风寒湿痹（包括风湿性关节炎和类风湿性关节炎），可取阿是穴焠刺之。焠刺三法，我还用于治疗瘰疬（颈淋巴结核）、水鹤膝（浆液性关节炎或化脓性关节炎），借以化痰散结、引流排脓，获效颇捷。近年来，我还将本法应用于美容方面，治疗色素痣（黑痣、红痣）、扁平疣、寻常疣（瘊子）、老年斑等，常常当场见效，颇受患者欢迎。此外，本法对良性脂肪瘤、皮下囊肿等也有较好疗效。

④ 病在皮部者，调之皮部。例如：凡头部斑秃、面部雀斑、神经性皮炎等，均可用"毛刺""扬刺"之法，采用梅花针（皮肤针）叩刺患部，叩至皮肤，微出血为度，每日或隔日施术1次，1个月为1个疗程。一般治疗1～3个疗程便可取效。由于"邪客于皮则腠理开，开则邪入客于络脉，络脉满则注入经脉，经脉满则舍于脏腑"（《素问·皮部论》），因此，可用皮肤针叩打皮肤，或用皮内针埋藏于皮内，或用火罐吸附于皮上，或用药膏贴敷于皮肤，或将及腕、踝针刺入皮下等，通过皮部的作用来治疗多种内脏疾病。

2. 调治原则

经络的调整作用，主要是在辨证施治的原则指导下发挥其调整效应的。正如《灵枢·经脉》篇所说："盛则泻之，虚则补之，热则疾之，寒则留之，陷下则灸之，不盛不虚，以经取之。"《灵枢·九针十二原》篇也说："虚则实之，满则泄之，宛陈则除之，邪胜则虚之。"

由于病情有寒、热、虚、实、阴、阳、表、里之分，病情有轻重缓急之别。所以在针灸临床上又必须依据标、本、缓、急而施治。其原则是：急则治其标，缓则治其本和标本兼治。只有重视标本论治，才能取得应有的疗效。正如《素问·标本病传论》所说："知标本者，万举万当，不知标本者，是谓妄行。"

3. 调气与治神

（1）调气：《灵枢·刺节真邪》篇说："用针之类，在于调气。"同时，在《灵枢·终始》篇还说："凡刺之道，气调而止。"这就揭示了针刺的关键，在于"通其经脉，调其血气"。若针刺后不"得气"，可以施行催气法。古今文献记载的"催气"方法很多，现择其临床应用颇有价值者简介于下：①弹法。用拇、中二指轻弹针柄，激发经气促其得气。《针灸聚英》中说："凡补时用指弹针，使气疾行也。"《针灸大成》更为明确地说："弹而努之，此则先弹针头，待气至，却退一豆许，先浅而后深，自外推内，补针之法也。"②搓法。用拇、食二指捻针，强力催气、行气。《针灸大成》中说："努者，以大指、次指捻针，连搓三下，如手颤之状，谓之飞。补者入针飞之，令患人闭气一口，着力努之。泻者，提针飞之，令患人呼之，不必着力，一法二用。"③摄法。以拇指爪甲切按经穴，促其导气。《针灸大成》中说："爪摄者，凡下针如针下邪气滞涩，下行者，随经络上下用大指爪甲切之，其气自通行也。"④刮法。用爪甲纵刮针柄，使之产生轻微的震颤，以激发经气来复。⑤动法。属于提插手法。⑥按法。又称"关法"，是导气运行的一种手法。《针灸大成》中说："凡下针得气，要使之上，须关其下，要下，须关其上。"⑦摇法。手持针柄将针摇动的手法。⑧循法。用手指循按经络以激发经气的手法。《针灸大成》中说："用指于所属部分经络之路，上下左右循之，使之气血往来，上下均匀。"

（2）治神：《素问·宝命全形论》中说："凡刺之真，必先治神。"《素问·针解》中说："必正其神者，欲瞻病人目，制其神，令气易行也。"《标幽赋》中说："凡刺者，使本神朝而后入，既刺也，使本神定而气随。"治神之时，要求医者必须专心致志、认真对待。《素问·宝命全形论》中说："经气已至，慎守勿失，深浅在志，远近若一，如临深渊，手如握虎，神无营于众物。"《针灸大成》更为明确地指出，医者必须做到"心无内慕，如待贵宾，心为神也，医者之心与针上下相随"。治神之时，还强调医者持针要坚实，并要密切观察患者的"得气"情况。《灵枢·九针十二原》中说："持针之道，坚实为宝，正指直针，无针左右，神在秋毫，属意病者……观其色，察其目，知其散复。一其形，听其动静，知其邪正，右主推之，左持而御之，气至而去之。"治神之时，还要保持环境安静。《灵枢·终始》中说："凡刺之要……深居静处，占神往来，闭户塞牖，魂魄不散，专意一神，精气之分，毋闻人声，以收其精，必一其神，令志在针。浅而留之，微而浮之，以移其神，气至乃休。"如果忽视治神的作用，便会影响治疗效果。

可见，调气与治神对于促进得气，使气至病所，是起着相辅相成之效的。

第六节　奇经八脉的基本内容及其临床应用

奇经八脉，即督、任、冲、带、阴维、阳维、阴跷、阳跷八条经脉的总称。其共同特点是：它们与十二正经不同，既不直属脏腑，又无表里配合，但与奇恒之府（脑与女子胞）有密切关系。其生理功能，主要是对十二经脉气血的运行起着溢蓄调节作用。现将奇经八脉的基本内容及其临床应用简介于下。

一、基本内容

1. **督脉** 循行于腰背正中，上至头面。诸阳经均来交会，故有"阳脉之海"之称。具有调节全身诸阳经经气的作用。本经输穴共有 28 个。其病候为"脊强反折"（脊柱强痛、角弓反张）。

2. **任脉** 行于胸腹正中，上抵颏部。诸阴经均来交会，故有"阴脉之海"之称。具有调节全身诸阴经经气的作用。其病候为"男子内结七疝、女子带下瘕聚"（疝气、赤白带下、腹中积块等）。本经输穴共有 24 个。

3. **冲脉** 与足少阴肾经并行，上至目下。十二经脉均来汇聚，故有"十二经之海"之称，亦称"血海"。具有涵蓄十二经气血的作用。其病候为"逆气里急"（气逆上冲、腹里急痛）。本经共有交会穴 13 个（会阴、气冲、横骨、大赫、气穴、四满、中注、肓俞、商曲、石关、阴都、通谷、幽门）。

4. **带脉** 起于胁下，环行腰间，状如束带。具有约束诸经的功能。其病候为"腹满，腰溶溶如坐水中"（腹中胀满，腰部纵缓，犹如坐在水中）。本经交会穴共有 3 个（带脉、五枢、维道）。

5. **阴维脉** 与六阴经相联系，会合于任脉（主一身之里）。具有调节六阴经经气的作用。其病候为"苦心痛"（常患心痛证）。本经交会穴共有 8 个（筑宾、冲门、府舍、大横、腹哀、期门、天突、廉泉）。

6. **阳维脉** 与六阳经相联系，会合于督脉（主一身之表）。具有调节六阳经经气的作用。其病候为"苦寒热"（常患寒热症）。本经交会穴共有 18 个（金门、阳交、臑会、天髎、臑腧、肩井、臑腧、风池、哑门、风府、脑空、承灵、正营、目窗、临泣、阳白、本神、头维）。

7. 阴跷脉　起于足跟内侧，随足少阴经上行，交会于目内眦。具有调节肢体运动和司眼睑开合的功能。其病候为"阳缓而阴急"（阳侧表现为弛缓而阴侧表现为拘急）。本经交会穴共有 3 个（照海、交信、睛明）。

8. 阳跷脉　起于足跟外侧，伴足太阳经上行，交会于目内眦。具有调节肢体运动和司眼睑开合的功能。其病候为"阴缓而阳急"（阴侧表现为弛缓而阳侧表现为拘急）。本经交会穴共有 12 个（申脉、仆参、跗阳、居髎、臑腧、巨骨、肩髃、地仓、巨髎、承泣、睛明、风池）。

二、临床应用

奇经八脉在临床应用方面有广义和狭义之分。广义的是指具有专穴的任督二脉和交会于十二经穴的冲、带、阴维、阳维、阴跷、阳跷六脉。其中尤以任督二脉的腧穴应用最为广泛，督脉的腧穴主要用于治疗脑与脊髓病变（所谓"督脉为病脊强反折"），任脉的腧穴主要用于治疗经、带、胎、产病证（所谓"任脉为病男子内结七疝，女子带下瘕聚"）。督脉的头部腧穴，如水沟、百会、风府、哑门等，具有开窍启闭、熄风苏厥的作用。任脉的腹部腧穴，如气海、关元、神阙等，具有补中益气、回阳固脱的作用。前者以治实证为主，后者以治虚证为主。

狭义的应用，主要体现在八脉交会穴的应用方面。例如：公孙通冲脉，内关通阴维，二穴配用，可治心、胸、胃病（如心痛、心悸；胸闷气逆，膈肌痉挛；胃痛呕吐，消化不良），并治月经不调、痛经等。后溪通督脉，申脉通阳跷脉，二穴配用，可治目内眦、颈项、耳、肩病证（如目赤痛、视力减退；颈项强痛、落枕；肩痛；

耳鸣），并治癫、狂、痫等。临泣通带脉，外关通阳维，二穴配用，可治目锐眦、耳后、颊、颈、肩病证（如偏头痛，寒热往来；目赤肿痛、耳鸣、耳聋），并治胁肋疼痛、白带绵下等。列缺通任脉，照海通阴跷，二穴配用，可治肺系、咽喉、胸膈病证（如咳嗽胸痛、气逆哮喘；咽喉疼痛、肾虚牙痛；胸膈疼痛），并治胞衣不下等。

三、治验病例介绍

（一）中风失语案

患者金某，男，56岁，工人。患中风不语伴右侧偏瘫已年半，经当地医院针灸治疗半年，右侧上下肢的功能活动逐渐恢复，已行走较稳健，但仍不能言语，余皆如常。先取督脉之哑门以通窍清神，继取任脉之廉泉以开窍清心，更取天突以宣肺调气而清咽扬音。均施以泻法，留针30分钟，每日1次。先后共针3次，患者即感心胸开朗，语言如常。3年后随访，患者语言功能正常。

（二）崩漏案

患者张某，女，35岁，农民。久病漏下，血色淡暗，少腹冷痛，喜按，喜热饮，面色㿠白，形寒畏冷，胃纳少，倦怠嗜卧，脉沉细，苔白滑。证属崩漏，由冲任失调、脾不统血所致，治当调补冲任、健脾统血。先取气海、关元以通调冲任、补中益气，继取冲脉公孙配阴维内关，以固摄血海、健脾统血，更灸脾经之井穴隐白以补脾止血。针用补法，加灸，留针30分钟。经治1次，崩漏即止。继治3次，疾病告愈。

（三）痛经案

患者尹某，女，27岁，农民。素患痛经，此次月经适来，胸胁胀闷，少腹剧痛，经色紫而夹有血块，脉象沉弦而涩。证属痛经，因肝郁气滞，血瘀胞中，以致经行受阻，不通则痛，治宜疏肝理气、活血调经。先取期门、内关以疏肝理气，继取中极、公孙以通调冲任而祛瘀。针用泻法，加灸。经治1次，少腹疼痛即止，胸胁胀闷亦除。患者要求根治，乃嘱其于下次月经前3天再来治疗。先后共治4次，患者经行正常，腹痛未作，疾病告愈。

（四）带下案

患者王某，女，29岁，工人。久患带下，稀薄色白，气腥而不秽臭，伴腰腿酸软、头晕神疲、肢体倦怠、食欲不振、腹冷便溏，脉沉迟，苔白滑。证属带下，由任脉不固、带脉失约，以致水湿浊液下注而成，治当调补任带、健脾渗湿。乃取气海、关元、带脉以补益元气而固带，取三阴交、白环俞以健脾利气而化湿。针用平补平泻法，加灸，留针20分钟，隔日1次。此患者先后共治8次而愈。

（五）阳痿案

患者唐某，男，27岁，农民。婚后四月许，由于房事过度，导致阴茎痿软。曾经某医院诊治，迭服全鹿丸、参桂鹿茸丸、桂附八味丸以及甲基睾丸素片等药物，皆罔效。特来我室诊治，刻诊：患者阴茎痿软不能勃起，头晕目眩，面色㿠白，健忘耳鸣，精神不振，腰膝酸软，脉细弱。此病确系阳痿，乃房劳过度，以致命门火衰、精室空虚使然，治当补益肾气。乃取气海、关元以补真元。毫针刺用补法，加灸（用附子饼灸，各灸7壮），留针

30 分钟，隔日施术 1 次。经治 5 次后，患者阴茎已能勃起，但举而不坚，为时不长。经针 10 次后，患者阴茎勃起如常，为时较长，嘱其在治疗期间严戒房事。继治 5 次，以巩固之。共针灸 15 次，患者阳痿痼疾而获痊愈。

（六）遗精、滑精案

患者王某，男，28 岁，小学教师。患者患遗精之症已历年余。初起睡眠不安，阳事易举，入梦遗泄。近 3 月来，遗精频繁，每周 3 ～ 5 次，且白天思念即下，夜间无梦而泄。刻诊：头晕耳鸣，形体消瘦，腰腿酸软，脉细数，舌红少苔。此系遗精渐趋滑精之局，因劳神过度，心阴亏耗，恣情纵欲，心火不得下通于肾，肾水不能上济于心，心肾不交，水亏而相火内炽，扰动精室而致。本案由于患者久遗失治，肾元虚惫，封藏失司而成滑精。治宜补北泻南、益肾固精。先取心俞、肾俞、神门、太溪以交通心肾、宁心益志，继取气海、关元、三阴交、志室以滋阴降火、培元摄精。诸穴合用，以俾水升火下，水火既济，天地始可交泰。均用毫针刺，施以平补平泻法，留针 30 分钟，隔日治疗 1 次。治疗 5 次后，患者梦遗已止，但仍思念滑泄。治疗 10 次后，患者无梦自泄 1 次，思念滑泄如故。乃加取会阴穴，用毫针直刺 2 寸深，亦采用平补平泻法，以通调任督，使其阴平阳秘，固摄精关。治后，患者梦遗即止，滑精亦停。又针 4 次，以巩固疗效。

（七）慢性泄泻案

患者季某，男，45 岁，农民。患者患泄泻已 2 年之久，曾经某医院诊断为"慢性肠炎"，经服黄连素片、注射氯霉素，并服真人养脏汤送服四神丸等，未获显效，特来我室诊治。其证每临黎明之际腹痛肠鸣，随之便泄，面色萎黄，四肢清冷，腹腰尤觉畏寒，食欲不振，舌淡苔白，脉沉细。证属肾虚泄泻，又称"鸡鸣泻""五更泻"，多由脾肾阳虚、命门火衰、运化无权所致，治当温补脾肾、强壮肾阳。乃取气海、关元、命门、肾俞，以补肾气而益命门之火，继取中脘、天枢以调整胃肠功能而止泻。均用隔姜灸 5～7 壮，每日 1 次。经灸 3 次后，患者腹痛便泄稍减，肢冷好转。经灸 6 次后，患者腰腹均感温暖，腹痛泄泻已止。经灸 10 次后，患者诸症消失，而获痊愈。

附注：

①七疝：即冲疝、狐疝、癫疝、瘕疝、痕疝、癀疝、癃疝。

②阴维脉：阴维脉起于诸阴之交，上循股内廉，上行入少腹，循胁肋，上胸膈，挟咽，上至顶前而终。

③阳维脉：阳维脉起于诸阳之会，循膝外廉，上髀厌，抵少腹侧，循胁肋上肘上，过肩前，入肩后，上循耳后，下额，循头入耳上。

第七节　《灵枢·经脉》之研究

《灵枢·经脉》指出："经脉者，所以能决死生、处百病、调虚实，不可不通。"实践表明，经脉既是气血运行的通路，又是病邪传注的途径；既是诊断疾病（辨证归经）的依据，又是循经取穴治疗疾病的基础。为阐述《灵枢·经脉》之理，兹不揣浅陋，略举愚见一二。

一、经脉所循，阴阳交贯

夫经脉者，内属于腑脏，外络于肢节，沟通内外，贯串上下，是运行气血之道路也。凡经脉十二，循有纲纪。其血气之流注，源自中焦，起于云门而终于期门（即起于肺而终于肝），阴阳相贯，如环无端。其逆顺之规律为"手之三阴从胸走手，手之三阳从手走头，足之三阳从头走足，足之三阴从足走腹（胸）"。其六阴经营于脏，六阳经营于腑，故具有营阴阳、濡筋骨、利关节之功。论其脏腑、表里，关系至密，盖肺合大肠，脾合胃，心合小肠，肾合膀胱，心包合三焦，肝合胆，故有"六合"之称。然其经脉之间，又有表里之分。若云交接，其头、胸、手、足有殊：手足三阳同气相求而会通于面；手足三阴亦同气相求而会通于胸；手三阴则交于手之三阳，足三阳则交于足之三阴。再论经脉分布，则头身与四肢有异：四肢外侧为阳，阳明在前，少阳在中，太阳在后；四肢内侧为阴，太阴在前，厥阴在中，少阴在后。阳明行身之前，少阳行身之侧，太阳行身之后。手三阴行于胸部，足三阴行于腹、胸。

二、是动则病，是主所生病

关于《灵枢·经脉》的"是动则病"和"是主所生病"，千古于兹，解释纷纭。兹据各家对此所作解释，提出一些看法：

1.《难经》气血先后说　与经旨不符。考《灵枢·经脉》，气血分别为三焦、胃两脉所主，与他经无关；至于先后问题亦无根据。所以《难经》之说，后世医家异议甚多。如明·张介宾说："其所生病，本各有所主，非似气血二字统言十二经脉也。《难经》

第一篇 针灸篇

之言，似非经旨。"

2. **气血先后、阴阳荣卫说**　亦非经旨。杨玄操、张世贤等从《难经》之说，略加补充延伸，但无所阐发。

3. **在气在经、内因外因说**　颇有出尔反尔、自相矛盾处。如张志聪注释："是动"既说"病在三阴三阳之气"，又说"病在气而不在经"，两者显然自相矛盾；其解释"所生"为"经证"，细视《灵枢·经脉》病候内容，并非如此，其既有经证，又有脏腑病证。

4. **本经他经说**　细阅《灵枢·经脉》原文，并非徐大椿氏所云。例如：脾经"是动"中有"胃脘痛"，肾经"是动"中有"饥不欲食"，二者均难以归纳为"本经之自病"。

5. **经脉脏腑说**　张山雷氏认为"是动病"是经脉病，"所生病"为脏腑病。这一概念较为笼统，故亦未中的。

6. **病候主治说**　我们认为此说是符合《灵枢》经旨的。如将《经脉》原文结合临床实践来看，就不难理解了。《灵枢·经脉》既阐述了经脉（络）系统的生理功能（联络肢体，运行气血，濡养周身），又阐述了经脉的病理变化（传注病邪，反映病候，出现循经综合征），而且揭示了各经的"是主所生病"，即本经腧穴能治本经病，进一步阐述了经络所通、主治所及的规律。

三、病有虚实，治有准则

《灵枢·经脉》不仅对十二经病候之描述俨俨如绘，而且对各经虚实病证之划分朗若列眉。譬如："肺手太阴之脉……气盛有余，则肩臂痛寒，汗出中风，小便数而欠；气虚，则肩臂痛寒，少气不足以息，溺色变"；又如："大肠手阳明之脉……气有余，则当脉所过者热肿；虚，则寒栗不复"；等等。凡此诸病，在经脉（络）诊断方面，《灵枢·经脉》也给出了明确的规范和标准。例如，肺经虚实证的诊断标准是："盛者寸口大三倍于人迎；虚者则寸口反小于人迎也。"又如，大肠经虚实证的诊断标准是："盛者人迎大三倍于寸口；虚者人迎反小于寸口也。"在治疗方面，《灵枢·经脉》对各经施治提出了辨证论治的原则，其施治大法是："盛则泻之，虚则补之，热则疾之，寒则留之，陷下则灸之，不盛不虚，以经取之。"以上原则，为针灸临床奠定了辨证论治的基础，后世医家莫不赖此为准绳。

四、辨证归经，循经取穴

　　《灵枢·经脉》中贯串着辨证归经和循经取穴的精神，主要体现在"是动则病"（循经综合征—证候群）和"是主所生病"（本经腧穴主治本经病），并强调指出："不盛不虚，以经取之。"这更揭示了辨证归经、循经取穴的要领，后世医家无不推崇应用之。晋·陈延之《小品方》云："孔穴去病有远近也……远道针灸法，皆灸手臂穴，心腹痛皆灸足胫穴，左病乃灸右，右病乃灸左，非其病而灸其穴。"通过临床验证，循经取穴的疗效优于近部、患部取穴。其后，明·李梴《医学入门·卷一》说："因各经之病而取各经之穴者，最为要诀。"汪机在《针灸问对》中也说："病随经所在，穴随经而取，庶得随时应变之理。"至于现代临床应用，则更有阐发，其规律是："经络所循，病候所在；经络所通，主治所及。"以头痛为例：前头痛者，为阳明头痛（因手足阳明经分布于面部），循经则取合谷、内庭；偏头痛者，为少阳头痛（因手足少阳经分布于偏头部），循经则取外关、侠溪；后头痛者，为太阳头痛（因手足太阳经分布于头项部），循经则取后溪、昆仑；巅顶痛者，为厥阴头痛（因足厥阴经和督脉分布于头顶部），循经则取太冲、百会等。此外，在针灸歌赋中也有不少有关辨证论治和循经取穴的内容。《行针指要歌》说："或针风，先向风府、百会中。或针水，水分、侠溪上边取。或针结，针着大肠泄水穴。或针劳，须向膏肓及百劳。或针虚，气海、丹田、委中奇。或针气，膻中一穴分明记。或针嗽，肺俞、风门须用灸。或针痰，先针中脘、三里间。或针吐，中脘、气海、膻中补；翻胃吐食一般医，针中有妙少人知。"《八脉交会八穴歌》说："公孙冲脉胃心胸，内关阴维下总同。临泣胆经连带脉，阳维目锐外关逢。后溪督脉内眦颈，申脉阳跷络亦通。列缺任脉行肺系，阴跷照海膈喉咙。"《四总穴歌》更高度概括地说："肚腹三里留，腰背委中求，头项寻列缺，面口合谷收。"实践证明：临床如能辨证准确，取穴精当，施术适度，每多获取佳效。

第八节　五输穴（原穴）的理论渊源及其临床应用

一、五输穴

（一）什么叫五输穴（原穴）

五输穴是指十二经脉气从四肢指趾末端走向肘膝部位的"井、荥、输、经、合"五个特定的腧穴，简称"五输穴"。这些输穴的性能，各有其五行（木、火、土、金、水）属性，故又有"五行输"之称。

（二）五输穴的来源与意义

五输穴出自《灵枢·九针十二原》《灵枢·本输》《灵枢·根结》等篇中。其意义正如秦越人《难经·八难》中所说："诸十二经脉者，皆系于生气之原。所谓生气之原者，谓十二经之根本也。"此处所讲的"生气之原"是指维持人体生命活动的根本之气，亦即经络原气。五输穴就象征着这种经络原气的作用。《灵枢·根结》还指出："四肢为阴阳之本"，十二经脉气皆以四肢末端为本为根，向上结聚于头、胸、腹部，头、胸、腹部为标为结。根据十二经脉的这种标本、根结关系，古代医家将这种经脉原气比喻为流水之象，用水流的大小、动向来说明经气在运行过程中所经部位之浅深、所起作用之不同，所以《灵枢·九针十二原》有"所出为井，所溜为荥，所注为输，所行为经，所入为合"的说法。

（三）五输穴的临床应用

五输穴的产生是古代医家临床实践的经验总结。五输穴既是经气出入、阴阳交会、气血交流之处所，又是针灸治疗疾病的特效部位，临床如能合理取穴、运用得当，每多应手取效，正如金元时期的针灸名家窦汉卿在其所著的《标幽赋》中所说："更穷四根三结，依标本而刺无不痊。"现就文献记载，结合本人的实践经验来谈谈五输穴的应用。五输穴的运用方法甚多，要言之，约有以下六法。

1.**专穴独用法** 五输诸穴，各有其主治范围，正如《难经·六十八难》所说："井主心下满，荥主身热，输主体重节痛，经主喘嗽寒热，合主逆气而泄，此五脏六腑其井荥输经合所主病也。"

（1）井主心下满："心下满"泛指邪热壅闭心窍。井穴具有清神醒脑、开窍泄热的作用。一般多用于高热、昏迷等急性病证，如中暑、中风闭塞等。

（2）荥主身热："身热"泛指一切热病。荥穴具有清热泻火、止血镇痛的作用。呛咳少痰、痰中带血、舌红少苔之肺阴不足证，针泻肺经的荥穴鱼际可起到清肺养阴、镇咳止血的作用。齿痛剧烈、口臭、恶热饮、便秘而胃火上炎之牙痛证，针泻胃经荥穴内庭能收到通腑泄热、泻火镇痛的效果。

（3）输主体重节痛："体重"是指湿困脾土而致的肢体沉重；"节痛"是指风、寒、湿邪侵袭而致的关节作痛。输穴具有健脾化湿、祛风利水、舒筋活血、宣痹镇痛的作用。湿困脾土、消化不良、面浮足肿者，可取胃经的输穴陷谷和脾经的输穴太白针灸之，以起健脾化湿之效。四肢关节痹痛、恶寒发热者，可取大肠经的输穴三间（或原穴合谷）和肝经的输穴（原穴）太冲针之，颇效。《标幽赋》中说："寒热痹痛，开四关而已之。"此处所说的"四关"，是指四肢腕关节部的合谷与太冲。凡下肢关节肿痛，行走困难者，针泻太冲辄获良效。《肘后歌》中说："且如行步难移，太冲最奇。"

（4）经主喘嗽寒热：即经穴善治风寒喘咳或风热喘咳病证。经穴具有清宣肺气、健脾化痰、滋阴降火、理气镇咳、宁心安神作用。风热喘咳，证见发热、喘咳、痰黄稠、口渴、脉浮数等，可取肺经经渠、脾经商丘、肾经复溜针而泻之，以起清热化痰、止咳定喘之效。风寒喘咳，证见恶寒头痛、喘咳、痰多、胸胁疼痛、舌苔薄白、脉浮紧等，可取肺经经渠、胃经解溪、膀胱经昆仑、三焦经支沟、大肠经阳溪针而灸之，可奏宣肺散寒、祛风镇痛、理气定喘、化痰止咳之功。

（5）合主逆气而泄："逆气而泄"是指脏腑之气反常而逆行，导致功能衰退或泄泻。合穴具有调整内脏功能的作用。《灵枢·邪气脏腑病形》中说："荥输治外经，合治内腑。"《灵枢·四时气》中说："邪在腑取之合。"《素问·咳论》也说："治腑者治其合。"纵观古今医家，多将六合穴（包括手三阳下合穴）用于治疗六腑病证。例如：急性阑尾炎和急性细菌性痢疾可取大肠之下合穴上巨虚针之，能起到消炎、镇痛、止痢的作用。又如：急慢性腹痛可取足三里治之，能起到消炎解痉、散瘀镇痛的作用。所以《四总穴歌》中有"肚腹三里留"的说法，说明足三里能统治一切胃肠病。

2. **补母泻子法** 本法始见于《难经·六十九难》，云："虚者补其母，实则泻其子。"生我者为母，根据五行学说"母能令子虚"的理论，对某一脏（经）的虚证，可采用补其母脏（经）或母穴的方法来治疗。我生者为子，根据五行学说"子能令母实"的理论，对某一脏（经）的实证，可以采用泻其子脏（经）或子穴的方法来治疗。基于上述原则，在针灸临床上，一般采用两种方法：

（1）根据本经井、荥、输、经、合的五行关系进行补泻。例如：肺经气虚，可取肺经的输穴太渊，施以针刺补法，因太渊属土，土为金之母，这就是"虚者补其母"；肺经气实，则可取肺经的合穴尺泽，施以针刺泻法，因尺泽属水，水为金之子，这就是"实者泻其子"。此属本经补泻法。

（2）根据十二经所属脏腑的五行关系进行补泻。例如：肺经气虚，按"虚者补其母"的方法，因肺属金，土为金之母，当取足太阴脾经的穴位，或者取脾经的输穴太白（属土），施以针刺补法；肺经气实，则按"实则泻其子"的方法，因肾属水，水为金之子，可取肾经的穴位，或者取肾经的合穴阴谷（属水），施以针刺泻法。此属异经补泻法。

此外，还有本经补泻和异经补泻并用法。例如：肝虚证，可取本经的水穴曲泉或肾经的水穴阴谷，施以针刺补法来治疗；肝实证，则可取本经的火穴行间或心经、心包经的火穴少府、劳宫，行针刺泻法来治疗。

总之，在运用补母泻子法时，首应辨明脏腑之虚实、邪正之虚衰、气血之多少、病情之缓急，然后根据"虚者补其母，实者泻其子"的原则进行取穴施治，做到有的放矢，才能取得应有的疗效。

3. **标本对应法**　"本"指四肢本腧（五输穴）；"标"指头面、躯干（头、胸、腹部的相应腧穴）。由于经脉相通，上下呼应，所以标本配穴效果甚佳。"手之三阳从手走头，足之三阳从头走足"，凡头、面、五官诸疾，均可取用手足三阳经的五输穴与头、面部的有关腧穴相配使用。以头痛为例：正面头痛（阳明头痛），可取合谷、内庭配头维治之；偏头痛（少阳头痛），可取外关、侠溪配率谷治之；后头痛（太阳头痛），可取后溪、昆仑配天柱治之；巅顶痛（厥阴头痛），可取太冲、行间配百会治之。"手之三阴从胸走手，足之三阴从足走腹（胸）"，凡胸、腹诸疾，均可取用手足三阴经的五输穴与胸、腹部的有关腧穴相配使用。例如：心、胸、胃病，可取内关、公孙配膻中、中脘治之；肝、脾、肾病，可取太冲、太白、太溪配期门、章门、京门治之。《四总穴歌》中的"肚腹三里留，腰背委中求，头项寻列缺，面口合谷收"也是我国历代医家运用五输穴治疗头面、躯干和有关内脏病的经验总结。

二、原穴

（一）什么叫"原穴"

原穴分布在人体腕、踝关节附近，十二经脉在四肢各有一个原穴。六阳经的原穴单独存在，排列于输穴之后，六阴经以输代原。原穴亦属五输穴之范围。

（二）原穴的来源与意义

原穴出自《灵枢·九针十二原》，继见于《难经·六十六难》，两者所述原穴大体相同，但稍有出入。《灵枢·九针十二原》中说："阳中之少阴，肺也，其原出于太渊，太渊二；阳中之太阳，心也，其原出于大陵，大陵二；阴中之少阳，肝也，其原出于太冲，太冲二；阴中之至阴，脾也，其原出于太白，太白二；阴中之太阴，肾也，其原出于太溪，太溪二；膏之原，出于鸠尾，鸠尾一；肓之原，出于脖胦，脖胦一。凡此十二原者，主五脏六腑之有疾者也"。《难经·六十六难》则说："经言肺之原出于太渊，心之原出于大陵，肝之原出于太冲，肾之原出于太溪，少阴之原出于锐骨（指神门），胆之原出于丘墟，胃之原出于冲阳，三焦之原出于阳池，膀胱之原出于京骨，大肠之原出于合谷，小肠之原出于腕骨……五脏六腑之有病者，皆取其原也。"从上述内容可知，《灵枢·九针十二原》有膏之原鸠尾、肓之原脖胦（即气海穴），而无手少阴心经之原神门；《难经·六十六难》中则有少阴之原锐骨（指神门）而无膏之原鸠尾、肓之原脖胦（气海）。迨至晋·皇甫谧《针灸甲乙经》，则明确列出了手少阴心经的五输穴。这样，十二经的井、荥、输、原、经、合穴才完备。目前临床应用，即本于《针灸甲乙经》。

关于原穴之意义，《难经》认为脐下肾间动气是人体生命活动的动力、十二经之根本，并将这种肾间动气称为原气；三焦之气为原气之别使，五脏六腑的生理活动都有赖于三焦之气化，三焦之气主要有沟通和运行真气的功能，故称其为"原"，即所谓三焦之尊号。十二原穴是三焦之气所留止的穴位，是人体原气作用表现的部位。又由于三焦为属阳的一腑，运行于各阳经之间，与各阳经同气相求，能更有效地发挥其气化作用，故将各阳经三焦气化所过之处分置一原穴，此即"所过为原"。

（三）原穴的临床应用

原穴的临床应用较为广泛，主要用于诊断和治疗两个方面。

1. *用于诊断疾病*　由于五脏六腑发生病变往往通过经络而反映到体表的相关原穴，所以按压原穴便可测知某脏某腑是否发生了疾患。正如《灵枢·九针十二原》所说："十二原者，五脏之所以禀三百六十五节气味也，五脏有疾也，应出十二原，十二原各有所出，明知其原，覩其应，而知五脏之害矣。"

2. *用于治疗疾病*　由于五脏六腑之气表里相通，所以某一脏腑发生病变导致功能失调，可取其相应的原穴进行针刺，以疏通经络、调和血气，从而使脏腑之功能得以复常。所以《灵枢·九针十二原》强调："五脏有六腑，六腑有十二原，十二原出于四关。四关主治五脏，五脏有疾，当取之十二原。"

临床治疗运用原穴，主要有以下六种方法。

（1）循经取穴法：即某一脏腑有病可取某一脏腑的原穴治之。例如：肺病之咳嗽气喘、呼吸困难等症，可取太渊针灸之；心病之心悸、怔忡、失眠、癫狂等症，可取神门针之；肝病之胁痛、黄疸、疝气等症，可取太冲针之等。

（2）表里配穴法：即某脏某腑有病可取其表里经的原穴相配治之。例如：脾病之腹胀、泄泻、消化不良等症，可取太白配冲阳针灸之；心包病之心痛、心烦、癫狂等症，可取大陵配阳池针之；肝病之黄疸、胁痛等症，可取太冲配丘墟针之等。

（3）同气相求法：又叫"四关呼应法"，即脏腑或经络有病可取其手足同名经有关原穴治之。例如：胃痛、呕吐、肠鸣、腹痛等症，可取合谷配冲阳针之；耳鸣、耳聋、胁痛等症，可取阳池配丘墟针之；头项疼痛、小便不利等症，可取腕骨配京骨针之等。

（4）原络配穴法：又叫"主客配穴法"。它以脏腑经络先病后病为依据，运用时以先病脏腑为主，取其经的原穴，后病脏腑为客，取其经的络穴治之。例如：肺经先病，即取肺经的原穴太渊为主；大肠经后病，即取大肠经的络穴偏历为客治之。反之，若大肠先病，即取大肠经的原穴合谷为主；肺经后病，即取肺经的络穴列缺为客治之。

（5）原合配穴法：因"合治内腑""五脏有疾，当取之十二原"，合穴与原穴均治五脏六腑疾病，二者相配使用，可起相辅相成、相得益彰之效。例如：遗尿、遗精、虚损诸疾，可取太溪配阴谷灸之；腹胀、噫气、完谷不化诸疾，可取太白配阴陵泉针之；肠鸣、腹痛、泄泻诸疾，可取合谷配曲池或上巨虚针灸治之；等等。

（6）原募配穴法：即腕踝部的十二原穴与胸腹部的十二募穴相配使用。例如：太渊配中府，可治咳嗽咽肿、气喘胸痛诸疾；合谷配天枢，可治头痛发热、腹痛泄泻诸疾；太白配章门，可治消化不良、腹胀胁痛诸疾；神门配巨阙，可治心悸不寐、心痛昏厥诸疾；等等。

第九节　脏腑经络功能及其有关词解

一、手太阴肺经

（一）生理功能

1. **肺主气，司呼吸**　气之意有二：一指呼吸之气，一指人身的真气。李士材引华佗的话说："肺者生气之源，乃五脏之华盖，以诸脏虚如蜂窠，下无透窍，吸之则满，呼之则虚，司清浊之运化，为人猎之橐籥。"《灵枢·刺节真邪》中说："真气者呼受于天，与谷气并而充身也。"《灵枢·五味》中说："其大气之搏而不行者，积于胸中，命曰气海，出于肺，循喉咽，故呼则出，吸则入。"张氏《类经》对上述经文的解释是："人之呼吸，通天地之精气以为吾身之真气。故真气者，所受于天，与谷气并而充身者也。然天地之气，从吸而入，谷食之气，从呼而出。"

2. **肺佐心脏而主治节**　《素问·灵兰秘典论》中说："心者，君主之官……肺者，相傅之官，治节出焉。"《素问·经脉别论》中说："肺朝百脉。"所谓"相傅之官"及"肺朝百脉"，是指肺能辅助心脏，主宰人体血液循行，有治理调节的作用，这说明肺与心之间有着密切的关系。心主血，肺主气，所以后世有"气为血帅，气行则血行""血为气母，血至气亦至"等说法。因而，在治疗各种血证中，不可单纯治心、治血，同时要兼补气、行气。例如，大量失血，不用止血药物而急用人参以补气摄血，可以收到良好的效果。

3. **肺合皮毛**　肺与肌表皮肤有着密切的关系。《灵枢·经脉》

中说："太阴者（手太阴肺），行气温于皮毛者也"。

4. **肺开窍于鼻**　肺司呼吸，鼻是呼吸出入的门户，肺有病，往往会影响到鼻。《素问·阴阳应象大论》中说："在脏为肺……在窍为鼻。"《灵枢·脉度》中说："肺气通于鼻，肺和则鼻能知臭香矣。"例如：风寒袭肺时，就会出现鼻塞流涕，不闻香臭。

5. **肺与声音的关系**　肺脏有病，往往会影响到声音，甚至会出现语声不出。《千金方·肺脏脉论》中说："若其人本来语声雄烈，忽而不亮，施气用力，方得出言，而反于常人……虽曰未病，势当不久，此为肺病声之候也。"此指过分讲话或歌唱，容易伤气，而气为肺之所主，伤气即所以伤肺，肺气受伤，便可影响发音。又如：患伤风咳嗽、痰实气壅的病人，往往兼有声音嘶哑的情况，因肺在五行中属金，这种情况一般称为"金实不鸣"。再如：肺痨病的后期，患者也大都有声音嘶哑的现象，这种情况一般称为"金破不鸣"。这都说明声音和肺是有着密切关系的。

6. **肺主秋**　《素问·四时调气论》中说："秋三月，此谓容平，天气以急，地气以明……收敛神气，使秋气平，无外其态，使肺气清，此秋气之应，养收之道也。逆之则伤肺。"《素问·六节藏象论》中说："肺者……为阳中之太阴，通于秋气。"这说明肺脏和秋天的气候是相互适应的，秋为燥金司令，气候肃杀，内合肺脏。所以，每当秋季气候干燥之时，往往多见鼻干喉痛、咳嗽胸痛等证，这就是肺主秋的具体表现。

7. **肺与大肠的关系**　肺与大肠相表里。手太阴肺经属肺络大肠，手阳明大肠经属大肠络肺。

（二）经脉、病候词解

1. 经脉部分

（1）起、络、还、循、上、属、横、出、下、行、入：经脉的开始叫"起"；其脉绕于与其相关连的脏腑叫"络"；其经去而又回的叫"还"；由此及彼，沿着走的叫"循"；从下而向上行的叫"上"；与本脏相连的叫"属"；经脉平行的叫"横"；由深部而忽出浅部的叫"出"；从上向下行的叫"下"；走过它绕的周围叫"行"；从外到里的叫"入"。

（2）中焦：即上至膈、下至脐的部位。

（3）胃口：指胃的上下口，一般指上口。

（4）膈：指横膈膜。

（5）肺系：指气管、喉咙。

（6）臑：指上臂。

（7）廉：指边缘。

（8）鱼际：手大指本节后，掌侧隆起的肌肉叫"鱼"，鱼部的边缘叫鱼际。

2. 病候部分

（1）是动：指本经之脉因外邪的引动而发生的疾病。张隐庵说："夫是动者，病因于外。"

（2）瞀：指眼花迷乱。

（3）臂厥：病名。臂气厥逆，两手交叉于胸部而目视不清，叫做臂厥。

（4）所生病：指与本经相连属的脏腑所发生的疾病。张隐庵说："所生者，病因于内。"

二、手阳明大肠经

（一）生理功能

1. **大肠主传泻糟粕** 《素问·灵兰秘典论》中说："大肠者，传导之官，变化出焉"。所谓"传导"，即输送之意。所谓"变化"，指排出的粪便不同于摄入的五味，所以说"变化出焉"。

2. **大肠和肺的关系** 《灵枢·本输》中说："肺合大肠，大肠者，传导之府"。肺与大肠相表里，因为手太阴肺经属肺络大肠，手阳明大肠经属大肠络肺。

（二）经脉、病候词解

1. **经脉部分**

（1）大指次指之端：就是大指侧的第二指（即食指）之头端。

（2）合谷两骨之间："合谷"，穴名，在拇指、食指的歧骨间。"两骨"，即第一掌骨与第二掌骨。

（3）两筋：即拇短伸肌腱与拇长伸肌腱。

（4）髃骨：即肩峰，是肩髃穴的所在。

（5）柱骨之会上：就是肩胛上、颈骨隆起处，也是六阳会合的地方。

（6）贯、交、挟：在中间穿过的叫"贯"，彼此交叉叫"交"，并行于两旁的叫"挟"。

2. **病候部分**

（1）津液：泛指人体中具有营养濡润作用的液质。其中，可温润肌肉、充濡皮肤的为津；可润泽皮肤、补益脑髓的为液。大肠与肺为表里，肺主气，津液由气所化，所以大肠主津液所生的疾病。

（2）衄、衄：衄指鼻流清涕，衄指鼻出血。

（3）喉痹：指喉中肿闭，言语、呼吸均感困难的一种证候。

三、足阳明胃经

（一）生理功能

1. **胃为水谷之海**　胃既能容纳，也能消化。《灵枢·海论》中说："人亦有四海，十二经……皆注于海。……胃者为水谷之海；……冲脉者，为十二经之海；膻中者，为气之海；……脑为髓之海。"

2. **胃主熟腐水谷，为后天给养的泉源**　人身禀先天之肾气而能生长发育，然而也有赖于后天水谷之气（经过胃的腐熟阶段）。《灵枢·五味》中说："胃者，五脏六腑之海也。水谷皆入于胃，五脏六腑皆禀气于胃。"《灵枢·玉版》中说："人之所受气者，谷也，谷之所注者，胃也，胃者，水谷气血之海也。" 这都说明水谷必须经过胃的作用，五脏六腑才能得到水谷之精气来维持其不断的活动，所以胃是五脏六腑供给营养的仓库，是一个很重要的脏器。因此，后世医家将胃和肾脏的功能相提并论，而有"肾为先天之根，脾胃为后天之本"的理论。

3. **胃和脾脏的关系**　胃主腐熟水谷，脾主运化水谷，即胃主受纳、脾主运化。《灵枢·本脏》中说："脾合胃，胃者肉其应""肉䐃坚大者，胃厚；肉䐃么者，胃薄。"《诸病源候论》中说："胃象土，王于长夏，……脾之府也。"脾与胃相表里，因足太阴脾经属脾络胃，足阳明胃经属胃络脾。

4. **五味出于脾胃以生五脏**　《素问·生气通天论》中说：

"阴之所生，本在五味。"《素问·阴阳应象大论》中说："酸生肝，……苦生心，……甘生脾，……辛生肺，……咸生肾。"此处所说的五味生五脏，是指饮食入胃以后，通过脾胃的消化作用，就能把五味的精微输送出去，分别归于五脏，以营养五脏。因此，《素问·灵兰秘典论》有"脾胃者，仓廪之官，五味出焉"的理论。

5.主血　阳明多气多血。《灵枢·决气》中说："足阳明五脏六腑之海，其脉大血多，盛阳旺。"又说："中焦受气取汁变化而赤是谓血。"胃为水谷之海，生营血。

（二）经脉、病候词解

1.经脉部分

（1）环、却、过、直、合、抵、别：环绕于四周的叫"环"；进而退转的叫"却"；通过支节的旁边叫"过"；一直走的叫"直"；两支相并的叫"合"；到达那边的叫"抵"；另出分支的叫"别"。

（2）頞中：頞，即鼻梁。交頞中，就是左右相交于鼻梁的凹陷处。

（3）旁纳太阳之脉：纳，《针灸甲乙经》《千金方》《铜人针灸图经》《十四经发挥》《马张本》均作"约"，即缠束的意思。《铜人针灸图经》注云："足太阳起目眦（睛明穴）而阳明旁行约之"，这说明阳明胃经缠束旁侧的太阳经脉。

（4）颐：即口角、后腮之下的部位。

（5）发际：指头发的边际处。

（6）额颅：即前额骨部，为发下眉上之处。

（7）乳内廉：即乳房的内侧部。

（8）挟脐：指脐的两边。

（9）髀关：指大腿前方上端的交纹处，也是穴名。

（10）伏兔：大腿前方肌肉隆起处，因其形如兔伏，故称为"伏兔"，也是穴名。

（11）膝膑：即膝盖骨。

（12）跗：即足背。

2. 病候部分

（1）骭厥：骭，即胫骨。贲响（肠中气体走动而有鸣响）腹胀，古人认为都是由足胫部之气上逆所致，故称骭厥。

（2）是主血所生病者：胃为水谷之海，主生营血，所谓"营出中焦"。如胃腑有病，则营血不生。阳明为多气多血之经，所以本经是主血所生的疾病。

（3）洒洒振寒：好象冷水洒在身上，有阵阵寒凉之状。

（4）唇胗：唇生干疱（疱疹）。

（5）数欠：指屡屡打呵欠。

四、足太阴脾经

（一）生理功能

1. 脾主运化　脾的主要功能是运化水谷精微，把食物的精华输布到全身各处。《素问·经脉别论》中说："饮入于胃，游溢精气，上输于脾，脾气散精，上归于肺。"《素问·厥论》中说："脾主为胃行其津液者也。"《素问·玉机真藏论》中说："脾脉者土也，孤脏以灌四旁者。"《医参》中说："食物入胃，有气有质，……得脾气一吸，则胃有助，食物之精，得以尽留；至其有质无气，乃纵之使去。"（元代程杏轩氏在《医述》一书中引《医参》之说）。

这都说明了脾脏具有运化水谷精微及输布津液的功能。精与津液都是滋养人体所必需的物质，而脾脏就是这些物质的主要供应器官。

2. **脾统血** 所谓"脾统血"，是指脾脏在生理上具有统帅血液的功能，如果脾脏发生病变，就可能会失去统摄血液之权，造成各种出血疾患。因此，在治疗上必须采用"引血归脾"和"补脾摄血"的方法。

3. **脾和四肢肌肉以及口唇的关系** 《素问·阴阳应象大论》中说："脾生肉。"《素问·痿论》中说："脾主身之肌肉。"《素问·太阴阳明论》中说："今脾病不能为胃行其津液，四肢不得禀水谷气，……筋骨肌肉皆无气以生，故不用焉。"《素问·五脏生成论》中说："脾之合肉也，其荣唇也。"肌肉的生成，主要是靠水谷精微，输送水谷精微有赖于脾。一旦脾病而不能为胃运行津液，肌肉和四肢的营养就会缺乏，因而发生四肢不用的症状。

4. **脾与胃的关系** 脾与胃相表里，因为足太阴脾经属脾络胃，足阳明胃经属胃络脾。

（二）经脉、病候词解

1. 经脉部分

（1）白肉际：手足之掌（或跖）与指（或趾）皆有赤白肉际，掌（或跖）与指（或趾）的阴面为白肉际，阳面生毫毛部分为赤肉。

（2）核骨：足大趾本节与跖骨结合之关节。

（3）内踝：又名内踝骨，在胫骨的下端。

（4）腨：指腓肠肌，俗称小腿肚。

（5）舌本：即舌根。

2.病候部分

溏瘕泄：溏，即大便稀薄。瘕泄，指痢疾而言。

五、手少阴心经

（一）生理功能

1. **心为君主之官，主神明**　心是人体生命活动的主宰，所有精神、意识、思维都是心的功能的表现，所以称心为"君主之官"，用来说明它的重要性。《灵枢·邪客》中说："心者，五脏六腑之大主也，精神之所舍也。"《素问·宣明五气论》中说："心主神。"《素问·六节藏象论》中说："心者生之本，神之变也。"《孟子》中也说："心之官则思。"

2. **心主血脉，其华在面**　心是推动血液循环的主要器官，血脉的正常与否，其出现的征象，大都与心脏有关。《素问·六节藏象论》中说："心者生之本，……其华在面，其充在血脉。"凡血液充足者，则满面红光（润）；反之，血液亏虚者（贫血），则面色萎黄而无光泽。《灵枢·经脉》中说："手少阴（指心）气绝，则脉不通，脉不通则血不流，血不流则毛色不泽，故其面黑如漆柴者（漆柴即黑而无光泽），血先死。"

3. **心和舌有密切关系**　心在窍为舌（舌为心之苗）。《素问·阴阳应象大论》中说："（心）在窍为舌。"

（二）经脉、病候词解

心主：指手厥阴心包经。古人认为心脏的功能一般都是由心包络代行。《素问·灵兰秘典论》中说："膻中者，臣使之官，喜乐出焉。"由于心包络代君行令,故称之为"心主"。

六、手太阳小肠经

(一)生理功能

1. **小肠主化物而泌别清浊**　《素问·灵兰秘典论》中说:"小肠者,受盛之官,化物出焉。"这是说小肠的功能是接受胃所下移的已熟腐的水谷,进行一次分别清浊的工作,使精华归于五脏去贮藏,糟粕归于六腑去排泄,并使糟粕中的水液归于膀胱,滓秽归于大肠,以完成其化物的使命。李梴在《医学入门》中说:"凡胃中腐熟水谷,……自胃之下口传入于小肠,……分别清浊,水液入膀胱上口,滓秽入大肠上口。"这说明小肠有分别清浊,使水液与滓秽分清的功能。如果小肠的功能不健全,就会影响大小便,凡是水谷不分而下利,以及小便数量或多或少、颜色或深或浅,都可能与小肠有关。李时珍在《本草纲目·脏腑标本用药式》中说:"小肠本病(指病在小肠而不在小肠之经脉),大便水谷利,小便短,小便闭,小便血。"这明显指出了所谓小肠病变主要表现在小便方面,同时也关系到大便方面。

2. **心和小肠的关系**　《灵枢·本输》中说:"心合小肠。"这说明二者联系密切,可相互影响。《诸病源候论》中说:"心主血,与小肠合。若心家有热,结于小肠,故小便血也。"

3. **心经与小肠经的关系**　心与小肠相表里,因为手少阴心经属心络小肠,手太阳小肠经属小肠络心,二者一阴一阳,一脏一腑,相为表里。

（二）经脉、病候词解

1. 踝　指腕上小指侧高骨，即尺骨茎突。

2. 肘内侧两筋之间　指肘后内侧鹰嘴突起尖端与肱骨内上髁之间。

3. 肩解　指肩后骨缝。

4. 目锐眦　指眼外角。

5. 颧髎　眼之下，颧之内，连及上牙床的部位叫颧髎，又指目眶下。

6. 目内眦　指眼内角。

七、足太阳膀胱经

（一）生理功能

1. 膀胱主藏津液　《素问·灵兰秘典论》中说："膀胱者，州都之官，津液藏焉。"《诸病源候论》中说："津液之余者，入胞则为小便。"若小便过多，则体内之津液势必减少。反之，在汗出太多或剧烈吐泻而致津液大量减少的时候，小便的数量也就减少，甚至没有小便。

2. 膀胱主小便　《素问·刺禁论》中说："刺少腹中膀胱，溺出，令人少腹满。"这说明膀胱的位置在少腹，它能贮存小便。《素问·经脉别论》中说："饮入于胃，游溢精气，上输于脾，脾气散精，上归于肺，通调水道，下输膀胱。"膀胱的病变有二：一是小便失禁；二是小便不通。《素问·宣明五气论》中说："膀胱不利为癃，不约为遗溺。"

3. 膀胱与肾的关系　膀胱足太阳经脉与肾足少阴经脉是相为

表里的，足少阴经脉属肾络膀胱，足太阳经脉属膀胱络肾。《灵枢·本输》中说："肾合膀胱，膀胱者津液之府也。"膀胱与肾在脏腑关系上是互为表里的，而津液之所以能变成小便，主要是依靠肾的气化作用。《素问·灵兰秘典论》中说："膀胱者，州都之官，津液藏焉，气化则以出矣。"肾气足则能化，肾气不足则不能化，故在治疗小便不禁或小便不通时，有时应从治肾着手，才能获得良好的效果。

（二）经脉、病候词解

1. 巅　指头顶正中最高处。

2. 髆　指肩胛骨，俗称"扇子骨"。

3. 膂　指夹脊两侧的肌肉。

4. 髀枢　指髋骨与股骨头形成的关节。

5. 腘　膝弯后窝中叫腘。

6. 踝厥　经气自踝部上逆的意思，为包括是动则病以下所述各症的病名。

7. 尻　自尾骨骶上至腰下的部分称尻。

8. 是主筋所生病者　此指足太阳膀胱经穴能治有关的经筋病，如腰似折、髀不可以曲、腘如结、腨如裂等。

9. 腨　又名"腨肠"，指腓肠肌。

八、足少阴肾经

（一）生理功能

1. 肾藏精　肾所藏的精包括两个方面：一为五脏六腑的精气；

一为肾脏本身的精气。

（1）五脏六腑的精气。《素问·上古天真论》中说："肾者主水，受五脏六腑之精而藏之。"清·程杏轩《医述》引《怡堂散记》曰："肾者主受五脏六腑之精而藏之，故五脏盛及能泻，是藏精于肾，而非生于肾也。五脏六腑之精，肾藏而易其输泻，输泻以时，则五脏六腑之精相续不绝。所以成其坎位，而上交于心，满而后溢，生生之道也。耦圹居士有云：钱粮贮在库中，库中不出钱粮，善补肾者，当于脾胃求之。"这样就把肾藏五脏六腑之精的道理说得更加浅显清楚了。

（2）肾脏本身的精气。《难经·三十六难》中说："脏各有一耳，肾独有两者何也？然肾两者，非若肾也，其左者为肾，右者为命门。命门者，诸神精之所舍，原气之所系也。故男子以藏精，女子以系胞，故知肾有一也。"张景岳说："命门为精血之海，脾胃为水谷之海，均为脏腑之本。然命门为元气之根，为水火之宅，五脏之阴气，非此不能滋，五脏之阳气，非此不能发。"这些都证明了肾有藏男女两性生殖精气的功能，所以后世有"肾为坎水""心为君火""命门为相火""水中有火""命门为性命之根"等说法，用来阐述人体的生殖能力与肾脏本身的精气有莫大之关系。

2. 肾主骨生髓、通于脑　骨与髓的生长和发展都和肾气有一定的关联。《素问·五脏生成篇》中说："肾之合，骨也。"《素问·阴阳应象大论》中说："肾生骨髓。"《素问·逆调论》也说："肾不生，则髓不能满。"《灵枢·海论》中说："脑为髓之海。"

3. 肾为作强之官，主伎巧　《素问·灵兰秘典论》中说："肾者作强之官，伎巧出焉。"所谓"作强"，是指精力充沛、营动轻劲多力的意思。《灵枢·海论》中说："髓海有余，则轻劲多力，自过其度，髓海不足，则脑转耳鸣，胫酸眩冒，目无所见，懈怠安卧。"

4. 肾开窍于耳及二阴　肾在上部开窍于耳，在下部开窍于前后二阴。《灵枢·脉度》中说："肾气通于耳，肾和则能闻五音矣。"

5. 肾其华在发　《素问·六节藏象论》中说："肾者，……其华在发。"《素问·五脏生成论》中说："肾之合骨也，其荣发也。"

6. 肾经与膀胱经的关系　肾与膀胱相表里，因为足少阴经属肾络膀胱，足太阳经属膀胱络肾。

（二）经脉、病候词解

（1）面如漆柴：指用漆涂在枯柴上一样，形容面容憔悴，暗黑无光。

（2）喝喝而喘：气上逆而喘鸣的声音，形容喘声。

（3）目如无所见：形容视觉模糊。

（4）骨厥：病名，多见骨枯爪痛，这里包括是动则病以下所述各证的病名。

（5）肠澼：形容病邪澼积在肠中，也是痢疾的古称。

九、手厥阴心包经

（一）生理功能

1. 心包为心脏的外卫　心包有保护心脏的功能，所以称为"心包络"。《灵枢·胀论》记载："膻中者，心主之宫城也。"

2. 心包主喜乐　《素问·灵兰秘典论》中说："膻中者，臣使之官，喜乐出焉。"古人认为心脏的功能一般都是由心包络代行的。

3. 心包与心脏有密切关系　心包代心受邪。《灵枢·邪客论》中说："心者五脏六腑之大主也，……邪弗能容也，容之则伤心，心伤则神去，神去则死矣。故诸邪之在于心者，皆在于心之包络。"这段经文说明了心包络和心的关系。

4. 心包和三焦相表里　手厥阴经属心包络三焦，手少阳经属三焦络心包。

（二）经脉、病候词解

1. 历络　即顺序联络的意思。

2. 是主血所生病者　脉属于心，心包络代心行令，所以主脉（因主血脉）。

十、手少阳三焦经

（一）生理功能

1. 疏通水道　《素问·灵兰秘典论》中说："三焦者，决渎之官，水道出焉。"《灵枢·本输》中说："三焦者，中渎之府也，水道出焉，属膀胱。"

2. 流通气血　《灵枢·五癃津液别》中说："水谷皆入于口，其味有五，各注其海，津液各走其道，故三焦出气，以温肌肉，充皮肤，为其津，其流（通"留"）而不行者液。"《难经·三十难》中说："三焦者，水谷之道路，气之所终始也。"《金匮要略·脏腑经络先后病脉症》中说："腠者是三焦通会元真之处，为血气所注。"以上所述，都说明了三焦的功用是能使来自水谷的精微气血津液得以周流于肌肤与脏腑之间。

3. 三焦和心包络的关系　三焦为表，心包络为里，二者在功用上有者表里相通的关系。《类经图翼》中说："三焦为脏腑外卫，心包络为心主之外卫，犹市阙之重城，故皆属阳，均称相火。而且脉络原自相通，互为表里。"

（二）经脉、病候词解

1. 经脉部分

（1）手表腕：即手与腕的表面，俗称手背。

（2）膻中：两乳之间的部位称为膻中，又为穴名。

（3）两骨之间：这里指桡骨与尺骨之间。

（4）客主人：上关穴之别名。

2. 病候部分

浑浑焞焞：指听觉模糊，听不清楚声音。

十一、足少阳胆经

（一）生理功能

1. 胆为中正之官，主决断　《素问·灵兰秘典论》中说："胆者，中正之官，决断出焉。"《素问·六节藏象论》中说："凡十一脏取决于胆也。"清·程杏轩《医述》引《医参》云："勇者气行则止，怯者着而为病，经言最宜傍通。凡人之所不畏者皆是也，迂大风不畏，则不为风伤，迂大寒大热不畏，则不为寒热中，饱餐非出于勉强，则必无留滞之患。气以胆壮，邪不能干，故曰十一脏皆取决于胆。"

2. 胆为中清之腑，也为奇恒之府　张景岳说："胆为中正之官，

第一篇

针灸篇

藏清净之液，故曰中清之腑。盖以他腑所盛者皆浊，而此独清也。"胆虽归属于奇恒之府，但也是六腑之一，六腑除了胆以外，其余的都是贮藏或转输一些水谷糟粕以及便溺等浊物，只有胆汁中清不浊，所以称它为中清之府。

3. 肝和胆的关系　《灵枢·本输》中说："肝合胆。"《灵枢·论勇论》中说："勇士者，……其肝以坚，其胆满以傍，怒则气盛而胸胀，肝举而胆横，眦裂而目扬，……怯士者，……肝系缓，其胆不满而纵，……胁下空，虽方大怒，气不能满其胸。"《素问·灵兰秘典论》中说："肝者，将军之官，谋虑出焉；胆者，中正之官，决断出焉。"张景岳说："胆附于肝，相为表里。肝气虽强，非胆不断，肝胆互济，勇敢乃成。"

（二）经脉、病候词解

1. 经脉部分

（1）头角：即前额边缘。

（2）毛际：即耻骨部的阴毛际（处）。

（3）髀厌：即髀枢部，俗称大转子。

（4）季胁：胸部下方两侧的软肋部叫季胁。

（5）髀阳：指髀厌的外侧，适当太阳、阳明两经之间。

（6）外侧辅骨：膝下外侧之大骨，即腓骨。

（7）绝骨：足外踝直上3寸处之凹陷处，似中断了一样，所以称之为"绝骨"，又为悬钟穴之别名。

（8）三毛：指大趾趾甲后二节横纹前的部位。

（9）歧骨：足大趾、次趾本节后骨缝。

2. 病候部分

（1）口苦：病名胆瘅，因胆有病则胆汁泄，故口苦。

（2）面微有尘：形容面部晦暗，犹如被灰尘蒙住一样。

（3）膏泽：膏，脂膏；泽，润泽。也就是油润的意思。

（4）马刀侠瘿：就是瘰，俗称疬串。生在腋下，类似马刀形的，叫马刀；生在颈部的叫侠瘿。潘氏云："马刀，蛤蚧之属，痛形似之。侠缨（瘿）者，发于结缨之处，大迎之下颈侧也。一在颈，常相连络，故俗名疬串。"

（5）阳厥：病名，因为本经循髀阳，出膝外廉，下出外踝之前，病则足外反热，所以叫阳厥。

十二、足厥阴肝经

（一）生理功能

1. **肝为将军之官，主谋虑**　《灵枢·师传》中说："肝者主为将，使之候外。"《素问·灵兰秘典论》中说："肝者将军之官，谋虑出焉。"

2. **肝藏血**　《素问·五脏生成论》中说："故人卧，血归于肝。"明·李梴《医学入门》中说："人动则血运于诸经，静则血归于肝脏。"

3. **肝和筋及爪甲的关系**　《素问·阴阳应象大论》中说："肝生筋。"《素问·五脏生成论》中说："肝之合，筋也。"《素问·六节藏象论》中说："肝者罢极之本，……其充在筋。"《素问·上古天真论》中说："丈夫……七八，肝气衰，筋不能动。"

4. **肝和目的关系**　《灵枢·脉度》中说："肝气通于目。"《素问·金匮真言论》中说："肝开窍于目。"《素问·五脏生成论》中说："肝受血而能视。"

5. **肝和胆的关系**　肝与胆相表里，足厥阴肝经属肝络胆，足少阳胆经属胆络肝。

（二）经脉、病候词解

1. 经脉部分

（1）丛毛：指足大趾背面第一节多毛的部位。

（2）阴股：即股的内侧。

（3）阴器：指泌尿生殖器而言。

（4）颃颡：在咽上，上颚骨的上窍。

2. 病候部分

（1）俛仰：身体向前弯曲（屈）叫俛，向后反屈叫仰。

（2）癞疝：指阴囊肿大，是七疝之一。

（3）狐疝：又名"走肠气""小肠气"，症见立则下坠，卧则入腹，犹如狐之出入无常。

（4）闭癃：凡大便不通叫闭，小便不通叫癃。此处单指小便不通。

第十节　经别、经筋、皮部的
基本内容及其临床应用

十二经别由十二经脉所分出，具有沟通表里经脉的作用。经筋和皮部是经络在体表的连属部分。筋肉的功能联系为十二经筋，皮肤面划分为十二皮部，都是以十二经脉的分布范围为依据的。现就经别、经筋和皮部的名称、作用、分布及其临床应用简介于下。

一、十二经别

1. 名称　十二经别是十二经脉的别行部分，简称"经别"。

2. 分布　十二经别都从肘、膝以上的正经别出，经过躯干，深入内脏，上至头项；并于头项之处，其阴经合于阳经，阳经合于本经而上抵头面。例如：足太阳、少阴经别，下合于腘，入走肾与膀胱，上出于项，合于足太阳本经；足少阳、厥阴经别，下合毛际，入走肝胆，上系于目，合于足少阳本经；足阳明、太阴经别，下合于髀，入走脾胃，上出鼻頞，合于足阳明本经；手太阳、少阴经别，下合于腋，入走心与小肠，上出目内眦，合于手太阳本经；手少阳、厥阴经别，先合于胸，入走三焦，上出耳后，合于手少阳本经；手阳明、太阴经别，均走肺与大肠，上出缺盆，合于手阳明本经。由于十二经别按其阴阳表里关系分为六组，先从体表合而入走本脏本腑，然后或离或合，上出头项再合于六阳经脉，故又有"六合"之称。十二经别分布概况如表1-1-10-1。

表 1-1-10-1　十二经别分布部位简表

经别	别入	胸腹部	出	合
足太阳 足少阴	入腘中、入肛 至腘中、合太阳	属膀胱、至肾、散心 至肾、系舌本	出于项	足太阳
足少阳 足厥阴	入毛间、入季胁间 至毛间、合少阳	属胆、上肝、贯心、夹咽 与别俱行	出颐颔中	足少阳
足阳明 足太阴	至髀、入腹里 至髀、合阳明	属胃、散脾、通心、循咽 与别俱行，络咽、贯舌本	出于口	足阳明
手太阳 手少阴	入腋 入腋	走心、系小肠 属心，走喉咙	出于面	手太阳
手少阳 手厥阴	入缺盆 下腋3寸入胸中	走三焦、散胸中 属三焦、循喉咙	出耳后	手少阳
手阳明 手太阴	入柱骨之下 入腋	走大肠、属肺 入走肺、散大肠	出缺盆	手阳明

3. 作用及临床应用

（1）加强了表里两经在体内的联系：十二经别进入体腔后，表里两经相并而行，经过相为表里的脏腑；并且在浅出体表后，阴经经别合入阳经经别，共同注入体表的阳经。

（2）加强了体表与体内、四肢与躯干的向心联系：十二经别一般都是从四肢部的十二经脉分出，进入体内向心循行，这对于扩大经络的联系和由外而内地传导刺激起着重要的作用。

（3）加强了十二经脉对头面的联系：十二经别都表里相合，上行头部，弥补了十二经脉中六阴经脉不能上头面的不足。这是《黄帝内经》中"十二经脉其血气皆上头面而走空窍"的具体说明，也是近代发展磁针、面针、鼻针等的理论依据。

（4）扩大了十二经脉的主治范围：十二经别的分布弥补了十二经脉所不到之处。因此，经络穴位的主治范围也相对扩大了。例如：足太阳经脉并不到达肛门内，但该经的承山、承筋等穴，都可以治疗肛门病，这是因为足太阳的经别"别入于肛"的缘故。又如：手阳明经脉分布到颈，但其病候及穴位的主治则有颈内咽喉部的喉痹证，这是因为手阳明的经别"上循喉咙"的缘故。再如：手足三阴经腧穴之所以能治头面疾病，主要是因为经别与经脉有其内在联系，例如偏正头痛可取太渊、列缺治疗，牙痛、喉痛可取太溪、太冲、照海、三阴交等穴治疗。

（5）加强足六经与心脏的联系：足六经经别上行经过腹、胸，它们在加强了腹腔内脏腑表里联系之外，又与胸腔内的心相联系。根据这一关系，我们可以解释为什么腹腔内脏器发生病变可出现心病的症状，如足太阴、足少阴病可出现心痛、心烦，肝病可出现烦躁、失眠，肝肾重症可出现神志不清，胃中不和可引起的失眠，胆病可出现精神症状，等等。

近年有人从经络感传现象中也发现有按十二经别传导的例子，这说明十二经别的循行路线有它的客观依据，它是经络学说中一个不可分割的内容。

二、十二经筋

1. 名称　十二经筋是十二经脉之气结、聚、散、络筋肉关节的体系，简称"经筋"。

2. 分布　十二经筋连属于十二经脉，行于体表，不入内脏，其循行走向，都是从四肢末端走向头身。如：足三阳经筋起于足趾，行股外上行结于（面部）；足三阴经筋起于足趾，循股内上行结于阴器（腹部）；手三阳经筋起于手指，循臑内上行结于贲（胸部）。十二经筋相互间的联系，除上述手足三阳三阴经筋在头、面、胸、腹部结合外，各经循行于踝、腘、膝、髀、臀、腕、肘、腋、臂、肩、颈等关节或筋肉丰盛处，并与邻近的他经相联结，尤其是足厥阴经筋，除结于阴器外，并能总络诸筋。

3. 作用

（1）连接骨骼，进行各种活动：《素问·痿论》中说："宗筋主束骨而利机关也。"

（2）保持身体平衡。

（3）加强阴经与阴经、阳经与阳经的联系。

4. 病候　多表现为筋肉、韧带或内脏系膜方面的病症。如局部筋肉松弛、牵掣、拘急、转筋、疼痛、肿胀，以及肢体瘫痪不用、全身性抽搐、痉挛、痫样发作等。至于耳鸣、耳痛、视力不足的等五官病，以及喘息、伏梁（胃病）等内脏病，也可以由于耳内或眼部筋肉的病变，以及联系内脏的所谓"维筋"（系膜、韧带之类的组织）拘挛而引起。另外，阴阳经筋之间还具有拮抗作用。《灵枢·经筋》中说："阳急则反折，阴急则俯不能伸。"背侧的经筋拘急，可致强直和角弓反张；腹侧的经筋拘急，则致只能挛俯而不能直伸。另外，经筋的虚寒证，多见拘急强直；经筋的实热证，多见弛缓不收。这是经筋病的一些特点。

总之，经筋所表现的病候多属筋肉组织的疾病，现代临床上常见的软组织劳损、肌肉风湿痛，以及运动神经疾病所引起的肌肉痉挛或瘫痪等，多属经筋病的范畴。

5. *治疗*　对经筋病的治疗，《黄帝内经》指出："病在筋，调之筋""病在分肉，调之分肉"。这是目前治疗各种软组织病变以及肌肉痉挛或瘫痪等疾，在患病的局部施行针灸或推拿等治法的依据。《黄帝内经》还指出，治疗经筋病，可以"以痛为腧"，即当病痛的部位或压痛点取穴针刺。这种选穴原则，为近代临床上所常用。

至于针刺方法，《黄帝内经》中记载有"分刺"（刺肌肉）、"恢刺"（刺肌腱）、"关刺"（刺关节附近的肌腱）、"浮刺"（横刺到深层肌肉或筋膜）、"合谷刺"（多向透刺、刺肌肉）。《黄帝内经》还说：经筋的病，凡属拘挛、牵掣类的虚寒证，要采用温针、火针、艾灸、药熨等方法治疗；属于弛缓类的实热证，则不能加用温热的治法。这对目前治疗风湿性肌肉痛及软组织劳损等都有指导意义。

由于经筋须受气血的濡养和经络的调节，所以治疗经筋病，除了局部选穴外，还可以按经络分布，选用适当的远道经穴。这种选穴原则，尤其对筋肉瘫痪或痉挛类的病证更为必要。目前临床上治疗小儿麻痹证和瘫痪一般均选用经穴，就是根据经络调节经筋的道理。古人解释这种关系是"依脉引筋气"。

在针刺麻醉方面，如腹部手术，有人在切口附近用横刺法进针3寸许，刺到腹直肌部，然后通以电流，以缓解腹肌紧张。这是经筋病选穴原则和"浮刺法"的实际运用。有人则在背部肌层横刺进针，然后通以电流，也对缓解腹肌紧张有效。这是从阴阳经筋有相互拮抗关系得到的启发。

三、十二皮部

1. **名称**　十二皮部是十二经脉功能活动反映于体表的部位，也是络脉之气散布的所在。《素问·皮部论》中说："凡十二经络脉者，皮之部也。"

2. **分布**　十二皮部的分布区域基本上和十二经脉的分布部位是一致的。《素问·皮部论》中说："欲知皮部，以经脉为纪。"

3. **作用**

（1）生理方面：抗御外邪，保卫机体，是机体的卫外屏障；摄护卫气和络脉之气以濡养肌肤。

（2）病理方面：皮部（肤）失固，易传注病邪。《素问·皮部论》中说："皮者，脉之部也。邪客于皮则腠理开，开则邪入客于络脉，络脉满则泣于经脉，经脉满则入舍于脏腑也。"

（3）疾病诊治方面：十二皮部用于诊断、治疗时手足相通，即所谓"上下同法"。杨上善说："阳明之脉有手有足，手则为上，足则为下。又手阳明在手为下，在头为上；足阳明在头为上，在足为下。诊色、行针皆同法也，余皆仿此。"以诊色而论，一般观察皮部（肤）的颜色变异，便可得知为何种疾病，例如"其色多青则痛，多黑则痹，黄赤则热，多白则寒"。凡病在内脏者，当以循经取穴施治为主；若在皮部，当治在皮部，可适当采用皮肤针（梅花针）、皮内针、腕踝针以及艾灸、拔罐、贴膏等法治之。

四、临床治验

（一）肛门瘘管手术后剧痛

患者王某，男，43岁，住江宁县谷里公社新塘大队，1980年8月16日诊。

主诉：因患肛门脓肿久治未愈而成瘘管，今日上午经某医院外科手术切除后疼痛颇为剧烈，服索密痛、优散痛等未见效果，特来要求针灸止痛。

症状：患者呈痛苦面容，呻吟呼痛不已。

检查：截石位，肛门8点钟处有一切口，长约2厘米，盖敷黄连油膏纱布。

治疗：取承山、承筋，均直刺1.4寸，施以捻转泻法2分钟。患者诉针感沿足太阳膀胱经上抵腰背，并沿足太阳经别到达肛门部。10分钟后疼痛渐减，20分钟后疼痛消失。

【按语】足太阳膀胱经的承山、承筋二穴均能治疗肛肠疾患，具有消炎、祛风、止血和镇痛作用，对痔疮出血、痔疮肿痛、肛门瘙痒等均有较好疗效。《玉龙歌》中说："九般痔漏最伤人，必刺承山效若神。"《肘后歌》中说："五痔原因热血作，承山须下病无踪。"《针灸甲乙经》中说："痔篡痛，承筋主之。"《百症赋》也说："刺长强与承山，善主肠风新下血。"上述二穴之所以能有如此效果，与足太阳经别"其一道下尻五寸别入于肛"有密切关系。

（二）痔疮出血

患者张某，男，35岁，住江宁县谷里公社张西大队，1982年7月6日诊。

主诉：患痔疮已4年多，近一年经常便后出血，曾服消痔丸、榆槐脏连丸和十灰散等未效。

症状：面色萎黄，形体消瘦。

检查：截石位，肛门6、8、1点钟处各有内痔核一枚，大如葡萄，呈紫褐色，大便2日一次，便干结，排便时即出血呈滴沥状，甚则喷射样。

治疗：先取承山，直刺1.3寸，施以平补平泻法；继取长强，直刺1.4寸，亦施以平补平泻法。术中患者自述：肛门部（括约肌）强烈收缩。留针30分钟，每日1次。经针1次后，出血即止，共针8次而告痊愈。1年后随访，患者云：自从去年针刺治愈，至今未见出血，而且饮食倍增，身体渐强。

（三）头项疼痛

患者杜某，男，67岁，南京中医学院职工，1980年5月8日诊。

主诉：头项疼痛已5年余，曾经某医院检查，诊断为"枕大神经痛"，经治未效。

症状：头项疼痛，以枕部为甚，呈阵发性抽掣痛，感冒风寒后易发作，近因夜间值班受寒，疼痛尤剧，脉浮紧，苔薄白微腻。

治疗：先取列缺，斜刺0.5寸，施以捻转泻法，以宣肺散寒、理气镇痛；继取风府，直刺1寸，用平补平泻法，以通阳解表、祛风舒筋。留针20分钟。经针1次，疼痛大减；继针5次，其痛若失。

【按语】手太阴肺经的络穴列缺能治头项疼痛。《四总穴歌》中说："头项寻列缺。"风府主治头项强痛。《通玄指要赋》中说："风伤项急，始求于风府。"风府系督脉、足太阳膀胱经和阳维脉三脉之会，故可治头项疼痛。列缺系八脉交会穴之一，又系手太阴肺经之络，别走入手阳明大肠经。"手太阴之正（经别）……上出缺盆，循喉咙，复合阳明"，而"手阳明之正（经别）别肩，入柱骨"。因此，列缺亦能治头项疼痛。

（四）急性腰扭伤

患者李某，女，54岁，住三叉河，1980年4月23日诊。

主诉：因昨日早晨于池塘挑水不慎扭伤腰部，疼痛剧烈，经服小活络丹、云南白药等，并外贴伤湿止痛膏，均未获效。

症状：腰部疼痛颇剧，不能俯仰、转侧及下蹲。

检查：脊柱无偏曲，椎间盘无突出，唯左侧腰肌压痛明显，余皆如常。

治疗：内关透外关。针用泻法，留针30分钟，每隔10分钟行针一次。施行捻转提插手法1分钟时，患者诉酸麻感沿着手厥阴经、手少阳经向胸、胁部放射。10分钟后，腰痛减轻；30分钟后，疼痛消失，遂能俯仰、转侧及下蹲。此患者仅针1次而愈。

【按语】内关为手厥经心包经之络穴，别走手少阳；外关为手少阳三焦经之络穴，别走手厥阴。内关又为八脉交会穴之一，通阴维脉；外关亦为八脉交会穴之一，通阳维脉。手厥阴经属心包络三焦，手少阳经属三焦络心包。故内关透外关，一针二穴，能宣通上、中、下三焦之气机，气行则血行，血行则脉络通，通则不痛。《标幽赋》指出："胸腹满痛刺内关。"《八法歌》则说："背胯内外骨筋攻，……独会外关为重。"所以二穴同用，对急性腰扭伤有卓效。

（五）偏头痛及牙痛

患者王某，女，47岁，南京中医学院职工，1983年9月19日诊。

主诉：左侧头痛伴牙痛1月余，经服索密痛、安乃近等未能治愈。

症状：偏头痛，痛在左侧，以面、颊部为甚，为阵发性，伴有恶寒畏风，脉浮缓，苔薄白，舌有瘀点。

治疗：取阿是穴（以痛为腧）、太渊、列缺。针用泻法，留针30分钟，每隔10分钟行针一次。经针1次后，痛势略减；经针3次后，其痛即止；又针2次以巩固之。共针6次，而告痊愈。

【按语】"面为阳明之乡"，是手足阳明经分布的区域；同时，面部也是手足阳明经筋分布的部位。凡经筋为病，治在"以痛为腧"，所以取阿是穴针之，此即"病在筋者调之筋，病在肉者调之肉"。又因"手太阴经别入腋……上出缺盆，合阳明"，故取手太阴肺经的原穴太渊（又系脉会）、络穴列缺，以宣肺通脉、行气活血、舒筋通络，因而治愈。

（六）腰腿痛

患者吴某，男，43岁，住泰兴县常周公社常庄大队，1982年5月12日诊。

主诉：腰腿酸痛已4年，每逢阴天或受寒辄易发作，经服虎骨木瓜酒，外贴伤湿止痛膏等，治之未愈。

症状：腰脊酸痛，甚则拘急不可俯仰，并牵引两臀及小腿肚（腓肠肌）胀痛，偶遇阴天、寒冷，酸痛尤剧，脉迟濡，舌质淡，苔薄白。

治疗：取肾俞、腰阳关、腰眼、环跳、委中、承山。针用泻法，留针30分钟，加灸。经针灸1次后，疼痛减经；经针泻3次后，疼痛已除；再针3次以巩固之。共针灸7次而愈。患者近日来宁，云：自从针灸治愈后，迄今已有 1 年未发作。

第十一节　腧穴主治功能分类
是立法处方的基础

腧穴和药物在性质上虽然不同，但从其主治疾病的作用方面来看，却起着异曲同工、殊途同归的效果。例如外感风寒出现头项强痛、恶寒、脉浮紧等症状时，在中药方面可用麻黄汤来发汗解表，在针灸方面可用风池、大椎、合谷、复溜来发汗解表。又如阳明腑证出现痞、满、燥、实、坚（大便不通）等症状时，可用承气汤来攻下，在针灸方面可取天枢、丰隆、支沟、大敦、阳陵泉来泻火通便。中药治法有汗、吐、下、消、和、清、温、补，这八法对于针灸同样适用。针灸治疗的作用还不止于此。兹将针灸的有关治法和常用腧穴的主治功能分类列述于下，以供辨证施治、立法用穴时参考。

1. 发汗　合谷、复溜、大杼，主治外感发热无汗。

2. 止汗　阴郄、后溪、合谷，主治盗汗、自汗。

3. 止呕　内关、足三里、中脘、公孙、中魁、膻中、劳宫，主治呕吐、噎嗝、反胃。

4. 催吐　内关、中脘，主治食积、恶心呕吐。凡伤食等引起恶心欲吐者，针刺内关，强泻中脘穴，可因势利导，促其呕吐。

5. 通便　天枢、大肠俞、足三里、丰隆、支沟、阳陵泉、大敦，主治便秘、大便不通。

6. 止泻　天枢、大肠俞、足三里、大横、四隅（梁门、大巨）、十字灸（即水分、神阙、气海、天枢），主治泄泻，包括脾虚泄泻、肾虚泄泻。

7. **消食**　足三里、公孙、脾俞、璇玑，主治消化不良、食滞。

8. **消散**　天井、少海、肘尖、颈百劳、阿是穴，主治瘰疬；合谷、少商、阙上、照海，主治乳蛾。

9. **和解**　陶道、间使、外关、后溪，主治疟疾、寒热往来。

10. **清热**　大椎、合谷、曲池、陶道、陷谷、内庭，主治一切热病，包括外感、疟疾。

11. **温中回阳**　灸气海、关元、神阙（隔盐灸），针灸足三里、内关、百会，主治面色苍白、肢冷汗出、脉微欲绝者，如中风脱证。

12. **补气**　气海、关元、中脘、足三里，主治中气不足、气虚下陷之证，如胃下垂等。

13. **补血**　脾俞、章门、膈俞、三阴交，主治血虚、失血、崩漏等症。

14. **壮阳**　命门、肾俞、志室、关元、气海、关元俞，主治阳痿、遗精、滑精。

15. **止咳**　列缺、太渊、尺泽、肺俞，主治咳嗽、胸闷。

16. **定喘**　列缺、定喘、膻中，主治哮喘。

17. **祛痰**　丰隆、中脘、内关、巨阙、脾俞，主治胸脘胀闷、痰多。

18. **理气**　膻中、内关、气海、膈俞，主治胸闷气逆、肠鸣气滞等症。

19. **醒脑**　水沟、百会、十宣、十二井，主治高热昏迷。

20. **镇静**　百会、定神、四神聪、腰奇、间使、后溪、丰隆、涌泉，主治癫狂。

21. **安神**　百会、神门、内关、心俞、三阴交、太溪，主治失眠、健忘、心悸、多梦。

22. **镇痉**　百会、大椎、印堂、后溪、曲池、阳陵泉、承山、太冲、昆仑、筋缩，主治角弓反张、四肢抽搐。

23. **开窍发音**　哑门、廉泉、颊车、通里、天突，主治中风失语、暴喑。

24. **通脉**　太渊、内关、神门、心俞、厥阴俞、足三里，主治脉微弱、无脉症、心力衰竭之症。

25. **祛风**　风池、风府、百会、曲池、昆仑，主治肝风、伤风、头痛等症。

26. **利尿**　中极、膀胱俞、三焦俞、阴陵泉、三阴交、关元、肾俞，主治尿潴留，并治遗尿、小便失禁等。

27. **止血**　上星、血见愁（在上星与囟会之间），主治鼻衄；鱼际、尺泽，主治咳嗽唾血；三阴交、太冲、隐白，主治崩漏；承山、孔最、二白，主治痔疮出血。一切出血之证须加膈俞。

28. **散瘀**　委中（刺血），治急性腰扭伤；足三里，治胸中瘀血、乳痈；大包、阳陵泉，治胁肋扭伤；膝眼、髌骨、阳陵泉，主治膝关节扭伤；丘墟、昆仑，治踝关节扭伤。

29. **解毒**　灵台、合谷、委中、颈百劳、患门，主治一切疔疮初起。

30. **生津止渴**　金津、玉液、海泉、液门、照海、三阴交、然谷、太溪、胃脘下俞，主治消渴、口渴、咽干，并治干燥综合征。

31. **祛风舒筋**　上肢取肩髃、曲池、合谷、颈臂，下肢取环跳、阳陵泉（或足三里）、绝骨，主治中风半身不遂、风湿性关节炎、小儿麻痹证等。

32. **升压**　内关、患门，主治低血压、心力衰竭等症。

33. **降压**　血海、足三里、曲池透少海或太冲透涌泉，主治高血压。

34. **通经**　天枢、水道、归来、血海、水泉、地机、太冲、主治月经不调、闭经。

35. 催产　合谷、三阴交、至阴、昆仑，主治滞产、胎盘滞留。

36. 止痛　太阳、风池、印堂、合谷，主治头痛；大椎、后溪，主治颈痛、落枕；内关、郄门、膻中、丰隆，主治胸痛；大陵、神门、郄门、心俞、巨阙，主治心绞痛；中脘、内关、足三里、内庭、里内庭、公孙，主治胃痛；中脘、气海、足三里、三阴交，主治腹痛，伴有呕吐者加内关，泄泻者加天枢，阑尾炎者加阑尾穴、天枢，痛经者加膈俞；命门、肾俞、委中、昆仑，主治腰背疼痛；十七椎下、上髎、次髎、秩边，主治腰尻痛（骶髂关节痛）、腿痛、下肢瘫痪；合谷、后溪、八邪，主治手指肿痛、麻木；曲池、手三里、天井、少海，主治肘关节痛；阳溪、中泉、阳谷，主治腕关节痛；肩髃、肩髎、臑俞、肩内陵、巨骨，主治肩关节痛；膝眼、鹤顶、膝中、髋骨、阳陵泉、膝上二穴，主治膝关节痛；环跳、承扶、环中、秩边、居髎，主治髋关节痛、坐骨神经痛；髀关、伏兔、四强、足三里、绝骨，主治下肢痿痹、瘫痪；解溪、昆仑、商丘、丘墟，主治踝关节痛；太冲、足临泣、八风、气端，主治足趾肿痛、麻木。

37. 通乳　乳根、膻中、少泽、足三里，主治产后乳汁少。

38. 抗痨　中府、肺俞、结核穴、足三里、四花、患门、大椎，主治痨病（肺结核）。

39. 消炎　少商、合谷、天突，主治扁桃体炎、咽炎、喉炎；耳门、听宫、听会、翳风、中渚、外关、阳陵泉、丘墟，主治急性中耳炎；上巨虚、足三里、阑尾穴、天枢、曲池，主治急性单纯性阑尾炎；肩髃、曲池、合谷、环跳、阳陵泉、悬钟、风市、足三里、膝眼、肾俞、腰阳关、腰眼，主治风湿性关节炎。

40. 抗疟　大椎、陶道、崇骨、至阳、间使、后溪、肝俞、复溜、合谷、足三里，主治疟疾。

41. 祛黄　至阳、腕骨、阳纲、胆俞、日月、阳陵泉、后溪、阴陵泉、脾俞、劳宫、涌泉、中脘、三阴交，主治黄疸。

42. 提宫　提托穴、子宫穴、会阴（均用针法），气海、百会（均用灸法），主治子宫脱垂。

43. 熄风　百会、风池、三阴交、太冲、印堂，主治头晕目眩（肝风上扰）、小儿惊风。

44. 复聪　听会、翳风、听宫、中渚、金门、聋中、肾俞，主治耳鸣、耳聋。

45. 提睑　上明、攒竹、鱼腰、阳白、合谷，主治眼睑下垂。

46. 通窍　迎香、上星、通天、合谷、鼻通，主治鼻塞不通、鼻渊。

47. 平㖞　地仓透颊车、听会透翳风、合谷、太冲，主治口角㖞斜。

48. 提胃　提胃三点（水突右、滑肉门透梁门双）、气海、足三里，主治胃下垂。

49. 提肛　百会、长强、承山、气海，主治脱肛。

50. 固脱　素髎、内关、神阙（隔盐灸）、气海、关元、足三里，主治脱证（虚脱、休克）。

以上 50 种针灸治法处方，根据临床辨证施治，既可单独使用又可相互配合运用，可起相辅相成的效果。如此立法处方，既可由博返约，又可执简驭繁。

第二章

针灸临床的基本要领、处方取穴规律与辨证施治经验

第一节　针灸技术在临床上的注意要点

　　针灸技术在临床医疗上是极其重要的，如选用经穴、使用针法、运用手术等，都要根据患者身体的素质、疾病的久新以及轻重缓急、寒热虚实等条件的不同而灵活运用，这样才能达到治愈疾病的目的，否则就会影响治疗的效果。所以《黄帝内经》中说："针灸之疗疾，有数有法，圣人定穴，有奇有正。法者，针灸所立之规；数也者，以纪其法，以运用于不穷也；穴者，针灸所定之方向；而奇也者，所以异夫正，以通旁路于不测者也。"这是先贤指示我们在临床上关于取穴、针法、手术等各方面应当灵活运用。同时，古人对于针灸疗法尤其注意机体与外界环境的统一，不同的时令气候对病者有不同的深浅刺激，这是使机体趋于平衡的整体疗法。《针灸甲乙经》云："四时元气如有所在，针灸之道，气穴为宝，如春刺脉络诸荣大经分肉之间，夏刺络俞血而止，长夏刺肌腠，秋刺经俞，冬取俞之分深而留之"。又云："刺毫毛腠理无伤皮，刺皮无伤肉，刺肉无伤脉，刺脉无伤骨，刺骨无伤髓"。所以，医者在临床上，不仅要掌握病情与气候的关系，更须知道

针刺的深浅度，如此才能既安全又达到治疗的效果。我们对针灸手术一定要熟练，这样才能进退自如。《针灸甲乙经》云："凡刺有九变，凡刺有十二经，凡刺有五脏，凡刺有五邪，用铍、锋、员、镵、毫等针。"就是说针刺不同的病，要用不同的针器，决不是千篇一律，机械从事。同时，要结合患者体质的强弱和病情的虚实，施以适当的迎随补泻手法。《针道篇》云："刺实者刺其来，刺虚者刺其去，气存亡之时，以候虚实而刺之"。《奇经血络篇》云："虚虚实实乃所大忌，谨守度数才能安全"。所以，针灸疗法应根据患者的病情而下针，这样才能获得很好的疗效。《奇经血络篇》又云："气之往来要知，往者为逆，来者为顺，迎而随之，以意和之，针到毕实。"这说明要先知气的顺逆，而后决定针灸的方法，实证用泻，虚证用补。取穴方面也是非常灵活的，不可单纯地在病灶部位或患病的一侧取穴。《素问·始终》云："病在上者下取之，病在下者高取之，病在头者取之足，病在腰者取之腘。"《针灸甲乙经》中的缪刺法即为"左病取右，右病取左。"这种理论与疗法是非常精当的，因为人体的经络是统一的，是互相联络的，刺激无病的一侧即能调整有病的一侧，起到平衡的作用。如脱肛者灸百会，高血压者刺涌泉，往往多见奇效。所以，针灸疗法是一个相当复杂而又细致的工作。现将针灸技术在临床上的注意要点罗列于下，仅供参考。

一、针科方面

1. 施针的对象　多施于急性病疼痛、拘挛、搐搦及体实证情，多为功能亢进的疾患。迭经施用针术而疗效不显时，应与灸术配合使用。

2. **针具的选择**　较粗的针刺激力较强，宜施于暴病闭厥、疼痛拘挛及内脏功能亢进的疾患。三棱针只用于十宣、十二井、肘关节内静脉和病灶局部的皮肤上，以刺血为主。

3. **手术的强弱**　捻针角度大，提插深，则刺激力强，相当于泻法；捻针角度小，提插浅，则刺激力弱，相当于补法；捻运的角度适中，患者有酸胀感即退针，相当于平补平泻。捻转角度在 240°以上，提插在二三分以上者，为强刺激；捻转角度在 240°以下、90°以上，提插在二三分以下者，为中刺激；捻转角度不超过 90°，提插不超过分许者，为弱刺激。

4. **手术对疾患的措施**　一般热性病刺激宜疾速，寒性病宜久留，寒热征象不显著者，宜不疾不留得气即可退针。对疼痛、痉挛诸疾和远离病灶的穴位，须留针若干时间（5～20 分钟），才能有显著疗效。刺小儿宜浅宜疾出针，不宜久留。

二、灸科方面

1. **施灸与部位的关系**　头面部，艾炷宜小宜少。胸部，膻中、天突二穴不常施灸。背部、腹部，艾炷宜大宜多。四肢部，宜适中。

2. **施灸与疾病的关系**　急性病（指吐利、失水、衰弱者），宜大炷而不计壮数，由多而减少；慢性病（肺病、久泻久痢、因消化能力不强羸瘦衰弱者），艾炷宜小，壮数宜逐渐增多。欲发挥全身功能者，宜在少腹施灸；欲发挥内脏功能者，直接在背俞施灸，间接在四肢施灸；欲减低上部高压（脑部充血），宜在四肢和末梢（涌泉、三阴交、足三里等）施灸；欲消肿、定痛、散瘀者，宜于局部（阿是穴）施灸。

3. **经穴**　古训云："取五穴用一穴而必端，取三经用一经而可正"。示人以用穴之际，必须前后左右排比一下，以防错误，并不是一处用三经、一处用五穴的意思。初用针灸者应该如此，熟练后，伸手便得穴位。应注意的是，四肢部孔穴多在筋骨侧陷中、分肉间、赤白肉际、本节前后、歧骨间、爪甲角及两筋间。太阳经行身之背，阳明经行身之前，取穴须依据任督。少阳经行身之侧，厥阴经会于筋隙，一寻季胁，一凭乳线。督脉直脊而上，任脉寄腹中行。手足外侧为阳，内侧为阴。手三阴经从胸走手，手三阳经从手走头，足三阳经从头走足，足三阴经足走腹（胸）。辨经认穴大纲已尽于此。

4.**处方取穴概要**　四肢末梢孔穴，知觉敏锐，如十二井、十宣等，对意识昏迷、暴病效力大。背部两侧腧穴接近内脏，如膏肓、四花、患门、六之灸、志室、痞根等，对内脏慢性疾患作用强。少腹中行穴位，如神阙、气海、关元等，对全身衰弱有振奋力量。四肢孔穴，如合谷、复溜、足三里、阴陵泉、三阴交、大敦、神门等，具有解肌、镇吐、利尿、定痛、镇痉、安神等作用。

第二节　谈针灸处方的原则与取穴的规律

祖国医学真是丰富多彩，针灸疗法更是如此，自《灵枢》始，历代皆有针灸巨著，如《针灸甲乙经》《针灸资生经》《十四经发挥》《金兰循经》《铜人针灸腧穴图经》《针灸大成》等。在针灸处方方面也有专论，如《百症赋》《标幽赋》《四总穴歌》等，它们已成为临床针灸处方取穴的准绳。若论某穴治某病，亦各有擅长，譬如"十三鬼穴"善治治疗癫、狂、痫等。总之，针灸疗法必须针对患者的病情久新与体质虚实而下针，决非乱针乱刺，医者之疗疾，不可玩忽。

一、针灸处方原则

　　针灸治病，是有一定的处方原则和取穴规律的，如病在上者取之下、病在左者取之右、病在右者取之左、病在胸腹者取四肢、病在局部者取阿是穴等。这些处方原则和取穴规律，古代文献早有详细记载，如《素问·始终》云："病在头者取之足，病在腰者取之腘"。临床实践中，头痛刺列缺、高血压刺涌泉、牙痛刺内庭、头昏失眠灸厉兑，以及腰痛刺委中等，都是采用病在上取之下的取穴方法。当然也有"病在下高取之"的，如鼻衄灸上星、脱肛灸百会等，所谓"陷下则灸之"。《针灸甲乙经》中的缪刺法采用的是"左病取右，右病取左"，这也是言之有理、持之有故的。譬如，中风后遗症或颜面神经麻痹所引起的口眼㖞斜，如果口眼向左侧㖞斜，说明右侧肌肉松弛，针灸右边的地仓、颊车、下关等穴，可以促使右侧肌肉收缩。又如，胸胁痛，除取局部的膻中、期门及章门、京门等穴外，还可以配四肢部的支沟、外关、阳陵泉等。再如，半身不遂，上肢可取曲池、肩髃，下肢可取环跳、悬钟、阳陵泉。《灵枢·九针十二原》云："五藏有六腑，六腑有十二原，十二原出于四关，四关主治五藏，五藏有疾当取之十二原。"以上这些处方原则和取穴规律，与我们的临床实践体验是一致的。理论与实践都证明，四肢部的孔穴能治胸腹内脏器的疾患。这些处方原则和取穴规律，是历代的针灸家临床实践经验的结晶。这些宝贵经验，通过实践再实践，从而把它们精简化、理论化起来了。《灵枢》《针灸甲乙经》《千金翼方》以及《针灸大成》等，除《灵枢》和《针灸甲乙经》外，大都是病案记录，查其内容，不外乎某病取某穴或某穴主某病，作者对这些有效穴位又进行了归纳，并撰著了歌赋，给出了处方取穴的规律。如：《四总穴歌》云："肚腹三里留，腰背委中求，头项寻列缺，面口合谷收。"《马丹阳天星十二穴治杂病歌》云："三里内庭穴，曲池合谷接，委中配承山，太冲昆仑穴，环跳与阳陵，通里并列缺，合担用法担，合截用法截，三百六十穴，不出十二诀，治病如神灵，浑如汤泼雪。"《千金十要穴歌》云："三里内庭穴，肚腹中妙诀，曲池与合谷，头面病可彻；腰背痛相连，委中昆仑穴，头面如有痛，后溪并列缺；环跳与阳陵，膝前兼腋胁；三百六十名，不外千金穴。"以上"四总穴""马丹阳天星十二穴""千金十要穴"，都是从人体三百六十穴中于临床上观察因疗效卓著而得出的特效穴位。此外，还有关于辨证施治与对症疗法的总结。如：《行针指要歌》云："若针风，先向风府百会中；若针水，水分侠脐上边取；若针结，记取大肠二间穴；若针痨，须向膏肓及百劳；若针虚，气海丹田委中许；若针气，膻中一穴须谨记；若针嗽，肺俞风门须用灸；若针痰，先针中脘三里间；若针吐，中脘气海膻中候；翻胃吐食一般医，针后方知奏效奇。"《经验特效穴歌诀》云："身热无汗刺复溜，面肿须向人中求，痰多可刺丰隆穴，小便失禁关元灸；便秘支沟与大敦，身热多汗合谷寻，消渴宜刺两照海，疟疾两踝灸亦停；牙关紧急刺颊车，口眼齐闭合谷迎（香），风炫烂眼针二骨（大小骨空穴），两目涩痛刺光明；血压高刺涌泉减，头痛发热外关安，胸满腹痛内关刺，气喘天突是真传。"

二、针灸取穴规律

1.一般运用法　如病在头部者，可酌取上星、百会、头维诸穴；病在上肢者，可酌取曲池、肩髃、合谷、后溪诸穴；病在下肢者，可酌取环跳、阳陵泉、悬钟诸穴；病在胸部者，可酌取膻中、内关诸穴；病在胁肋部者，可酌取期门、章门、京门及支沟、阳陵泉诸穴；病在上腹部者，可酌取气海、关元、中极、三阴交、足三里诸穴；病在背部者，可酌取天宗、肩中俞、肩外俞、大杼、大椎、陶道诸穴；病在腰部者，可酌取肾俞、腰阳关、委中诸穴。一般除局部病灶取穴外，尚须酌配四肢部具有同等作用的孔穴来助治，这样疗效会更为迅速。其他还有，病属急性实热者，宜多刺四肢部孔穴；病属慢性虚寒者，宜多灸背部腧穴。

2. **单穴独用法** 就是指某一穴位对某病或某症疗效显著。如霍乱吐泻肢冷脉伏者可取神阙穴隔盐灸，中风不语者可刺印堂，昏晕猝倒者可掐（或针）人中，贫血眩晕者可灸百会，等等。他如大椎清热、陶道治疟、长强疗痔等，都是单穴独用的体现。

3. **双穴并用法** 就是采用主治某病的左右相同的穴位，同时下针，左右开弓，双箭齐发，疗效更佳，如腰痛取两肾俞或两委中，胃痛取两内关或两足三里，痛经取两血海或两三阴交，头项痛取两列缺，口面病取两合谷等。

4. **四肢相应法** 就是在四肢部同时取穴，使之对内脏功能互相发生调整的作用。如内关配足三里治肠胃病，支沟配阳陵泉治两胁痛，合谷配太冲以镇静安神，神门配厉兑治心悸失眠等。

5. **链锁并针法** 就是在相同的上肢或下肢同时取用两三个穴位，上下相连，互相呼应，促使针感扩散更为强烈。如取合谷、曲池、肩髃，对治上肢疼痛疗效好；取环跳、阳陵泉、悬钟，对治下肢瘫痪作用大。

6. **内外呼应法** 就是在某一部位的前后取穴、相对进针的方法。如人中配风府对治脑病的作用大，能治中风牙关紧闭；气海、关元、中极配八髎、白环俞，对妇人经带病证效果好。

7. **轮换交替法**　就是取某一局部或患野的诸穴，上下左右或前或后地轮番施针。如上肢痛可取手三里、曲池、肩髃等，下肢痛可取环跳、风市、阴市、阳陵泉、足三里等，肩背痛可取肩井、肩髎、臑俞、肩中俞、肩外俞、天宗等，隔日轮换使用，如此既能使穴位针痕得以恢复，又能达到更好的治疗效果。

8. **循经取穴法**　就是病在何经即取其本经穴位针治之。如手内侧痛及胸部病可取手三阴经腧穴，手外侧痛及头面病可取手三阳经腧穴，足内侧痛及腹部病可取足三阴经腧穴，等等。各经之穴，主治不同，医者当按经审病取穴，这样才能取得理想的疗效。

9. **表里相配法**　人有五脏六腑，经脉有三阴三阳，它们均是表里相配的，如肺与大肠相表里、心与小肠相表里、脾与胃相表里、肝与胆相表里、肾与膀胱相表里、三焦与心包络相表里。临床上，可在表里相配的两经中选择互相协调的穴位配合使用，如：肺经与大肠经相表里，取合谷与太渊相配，可治肺脏疾患；心经与小肠经相表里，取神门与后溪相配，对癫痫病有镇静的作用；脾经与胃经相表里，取足三里与公孙相配，可治肠胃病；取血海、地机、三阴交与水道、归来相配，对妇女盆腔器官的疾患疗效好。诸经相配，余皆类推。

10. **对症取穴法**　就是针对病候的征象而取穴施治的方法。如：咳嗽取太渊、肺俞，痰多刺丰隆，气喘灸喘息穴，喉痒刺天突，咳血刺尺泽，肺痨灸膏肓等；妇人崩漏灸隐白，失血灸膈俞，带下取带脉、白环俞，痛经取气海、血海、三阴交；遗精取命门、志室、肾俞、三阴交；呕吐取中脘、足三里；盗汗刺阴郄、后溪；高血压刺委中、涌泉；等等。

针灸处方的原则与取穴的规律，医者除了要掌握一般运用法外，还须熟悉人体各部经穴的作用，这样才能在处方治疗中应付自如。

第三节　续谈针灸处方的原则与取穴的规律

上述针灸处方的原则与取穴的规律，可供初学针灸者临证参考，但其在辨证论治方面和对古今医家的取穴规律方面，论述尚有不足，故为此续谈。

一、针灸处方的原则

针灸疗法和内科用药一样，除了要掌握经络、脏腑、标本、缓急外，还要学会四诊、八纲的辨证纲领，这样才能明确诊断，确立治疗的处方原则和辨证的取穴规律。所谓"四诊"，即医者对病人进行的望、闻、问、切之诊查方法；所谓"八纲"，即观察病人的阴、阳、表、里、寒、热、虚、实之病理征象。借此，方可辨证而论治之，虚则补之，实则泻之，寒则温之，热则疾之，陷下则灸之，菀陈则除之，不虚不实以经取之。

二、针灸取穴的规律

兹将古今医家常用的针灸处方以及个人临床处方配穴的点滴经验，择要介绍如下：

1. **俞募配穴法**　俞穴是脏腑经气所输转的部位，有五脏俞和六腑俞，它们均散布于背部足太阳膀胱经上，因其在背，故又名"背俞穴"。募穴是脏腑经气聚会的部位，有五脏募和六腑募，它们均散布于胸腹部的任脉与手足阴、阳经上。因为俞穴与募穴均与脏腑有着密切的联系，所以五脏六腑发生病变时，都可取用俞募配穴来治疗。如肝俞配期门，可治一切肝病、胁肋痛、呕吐吞酸、黄疸、寒热往来等；心俞配巨阙，可治心痛、癫痫、怔忡、失眠、惊悸等；肺俞配中府，可治肺病、咳嗽、哮喘、咯血等；脾俞配章门，可治脾病、腹胀、水肿、胁痛、肠鸣、泄痢、黄疸等；肾俞配京门，可治遗精、带下、肾虚腰痛等；胆俞配日月，可治胀满、胁痛、呕吐、黄疸等；小肠俞配关元，可治小便癃闭、遗尿、消渴等；大肠俞配天枢，可治大便秘结或泄泻、腹胀、水肿等；膀胱俞配中极，可治小便不通或尿频、遗尿、五淋等；胃俞配中脘，可治胃痛、呕吐、消化不良等；三焦俞配石门，可治水肿、小便不利等；厥阴俞配膻中，可治胸膈气闷、呼吸困难等。

2. **原络配穴法**　又名"主客配穴法"。原穴是十二经脉分布于手足腕、踝部位的十二个原穴。此十二穴对内脏疾患的疗效很好。《灵枢·九针十二原》云："五脏有六腑，六腑有十二原，十二原出于四关，四关主治五脏，五脏有疾，当取之十二原。"络穴是十五络脉分布于四肢、腹腰等处的十五个络穴。此十五穴，对十二经脉的阴经与阳经起着联络作用。原穴与络穴相配，能通达内外、贯彻上下，内脏与体表疾患均可治疗。如太渊配偏历，可治咳嗽气喘、面部浮肿等；合谷配列缺，可治外感咳嗽、偏正头痛等；冲阳配公孙，可治胃痛呕吐、肠鸣腹痛等；太白配丰隆，可治胸腹胀闷、痰饮、咳嗽等；神门配支正，可治怔忡、惊悸、癫痫、目眩等；腕骨配通里，可治头项强痛、舌强不语等；太溪配飞扬，可治头痛咽肿、咳嗽、目眩等；大陵配外关，可治胸胁疼痛、心烦吐血等；阳池配内关，可治胸胁胀痛、头痛发热等；丘墟配支沟，可治少腹疝痛、胁肋胀痛等；太冲配章门，可治肝胆火邪上炎、目赤生翳等。

3. **八脉交会配穴法** 又名"八法"配穴法。此法是根据奇经八脉的交会穴位互相配偶而成的。如内关（通于阴维脉）配公孙（通于冲脉），可治心病、胃病、胸膈病；后溪（通于督脉）配申脉（通于阳跷脉），可治头项痛、耳病、目病、肩病、小肠病、膀胱病；临泣（通于带脉）配外关（通于阳维脉），可治目病、耳病、面颊病、颈项病、肩病；列缺（通于任脉）配照海（通于阴跷脉），可治肺病、胸膈病、咽喉病。

4. **八会配穴法** "八会"即脏会章门、腑会中脘、气会膻中、血会膈俞、筋会阳陵泉、髓会悬钟、骨会大杼、脉会太渊。这些腧穴对脏、腑、筋、骨、气、血、脉、髓疾患具有特殊的治疗作用。如章门主治五脏疾患，以肝脾病为主；中脘主治六腑病，以胃与大肠病为主；膻中主治一切气病，如胸膈胀闷、呼吸不利、呕逆嗳气、噎嗝、哮喘等；膈俞主治一切血证，如咳血、吐血、衄血、崩漏、尿血、便血、痔血以及外伤出血等；阳陵泉主治筋病，如半身不遂、拘挛、瘫痪、痿痹、疼痛等；大杼主治骨病，如周身关节疼痛等；悬钟主治髓病，如下肢瘫痪、痿软、疼痛等；太渊主治一切脉病，如无脉症、心肺疾患等。

5. **郄穴配穴法** 郄穴多分布于筋骨空隙陷中。这些腧穴，一般对急证、痛证疗效较好。如孔最主治咳逆唾血、头痛咽肿等，温溜主治头痛、面肿、口舌肿痛、喉痛、疔毒等，梁丘主治胃痛、乳肿痛、膝肿痛等，地机主治腹胁胀痛、小便不通、急性水肿等，阴郄主治心痛、吐血等，养老主治手臂肿痛等，金门主治小儿惊风、癫痫等，水泉主治心胸闷痛、足跟肿痛等，郄门主治心腹疼痛、吐血、衄血等，会宗主治手臂酸麻、胁肋疼痛等，外丘主治头项强痛、胸胁胀痛等，中都主治崩漏、疝痛、少腹急痛等。

6. 上下配穴法　上下配穴法是根据《灵枢》"病在上取之下，病在下取之上"的原则进行配穴的。本法有上病取下法和下病取上法两种。

（1）上病取下法：即上部发生病变用下部的穴位来治疗。如头痛病，正头痛取解溪，偏头痛取侠溪，头项痛取昆仑，巅顶痛取涌泉；目病取足临泣、光明；耳病取侠溪、金门；鼻病取京骨、内庭；口病取太冲、内庭、太溪；肚腹病取足三里配内庭或足三里配公孙；腰背病取委中、昆仑或委中配承山等。

（2）下病取上法：即下部发生病变用上部的穴位来治疗。如衄屻取上星、通天，喉痛取印堂、阙上（印堂穴上5分处），下肢瘫痪取腰阳关、次髎、十二椎间等。

然亦有上下并用者，如闪挫腰痛取人中配长强、脱肛内痔取百会配长强等。

7. 三部配穴法　"三部"即局部、邻部和远部。三部配穴法又名"天地人配穴法"。此法临床应用非常广泛。如卒中昏倒、不省人事可取百会、涌泉、人中；正面头痛（阳明头痛）可取印堂、头维、合谷、内庭；偏头痛（少阳头痛）可取太阳、率谷、液门、侠溪；头项痛（太阳头痛）可取天柱、大椎、后溪、昆仑；巅顶痛（厥阴头痛）可取百会、四神聪、涌泉；目疾可取睛明、合谷、肝俞；迎风流泪可取头临泣、风池、足临泣；目生云翳可取睛明、丝竹空、中渚；目赤肿痛可取攒竹、太阳、内迎香；目视不明可取养老、天柱、光明、翳明、臂臑；眼睑下垂可取阳白、攒竹、鱼腰；风炫烂眼可取风眼、大骨空、小骨空、风池；耳疾可取翳风、听会、合谷、肾俞；肾虚耳鸣可取听宫、足三里、肾俞、命门；耳鸣可取侠溪、外关、耳门；鼻疾可取迎香、上星、合谷；鼻塞不闻香臭可取通天、天柱、迎香、内庭；口疾可取承浆、口禾髎、合谷、内庭；口喝可取地仓、颊车、列缺、太冲；牙痛可取合谷、内庭、下关、太溪；喉疾可取合谷、少商或液门、鱼际、照海；白喉可取阙上、天突、合谷；喑哑可取哑门、合谷、印堂、通里；胸痛可取膻中、内关、丰隆；胃痛可取中脘、梁门、足三里；腹痛可取天枢、气海、上巨虚；胁肋痛可取章门、京门、支沟、阳陵泉；腰背痛可取肾俞、腰阳关、委中、昆仑。他如周痹肢节酸楚或半身不遂者，上肢可取合谷、曲池、肩髃，或外关、手三里、肩髎；下肢可取环跳、阳陵泉、绝骨，或环中、风市、足三里、昆仑。

8. 五行输配穴法 "五行输"是指十二经脉在四肢肘膝关节以下的井、荥、输、经、合5个穴位。其中所出为井、所溜为荥、所注为输、所行为经、所入为合。因各穴与五行相配，故名"五行输"。这种配穴方法，是按照五行生克的道理，依次配属腧穴，并结合"虚则补其母，实则泻其子"的原则进行配穴。例如：肺实证，咳喘胸满，宜泻本经合穴尺泽，因为肺属金，尺泽属水，金能生水，水为金子，这是"实则泻其子"的配穴方法；肺虚证，多汗少气，宜补本经输穴太渊，因为太渊属土，土能生金，土为金母，这是"虚则补其母"的配穴方法。诸经补泻，由此类推。

9. 前后配穴法 就是在人体各部前面和后面分别取穴进行治疗。如：在头部，可取人中配风府治卒中，前项配后项治头痛，风府配迎香治鼻衄，天柱配迎香治鼻塞，哑门配廉泉治喑哑，风池配太阳治头风痛；在胸背部，可取膻中配膈俞治胸膈气闷，巨阙配心俞治心腹疼痛；在腹腰部，可取关元配命门治遗精、阳痿，水道、归来配八髎治月经不调；在四肢部，可取三间配后溪治手指麻木，内关配外关治胸胁胀痛，曲池配少海治肘关节痛，髀关配承扶治髋关节痛，曲泉配足阳关治膝关节痛，然谷配金门治足掌顽麻。

10. 阴阳配穴法 即取阴经的腧穴与阳经的腧穴相配，或取阳经的腧穴与阳经的腧穴相配，或取阴经的腧穴与阴经的腧穴相配的配穴方法。这种配穴方法，适用范围很广，疗效颇佳。

（1）阴经配阴经法：如公孙配内关可治胸腹疼痛，神门配三阴交可治失眠遗精。

（2）阳经配阳经法：如曲池配足三里可治一切肠胃病、热病，合谷配外关可治一切热病、头面五官病，支沟配阳陵泉可治胁肋痛、肝胆病。

（3）阴经配阳经法：如足三里配内关可治一切肠胃病，阴郄配后溪可治心烦、盗汗，合谷配复溜可治外感身热无汗。

11. **肢末配穴法**　即上下肢及其梢末部的腧穴相互配合使用。此法适用于全身症状和脏腑病证的治疗。如委中配曲泽（即四弯穴）可治高热、胸腹绞痛、四肢拘挛，合谷配太冲（即四关穴）可治身热头痛、手足疼痛，劳宫配涌泉可治癫、狂、痫症，八邪配八风可治四肢浮肿、手足麻木，手十二井配足十二井可治五心烦热、高热昏迷，十宣配气端可治霍乱吐泻、烦躁欲死。

12. **本经配穴法**　凡是本经内脏发生病变可取本经的腧穴治疗。如：肺病，咳喘、咯血可取太渊、列缺、鱼际、尺泽、中府诸穴；心病，心悸、怔忡、失眠、癫痫，可取神门、通里、灵道诸穴；脾病，泄泻、腹痛、腹满，可取公孙、大横、腹哀、三阴交诸穴；肾病，遗精、遗尿、阳痿、水肿，可取复溜、照海、太溪、然谷诸穴；肝病，胁痛、黄疸、疝气，可取太冲、行间、大敦、期门、章门诸穴；心包病，心痛、心烦、吐血、癫痫，可取劳宫、大陵、内关、间使诸穴；胃病，疼痛、呕吐、胀闷、消化不良、呃逆、反胃、噎嗝，可取足三里、上巨虚、内庭、梁门诸穴；膀胱病，遗尿、小便不通，可取膀胱俞、肾俞、气海俞、关元俞诸穴；胆病，胁肋痛、黄疸，可取日月、京门、渊腋、阳陵泉诸穴；三焦病，胁肋疼痛、瘿瘤，可取外关、支沟、天井诸穴；大肠病，肠鸣、腹痛、小便不利，可取少泽、后溪、小海诸穴。

13. 一经连用和数经互用配穴法　一经连用配穴法是在同一经脉的上下连续取穴进行治疗，数经互用配穴法是在同一部位采用数经的穴位进行治疗。一经连用和数经互用配穴法多用于四肢痿痹等病的治疗。

（1）一经连用配穴法：如治疗上肢痿痹，可取肩髃、曲池、合谷，或肩髎、天井、外关；治疗下肢痿痹，可取环跳、阳陵泉、绝骨，或髀关、阴市、足三里；治疗口眼㖞斜，可取地仓、颊车、下关；治疗破伤风，可取大椎、至阳、筋缩、腰阳关、腰俞、长强；治疗水肿腹胀，可取中脘、建里、水分、气海、中极；治疗腰背疼痛，可取肾俞、委中、承山、昆仑；等等。

（2）数经互用配穴法：如治疗腕关节痛，可取阳池、阳溪、大陵、中泉；治疗肘关节痛，可取曲池、小海、天井、少海；治疗肩关节痛，可取肩髃、肩髎、臑腧、云门；治疗髋关节痛，可取髀关、承扶、环跳；治疗膝关节痛，可取膝眼、曲泉、委中、阳关；治疗踝关节痛，可取解溪、商丘、昆仑、丘墟；治疗子宫下垂，可取气海、关元、中极、曲骨、足三里、三阴交，或取关元、水道、子宫、维宫、大敦、曲泉；等等。

第四节　经络学说在治疗学上的应用

经络学说是祖国医学理论体系的重要组成部分，是针灸学的理论核心。其主要阐述人体存在着经络系统。这个系统，它"内属于腑脏，外络于肢节"，沟通内外，联络全身。生理状态下，经络能运行气血，协调阴阳；病理状态下，经络能抗御病邪，反映病候。临床治疗时，须辨证归经，循经取穴，通过刺激相应的腧穴，可通经脉，调气血，使阴阳归于平衡，脏腑功能趋于和调，从而达到扶正祛邪、治愈疾病的目的。

经络系统之所以能被人们发现，就在于它在人体上存在着"有诸内必形诸外"的客观规律。这一伟大发现，是我国古代人民长期与疾病作斗争的经验总结。

《灵枢·经脉》中说："经脉者，所以能决死生，处百病，调虚实，不可不通。"《汉书·艺文志》中也说："原人血脉，经络，骨髓，阴阳表里，以起百病之本，生死之分。"正由于经络既可借以诊断疾病，又可通过针灸刺激以补虚泻实治疗各种疾病，因此，后世医家对经络学说都极为重视。明·李梴在《医学入门》中指出："医者不明经络，犹人夜行无烛。"清·喻嘉言在《医门法律》中强调："医者不明脏腑经络，开口动手便错。"

经络诊断和经穴治疗，是针灸临床诊治疾病的重要内容。经络（穴）治疗的应用和经络（穴）治疗的研究，将进一步阐明经络学说在治疗学上的重要意义。兹就经络学说在治疗学上的应用，略谈一点个人的认识和体会。

一、经络学说在治疗学上应用的内容

《黄帝内经》《难经》《针灸甲乙经》《外台秘要》《千金方》《针灸资生经》《铜人腧穴针灸图经》，以及《针灸大成》《针灸集成》等书，对于经络学说在治疗学上的应用记述颇多，经穴治疗的内容和方法也极为广泛。现据有关针灸文献，综合经络学说在治疗学上应用的内容，分两个方面来介绍。

（一）根据循经取穴，进行处方配穴

就是依据"经络所通、病候所在、主治所及"的原理进行处方配穴。这一方法，早在《黄帝内经》中就有记载。如《灵枢·经脉》中就记述了十二经脉的循行分布、脏腑络属、病候特征及其治疗大法等，特别是在治疗大法中还提出了"不盛不虚，以经取之"的治疗原则。本经腧穴能治本经病，表里两经腧穴能治表里两经病。这样选穴施治，效果甚佳。因此，循经取穴已成为古今医家处方配穴的重要方法。《医学入门·卷一》中说："因各经之病而取各经之穴者，最为要诀。"《针灸问对》中也说："病随经所在，穴随经而取，庶得随时应变之理。"自古迄今，针灸处方的配穴方法，据初步统计约有 25 种，现代临床常用的有三部配穴法、特定穴配穴法、辨证配穴法和随症配穴法等。现分述于下。

1. **三部配穴法**　即局部、邻部和远部三种选穴方法。

（1）局部选穴法：又名"病部取穴法"。这种取穴法的理论依据是"经络所在，主治所及"，是对《灵枢·经筋》"以痛为腧"理论的运用和发展。如眼病可取睛明、承泣，鼻病可取迎香、口禾髎，耳病可取听会、翳风、耳门、听宫，胃病可取中脘、上脘、建里、梁门，腰痛可取腰阳关、肾俞、命门、志室等。

（2）邻部远穴法：亦即"患野取穴法"。这种取穴法的理论根据是"经络所通，主治所及"。《杂病歌》中说："五指皆痛外关穴""假如目昏治头维，……百会风府与风池""耳鸣百会与听宫，听会耳门络郄中"；"衄血风池风府良，……兼治上星隐白长"。《百症赋》中说："原夫面肿虚浮，须仗水沟前顶""泪出刺临泣头维之处""通天去鼻内无闻之苦""肩井乳痈而极效"。

（3）远部选穴法：又名"远道取穴法""循经取穴法"。《灵枢·官针》中说："远道刺者，病在上，取之下，刺府输也。"
此指六腑病证宜取下肢的合穴，因"合治内腑"。《小品方》中说：
"孔穴去病有远近也，……远道针灸法，头痛皆灸手臂穴，心腹
病皆灸胫足穴，左病乃灸右，右病乃灸左，非其处病而灸其穴。"
此处强调远道取穴优于近部。

　　远部选穴法主要取用四肢肘、膝关节以下和头面、躯干部能
相互起着治疗作用的腧穴。因为四肢肘、膝关节以下（本部）的
腧穴对于头面、躯干（标部）具有对应作用。远部选穴法包括上
病取下、下病取上、左病取右、右病取左、中病傍取等法。

　　①上病取下法：根据经络的"根结"关系，《素问·五常政
大论》提出"病在上，取之下"的远部选穴原则。这种选穴方法，
历代医籍均有记载。《灵枢·终始》中说："病在头者取之足，
病在腰者取之腘（委中）。"《肘后歌》中说："头面之疾针至
阴""顶心痛眼不开，涌泉下针足安泰"。《杂病穴法歌》中说："三
里至阴催孕胎""头痛目眩项揪强，申脉金门手三里""耳聋临
泣与金门，合谷针后听人语""腰痛环跳委中神，若连背痛昆仑
武"。《席弘赋》中说："但患伤寒两耳聋，金门听会疾如风""阴
陵泉治心胸满，针到承山饮食思"。《标幽赋》中说："头风头痛，
刺申脉与金门。"《玉龙歌》中说："九般痔漏最伤人，必刺承
山效若神。"《百症赋》中说："女子少气漏血，不无交信合阳。"
这都是上病取下的例证。

　　②下病取上法：同样是根据经络的"根结"关系，《素问·
五常政大论》提出"病在下，取之上"的远部选穴原则。这一选
穴方法，历代医籍亦有记述。《灵枢·终始》中说："病在下者
高取之。"《针灸甲乙经》中说："足缓不收，痿不能行……地
仓主之。"《外台秘要》中说："浮白治足缓不收，痿不能行。"

《灵光赋》中说"百会龟尾（长强）治痢疾。"《席弘赋》中说："小儿脱肛患多时，先灸百会次鸠尾。"《百症赋》中说："脱肛取百会、尾翳（鸠尾）之所。"《肘后歌》中说："阴核发来如升大，百会妙穴真可骇。"又说："腿脚有疾风府寻。"还说："鹤膝肿痛难移步，尺泽能舒筋骨疼，更有一穴曲池妙，根寻源流可调停，其患若要便安愈，如以风府可用针。"这都是下病取上的例证。

③左右取穴法：即左病取右、右病取左法。这种选穴方法是根据经络的左右对应关系进行交叉选穴的。例如：足阳明胃经的左右两脉在承浆穴处交叉，所以当左侧口眼歪斜时，可取本经右侧的地仓、颊车等穴治之；反之，右侧口眼歪斜时，可取本经左侧的地仓、颊车治之。又如：手阳明大肠经左右两脉在人中穴处交叉，因此左侧牙痛时，可取本经右侧的合谷或阳溪等穴治之；反之，右侧牙痛时，可取本经左侧的上述腧穴治之。这种左右交叉取穴施治的方法，古代称为"巨刺"和"缪刺"，其所不同者，巨刺刺经，而缪刺刺络。

④中病傍取法：即病在胸腹取四肢穴。这种选穴法是根据"手之三阴从胸走手""足之三阴从足走腹（胸）"的经脉循行路线进行选穴的。例如：《玉龙赋》中的"二间治牙疼""通里疗心惊"，这是五输穴和络穴治疗头面、躯干病的例子；内关、照海"医腹疾之块"，这是八脉交会穴治疗躯干病的例子。《拦江赋》中记述的"心胸之病内关担，脐下公孙用法拦；头部还须寻列缺，痰涎壅塞及咽干，嗓口喉风针照海，三棱出血到时安。伤寒在表并头痛，外关泻动自然安；眼目之症诸疾苦，更须临泣用针担。后溪专治督脉病，癫狂此穴治还轻；申脉能治寒与热，头风偏正及儿惊"，也是关于八脉交会穴治疗远道病的经验总结。此外，流传甚广的《四总穴歌》："肚腹三里留，腰背委中求，头顶寻

列缺，面口合谷收。"它简要地指出了选取五输穴治疗头面躯干部疾病的分部原则。这都是中病傍取的例证。

2. 特定穴配穴法 特定穴是指十四经中具有特殊治疗作用的腧穴。这些腧穴在临床上应用相当广泛，常用的配穴方法有俞募配穴法、原络配穴法、五输配穴法、八脉交会配穴法、八会配穴法、郄穴配穴法、下合穴配穴法等。

（1）俞募配穴法：俞穴是脏腑之气输转的部位，有五脏俞和六腑俞，均散布于背部足太阳膀胱经上。因其在背，故又有"背俞"之称；募穴是脏腑之气聚会的部位，有五脏募和六腑募，均散布于胸腹部的任脉与手、足阴阳经上。因为俞穴和募穴均与脏腑有密切关系，所以，当五脏六腑发生病变时，都可取用俞募配穴来治疗。例如：肝俞配期门，可治一切肝病，症见胁肋痛、呕吐吞酸、黄疸、寒热往来等；心俞配巨阙，可治心痛、癫痫、怔仲、失眠、惊悸等；肺俞配中府，可治肺病，症见咳嗽、哮喘、咯血等；脾俞配章门，可治脾病，症见腹胀、水肿、胁痛、肠鸣、泄泻、痢疾、黄疸等；肾俞配京门，可治肾病，症见遗精、白浊、腰痛等；胆俞配日月，可治胆病，症见胀满、胁痛、呕吐、黄疸等；小肠俞配关元，可治小肠病，症见小便癃闭、遗尿、消渴等；大肠俞配天枢，可治大肠病，症见便秘、泄泻、腹胀水肿等；膀胱俞配中极，可治膀胱病，症见小便不通、尿频、尿急、遗尿、五淋等；胃俞配中脘，可治胃病，症见疼痛、呕吐、消化不良等；三焦俞配石门，可治三焦病，症见水肿、小便不利、癃闭等；厥阴俞配膻中，可治心包病，症见胸膈气闷、呼吸困难等。

（2）原络配穴法：又名"主客配穴法"。原穴是十二经脉分布于手足腕、踝部位的十二个腧穴。十二原穴对内脏疾患的疗效很好。《灵枢·九针十二原》云："五脏有六腑，六腑有十二原，十二原出于四关，四关主治五脏，五脏有疾，当取之十二原。"络穴是十五络脉分布于四肢、腹腰等处的十五个腧穴。十五络穴对十二经脉的阴经与阳经起着联络作用。原络相配，能通达内外、贯穿上下，可治疗内脏与体表疾患。例如：太渊配偏历，可治咳嗽气喘、上部浮肿等；合谷配列缺，可治外感咳嗽、偏正头痛等；冲阳配公孙，可治胃痛呕吐、肠鸣腹痛等；太白配丰隆，可治胸腹胀闷、痰饮咳嗽等；神门配支正，可治怔忡、惊悸、癫痫、目眩等；腕骨配通里，可治头项强痛、舌强不语等；太溪配飞扬，可治头痛咽肿、咳嗽、目眩等；大陵配外关，可治胸胁疼痛、心烦吐血等；阳池配内关，可治胸胁胀痛、头痛发热等；丘墟配支沟，可治少腹疝痛、胁肋胀痛等；太冲配光明，可治肝胆火邪上炎、目赤生翳等；京骨配大钟，可治癫狂项强、小便不利等。

（3）五输配穴法：又名"五行输配穴法"。五输穴是十二经脉在四肢肘、膝关节以下的井、荥、输、经、合穴。其中，所出为井，所溜为荥，所注为输，所行为经，所入为合。因各穴与五行相配，故名"五行输"。五输配穴法按照五行生克的道理来配属输穴，并结合"虚则补其母，实则泻其子"的原则进行配穴。例如：肺实证，咳喘胸满，则可泻本经的合穴尺泽，因肺属金，尺泽属水，金能生水，水为金子，这是"实则泻其子"的方法；如系肺虚证，多汗少气，则宜补本经的输穴太渊，因为太渊属土，土能生金，土为金母，这是"虚则补其母"的意思。又如：肝经在五行为木，肝经的实热证，可以针泻行间，因行间为荥水，此为"实则泻其子"；肝虚证则宜补曲泉，曲泉为合水，此为"虚则补其母"。余可类推。

（4）八脉交会配穴法：又名"八法配穴法"。此法是根据奇经八脉的交会穴位互相配偶而成。例如：内关（通于阴维）配公孙（通于冲脉），可治心病、胃病、胸膈病；后溪（通于督脉）配申脉（通于阳跷），可治头项病、耳病、目病、肩病、小肠病、膀胱病；临泣（通于带脉）配外关（通于阳维），可治目病、耳病、面颊病、颈项病、肩病；列缺（通于任脉）配照海（通于阴跷），可治肺病、胸膈病、咽喉病。

（5）八会配穴法：八会穴，即脏会章门、腑会中脘、气会膻中、血会膈俞、筋会阳陵泉、髓会悬钟、骨会大杼、脉会太渊。这些腧穴对脏、腑、气、血、筋、骨、脉、髓疾患具有特殊的治疗作用。例如：章门主治五脏疾患，以肝脾病为主；中脘主治六腑病，以胃与大肠病为主；膻中主治一切气病，如胸膈胀闷、呼吸不利、呕逆嗳气、噎嗝、哮喘等；膈俞主治一切血证，如咳血、吐血、衄血、崩漏、尿血、便血、痔血以及外伤出血等；阳陵泉主治筋病，如半身不遂、拘挛、瘫痪、痿痹、疼痛等；大杼主治骨病，如周身关节疼痛等；悬钟主治髓病，如下肢瘫痪、痿软、疼痛等；太渊主治一切脉病，如无脉症、心肺疾患等。

（6）郄穴配穴法：郄穴即十二经脉和奇经八脉中的阳维、阴维、阳跷、阴跷四脉分布于四肢关节以下的十六个穴位，它们多分布于筋骨空隙陷中，是经气深聚的处所。凡此十六郄穴，对一般急证、痛证、血证、惊厥等治疗效果好。例如：孔最主治咳逆唾血、胸痛、咽喉肿痛等；温溜主治头痛、面肿、口舌肿痛、喉痛、疔毒等；梁丘主治胃痛、乳肿痛、膝肿痛等；地机主治腹胁胀痛、小便不通、急性水肿、月经不调等；阴郄主治心痛、惊悸、盗汗、吐血、衄血等；养老主治手臂肿痛、肩背酸痛、目视不明等；金门主治小儿惊风、癫痫、耳聋等；水泉主治心胸闷痛、痛经、小便不利等；郄门主治心痛、心悸、呕血、衄血、疔疮等；会宗主治耳聋、上肢酸麻、胁肋疼痛等；外丘主治头项强痛、胸胁胀痛等；中都主治崩漏、疝痛、少腹急痛等；阳交主治胸胁胀满、膝痛、足痿、惊狂、面肿等；筑宾主治疝痛、癫狂、小腿内侧痛等；跗阳主治头重、头痛、腰骶痛、外踝红肿等；交信主治月经不调、崩漏、泄泻、睾丸肿痛等。

（7）手三阳经下合穴配穴法：手三阳经的下合穴即大肠经合穴上巨虚、小肠经合穴下巨虚、三焦经合穴委阳。根据《黄帝内经》"合治内腑"的原则，按照疾病所属的内脏不同，可取其所属的下合穴治疗。例如：大肠病，肠鸣、腹痛、泄泻、痢疾、肠痈（阑尾炎）等症，可取上巨虚治之；小肠病，少腹疼痛、小便短赤或不利等症，可取下巨虚治之；三焦病，气机不畅、水道不利、小便癃闭等症，可取委阳治之。

3. **辨证配穴法**　本法是根据疾病发生的病因病机而进行辨证取穴的方法。例如：外邪犯表、肺失宣降证，可取风池、风门、列缺、合谷、曲池诸穴，以宣肺解表；肝郁气滞证，可取肝俞、章门、行间、支沟、阳陵泉诸穴，以疏理肝气；肝胆郁热证，可取肝俞、行间、大敦、阳陵泉、丘墟、足临泣、至阳诸穴，以清泻肝胆；心神不守证，可取心俞、神门、少府、郄门、三阴交、间使诸穴，以养心安神；脾胃虚寒证，可取脾俞、肾俞、中脘、天枢、足三里诸穴，以温中健脾；中气不足、脾气下陷证，可取脾俞、中脘、足三里、膻中、气海、百会诸穴，以补中益气；肾气亏虚证，可取肾俞、命门、志室、关元、气海、然谷诸穴，以温补肾阳；湿热积滞大肠之下痢症，可取天枢、上巨虚、足三里、关元、中膂俞、会阳诸穴，以清肠止痢；热结下焦之淋证，可取小肠俞、小海、阴陵泉、京骨诸穴，以泄热通淋；心肾不交证，可取心俞、肾俞、太溪、神门、通里诸穴，以交通心肾；肝阳上亢证，可取风池、太冲、阳陵泉、三阴交、太溪诸穴，以平肝潜阳；等等。

4. 对症取穴法　根据疾病过程中出现的症状来选取穴位。例如：咳嗽取肺俞、太渊；痰多取丰隆、脾俞；气喘取膻中、喘息；咳血取鱼际、尺泽；肺结核取魄户、膏肓；崩漏取隐白、三阴交；带下取带脉、白环俞；痛经取气海、血海、三阴交、次髎；遗精取气海、三阴交、肾俞、志室；滑精取关元、志室、肾俞、会阴；阳痿取关元、足三里、命门、肾俞、三阴交；心悸取内关、神门；流涎取承浆、颊车、合谷；昏迷取人中、十宣、涌泉；发热取大椎、曲池、合谷；声音嘶哑取扶突、间使、合谷；皮肤瘙痒取曲池、血海、三阴交；等等。

（二）掌握治疗原则，结合八纲辨证，运用针灸补泻

针灸的补泻原则和八纲辨证，都是在经络学说的指导下进行的。现就其有关问题分述于下。

1. 针灸的治疗原则　针灸的治疗原则早在《黄帝内经》中就有记述。《灵枢·经脉》中说："盛则泻之，虚则补之，热则疾之，寒则留之，菀陈则除之，陷下则灸之，不盛不虚，以经取之。"具体来说就是：实证当用泻法；虚证当用补法；热证当用疾刺速出法；寒证当用留针法；络脉郁滞当用刺血法；气虚下陷当用灸法；不实不虚的一般病证，当分经取穴施治。

2. 八纲辨证，运用针灸补泻　八纲即疾病的阴阳、表里、寒热、虚实。临床上就是按照病位的深浅、邪正的盛衰和疾病的属性进行针灸补泻的。例如：表证中的局部皮肤病宜浅刺，筋骨病宜深刺，全身发热证宜浅刺疾出。里证中的实证、热证，针刺宜用泻法，忌灸；虚证，针用补法，宜灸。寒证，宜留针，多灸。热证、阳证、表证，宜疾刺速出，或刺血，不灸。虚证，宜少针多灸（轻刺、重灸）。实证，宜多针少灸（重刺、轻灸）。

二、经络学说在治疗学上应用的实验研究

（一）经络感传现象与针刺镇痛效果的临床观察

对 5 万多例病者进行针刺，发现"经络敏感人"51 例。对 51 例"经络敏感人"的疼痛性疾患进行针刺治疗，不在病部（头面、躯干）取穴，而在远隔病区的四肢肘、膝关节以下进行循经取穴，针刺时要求针感直达病区。结果 51 例患者中止痛效果属于优级的 39 例，占 76.47%；属于良级的 12 例，占 23.53%。同时，对 51 例"经络不敏感人"与 51 例"经络敏感人"进行同病、同穴、同一治法的疗效对比，结果发现：51 例"经络不敏感人"中止痛效果属于优级的仅 2 例，占 3.92%；属于良级的 21 例，占 41.18%，属于差级的 28 例，占 54.9%。实践证明，经络敏感者针刺镇痛效果优于经络不敏感者。

针刺镇痛，多在肘、膝关节以下循经取穴。根据个人的实践经验，本经取穴多用"偶穴"（即双穴），异经取穴多用"奇穴"（即单穴）。例如：胁肋部为足少阳经循行部位，倘胁肋疼痛，可在本经（胆经）取用下肢部的阳陵泉与丘墟两穴；或在异经（三焦经），可取用上肢部的支沟穴与本经（胆经）下肢部的阳陵泉相配。我曾按头面、胸腹、胁肋、腰背各部进行如此循经取穴治疗痛证的研究，疗效满意（详见《辽宁医学杂志》1959 年第 2 卷第 4 期第 35 页．"循经取穴"治愈诸痛证的经验介绍．）。

（二）针刺有关经穴对抗炎作用原理的研究

1.针刺对全身的抗炎作用

（1）针刺对白细胞数及其吞噬能力的影响。

1）针刺对白细胞数的影响：通过针刺 23 名健康人的合谷、足三里两穴，观察针刺前后其白细胞数量的变化，结果发现多数人在针刺后 2 小时白细胞升高较多，其他时段白细胞升降不太明显。一般是针刺前白细胞增多者针后白细胞减少，针刺前白细胞减少者针刺后白细胞增多。这说明针刺具有良性调整作用。例如：受试者曹某，针刺前白细胞数为 10500/ 立方毫米，针刺后第一天降至 9400/ 立方毫米，第二天降至 8400/ 立方毫米，以后维持在 8000/ 立方毫米左右；受试者尹某，针刺前白细胞数为 3750/ 立方毫米，针刺后第一天上升至 4500/ 立方毫米，第二天上升至 6000/ 立方毫米，以后即稳定在正常范围内。实验另对一例白细胞增高的患者进行了观察，结果针刺后白细胞数及中性粒细胞百分比逐步下降，针刺后 2 ～ 3 天即恢复正常。

2）针刺对白细胞吞噬能力的影响

①针刺能提高白细胞的吞噬能力，但与神经功能状态有密切关系。中国医学科学院陕西分院针灸研究所观察到，对健康人注射溴化钠，使其中枢神经呈抑制状态后，其白细胞的吞噬能力即减弱。此时针刺内关或正中神经，则患者的白细胞吞噬能力会增强。对健康人注射安那加而使其中枢神经呈兴奋状态后，其白细胞的吞噬能力会增强，此时针刺内关或正中神经，则其白细胞的吞噬能力会减弱。

②周围神经功能状态对白细胞吞噬功能也有影响。北京医学院微生物教研组曾对 100 名健康人的白细胞吞噬功能进行了观察，结果发现：封闭足三里穴组的白细胞吞噬指数及吞噬能力分别从针刺前的 1.72 和 50% 变为针刺后的 1.88 和 56.5%，增加不明显；而未封闭足三里穴组则分别从针刺前的 1.74 和 48.16% 增至针刺后的 3.67 和 71.25%，增加非常明显。但也有一些人经用 0.25%

奴夫卡因注射于足三里穴或坐骨神经干上 1/3 处，以封闭神经的传导作用后再针刺足三里穴，结果仍有与未注射药物者出现了相似的效应，我们推断针刺可能另有途径来传导刺激冲动。

实验表明，针刺后 30 分钟，白细胞的吞噬能力开始上升，24 小时达高峰，48 小时开始回洛，72 小时复原。针刺双侧足三里穴比针刺一侧足三里穴，白细胞的吞噬能力上升显著。针刺足三里穴和针刺合谷穴，白细胞的吞噬能力均会增强，效果无明显差异。针刺非穴位点，白细胞的吞噬能力无改变。

（2）针刺对抗体形成的影响：针刺可增强网状内皮系统的功能，增加多种抗体的含量，增强抗体的抗病能力。如针刺足三里、天枢、大椎、曲池等穴，凝集素、沉淀素、溶菌素、溶血素、杀菌素、补体、白介素、调理素（即吞噬素）等均有明显增加，有的可增加 4 ～ 9 倍。

（3）针刺对垂体 - 肾上腺皮质系统功能的影响：无论临床和动物实验均表明，针刺可使垂体 - 肾上腺皮质系统功能提高，增强机体的抗病、防卫能力。针刺后尿中 17- 羟皮质类固醇和 17- 酮皮质类固醇排出量会较针刺前增加 2 ～ 3 倍。

（4）针刺对体温调节的影响：体温升高也是炎症反应的症状之一。针刺可适当调节体温，其降温程度与炎症的轻重有关，一般在针刺后 2 ～ 3 天患者的体温即恢复正常。临床多采用曲池和大椎二穴来降温。我曾对 10 例高热患者（体温均在 39 ～ 40℃）进行了观察，结果发现大椎穴的降温作用较合谷、曲池、风池等穴好。但针大椎穴不如针曲池穴方便，且有一定的危险。针大椎穴一般留针 3 ～ 5 分钟，适当加强刺激，针后 15 ～ 20 分钟，患者的体温可下降 0.8 ～ 1℃。对同一穴位用不同的手法进行刺激，会有不同的结果。机体的反应性也是影响针刺效应的因素，如对脑外伤患者的中枢性高热，针刺的降温效果就比较差。此外，还必须考虑到致热源的消除问题，否则针刺效应消失后，体温还会回升。针刺对机体的影响虽然是多方面的，但总的来说，是一种良性的双向调节作用，其效果主要决定于针刺时的机体功能状态。机体功能状态高时，针刺可使之降低；反之，可使之增高；不平衡时，又可使之趋于相对的平衡。针刺的这种调整作用的机理尚待进一步研究。

2. 针刺对局部的抗炎作用

（1）针刺能改善血管通透性，减少炎症渗出，促进渗出液吸收，具有消肿止痛的作用。

（2）针刺能活血化瘀、祛腐生肌，因此能延缓和防止组织坏死，缩小炎症坏死面积，阻止或减轻炎症的进展。

（3）针刺能加速肉芽组织的生长，促进创面愈合。

（三）关于腧穴主治特异性的实验研究

关于腧穴主治的特异性，国内有关单位曾做了大量的工作。以下四个方面的实验观察，充分证明腧穴主治的特异性是客观存在的。

1. 对正常人体的实验观察　大连医学院在正常人体上进行了针刺的利尿作用的实验观察，结果发现，针肾经之照海等穴效果明显，而针刺胃经穴则没有效果。浙江医科大学附属妇女保健院以宫缩描记仪观察针刺对子宫收缩的影响，结果发现，几乎所有穴位均有促进子宫收缩的作用，但以远近结合组（合谷、三阴交、秩边）效应快，持续时间长；单独远取穴效果稍差；单独近取穴效果更差；针刺与生殖系统关系大的绝骨等穴反而最差。上海中医学院等单位的实验也证明了这一点。

江苏新医学院第二附属医院观察到针刺阳陵泉穴（胆经）可增强胆囊运动，而针刺非胆经穴位，如肺经的侠白、尺泽、太渊或非穴位点，作用就不明显。针刺健康人的列缺，建立闻氨水抑制呼吸的防御性条件反射后，此反射可循经泛化至尺泽，如再于孔最穴处封闭，有时循经泛化可不受影响。上海市中山医院曾在正常人体上观察到针刺足三里穴可使肠蠕动亢进，但针刺昆仑穴及非穴位点时，作用就不明显。又如按照辨证施治处方配穴，如针刺合谷、颊车可以治疗牙痛，针刺环跳、委中可以治疗腿痛，但是针刺合谷、颊车不能治疗腿痛，针刺环跳、委中不能治疗牙痛。所有这些均说明腧穴主治的特异性是存在的。

2. **对家兔的实验观察** 大量的实验资料已证明，经穴作用的特异性和相对特异性是客观存在的。针刺动物的"足三里"和"盲肠点"后，93.6% 的动物出现了胃肠道变化；而针非穴区，则 95.3% 的动物未见变化。以新斯的明分别注入足三里、秩边、环跳和非穴点（秩边与环跳之间），结果以足三里穴组在药物注射后胃蠕动频率增加者最多，减少者最少；针刺上巨虚、梁门等穴，胃蠕动波幅减少者多，增加者少，不变者亦少。关于针刺对消化道功能的影响，据各地报导，用穴达数十个，其中百会、风池、承山等虽也有一定作用，但足三里作用最为明显。借助 X 线观察，针刺阳陵泉可使胆囊影像明显缩小，这表明针刺阳陵泉可以增强胆囊的运动与排空能力。

中国医学科学院的研究人员观察到，针刺兔的心包经或心经穴位，可以明显降低肾上腺素所致的快速心率，使之恢复正常；针刺与心经关系较为密切的肾、肝、脾、胃等经的穴位，对心脏的活动亦有一定的调复作用，而针刺与心经关系甚小的膀胱、胆、大肠等经的穴位则无上述作用。人为造成动物心脏传导阻滞，针刺内关可使实验动物心率增快，呈窦性规则；而针刺交信则可使实验动物心率减慢，心律紊乱加重；针刺非经非穴区，则无明显变化。电针大椎、陶道等穴可使家兔的血白细胞增加，补体滴度有所升高，而针刺非经非穴区，则不能获得类似结果。

3. 对狗的实验观察　中国医学科学院的研究人员观察到，针刺狗的"足三里"穴建立食物性条件反射后，针刺胃经的其他穴也多能出现条件反射性唾液分泌，而针刺其他经的穴位，则很少出现这种反应。

4. 从动物实验看脑对穴位特异性的反应　中国中医研究院经络研究所用兔和猫模拟甲状腺手术模型，结果发现，给予疼痛刺激后，可在模型动物的大脑皮层感觉区的相应点上记录到明显的诱发电位，如果给实验动物的"合谷""内关"以电刺激，则可在同一部位记录到另一种形式的诱发电位。针刺后再给予疼痛刺激，结果发现，针刺能完全抑制或降低疼痛刺激引起的诱发电位，但改针下肢的"足三里"和"丰隆"两穴，则无明显抑制现象。

《黄帝内经》云："汤液治其内，针灸治其外。"又云："镵石针艾，治其外也。"足见针灸学术早已形成了从外治内的"治疗学"。它是以经络学说为依据、以腧穴主治为基础、以辨证配穴为准则、以针灸补泻为手段的一门防治疾病的学科。关于经络学说在治疗学上的应用，以上所述，仅属梗概。其涉及的范围甚广，有内、外、妇、儿、五官等各科，其治疗的主要病证达150多种，其诊治方法，归根结底在于"辨证归经"和"循经取穴"施治。我们必须努力学习和继承针灸理、法、方、穴、针的传统经验，使之进一步发展成为一个完备的、系统的、独特的经络（穴）治疗学。同时，我们更需进一步深入研究经穴主治的特异性，探索经络实质，阐明针灸治病的原理。

第五节　腧穴主治功能及临床应用体会

腧穴的主治功能来源于临床实践。纵观古今文献，归纳言之，其主要作用有三：一是调整作用（调节阴阳，补虚泻实），二是镇痛作用（疏通经络，调和气血），三是免疫作用（扶正祛邪，防病保健）。现就个人临床治验进行简要说明。

例1　患者张某，女，34岁，1981年12月7日初诊。

患者自诉左上胸扭伤1周，系在抬箩筐时扭伤，当时疼痛不剧，次晨起疼痛加重，不能转侧及下蹲，穿脱衣鞋亦感困难。

检查：患者左侧胸胁疼痛甚剧，令其咳嗽则痛如锥刺，呼吸亦受限制，左上胸外上方（第1肋间隙）肌肉有压痛，但局部无红肿，牵引左臂不能上举，不能转侧及下蹲。

诊断：左胸大肌扭伤。

治疗：舒筋活络，理气镇痛。

处方：内关、丰隆、阳陵泉。

手法：毫针刺，用泻法，留针20分钟，每隔5分钟行针一次。

效果：针刺5分钟后，疼痛即减轻；10分钟后，疼痛大减，呼吸亦畅；15分钟后，疼痛消失，按压患部亦无痛感；20分钟后，即能转侧、下蹲，左手臂活动自如，宛如常人。次日上午前来复诊，患者说：昨日上午针后已痊愈，下午洗了两件衣服，现觉左侧胸大肌处微有酸胀感，余无不适。又按原方针刺一次，而告痊愈。

【按语】内关系手厥阴心包经络穴，具有活血镇痛、宽胸利膈的作用，对于治疗心胸疾患有较好的效果。《标幽赋》中说："胸腹满痛刺内关。"《兰江赋》中也说："胸中之病内关担。"丰隆为足阳明胃经之络穴，具有舒畅胸膈、化痰散结、降逆镇痛等作用。唐·孙思邈在《千金方》中指出：丰隆主治"全胸痛如刺，

第一篇

针灸篇

121

腹如刀切痛"。所以，胸痛取内关与丰隆治之，每多应手取效。此二穴不仅为历代针灸医家所重视，即使是现代的针刺麻醉，亦乐于采用，如肺叶切除术和胃部分切除术等。阳陵泉为足少阳胆经之合穴，又系筋之会穴，具有利肝胆、清湿热、强筋骨、解痉挛、止疼痛的作用。本穴不但对肝胆疾患有较好的效果，而且对风寒湿痹、下肢瘫痪的病证也有较好的效果，特别是对胁肋扭伤、挫伤等外伤性痛证，效果更佳。《杂病穴法歌》中说："胁痛只须阳陵泉。"《通玄指要赋》中也说："胁下肋边者，刺阳陵而即止。" 以上三穴同用，可奏舒筋通络、散瘀活血、宽胸利膈、降逆镇痛的功效。

例2 患者康某，女，30岁，1981年12月18日诊。

主诉：腰痛3天，昨晚起加重，不能弯腰及翻身。

检查：腰部疼痛甚剧，以骶髂关节部为重，局部无红肿、无压痛，腰部活动受限，前倾100°，不能转侧及下蹲，左侧腘静脉怒张，呈青紫色。

诊断：腰痛（扭伤）。

治疗：舒筋通络，散瘀活血。

处方：肾俞、次髎、腰阳关、腰奇、委中。

手法：肾俞、次髎、腰阳关均用毫针刺，施以泻法；腰奇毫针刺，施以平补平泻法；委中用三棱针点刺（静脉）出血。肾俞、次髎、腰阳关、腰奇诸穴，留针20分钟，每隔5分钟行针一次。

效果：针刺5分钟后，腰痛减轻；10分钟后，疼痛大减；20分钟后，腰痛消失，能前后俯仰、左右转侧及下蹲。为了巩固疗效，又按原方针刺3次而告痊愈。

【按语】 肾俞属足太阳膀胱经，具有调肾气、强腰脊、舒筋活络的作用。《通玄指要赋》中说："肾俞把腰疼而泻尽。"次髎亦属足太阳膀胱经，具有理三焦、健腰腿等作用。《针灸甲乙经》指出："腰痛快快不可俛仰，腰以下至足不仁，……次髎主之。"腰阳关系督脉穴，具有调肾气、利腰膝、祛寒湿等作用。腰奇位于督脉，具有镇痉宁神、强腰利脊、舒筋止痛等作用。委中又名血郄，具有行瘀血、利腰膝、解痉挛、止疼痛的作用。《玉龙歌》中说："更有委中之一穴，腰间诸疾任君攻。"《灵光赋》中说："五般腰痛委中安。"《四总穴歌》更强调："腰背委中求。"

例3 许某，男，56 岁，1981 年 12 月 11 日诊。

患者自诉去年 9 月份起突然昏迷抽搐，10 分钟至 2 小时方醒，每日发作 2 ~ 3 次。经中西药治疗后，10 天左右发作一次，情绪不快时易发作。发作前精神紧张，性情急躁，头昏目眩。发则突然昏仆，不省人事，四肢抽搐，醒后宛如常人。脉弦滑，苔白腻。

诊断：癫痫。

治疗：平肝熄风，化痰宁心。

处方：百会、风池、人中、内关、丰隆、太冲、腰奇。

手法：毫针刺用平补平泻法，留针 20 分钟，每日施术一次。

效果：经针刺 12 次后，患者精神振奋，头脑清醒，饮食亦增。又针 2 次以巩固之。

【按语】 百会又称三阳五会，隶属于督脉，又系肝脉之会，具有开窍宁神、平肝熄风等作用。癫痫用此旨在平肝熄风、宁心安神。《行针指要歌》中说："或针风，先向风府百会中"。所以，本病首先取用百会。风池属足少阳胆经，又系手足少阳、阳维、阳跷四脉之会，具有疏风解热、熄风定眩等作用。《通玄指要赋》指出："头昏目眩要觅于风池。"内关系手厥阴心包经之络穴，通于阴维（合于心、胸、胃），功能宁心安神、宽胸利膈。丰隆为足阳明胃经之络穴，功能化痰散结。《玉龙歌》中说："痰多宜向丰隆寻。"太冲系足厥阴肝经之原穴，具有平肝熄风、舒筋通络的作用。《马丹阳十二穴歌》指出："动脉知生死，能医惊痫风。"腰奇为奇穴，位于督脉，是主治癫痫病的经验效穴，具有镇痉宁神、舒筋熄风等作用。人中又名水沟，为督脉、手足阳明三脉之会，又为"十三鬼穴"之一，具有开窍清热、宁神定志等作用。以上诸穴合用，可奏开窍清神、宁心化痰、镇惊熄风之效。

腧穴的主治功能，是在中医学的基本理论——脏腑、经络、营卫、气血等学说的指导下，紧密结合临床实践，通过认识—再实践—再认识，多次反复，从而由感性认识上升成的理性认识。就上述3个病例来说，由于患者的病情不同，所以在治疗原则和处方配穴上亦有不同。第一例为急性胸胁痛（左侧胸大肌扭伤），治宜舒筋活络、理气镇痛，采用循经远道取穴法（即中病傍取法，亦称"病在胸腹取四肢"）。第二例为急性腰扭伤，治宜舒筋通络、散瘀活血，采用近部与远道相结合的取穴方法（即对应取穴法）。第三例为癫痫病（羊痫风），治宜平肝熄风、化痰宁心，采用辨证取穴法（结合经验取穴）。通过针灸治疗，三个患者皆获满意疗效。

第六节　"循经取穴"治愈诸痛证的经验介绍

纵观历代针灸文献，如晋之《针灸甲乙经》、唐之《千金方》，以及明之《针灸大成》等书，其处方取穴规律，不外患部（局部）取穴、患野（邻近）取穴、循经（按经）取穴3种。三者互用，疗病多验。上述3种取穴方法，古人对循经取穴尤为重视，其收效较病部取穴更为显著。《灵枢·九针十二原》中说："五脏有六腑，六腑有十二原，十二原出于四关，四关主治五脏，五脏有疾，当取之十二原。"说明四肢腕、踝以下的腧穴对内脏疾患有相当疗效。《四总穴歌》谓："肚腹三里留，腰背委中求；头项寻列缺，面口合谷收。"《千金十要穴歌》云："三里内庭穴，肚腹中妙诀；曲池与合谷，头面病可彻；腰背痛相连，委中昆仑穴；头面如有痛，后溪并列缺；环跳与阳陵，膝前兼腋胁；三百六十名，不外千金穴。"说明肘、膝以下的孔穴，对循经施治有卓越之疗效。

其他如在肘、膝关节以下的八法穴、络穴，以及井、荥、输、原、经、合诸穴等，均说明循经取穴有卓越疗效。笔者循经取穴的规律有二：一为本经取穴；一为异经取穴。本经多用"偶穴"（即双穴），异经多用"奇穴"（即单穴）。如胁肋部为足少阳胆经循行的部位，倘胁肋疼痛，即可在本经（胆经）取用下肢部的阳陵泉与丘墟两穴，或在异经(三焦经)取用上肢部的支沟与本经(胆经)下肢部的阳陵泉相配；又如手阳明大肠经由手走头，若头面有病，可在本经（大肠经）取用上肢部的合谷与曲池两穴，或在异经（肺经）取用上肢部的列缺与异经（小肠经）上肢部的后溪相配。诸如此类，不复赘述。兹就笔者运用循经取穴治愈诸痛证的配穴规律和穴效考证以及治愈病例的点滴经验等分述于后，供同道们研究与试用。

一、循经取穴治疗诸痛证的配穴规律

（一）头面部痛证

1. 配穴规律　合谷配曲池，可治头面诸疾；太渊配列缺，可治偏正头痛；申脉配金门，可治头风头痛；一般头痛可取后溪与列缺；偏正头痛可配窍阴；巅顶痛可配昆仑；牙痛可配太溪、内庭。

2. 穴效考证

（1）合谷：《四总穴歌》中说："面口合谷收。"《杂病穴法歌》中说："头面耳目口鼻病，曲池合谷为之主。"《千金方》云："曲池兼合谷，可彻头痛。"

（2）曲池：《千金十要穴歌》云："曲池与合谷，头面病可彻。"

（3）太渊：《席弘赋》云："列缺头痛及偏正，重泻太渊无不应。"《杂病穴法歌》云："偏正头痛左右针，列缺太渊不用补。"

（4）列缺：《四总穴歌》云："头项寻列缺。"《灵光赋》云："偏正头疼泻列缺。"

（5）申脉：《标幽赋》云："头风头痛，刺申脉与金门。"《类经图翼》云："（申脉）主治头项强痛不得回顾。"《兰江赋》云："申脉能除寒与热，头风偏正及心惊。"

（6）金门：《杂病穴法歌》云："头风目眩项头强，申脉金门手三里。"

（7）涌泉：《肘后歌》云："顶心头痛眼不开，涌泉下针足安泰。"

（8）足窍阴：《针灸甲乙经》云："头痛引颈窍阴主之。"《千金方》云："窍阴主头痛如锥刺，不可以动。"

（二）胸部痛证

1. 配穴规律　太渊配尺泽，主治咳嗽唾血；大陵配曲泽，主治心烦、胸痛、吐血；然谷配丰隆，主治痰壅、胸痛如刺。

2. 穴效考证

（1）太渊：《灵光赋》云："气刺两乳求太渊。"《针灸甲乙经》云："臂决肩膺胸满痛……太渊主之。"又云："（太渊）主心痛、肺胀、胃气上逆。"

（2）尺泽：《杂病穴法歌》云："吐血尺泽功无比。"《灵光赋》："吐血定喘补尺泽。"《针灸甲乙经》云："心澎澎痛，少气不足以息，尺泽主之。"又云："心痛，卒咳逆，尺泽主之。"

（3）大陵：《玉龙歌》云："心胸之病大陵泻，气攻胸腹一般针。"《神农经》云："（大陵）治胸中疼痛。"《通玄指要赋》云："抑又闻心胸病，求掌后之大陵。"《针灸甲乙经》云："心痛善怨，厥逆，悬心如饿之状，心澹澹而惊，大陵及间使主之。"

（4）曲泽：《针灸甲乙经》云："心痛，心澹澹然，善惊，身热烦心……曲泽主之。"

（5）然谷：《千金方》云："（然谷）主心痛如锥刺，甚者足寒至节，不息者死。"

（6）丰隆：《千金方》云："丰隆主胸痛如刺，腹若刀切痛。"《太乙歌》云："腹上脘刺心疼呕吐，伤寒吐蛔。"

（三）腹部痛证

1. **配穴规律**　内关配曲泽，主治胸腹胀痛、身热吐血；丰隆配太白，主治胸腹刺痛、嗳气不舒；冲阳配公孙，主治胃痛胸闷、翻胃吐食；脘痛翻胃甚者可刺劳宫；内关配建里，能除胸中苦闷；内关配公孙，能疗肚腹疼痛。

2. **穴效考证**

（1）内关：《杂病穴法歌》云："腹痛公孙内关尔。"《席弘赋》云："肚痛须是公孙妙，内关相应必然廖。"《标幽赋》云："胸腹满痛刺内关。"《神农经》云："心痛腹胀，腹内诸疾，可灸七壮。"

（2）曲泽：（见前）

（3）劳宫：《杂病穴法歌》云："心痛翻胃刺劳宫。"《通玄指要赋》云："劳宫退胃翻心痛亦何疑。"

（4）公孙：《席弘赋》云："肚痛须是公孙妙。"《胜玉歌》云："脾心痛急寻公孙。"《八法歌》云："九种心痛延闷，结胸翻胃难停。"《神农经》云："治腹胀心痛，可灸七壮。"

（5）太白：《千金方》云："太白主暴泄、心痛、腹胀心痛尤甚。"又云："主腹中胀，食不化，臌胀，腹中气大满。"《针灸甲乙经》云："胸胁胀、肠鸣切痛，太白主之。"

（6）丰隆：《十二经治症主客原络诀》云："吐胃翻痛腹鸣，因痛上冲噫难廖，太白丰隆取为尚。"《千金方》云："丰隆全胸痛如刺，腹若刀切痛。"《太乙歌》云："兼上脘刺心疼呕吐，伤寒吐蛔。"

（7）冲阳：《十二经治症主客原络诀》："腹痛心闷意凄苍，冲阳公孙一刺康。"《针灸甲乙经》云："胃脘痛，时寒热皆主之。"《素问·刺禁论》云："刺跗上中大脉，血出不止死。"

（四）腹痛

1. **配穴规律**　足三里配内庭，主治肚腹疼痛、腹满、泄泻诸疾；温溜配上廉，主治肠鸣气滞、小便不利；霍乱腹痛者可配委中；呕、噫者可配三阴交，中魁等。

2. **穴位考证**

（1）足三里：《百症赋》云："中邪霍乱，寻阴谷、三里之程。"《席弘赋》云："胃中有积刺璇玑，三里功多人不知。"《杂病穴法歌》云："霍乱中脘可入深，三里内庭泻几许。"又云："泄泻肚腹诸般疾，三里内庭功无比。"《通玄指要赋》云："三里却五劳之羸瘦。"《千金方》云："三里、内庭治肚腹病妙。"《神农经》云："治心腹胀满，胃气不足，饮食不化，痃癖气块，吐血，腹内诸疾，五劳七伤，灸七壮。"

（2）内庭：《玉龙歌》云："小腹胀满气攻心，内庭二穴要先针。"《通玄指要赋》云："腹膨而胀，夺内庭兮休迟。"《千金方》云："内庭主食不化，不嗜食，侠脐急。"

（3）委中：《针灸聚英》云："霍乱上吐下利，或腹中痛绞，刺委中。"《万病回春》云："有干霍乱者最难治，死在须臾，俗云"搅肠痧"，忽然心腹绞痛，手足厥冷，脉沉细或沉浮，欲吐不得吐，欲泻不得泻……急用盐汤探吐，及刺委中穴出血。"

（4）三阴交：《杂病穴法歌》云："呕，噎，阴交不可饶。"

（5）温溜：《针灸甲乙经》云："肠鸣而痛，温溜主之。"

（6）上廉：《针灸甲乙经》云："小便黄，肠鸣相逐，上廉主之。"《类经图翼》云："（上廉）主治肠鸣，小便涩，大肠气滞。"

（五）胁痛

1. 配穴规律　阳陵泉配丘墟，主治胁肋胀痛；支沟配阳陵泉，主治两胁肋痛、大便秘结；倘胁痛连胸，可配行间。

2. 穴效考证

（1）阳陵泉：《杂病穴法歌》云："胁痛只需阳陵泉。"《通玄指要赋》云："胁下肋边痛者，刺阳陵泉而即止。"《针灸甲乙经》云："胆胀者，胁下痛胀，口苦，好太息，阳陵泉主之。"又云："胁下支满，呕吐逆，阳陵泉主之。"

（2）支沟：《玉龙歌》云："若是胁疼并阴结，支沟奇妙非常。"《胜玉歌》云："胁疼阴结支沟穴。"《肘后歌》云："两足两胁满难伸，飞虎（即支沟）神灸七分到。"《标幽赋》云："胁疼肋痛针飞虎。"

（3）丘墟：《保命集》云："两胁痛，针少阳经丘墟。"《神农经》云："（丘墟）治胁下疼不得息。"《千金方》云："丘墟主胸痛如刺。"

（4）行间：《针灸大成》云："（行间）主治胸胁痛，小腹肿。"

（六）腰背痛

1.配穴规律　《灵枢》云："病在腰者取之腘。"《四总穴歌》云："腰背委中求。"据笔者临床经验，如腰痛则配环跳；若腰、背俱痛，则配昆仑；倘遇闪挫劳损而脊背强痛者，则强泻人中、长强二穴。

2.穴效考证

（1）委中：《四总穴歌》云："腰背委中求。"《玉龙歌》云："更有腰中之一穴，腰间诸般任君攻。"《百症赋》云："背连腰痛，白环、委中、曾经。"《杂病穴法歌》云："腰痛环跳委中神。"《千金方》云："委中、昆仑，腰背痛相连。"

（2）昆仑：《杂病穴法歌》云："腰痛环跳委中神，若连背痛昆仑武。"《神农经》云："治腰背痛，足痛不能履地，肩背拘急，可灸七壮。"

（3）人中：《玉龙歌》云："伛补曲池泻人中。"又云："强痛脊背泻人中，挫闪腰疾亦可攻。"《通玄指要赋》云："人中除脊背之强痛。"

（4）长强：《针灸甲乙经》云："腰痛上寒，实则脊急痛，长强主之。"

二、循经取穴治愈病例介绍

例1　患者张某，女，35岁。

病史：病者自诉头痛已有半年之久，主要痛在眉心及眉棱骨处。

检查：手指按触眉心及眉棱骨处则疼痛加剧，无鼻渊病史。

诊断：眉棱骨痛。

取穴：合谷（双）、曲池（双）。

效果：下针后稍加捻转，病者即感酸胀，疼痛当即减轻，嗣后又施以较强之泻法，头痛顿觉消失，留针15分钟后，触痛亦无。

例2　患者张某，男，28岁。

病史：病者自诉头痛已四五年，疲劳后加剧，今年发作更频繁。

检查：头痛偏于后顶，波及项部，无寒热征象。

诊断：头项痛。

取穴：列缺（双）、后溪（双）。

效果：针后头项疼痛即止。

例3　患者陈某，女，8岁。

病史：病孩父亲代诉，腹痛已七八天，腹痛为阵发性，疼痛难忍，痛在心窝部，已七天不进饮食，便秘，无恶心呕吐。

检查：蔽骨下（即剑突下）偏右有压痛，但无肌紧张，肝肿大二指，巩膜无黄染，病人呻吟转侧，痛处拒按，脉弦，苔白腻。

取穴：内关（双）、足三里（双）、内庭（双）。

效果：下针5分钟后，疼痛消失，压痛亦无。留针15分钟后起针，病孩即要求进食，当即吃水饺6只、菜汤半碗。

例4　患者仰某，男，28岁。

病史：病者自诉心窝部疼痛已五六年，受寒后发作更剧，与饮食无关，无吞酸嗳气。

检查：蔽骨下有显著压痛及闷感。

诊断：胃脘痛。

取穴：足三里（双）、内庭（双）。

效果：下针5分钟后疼痛停止，10分钟后压痛消失。

例5　患者汪某，男，41岁。

病史：病者自诉左胁作痛已有三月，疼痛直连后腰，咳嗽加剧。

检查：病者不能侧弯、后倾，左胁部按之痛甚。

诊断：胁肋痛（劳损）。

取穴：支沟（左）、阳陵泉（左）。

效果：下针后5分钟，疼痛稍减。留针15分钟后，疼痛、压痛均消失。

例6　患者赵某，男，51岁。

病史：病者自诉两胁痛已有7天，近日更趋严重，咳嗽加剧。

检查：后仰、侧弯均受限制，局部压痛，呼吸咳嗽痛剧。

诊断：胁痛。

取穴：阳陵泉（双）、丘墟（双）。

效果：下针后留针15分钟，疼痛剂止，呼吸咳嗽亦复不痛。仅针1次而愈。

例7　患者张某，男，59岁。

病史：病者前天荷犁耕地时，不意雨后地滑，跌伤腹部，不能弯腰曲脊，更不能穿脱鞋袜，咳嗽时，伤部疼痛如刺，朝轻暮重，彻夜呼痛，就诊时由其妇扶持而来。

检查：腰痛偏右，由肾俞部至胃俞部有肿胀如梭形，按之呼痛，咳嗽更剧，不能前后俯仰、左右侧弯及下蹲。

诊断：外伤性腰痛。

取穴：委中（双）、昆仑（双）。

效果：下针后俱用泻法，留针10分钟。当委中两穴刺入后，腰痛顿减，继针昆仑两穴，其痛霍然若失，遂嘱其妇揣压患部，其痛毫无。起针后，患者自行爬起，穿上鞋袜，腰部能辗转弯曲，宛如常人，患者颇为欢悦，乃道谢，遂妇弃杖而归。越三日，追踪访问，该病者早已下地劳动。

三、笔者运用循经取穴治愈诸痛证的几点体会

第一，循经取穴的疗效是相当显著的。针灸取穴与内科用药一样，是建立在整体观念之上的，并非简单地头痛针头、腹痛针腹。

第二，循经取穴大多采用四肢部肘、膝关节以下的腧穴，其与病部的距离是相当远的。如足三里在膝下3寸，能治腹痛；公孙在足大趾本节后1寸，能治胃痛；内庭在足次趾与中趾缝间，能治牙痛；等等。这说明"经脉所至，主治所及"是非常正确的。这种循经取穴的疗法，其实就是经络治疗。

第三，不在病部取穴，而是循病变经络于四肢肘、膝关节以下的部位取穴施治，这是循经取穴的特点。如足少阳胆经从头走足，经过胁肋、下肢外侧到足部，如胁肋疼痛出现在胆经的循行部位，就可在下肢取用胆经的腧穴（阳陵泉与丘墟）来治疗；又如足阳明胃经从头走足，经过胸、腹、下肢正面到足，牙齿痛可循胃经取用下肢部的内庭穴来治疗；等等。

第四，循经取穴中所说的"本经"是指该经所经过的部位而循经取穴消除该经所反应出的病候，这就是"本经"取穴；反之

就该经循行的部位，即称之为"异经"。如腹痛取足三里、内庭为"本经"取穴，取委中为"异经"取穴；头痛取涌泉为"异经"取穴；腰脊痛取委中、昆仑为"本经"取穴；等等。

第五，本经多用"偶穴"，取其互相配偶，充分发挥治疗作用，以巩固和加强疗效。如合谷配曲池治头面病、三里配内庭治肠胃病、委中配昆仑治腰背痛、阳陵泉配丘墟治胁肋痛等。这种循经取穴法，又叫"本经求同法"。

第六，异经多用"奇穴"。所谓"奇穴"就是单穴，除施与某种疾患有效外，在某些病候中与本经腧穴相配，可发挥其更大的效能。如支沟除对便秘有效外，若与阳陵泉相配，则对胁肋疼痛疗效好；又如环跳除对下肢瘫痪有效外，倘与委中相配，则对腰脊疼痛作用大。这种循经配穴法，又叫"异经求同法"。

第七，循经取穴所取穴位多在四肢部，距离头、面、胸、腹、腰、背较远，如遇暴病疼痛，手法宜强。如肚腹疼痛者应取三里、内庭，强泻而留针，疼痛才可消除；急性腰痛者，应强泻委中、昆仑，其痛始可痊愈。

第八，循经取穴对诸痛证的疗效是很好的，如遇暴病闭厥、疼痛拘挛，若循经施术效不显，可于患部或患野取穴以助治。如：正面头痛，可酌配上里、印堂、阳白诸穴；偏头痛，可酌配头维、太阳诸穴；巅顶痛，可酌配百会、四神聪诸穴；头项痛，可酌配风池、天柱、大椎诸穴（落枕而致项背痛者，可针绝骨）；咳嗽胸痛，可酌配中府、膻中诸穴；上腹痛，可酌配上脘、中脘、建里诸穴；下腹痛，可酌配气海、关元诸穴（妇女痛经可加水道、归来）；侧腹痛，可酌配梁门、天枢、大横诸穴；胁肋痛，可酌配期门、章门、京门诸穴；肩背痛，可酌配臑腧、肩井、天宗、肩中俞、肩外俞、肩髃诸穴；腰痛，可酌配肾俞、气海俞、关元俞、腰阳关、白环俞、腰眼诸穴；上肢酸痛，可酌配合谷、曲池、肩髃（或外关、手三里、肩髎）诸穴；下肢酸痛，可酌配环跳、阳陵泉、悬钟（或环中、承扶、风市、阴市、足三里、昆仑）诸穴；髀枢痛，可酌配居髎、髀关、新建诸穴；膝关节痛，可酌配膝眼、鹤顶、髌上二穴、髋骨、阳关诸穴；踝关节痛，可酌配解溪、商丘、丘墟、昆仑诸穴；肩关节痛，可酌配肩髃、肩髎、肩贞、肩内陵诸穴；肘关节痛，可酌配曲池、小海、少海、天井、手三里诸穴；腕关节痛，可酌配阳池、阳溪、中泉诸穴；五指尽麻，可酌配后溪、三间诸穴；四肢抽搐，上肢可取曲池、大陵、后溪诸穴，下肢可取委中、承山诸穴。如此循经取穴，辨证加减，多奏奇效。

第七节　"十三鬼穴"治愈癫痫病的病例介绍及体会

一、病例介绍

例1　患者陈某，女，17岁，1956年4月17日初诊。

病史：（其父代诉）病者因本年3月下旬工作繁重，加以婚姻与工资等问题，精神沉闷不舒，致轻度失眠，神志失常，或哭或笑，不辨人事，医院诊断为"歇斯底里病"（癔病）。内服镇静药无效，遂来本门诊治疗。

检查：体格、营养中等，面部表情呆滞，或哭或笑，神志昏沉。

诊断：癫证。

治疗：针刺上星、人中、颊车、申脉。

1956 年 4 月 17 日下午二诊

病状：针后无效，仍哭骂，不得眠。

治疗：针刺人中、少商、隐白、上星、劳宫、曲池、大陵。

1956 年 4 月 18 日三诊

病状：针后能睡 2 小时，醒后精神仍然失常。

治疗：针刺上星、承浆、颊车、风府、少商、间使、曲池、申脉、隐白（一天针 2 次，均留针 30 分钟）。

1956 年 4 月 20 日四诊

病状：针后能睡 4 ~ 5 小时，醒后精神依然失常，但哭泣比前减少。

治疗：取穴与施术同四诊。

1956 年 4 月 21 日五诊

病状：针后神志较清，已不哭笑。

治疗：针刺上星、人中、大陵、劳宫、风府、隐白、申脉。

1956 年 4 月 24 日六诊

病状：针后能睡 7 小时，神志清楚，饮食亦增。

治疗：针刺上星、颊车、间使、风府、曲池、申脉。

1956 年 4 月 25 日七诊

病状：今日因看病，悲哭半时许，精神已正常。

治疗：针刺上星、间使、风府、隐白、承浆。

1956 年 4 月 28 日八诊

病状：精神正常，晚上看戏 2 小时，无变化。

治疗：针刺人中、颊车、风府、大陵、申脉。

1956 年 4 月 30 日九诊

病状：精神正常，全部症状消失，食欲振奋。

治疗：针刺上星、风府、间使、曲池、申脉。

例2 患者陈某，男，26 岁，1956 年 4 月 23 日初诊。

病史：（其兄代诉）病者是个瞎子，在人家推磨。1954 年冬天，正在推磨时，忽然倒地，四肢抽搐，口吐白沫，二目直视，接着连日发作，严重时一昼夜发作六七次。近一年内，每隔一二日发作一次，病势较重，曾经到医院治疗，服药无效。

检查：体格中等，营养较差，表情苦闷，愁眉不展，忧郁不舒。检查完毕时，忽又发作，首现呼吸顿挫，上肢屈曲，下肢伸直，头向左倾，牙关紧闭，两眼上视，继而四肢抽搐，口吐白沫，溲溺失禁，十五分钟许，自行缓解而苏醒。

诊断：痫证。

治疗：针刺上星、人中、颊车、风府、大陵、隐白。

1956 年 4 月 26 日二诊

病状：精神正常，病未发作。

治疗：针刺人中、承浆、风府、间使、申脉。

1956 年 4 月 28 日三诊

病状：昨日下午发作一次，病势较轻，但觉头痛。

治疗：针刺上星、人中、颊车、风府、劳宫、间使、曲池、隐白、申脉。

1956 年 4 月 30 日四诊

病状：针后精神如常，但觉四肢疲倦。

治疗：取穴与施术同三诊。

1956 年 5 月 1 日五诊

病状：饮食起居正常，精神振奋，宛如常人。

治疗：针刺人中、承浆、少商、大陵、隐白、风府、申脉。

1956 年 5 月 3 日六诊

病状：精神正常，已不发作，饮食增加。

治疗：针刺上星、颊车、间使、曲池、风府、申脉。

1956 年 5 月 5 日七诊

病状：迄今未发作，食量增加，精神愉快。

治疗：针刺上星、人中、大陵、少商、风府、隐白。

例3 患者曹某，男，33 岁，1956 年 6 月 3 日初诊。

病史：（由其爱人代诉）1948 年，因情志不舒，偕邻人往剧场看戏，看到杀人栽瓜的魔术时，突受惊恐而致狂证，历经八年，多方诊治无效。其主要症状为大声叫喊，发怒骂人，夜间睡眠很少，狂奔乱跑，神识不清。

检查：体格、营养正常，表情苦闷，胡言乱语，妄打骂人，意识不清。

诊断：狂证。

治疗：针刺上星、人中、大陵、劳宫、隐白。

1956 年 6 月 4 日二诊

病状：针后依然发作，未获效果。

治疗：针刺人中、颊车、风府、间使、少商、申脉。

1956 年 6 月 5 日三诊

病状：针后发作如故。

治疗：针刺人中、少商、隐白、大陵、申脉、风府、颊车、承浆、间使、上星、会阴、曲池、舌下缝（按照"孙真人十三鬼穴"操作规程）。

1956 年 6 月 7 日四诊

病状：针后身体疲怠，时时嗜睡，自言自语，意识昏沉。

治疗：取穴与施术同三诊，唯少商与隐白二穴针后再以艾炷各灸 7 壮。

1956年6月8日五诊

病状：针后神识已觉清醒，今日不需人绑押施针，言语亦较有伦次。

治疗：取穴与施术同四诊，留针1小时。

1956年6月10日六诊

病状：针后病情好转，倦怠嗜睡，饮食大增，神志愈加清晰。

治疗：针刺上星、人中、承浆、少商、间使、风府、隐白（留针1小时，针后仍以艾炷7壮灸少商、隐白二穴）。

1956年6月14日七诊

病状：精神正常，饮食加倍，能随家人下田劳动，做拔秧、栽秧的工作，唯因病后体虚操劳过早，手足稍觉酸疼。

治疗：针刺上星、间使、风府、曲池、申脉、阳陵泉、鹤顶。

1956年6月16日八诊

病状：针后已十日未发作，症状全部消失，手足酸疼亦较前减轻。

治疗：针刺人中、颊车、大陵、风府、曲池、阳陵泉、梁丘、申脉。

例4 患者郁某，女，25，1956年8月16日初诊。

病史：（由其母代诉）病者于14年前，在战乱中遭受日寇惊吓，而致精神失常，起初如獃、如痴，闻高声喧哗则惊惶失措，全身颤抖，惊恐骇叫，举止无度，近5年病情加重，骂詈不避亲疏，或哭或笑，蓬头垢面，秽洁不知，曾服中西药物无效。

检查：体格中等，营养不良，蓬头垢面，行动无常，疑神疑鬼，乱说乱叫。

诊断：癫狂。

治疗：针刺上星、人中、大陵、申脉（留针 20 分钟）。

1956 年 8 月 17 日二诊

病状：针后未有效果，哭笑依然，神志昏聩如故。

治疗：针刺人中、颊车、风府、间使、隐白（留针 30 分钟）。

1956 年 8 月 18 日三诊

病状：上次施术，留针时患者即熟睡 20 分钟，回家又发作 2 次。

治疗：针刺人中、少商、隐白、大陵、申脉、风府、颊车、承浆、间使、上星、玉门头、曲池、舌下缝（按照"孙真人十三鬼穴"操作程序进行施术）

1956 年 8 月 19 日四诊

病状：上次施术时，患者熟睡一时许，回家后仅于黄昏时有片刻的轻度笑骂，今已不需要用绳捆绑，自随其母前来诊治，神志较清楚。

治疗：取穴与施术同三诊。

1956 年 8 月 20 日五诊

病状：针后神志清晰，精神安静，饮食益增，自觉针后疲劳、头晕，时时欲睡。

治疗：针刺上星、颊车、人中、风府、间使、隐白、申脉。

1956 年 8 月 24 日六诊

病状：针后头晕已觉减轻，饮食大增，经水亦通，谈笑自如，宛若常人。

治疗：针刺上星、间使、风府、隐白、申脉。

1956 年 8 月 26 日七诊

病状：精神恢复正常，全部症状消失，睡眠 8 小时，食欲大振，表情愉快。

治疗：针刺人中、大陵、风府、间使、申脉。

二、几点体会

第一，"十三鬼穴"是扁鹊与孙真人治疗癫痫病的主要穴位，笔者为了试用"十三鬼穴"观察其疗效，对癫痫的治疗，仅在"十三鬼穴"的范围内轮流取穴施治，通过临床观察，疗效甚佳。

第二，"十三鬼穴"对癫痫病疗效很好。从上面四个病例来看，病例1、病例3、病例4属癫证，其症状为精神恍惚，言语错乱，或哭或笑，或歌或泣，秽洁不知，病系情志不遂、精神失常所致。病例2属痫病，其症状为病发有时，头眩仆地，不省人事，四肢抽搐，目上视，口㖞斜而吐白沫，病由惊恐得之。癫与痫虽然在病因和症状上不同，但是使用"十三鬼穴"治疗均可获得很好的疗效。

第三，取穴的多寡与施术的先后。笔者是按次分针的，重症则"十三鬼穴"全部使用，一日施针二、三次。轻症两天针治一次，每次只用五、六穴，先后轮换交替运用。

第四，取穴的次序与针刺的深浅。孙真人"十三鬼穴"的操作规程："一针鬼宫（即人中）入三分。二针鬼信（即少商）入三分。三针鬼垒（即隐白）入二分。四针鬼心（即大陵）入五分。五针鬼路（即申脉）火针三分。六针鬼枕（即风府）入二分。七针鬼床（即颊车）入五分。八针鬼市（即承浆）入三分。九针鬼窟（即劳宫）入二分。十针鬼堂（即上星）入二分。十一针鬼藏（男即会阴、女即玉门头）入三分。十二针鬼腿（即曲池）火针入五分。十三针鬼封（在舌下中缝）刺出血。更加间使、后溪尤妙。"（详载明·杨继洲《针灸大成·卷九》）。

【按语】《千金翼方》中有间使而无劳宫，但根据笔者的临床体验，其中风府穴可针一寸至寸半（但宜审慎），劳宫可刺入五分，曲池除使用火针不宜深刺外，一般可刺入一寸至寸半，这样能达到酸、麻、胀、重的感觉，否则不能获得应有的效果。

第五，刺激的强弱与留针的时间。必须要根据病者的体质与疾病的久暂及证候的轻重缓急而定。暴病重症，取穴要多（"十三鬼穴"可酌情全部使用），留针时间要长（1～2小时）。严重的狂证，必须用粗针施以强刺激手法方能奏效。往往连续针两三天，就可使病者精神安静、病情减轻。一般轻症，取穴要少（每次五、六穴），留针时间宜短（20～40分钟），施以中等刺激，方能奏效。

第六，"十三鬼穴"治疗癫痫病的疗效是肯定的。根据笔者的临床经验，"十三鬼穴"对体格正常、营养尚好、意识轻度异常、病程不长的癫痫患者，往往下针即可见效，但对久病痼疾、昏聩自语、秽洁不知、面削如鸠、骨瘦如柴、营养极度不良的患者，往往治疗10次乃至20次都不见效。若针20次有好转者，必须耐心继续治疗，适当增加营养，如此才能收获全功。若无显效者，虽治难愈。然亦有治愈后复发者，则又必须继续治疗，方能杜绝病根。尤其对才见好转、意识渐清、人事方晓的患者，医者应掌握患者的病因，针对患者的病情，加强必要的思想安慰，以消除其幻想与顾虑，因情志不遂而致病者，应嘱其家属进行劝导，从各方面来消除其幻想和错觉，以促进患者身心愉快，早期恢复健康。

第八节　针灸治愈卒中一例

患者张某，女，48岁。1960年10月3日由田间回家，午餐方毕，顿觉头昏肢麻，恶心头晕，随即仆倒于地，人事不省。应家属之邀来诊，见患者神昏面青，呼吸微弱，目合手撒，肢冷汗出，脉微弱，此乃中风脱证。遂急以指切人中以开窍醒脑，针刺太渊、内关以宣肺通脉，随后针阴郄以宁心而敛虚汗，继取气海、足三里施行烧山火之法，以温中回阳、固正防脱。下针 10 分钟后，患者肢温脉起，随即苏醒，呼吸渐畅，诸恙霍然消退。病家欢悦若狂，道谢不已。翌日随访，患者已下地劳动。

第九节　针灸治疗胃脘痛、肠结及蛔厥的经验介绍

我国运用针灸等治疗消化系统疾病历史悠久，《黄帝内经》《伤寒论》《金匮要略》《针灸甲乙经》以及《针灸大成》等书中记载颇多，并对胃脘痛、肠结、蛔厥、腹泻、痢疾等胃肠道疾病和肝胆疾病均有较详细的论述及施治方法的介绍。

消化系统疾病多由于胃之受纳、脾之运化、肝之疏泄、肠之传导等功能失调所致，如果病程日久，则会累及肾阳，导致肾阳不足，命门火衰，不能扶土生阳熟腐水谷。

针灸治疗消化系统疾病有较好的疗效，除能疏通经络、调和血气、调整阴阳、扶正祛邪，还可健脾和胃、疏肝理气、疏调胃肠、温中散寒、镇痛解痉。实验研究表明，针灸对胃肠功能和胆囊功能确有明显的调整作用。兹就消化系统疾病中常见的胃脘痛、肠结和蛔厥等证，采用针灸的辨治经验简介于下。

一、胃脘痛

胃脘痛，简称胃痛，是指上腹部近心窝处发生疼痛的病证。《灵

枢·邪气脏腑病形》中说："胃病者，腹胀痛，胃脘当心而痛。"其后，《医学正传》更明确指出："古方九种心痛，详其所由，皆在胃脘，而实不在于心。"

本病包括现代医学中的急慢性胃炎、胃神经官能症、胃及十二指肠溃疡、胃下垂等。

本病的病因病机：本病的产生，主要与饮食不调、情志抑郁和素体阳虚有关；又因胃与脾相为表里，肝对脾胃具疏泄作用，故胃痛与肝脾有密切关系，或因忧思恼怒，肝气失调，横逆犯胃，或因脾不健运，胃失和降所致。

本病的辨证论治：按照临床表现，胃脘痛可分为虚实两类，实证多为气滞、胃热、血瘀，虚证多为虚寒和阴虚。现分述如下。

（一）实证

1. 气滞型

【症状】脘腹疼痛，牵引两胁，情怀不畅则加剧，时而嗳气，或反吐酸水，饮食减少，苔薄白，脉弦缓。

【治法】疏肝和胃。

【处方】用疏肝和胃方，取中脘、足三里、期门、阳陵泉、内关。脘痞腹胀者，则加脾俞、公孙；嗳气呕酸或吞酸者，加肝俞、胆俞、丘墟。

【针灸法】补足阳明经，泻足厥阴经，针后背俞穴宜加用灸法，留针 20 分钟，每日 1 次。

【方义】本方具有疏肝和胃的作用。取胃之募穴中脘、胃之合穴足三里，以疏通胃气而升清降浊；取心包经之络穴内关以开胸脘之郁结，配肝之募穴期门、胆之合穴阳陵泉以平肝胆之冲逆。如此胃得和降，则胃痛自除。

2. 胃热型

【症状】胃脘阵痛，痛势急迫，心烦易怒，嘈杂泛酸，口干而苦，舌红苔黄，脉弦数。

【治法】清胃泄热。

【处方】用清胃泄热方，取中脘、胃俞、足三里、行间、内庭。胃脘剧痛者，加梁丘、里内庭；心烦易怒者，加大陵、肝俞；胃嘈泛酸者，加阳陵泉、丘墟。

【针灸法】毫针刺，用平补平泻法，不灸，留针20分钟，每日1次，10次为1个疗程。

【方义】本方具有清胃泄热的作用。取中脘、胃俞以俞募相配，清胃家之热；取胃经之合穴足三里、荥穴内庭，以泄胃腑之郁；取肝经荥穴行间，泻肝胆之气火。如此肝火得平，胃热得清，则脘痛自除。

3. 血瘀型

【症状】胃脘疼痛，屡屡举发，其痛持续，或如针刺，食后加剧，痛有定处而拒按，或见大便黑似柏油，甚则呕吐黑血，舌质紫，脉细涩。

【治法】化瘀通络，和胃止血。

【处方】用活血通络、和胃止血方，取中脘、天枢、气海、章门、足三里、三阴交、脾俞、膈俞、内庭。胃痛吐血者，加内关、地机；脘腹痛甚者，加梁丘、公孙。

【针灸法】毫针刺，用平补平泻法，留针30分钟，每日施术1～2次，必要时可结合药物治疗。

【方义】本方具有化瘀通络、和胃止血的作用。取中脘、天枢、气海、足三里，以振奋胃肠气机而活血化瘀；取章门、脾俞、三阴交，以健脾统血；更取膈俞、内庭，以清泄胃火而止血。

（二）虚证

1. 虚寒型

【症状】脘痛绵绵，得食缓解，多食则胀，泛吐清水，脘腹寒冷，四肢欠温，喜热食，大便溏薄，舌质淡红，苔薄白，脉细弱。

【治法】温运脾阳，健胃和中。

【处方】用温中散寒方，取脾俞、胃俞、中脘、章门、内关、足三里。胃寒食积者，加璇玑、公孙；脾虚泄泻者，加天枢、大肠俞、十字灸（水分、神阙、气海、天枢）。

【针灸法】毫针刺，用补法，加灸，留针30分钟，每日1次。

【方义】本方具有温中散寒的作用。取脾之募穴章门配脾俞、胃之募穴中脘配胃俞，轻刺重灸，以温中散寒、健脾和胃；取心包经之络穴内关、胃经之合穴足三里，以理气宽中、和胃定痛。

2. 阴虚型

【症状】胃脘隐痛，嘈杂若饥，或不能食，口干，便结，舌质红，苔少或光剥，脉弦细无力。

【治法】滋养胃阴，理气和中。

【处方】用养阴和胃方，取中脘、章门、胃俞、脾俞、气海、天枢、足三里、三阴交、太溪、复溜。大便干结者，加上巨虚、内庭；口干少津者，加金津、玉液、照海。

【针灸法】毫针刺，用补法，留针20分钟，每日1次，10次为1疗程。第一疗程结束后，停针3～4天，再进行第二疗程。

【方义】本方具有滋养胃阴、理气和中的作用。取胃募中脘、脾募章门配以胃俞、脾俞，以调整脾胃功能；取气海、天枢、足三里，以疏调肠胃、补中益气；取三阴交以通调肝、脾、肾三阴之经气而调补胃阴；更取肾经之原穴太溪、经穴复溜，以补真元而育阴。

【注意事项】

（1）胃脘痛包括溃疡病、胃炎、胃神经官能症等引起的上腹痛，针灸治疗一般能立即止痛，如坚持治疗，可收到很好的远期疗效。

（2）本病如属溃疡病，证见便血或呕血，可结合中西药物治疗，常见中药有白及十灰散（即白及粉9克，十灰散9克混和为散），轻者每服6～9克，1日2次，重者每服18克，1日3次，均用阿胶30克煎汤送服。病情严重，针药无效者，应做手术。

（3）本病如属萎缩性胃炎而证见胃阴不足者，可服一贯煎加减之剂（北沙参15克，麦冬10克，鲜石斛15克，全当归12克，生白芍12克，川楝子12克，炙甘草5克，红枣6枚。胃酸缺乏者加乌梅肉12克，五味子6克）以助治，对缩短病程、加速疗效很有裨益。

二、肠结（急性肠梗阻）

肠结又叫"关格"，其证多由气血痞塞、寒热结滞、虫食阻积等原因导致肠胃传导受阻，上关下格而成。

本病现代医学称之为"急性肠梗阻"，多由肠腔内外各种致病因素，如蛔虫、食团、粪便、结石所致，可见体温升高、脉弦数、白细胞增加、便血等。检查时腹部可见膨胀的肠曲（肠壁）及肠蠕动波，触诊时可摸到痛性包块，叩诊呈鼓音，但麻痹性肠梗阻患者肠鸣音可完全消失。X线腹部透视或摄片可确定诊断，卧位时可见扩张的肠曲，立位时可见液平面。

【治法】 导滞通腑。

【处方】 用导滞通腑方，取上巨虚、下巨虚、关元、天枢、大肠俞、内关、足三里。腹痛者,加内庭;便秘者,加丰隆;气滞者,加支沟、气海。

【针灸法】毫针刺,用泻法,留针 20 ~ 30 分钟,每隔 5 ~ 10 分钟运针 1 次,每日可针 3 ~ 5 次。

【方义】本方具有和胃止呕、消积导滞、疏通肠腑的作用。上巨虚为大肠之合穴,下巨虚为小肠之合穴,关元为小肠募,天枢为大肠募,合用可通导大小肠之腑气而宣其积滞。大肠俞可通便以泻其积秽,内关、足三里可和胃止呕。

【注意事项】

(1)针灸治疗本病有一定的疗效,若经 6 ~ 24 小时观察,症状没有改善者,应考虑手术。

(2)病人应禁食,有条件者应插管进行胃肠减压,或采用吸烟通气散以排气(取巴豆壳 3 克,香烟丝 1 克,共捣碎。装入烟斗中,燃烧吸烟,吸毕,15 分钟左右,患者便觉喉间有辛辣刺激感,继则嗳气不已,矢气频转,肠鸣排气)。要注意适当补液。

(3)症状是否改善,主要看呕吐、腹痛、排气、排便等四项。恶心、呕吐的减轻及阵发性腹痛的缓解,是梗阻解除的重要指征。排气和排便,以排气为主。少量排便而腹痛、腹胀不减轻者,梗阻尚未解除。

(4)如因蛔虫扰中成团而梗阻的,可服葱油饮(即菜籽油一碗,鲜葱连根捣烂,二者拌合后,顿服),以润滑而排之。

三、蛔厥(胆道蛔虫症)

"蛔厥"之名,始见于汉张仲景《伤寒论》,即现代医学所称之"胆道蛔虫症"，是由蛔虫钻进胆道而致的急腹症。其发病机理，多由脏寒胃热，蛔虫上逆，气机阻塞不通所致。多发于青少年及儿童，农村中尤为常见。每因腹泻发热、便秘、妊娠以及不合理的使用驱蛔药和寒冷刺激等因素引起。

【症状】上腹部剑突下绞痛，甚则翻滚号叫，全身出汗，痛势剧烈，有钻顶、撕裂样感觉（由于蛔虫钻入胆道后，引起胆道强烈收缩所致），多伴有恶心、呕吐。当蛔虫退出胆道时，则疼痛突然缓解，但可再度发作。如果蛔虫全部钻入胆囊，则疼痛旋即转为持续性胀痛。倘若蛔虫阻塞胆道而影响胆汁和胰液排出或带入细菌，则会出现阻塞性黄疸或胆囊炎、胰腺炎等并发症，因而可出现寒颤、发热等急性感染症状。舌苔白腻，脉弦紧或伏，合并感染时脉弦滑数。

【体检】剑突下偏右方有深压痛，一般无肌紧张。合并胆囊炎时，右上腹压痛及肌紧张较为明显。合并胰腺炎时，压痛可发生在全上腹。面部可有虫斑。

【实验室检查】大便中可找到蛔虫卵。

【治法】制蛔镇痛，清利胆道。

【处方】用制蛔镇痛利胆方，取迎香透四白、足三里、公孙、阳陵泉、丘墟。钻顶样痛剧者，加巨阙、大敦；恶心、呕吐者，加中脘、内关。

【针灸法】毫针刺，用泻法，留针 20 ~ 30 分钟，每隔 5 ~ 10 分钟行针一次，以加强针感而提高疗效。

【方义】本方具有制蛔镇痛利胆的作用。迎香、四白为手足阳明经分布于面部的腧穴，二穴透刺具有镇静、镇痛之效，是主治胆道蛔虫症的经验效穴。取胃经合穴足三里、脾经络穴公孙，以健脾和胃；取胆经合穴阳陵泉、原穴丘墟，以利胆镇痛。诸穴合用，可起安蛔镇痛、利胆和胃之功。

【注意事项】

（1）及早治疗肠道蛔虫病，便可预防胆道蛔虫症。

（2）胆道蛔虫攻痛时，可服酸醋 30 毫升或服乌梅丸 10 克，1 日 2 次。

（3）疼痛缓解后，应投以足量的驱蛔药（如加味乌梅汤或化虫丸等）。倘合并胆囊炎或胰腺炎，应考虑结合中西药物治疗。

四、临床治验

（一）胃脘痛

患者杜某，男，42 岁，营业员，住江浦县，1984 年 4 月 17 日诊。

主诉：患慢性胃炎 2 年余，近 5 个多月来病情加重，食后饱胀，经服香砂六君丸和其他胃药，治皆罔效。

【症状】胃脘痛剧，牵引两胁，嗳气时作，饮食后坠胀沉重，脉弦，苔白腻。X 线检查：胃下极在髂嵴连线下 9 厘米处。

【治法】疏肝和胃。

【处方】用疏肝和胃方，取中脘、胃俞、期门、肝俞、食仓、胃脘下俞、足三里、阳陵泉。

【操作】毫针刺，补足阳明，泻足厥阴。食仓、胃脘下俞，均施以平补平泻法，加灸。留针 30 分钟，每隔 10 分钟行针 1 次，隔日施术 1 次，10 次为 1 疗程。

【效果】经针 2 次后，脘痛胁胀大减，但嗳气依然；经针 6 次后，脘痛已除，胁痛、嗳气亦平；经针 10 次后，自觉胃体颇有上提感，食欲渐振，但食后尚有不适感；经针 20 次后，诸症若失，饮食倍增，体重增加 2.5 千克。X 线检查：胃下极在髂嵴连线下 2 厘米。

（二）肠结

患者耿某，男，41 岁，农民，住句容县葛村公社。

主诉：肚腹胀满疼痛，大便不通已 1 天。昨天下午在田间剧烈劳动后，突然腹部疼痛，继则腹胀，大便不通，亦无矢气。经当地医院诊治，谓为"肠梗阻"，用甘油灌肠，大便未通，并服中药大承气汤以苦寒攻下，亦未见效。拟住南京某医院手术治疗。

【症状】全腹胀满，胸闷气急，然腹痛较轻，无攻撑，无矢气，不能饮食，食后即吐，腹部膨隆，叩之如鼓，四肢厥冷，精神萎靡，呻吟不已，舌质淡，苔白腻，脉沉细。

【治法】温阳通便，理气降逆。

处方、操作：针灸以导滞通腑方加减。取天枢、气海、关元、足三里、上巨虚、支沟。毫针刺，用泻法，加灸。留针 30 分钟，每隔 10 分钟行针一次。中药用温脾汤加减，药用潞党参 12 克，炒白术 10 克，炙甘草 5 克，炙黄芪 15 克，熟附片 9 克，炮干姜 9 克，川生军 12 克，炒枳实 12 克，元明粉 9 克（分 2 次冲服），姜半夏 9 克，番泻叶 15 克，紫降香 9 克，推车客（粪螳螂）2 只。

【效果】经针灸 1 次后，腹痛得减；继服上药，但下咽即吐。随取两侧内关施以捻转泻法 5 分钟，然后服药，即能频频饮下，20 分钟后出针，未吐。3 小时后，腹部听诊已闻及肠鸣音，但仍无矢气及便意。继取天枢、气海、关元、足三里、上巨虚等穴针灸之，并服上药第二煎。针药并施 2 小时后，患者矢气频转，大便随通，腹胀霍然消退。此患者仅针 2 次、服药 1 剂而愈。

【按语】本例为动力性肠梗阻引起的肠麻痹。从脉证来看，属腑气闭结，由于寒伏中洲，脾肾阳虚，以致寒凝气滞，腑气痞阻，邪实正虚。治当攻补兼施，寒热并行，扶正祛邪，方用温脾汤加减。方中附子、干姜温中散寒；参、芪、术、草补气扶正；枳实、降香、半夏理气降逆止呕；硝、黄、螳螂、番泻叶泻实而通腑气。如此标本兼顾，针药并施，获效颇捷。

第十节　祖国医学对疟疾的认识及治疗

祖国医学书籍浩如烟海，其对疟疾的认识及治疗记载颇多，论之甚详。现就历代医者对疟疾病因、病机、流行病学的认识及其治疗方法，概述于下。

一、病因

上窥《黄帝内经》《针灸甲乙经》，下察《千金方》《外台秘要》，以及《诸病源候论》《三因极一病证方论》《景岳全书》等，其对疟疾的病因论述颇多，虽见解不一，但归纳言之，不外风寒、火淫、暑湿、饮食失宜、劳倦内伤以及社会因素等。古人认为疟疾的发生是内外环境因素相互作用的结果，其中内因起决定性作用。

二、病机、证候

历代医家对疾病的病机、证候均有深刻的认识，现分述于下。

（一）病机

1. 阴阳相搏　《素问·疟论》云："阴阳相搏而疟作矣。""帝曰：

其间日而作者何也。岐伯曰：其气之舍深，内薄于归，阳气独发。阴阳内著，阴与阳争不得出，是以间日而作也。"

2. **虐邪逆乱于内脏，波及募原** 《素问·疟论》云："疟间日发者，由邪气内薄于五脏横连募原也。"

3. **邪气与正气并居** 《素问·疟论》云："邪气与卫气并居，合则病作，离则病休。"

4. **疟邪伏于营** 《医宗金鉴》云："疟疾之邪伏藏于营。"

以上重点指出了邪正相搏在疟疾发作上的意义，特别阐述了"疟邪伏营"的见解。所谓"疟邪"，包括了气候病因与生物病因，营行脉中，"疟疾之邪伏藏于营"意味着疟疾发病是"疟邪"在血液中的生长增殖所致。

（二）证候

《素问·疟论》云："疟之始发也，先起于毫毛，伸欠乃作，寒栗鼓颌，腰脊俱痛，寒去则内外皆热，头痛如破，渴欲冷饮""热去汗出，……乃快然""是以日作""是以间日而作""时二日或数日发"。又云："其作日晏于其日早者，何气使然？"阐明了疟疾的主要症状和发作时间。

《金匮要略》云："病疟以月，一日发……设不差……结为癥瘕，名曰疟母。"韩善征明确指出，疟母"居左胁为多"。《温病条辨》云："疟邪久羁，因疟成劳，谓之劳疟，络虚而痛，阳虚而胀，胁有虐母，邪留正伤。"其注解中谓："疟邪久扰，正气必虚，清阳失转运之机，独因生窈踏之渐，气闭则痰瘀血滞而块势成矣。"据此可知，中医学早已认识到疟块（疟原虫引起的增生性脾大）以及疟劳（疟原虫破坏红细胞所致贫血）的成因。

关于对恶性疟疾（瘴疟）的认识，《证治准绳》云："瘴疟者，挟风瘴溪源蒸毒之气致然，自岭以南地毒苦炎，燥湿不常，人多此病，其状血乘上焦，病欲来时令入迷困，甚则发躁狂妄，亦有哑不能言者，此因败血瘀于心，毒涎聚于脾。"瘴疟中出现的发躁狂妄与哑不能言，颇似恶性疟疾凶险发作的表现。

三、流行病学

历代医著对疟疾发生的季节、地区、气候、传染性和适应性早有详细描述。

（一）季节

《黄帝内经》云："夏伤于暑，秋必痎疟。"《周礼》中说："秋时有疟寒疾。"这说明疟疾为秋季的时令病。《易说》云："白露当降不降，民多温疟。"《礼记》则谓："孟秋行夏令，民多温疟。"这进一步说明了疟疾的流行与季节有密切关系。

（二）地区

巢元方在《诸病源候论》中指出："此病多生于岭南。"张景岳在《景岳全书》中记载："瘴疟一症唯岭南烟瘴之地有之。"朱丹溪亦认为"吴、楚、闽、广之人患独多"。白居易有诗云："闻道云南有泸水，椒花落时瘴烟起。大军徒涉水如汤，未过十人二三死。"

（三）气候

《景岳全书》云："瘴气唯东南之域乃有之，盖岭南地气卑湿，露多风少，且以冬时常暖。"又云："广南每以暑毒为患者，盖一岁之间暑热过半，使人难避免而易犯。"

（四）传染性

陈无择在《三因极一病证方论》中确切地指出："病者发寒热，一夜之间，长幼相若，或染时行，变成寒热，名曰疫疟。"有的医家认为疟疾是由"毒气"传染而来，如果巢元方在《诸病源候论》中说："此病生于岭南，带山瘴之气。其状，发寒热，休作有时，皆由山溪源岭瘴湿毒气故也。"李梴《医学入门》云："外感异气，发为瘴疟、痎疟。"由于当时科学知识及工具的缺乏，对病原体无法分析，只能理解它为毒气、瘴气、异气。

（五）适应性

王肯堂《证治准绳》载："南人不以患疟为意，北人则畏之，北人而在南方发者尤畏之。"《指迷方·瘴疟论》中更具体谈到："凡往来岭南之人及宦而至者，无不病瘴而至危殆者也，土人生长其间，与水土之气相习，外人入南必一病，但有轻重之异，若久而与之俱化则免矣。"

疟疾流行与季节和地区的气温、湿度、地势有关，因为这些条件与传疟媒介——按蚊的繁殖及疟原虫在蚊体内的发育均有密切的关系。此外，久居疟疾流行区的人可因疟原虫的重复感染而获得免疫性，"南人不以患疟为意"颇有道理。

四、治疗方法

（一）辨证施治

当根据病程的长短、正气的强弱、受邪的轻重区分正疟、疫疟与久疟治之。

1. 正疟

【病机】邪伏少阳，与营卫相搏。

【症状】发作时症状比较典型，先有寒颤，继而高热，汗出热退，每日或隔一、二日发作一次。舌苔薄白或黄腻，脉弦或弦数。

【治法】和解截疟。

【处方】清脾饮（《济生方》）、截疟七宝饮（《简易方》）加减。

常用药：柴胡、黄芩、常山、草果、槟榔、法半夏、生姜、红枣等。热重寒轻，汗多口渴，去半夏、草果，加石膏、知母；寒重热轻，加桂枝、干姜。

2. 瘴疟（包括疫疟）

【病机】热毒内炽，邪陷心包。

【症状】发病急，热重寒轻，汗出不畅，或壮热持续不退，或寒热往来，一日数起。头痛剧烈，面赤口渴，烦躁不安，时有谵语，甚则嗜睡或昏迷、痉厥。舌质红绛，苔黄腻或灰黑，脉洪数或弦数。

【治法】轻热解毒除瘴。

【处方】清瘴汤（《福建中医药杂志》1958.8）、达原饮（《瘟疫论》）加减。

常用药：青蒿、柴胡、黄芩、常山、益元散、黄连、银花、钩藤、知母、法半夏、菖蒲等。热甚者，去半夏，加生石膏；阴液伤耗，舌干红少津者，加生地、元参、麦冬；神昏痉厥，高热不退者，另服紫雪丹；嗜睡谵语，神志昏蒙者，可用苏合香丸一粒化服。瘴疟来势凶猛，病情严重者，应及时采取中西医结合的治疗措施。

3. 久疟

【病机】疟邪久留，气血耗伤。

【症状】疟疾迁延日久，每遇劳累辄易发作。发时寒热不著，面色萎黄，倦怠无力，纳少自汗。舌质淡，脉细弱。

【治法】益气养血，调和营卫。

【处方】何人饮（《景岳全书》）加减。

常用药：何首乌、党参、当归、白术、陈皮、红枣、煨姜等。偏于阴虚（兼见夜热早凉，舌质红绛）者，加青蒿、鳖甲、生地；气虚较著，倦怠自汗者，加黄芪、浮小麦；久疟，左胁下积有痞块，抚之有形，或痛或胀，此为气血瘀阻，形成疟母，宜配合化瘀软坚法，酌加鳖甲、牡蛎、丹参、红花等，并可吞服鳖甲煎丸（《金匮要略》）。

（二）针灸疗法

1. 体针　以取督脉穴为主。用重刺激。常用大椎、间使和至阳、后溪两组穴位，可交替使用。大椎、至阳可振奋阳气，间使可退寒热以截疟，后溪通于督脉，配用之可加强督脉通阳祛疟之作用。针刺治疗对间日疟效果较好，对于恶性疟应配合药物治疗。一般认为要在发作前 1～2 小时针刺，但临床上，在疟疾发作时针刺同样有效。

2. 耳针　常取肾上腺、皮质下、内分泌、肝、脾等耳穴。在发作前 1～2 小时针刺，留针 1 小时，每日 1 次，连续针刺 3 天。

3. 穴位发泡　取鲜毛茛或野薄荷、独头蒜适量，捣烂，于发作前 3～4 小时外敷于双侧内关或间使穴上。

4. 穴位贴敷　又叫"胡椒粉外贴法"，先针刺大椎穴，并少量放血，然后取白胡椒粉 0.3 克左右，撒在半寸见方的胶布上，用此胶布贴大椎穴。发作前 3 小时左右使用，连用 2～3 日。

（三）单方草药

1.《外台秘要》中载："取青蒿（一把），上一味，以水一升渍，绞取汁，尽服之。"青蒿的抗疟有效成分是青蒿素，青蒿素是一个高效、速效、低毒和抢救脑型疟的抗疟药，为我国所创，这是继承发扬祖国医药遗产的一项重大科研成果。

2.常山、槟榔、法半夏各9克，乌梅3克，水煎服，连服2～3日。

3.鲜马鞭草60～120克，水煎，分2次服，于疟发前2小时、4小时各服1次，疟止后连服3日。

4.鲜豨莶草60～120克（干品30～60克），水煎，分2次服，每日1剂，连服3日。

5.仙鹤草根或全草30～60克，水煎服，每日1剂，连服3日。

6.乌梅、甜茶、僵蚕、槟榔各9克，水煎，每日1～2剂，在发作前2～3小时服。

7.八角梧桐片，成人每6小时服1次，每次14片（每片0.25克），共服8次。以后每日服3次，每次5片，连服5日为1疗程。

祖国医学对于疟疾的流行病学及临床特征有着深刻的认识，所阐明的治疗方法也是丰富的。这是我们的祖先与疟疾作斗争，从实践中积累起来的宝贵经验。

第十一节　漫谈水沟穴

水沟又名人中，为历代医家治病的要穴。此穴之命名意味深长。《五经正义》云："天一生水，地六成之，五行之体，为水最微……水湿入沟，深通渊泉，在经脉纵横相交，如地之水线，贯穿于外，通湖海，上朝天外，下伏深渊，不然人何以能有经络之海，脏腑有脏腑之海，气脉通天彻地，无一处不通，鼻下长沟中，有手足阳明经相挟，土镶金邦，经水交合，故名水沟。又名人中者，天地之最可贵者人也，人禀仁而生存，德厚于土，培阴阳之交，五形之秀，执掌天地之间，人正而不偏，曰中，故名人中。"陈修园谓："人之鼻下口上，水沟穴一名人中，取身居乎天地中之义也。天地通于鼻，地气通于口，天食人以五气鼻受之，地食人以五味口受之，穴居其中，故名人中。"朱丹溪谓："人中是关督任之相交，阴阳相通也。人身之任督，如有天地，天地交泰，万物阴阳交合，顺生人之大道也，亦造物之灵也。"

综观各家论述，足见命名人中穴有其重要含义，且此穴为督脉、手足阳明三脉之会，又系扁鹊与孙真人（孙思邈）"十三鬼穴"之一。该穴之重要，已可概见。

一、穴位与取法

《针灸甲乙经》云："在鼻柱下人中。"《针灸大成》云："鼻柱下沟中央，近鼻孔陷中。"《循经考穴编》云："穴在鼻下人中，直唇取之。"

考诸文献，各家论述不一，有谓鼻之中央者，有谓近鼻孔陷中者，有谓鼻柱下人中者……众说纷纭，致使后学者如坠五里雾中，不知何去何从。取穴不正，下针感应较小，作用不大，不能发挥应有的疗效。笔者对该穴的取法，一般是采取坐位或卧位的姿势，于鼻柱骨下唇沟上三分之一处取之。于此处下针即能发生感应，然后依据患者体质的强弱、病情的缓急，施以适当的补泻手法。取穴不正，乱针乱刺，虽治病亦难愈。

二、主治作用

1. 主治癫痫病　《针灸甲乙经》云："癫疾互引，水沟及龈交主之。"《类经图翼》云："（人中）主治癫痫卒倒。"《灵光赋》云："水沟、间使治邪癫。"《杂病穴法歌》云："人中间使祛癫妖。"《席弘赋》云："人中治癫功最高，十三鬼穴不须饶。"

人中穴为"十三鬼穴"之一，是扁鹊与孙真人（孙思邈）用于治疗癫痫病的主要穴位。笔者曾运用此穴治愈4名多年不愈的癫痫患者（请参阅江苏中医杂志第4期第37页刊载的拙著《"十三鬼穴"治愈癫痫病的介绍》）。"十三鬼穴"中，尤以人中穴的感应最强，对于昏迷卒倒、不省人事的患者，用人中穴急救，确有起死回生之效。对于或歌或泣的癫狂患者，下针后神志即可安静，症状随即减轻。

2. 主治中风口眼㖞斜、小儿惊风、昏迷卒倒　《针灸甲乙经》云："口不能水浆，㖞僻，水沟主之。"《玉龙歌》云："中风之证症非轻，中冲二穴可安宁。先补后泻如无应，再刺人中立便轻。"《胜玉歌》云："泻却人中及颊车，治疗中风口吐沫。"《神农经》云："治小儿急慢惊风，可灸三壮，炷如小麦。"《杂病穴法歌》云："小儿惊风少商穴，人中涌泉泻莫深。"《千金方》云："卒中邪魅，恍惚振噤，灸鼻下人中。"又云："治卒死无脉，无他形候，阴阳俱竭故也，针间使各百余息，又灸鼻下人中，一名鬼客。"又云："治鬼击病方，灸人中一壮立愈，不瘥更灸。"《外台秘要》云："文仲疗卒死方，灸鼻下人中三壮。"《类经图翼》云："（人中）主治中风口噤，牙关不开，卒中恶邪，鬼击不省人事，癫痫卒倒。"

笔者在临床实践中，对卒中昏迷、不省人事者，采用本穴治疗，往往下针立苏。中风口眼㖞斜者，可酌配地仓、颊车、合谷等穴，按照病情而施治：如口眼向左侧㖞斜，可刺右侧的地仓、颊车、合谷等穴；如口眼向右侧㖞斜，可刺左侧的地仓、颊车、合谷等穴。先取健侧，后取患侧，健侧宜刺，患侧宜灸，以期平衡，此系《灵枢》所谓"缪刺"之法。如遇中风不语、口噤不开者，可配颊车、下关、印堂治之。对小儿惊风四肢抽搐、高热昏迷者，可配关冲、少商、间使、大椎，往往应手而愈。笔者1956年6月在太兴县针灸巡回教学门诊中曾采用本穴治愈乙型脑炎患者一名。患者戴某，男，2岁，住太兴城鼓楼南街。患儿患乙型脑炎，在当地医院治疗未效，症见四肢抽搐，角弓反张，两眼斜视，鼻翼翕动而带煤烟，高热神昏而口噤龄齿。病情危急殊甚，笔者当即采用水沟穴，下针少顷，患儿即张口啼哭而苏，继取大椎、间使、关冲等穴以泄热邪，此患儿仅针2次乃愈（详载《江苏省中医学校第十二期（太兴县）针灸巡回教学门诊病例总结》）。

3. **主治水肿病** 《针灸甲乙经》云："水肿，人中尽满，唇反者死，水沟主之。"《百症赋》云："原夫面肿虚浮，须仗水沟前顶。"《类经图翼》云："主治遍身水肿……俱宜刺之。若风水面肿，针此一穴，出水尽即顿愈。"又云："水气肿病，但宜针此一穴，徐徐出之，以泄水气。若针他穴，水尽则死。"

笔者于1956年夏在针灸巡回教学期间曾配合太兴县血吸虫防治站，使用针灸治疗腹水患者，结果效果良好。笔者治疗水肿患者是采用按部取穴的治疗方法：头面风水者，刺人中为主；腹水者，灸水分为主；下肢水肿者，刺足临泣为主。如水肿在半身以上，则酌取合谷、前顶、大杼以发汗；水肿在半身以下，则酌配水分、中极、阴陵泉以利尿。如此辨证施治，每收良效。

4. **主治腰脊强痛** 《通玄指要赋》云："人中除脊脊之强痛。"

《玉龙歌》云："伛补曲池泻人中。"又云："强痛脊背泻人中，挫闪腰酸亦可攻。"

人中穴对于腰脊强痛是有特殊疗效的。一般外伤性（闪挫、折伤、跌扑等）腰脊强痛，取用腰阳关、肾俞、委中等穴而无显效时，笔者即采用人中穴并施以强刺激手法，每多应手而愈。但人中穴对慢性寒湿之腰脊酸疼，效果则不及背部俞穴（肾俞、气海俞、关元俞、腰阳关、腰俞等）。关于水沟穴治疗腰脊强痛的原理，笔者认为是因为"督脉起于下极之腧（即尾闾骨端长强穴会阴部），并于有里，上至风府，入脑上巅，循额至鼻柱"。从水沟穴的主治作用与督脉的循行路线来看，经络学说是有其客观物质基础的，这是古人从临床实践中创造出来的理论，并非向壁虚构的无稽之谈。

5. 用于晕针急救　《针灸易学》云："余治三千余人，男晕针者十六人，女晕针者一人。初以指甲掐病人十指甲盖上一分肉上，晕者即醒，今以指甲掐人鼻正中肉上（水沟穴）醒而易去，较前更捷。"《中国针灸学》云："眩晕甚者面色苍白，知觉半失，肢冷脉细……灸百会，复以爪掐水沟穴。"《新针灸学》云："救晕针的方法：原先刺的是上体的穴位，可在下肢足三里再刺一针。原先刺的是下肢的穴位，可在人中穴或合谷穴补入一针。一般的……可针足三里、人中……等穴来救治。"

晕针是完全可以避免的，但在临床上亦时常发生，需要有适当的方法来救治。笔者在针灸临床中处理晕针患者是分轻重缓急进行的。一般轻度晕针者，喝开水掐人中；重者，刺人中、中冲，下针即可苏醒。我校（江苏省中医学校）在针灸巡回教学中用针灸治疗数万患者，每遇晕针者，均用此法，无不针到晕止，效如桴鼓。

操作手法:《素问》(王冰注)云:"针三分,留六呼,灸三壮。"《铜人腧穴针灸图经》谓:"针四分,留六呼,灸不及针。"

笔者用此穴,一般刺 4～8 分,灸 3～4 壮。施术时以左手拇、食二指将患者上唇捏紧使穴位隆起,这样下针时不但不痛,而且进针便利(对于神志不清的癫狂病人及破伤风患者更应捏紧上唇下针,以免手指被咬伤)。用右手持针,下针之角度,宜向上 45°。下针后,患者即有酸胀及触电似的感觉向头面扩散,针感强者,面部酸痒犹如虫行,眼睑震颤,眼泪溢出。至于手法之深浅强弱,应依据患者体质的强弱、年龄的大小、疾病的新久以及证候的轻重缓急等决定。如小儿惊风,四肢抽搐,角弓反张,二目斜视,宜浅刺疾出,以清热醒脑为主;突然中风,口眼喎斜,不省人事,证属闭证、实证者,宜用深刺(5～7 分)旋捻的手法,以开窍泄邪为主;癫狂病,登高而歌,弃衣而走,骂詈不避亲疏者,宜用 28 号粗针刺 5～7 分,留针 20～30 分钟,必要时可 5～10 分钟捻运 1 次,以加强针感。暴病卒中者更宜深刺,针尖须向龈交穴刺入,一针两穴(即水沟与龈交并刺)。此法得之于葛洪《肘后备急方》,云:"扁鹊治赵太子之患(尸厥),爪切人中良久,又针人中至齿,立起。"笔者在临床中采用此法,屡试屡效。晕针轻者,只用指甲切人中,重者则用刺法。如遇面肿虚浮者,则配用前顶穴灸之。总之,虚者用灸(补法),实者用针(泻法),不虚不实宜爪切之(即指针之法)。宜补宜泻,在于辨证施治。

第十二节　针灸对脏腑病及其并发症的防治

疾病发生的原因虽多,但不外乎六淫外侵和七情内伤,以及跌打、金刃、虫兽所伤。由于人体在整个生理活动中，不仅脏与脏、腑与腑，而且脏与腑及脏与五官、五体等组织器官之间，在结构和功能上，都是彼此关系和相互协调的。所以，当内脏发生疾病时，常相互影响和传变。这样，不但本脏有病，往往还会并发有关腑病和组织器官病，因此有"脏病及腑，腑病及脏"相互传变之说。

我国关于控制"疾病传变"的预防医学观点有非常悠久的历史。早在公元前 2 ~ 3 世纪的《黄帝内经》中就有记载，如《素问·四气调神大论》中说："圣人不治已病治未病，不治已乱治未乱，……夫病已成而后药之，乱已成而后治之，譬如渴而穿井，斗而铸锥，不亦晚乎？！"相继周代秦越人、汉代张仲景对此也都有论述。现就脏腑病及其并发症（兼证）的针灸防治，作一简略介绍。

一、脏腑病传变的理论根据

"有诸内必形诸外"，脏腑病的相互传变是客观存在的，从而可以让我们透过现象看到本质。其观察方法是运用四诊结合八纲进行辨证。其理论根据有二，即经络学说和五行学说。前者是以经脉的"是动所生病"——循经综合征（证候群）为依据的；后者则以五行学说来阐述，就是以五行生、克，乘、侮规律，说明脏腑组织器官之间的相互滋生与相互制约，并借以解释疾病的变化，说明病因病机。例如，内脏发生病变后常相互影响和传变，其表现不外"相乘""相侮""母病及子""子病及母"四种情况。

二、脏腑病及并发症的防治

疾病的防治原则是"治病必求于本"。但是疾病在传变（发展）过程中所出现的证候有轻、重、缓、急之分，因而在施治上便有急则治其标、缓则治其本，或先治其本、后治其标，或标本兼治等原则。兹就五行"相克""相乘""相侮""母病及子""子病及母"等病机及其证治举例如下：

（一）肺病（痰湿咳嗽）

属脾病及肺。脾虚生湿，湿聚成痰，上侵于肺，致使肺气不得下降。

【症状】咳嗽痰黏，胸脘痞闷，胃纳减少，苔白腻，脉濡滑。

【治法】健脾化痰（标本同治）。

【处方】肺俞、中府、太渊、脾俞、章门、太白、丰隆。

【针灸法】毫针刺，用平补平泻法，加灸。

【方义】原穴为本脏真气所输注之处，故取肺原太渊与脾原太白，以健脾补肺；取肺俞配中府，脾俞配章门，二者均为俞募相配，以运脾土而利肺气，使气行津布，痰湿得化。

（二）肺病（肾虚哮喘）

属肾病及肺。病属肾气亏乏，摄纳失常。

【症状】气息短促，气不得续，动则喘息，汗出肢冷，痰吐起沫，腰酸腿软，脉沉细。

【治法】补肾纳气（调补肺肾，标本同治）。

【处方】肺俞、膏肓俞、膻中、气海、肾俞、足三里、太渊、太溪。

【针灸法】毫针刺，用补法，加灸。

【方义】肺原太渊，肾原太溪，补二穴以充肺肾真元之气。针灸肺俞、膏肓俞、膻中，以培益肺气；肾俞、气海，补之以填肾气。

肺肾气充，则上有主而下能纳，气机得以升降。取足三里调和胃气，以资生化之源，使水谷精微上归于肺，肺气充则自能卫外。

（三）肺病（肝火咳嗽）

总由木火刑金（木反侮金），肝火烁肺。肝气郁滞，久而化火，火盛烁肺，气失清肃，而致咳嗽。

【症状】咳嗽，胸胁引痛，气逆作咳，痰少而稠，面赤咽干，苔黄少津，脉弦数。

【治法】泻肝清肺。

【处方】肺俞、尺泽、阳陵泉、太冲。

【针灸法】毫针刺，用泻法，不灸。

【方义】取肺俞针之，以调肺气。尺泽为肺经合穴，属水，水为金子，泻之以清肺热。阳陵泉为胆经合穴，太冲为肝经原穴，针而泻之，以清泄肝胆二经之邪热。如此数穴合用，肝肺同治，以奏泻肝清肺、养阴止咳之效。

（四）肺病（心火咳嗽）

病属火克金（火来乘金）。心火炽盛，上熏于肺，气失清肃，以致咳嗽。

【症状】咳嗽痰少，心烦口渴，面赤，舌燥，质红少津，脉洪数。

【治法】泻火清肺（心肺同治）。

【处方】肺俞、鱼际、尺泽、少府、曲泽。

【针灸法】毫针刺，用泻法，不灸。

【方义】取肺俞以调肺气，取肺经荥（火）穴鱼际、合（水）穴尺泽以清肺养阴，继取心经荥（火）穴少府、心包经合（水）穴曲取泽以泻火而清心。如此心肺同治，火邪得除，则咳嗽自愈。

三、扶正固本是杜绝病邪传变的重要环节

《素问·刺法论》云："正气存内，邪不可干。"此说有一定哲理。我们在疾病的防治方面，必须重视扶正固本、扶正祛邪、以正克邪的预防为主的观点。纵观历代针灸文献，此方面的记载甚多。如：唐·孙思邈《千金要方》云："宦游吴蜀，常于体上三两处灸之，勿令疮暂瘥，则瘴疠温疟毒气不能着人。"又说："要得安，三里常不干。"并说灸百会、风池、肩井、曲池、风市、足三里、绝骨等可以预防中风。由此可见，针灸一定的腧穴，可以激发和调动人体内在的抗病能力，调节机体的虚实状态，从而达到预防疾病的目的。临床实践表明：经常灸肺俞、风门、足三里，可以预防感冒；经常针灸关元、气海、足三里、命门等穴，可使久病体虚者得以康复。凡脏虚气怠，真气不足，久疾不愈，皆宜灸之。足三里具有补气益血、强身体健的作用，《通玄指要赋》中说："三里却五劳之羸瘦。"《中华针灸学》记载："华陀云：三里主五劳羸瘦，七伤虚乏。"国际上也把灸足三里视为养生之道。谢锡亮编的《灸法与保健》中记载了日本离病道人关于针刺灸治的论述："简朴质素，甘于清贫，在禅僧的行状中，实为美妙隽永的佳话。针刺灸治疾病为其日常生活之一。在一个月内，针刺灸治的日子占有两天。云水达在这两天的休假期间，穿着破衣以针刺身，灸于三里、内肩，视为养生之道，这是自古以来的传统，看来禅僧之所以长寿者居多，就是这个道理。"日本八偶景山著的《养生一言草》中的灸治之歌云："灸治确为养生诀，年逾四十灸三里。施灸不为寒暑限，疲劳施灸为上策。小儿宜灸天枢穴，每月无病长康健。小儿患病应施灸，胜似服药有神效。"以上有关文献均阐述了足三里等穴的养生保健效能。

据现代研究报导，足三里还有以下几个方面的作用。

1.调节大脑皮层功能，提高大脑细胞的活力。

2.对血管舒缩、血压、心率、心脏本身的功能具有良性调节作用。

3.对胃肠蠕动、胃液的分泌有良性的调节作用。

4.对白细胞的功能有良性的调节作用，并能解除氨中毒。

5.能提高机体的各种特异性和非特异性免疫力，对增加人体防御能力有作用。

6.能加强垂体－肾上腺皮质系统的功能，提高机体的抗病能力。

【按语】①足三里为足阳明胃经合穴，"合治内腑"。②足三里为四总穴之一，统治一切肠胃病。③足三里系回阳九针穴之一，凡暴亡诸阳欲脱者，均宜用之。④足三里为强壮保健要穴。

第十三节　针灸抗炎抗感染处方简介

近30年来，全国各地陆续开展了很多有关针灸治病原理的研究工作。从实验数据和临床资料来看，针灸足三里、上巨虚、合谷、少商、大椎等穴，能使机体的抗体滴度增加，白细胞以及整个网状内皮系统的吞噬作用增强，血中氢皮质素（皮质醇）含量增高，使机体屏障作用加强。研究结果表明：针灸可以有效调动与激发机体的抗病能力，加强机体的生理性防御措施，战胜病原微生物的侵害。同时，由于针灸可以促进新陈代谢，这就加速了毒素的排泄与炎症渗出物的吸收，为缩短甚至消除病理过程创造了条件。正是由于针灸上述诸穴能够加强机体的防御能力，具有抗炎、抗感染和抑制原虫繁殖的作用，所以能够治疗急性扁桃体炎、急性单纯性阑尾炎、急性化脓性中耳炎、细菌性痢疾以及疟原虫感染所致的疟疾等。兹就针灸抗炎、抗感染治疗常见疾病的处方及其治验病例简介于下。

一、针灸抗炎处方

炎症的临床表现以"红、肿、热、痛"为特征。炎症性疾病甚多，如急性扁桃体炎（乳蛾）、急性中耳炎（聤耳）、急性乳腺炎（乳痈）、急性单纯性阑尾炎（肠痈）、风湿性关节炎（痹证）等。现将这些炎症的针灸处方分述如下。

（一）乳蛾（急性扁桃体炎）

【方名】清热湿毒利咽方。

【处方】扁桃、合谷、少商。

【主治】急性扁桃体炎，发热、咽痛。检查喉间，则见扁桃体明显充血、肿大，有黄白色点、片状渗出物，但易拭去，如拭后不出血，可与白喉相鉴别。

【随症加穴】热重者，加大椎、曲池，热甚则加十宣；咽痛较剧者，加鱼际、照海。

【方义】扁桃为近人治疗扁桃体炎的经验穴，刺之可疏导局部壅滞之气血；合谷为手阳明经之原穴，针之可疏风解表、清咽止痛；少商为手太阴经之井穴，刺其出血有清肃肺热、泄毒利咽之功。

【临床治验举例】

（1）唐刺史成君锦，忽腮颔肿大，喉中闭塞，三日水粒不下，

针之以棱针刺少商出血，立愈，泻脏热也。（《圣济总录》）

（2）患者王某，男，23 岁，住江宁县。自述咽喉肿痛、饮食不利已 4 天。查双侧扁桃体肿大，均为Ⅱ度，伴有发热，口渴，吞咽困难（吞咽时疼痛尤剧），便秘，舌质红，苔黄，脉数。证属乳蛾（急性扁桃体炎），系由外感风热兼胃火上炎郁结咽喉所致。治当清咽消肿、通便泻热。方用清咽消肿方加内庭、陷谷，针用泻法，留针 30 分钟，每隔 10 分钟行针 1 次，1 天针治 2 次。经针 2 天后，身热悉退，咽喉肿痛渐消，大便亦较通畅。继针治 2 天，诸症尽除，而告痊愈。（《中国针灸处方学》）

（二）聤耳（急性中耳炎）

【方名】消炎复聪方。

【处方】听会、翳风、丘墟、足三里。

【主治】中耳炎，症见耳痛、耳内流黏液性或黏液脓性分泌物、耳鸣及听力减退等。

【随症加穴】实证者，加耳门、风池、外关；虚证者，加太溪；发热者，加合谷、曲池；耳鸣者，加中渚、侠溪。

【方义】本方具有消炎抗感染、恢复听力的作用。听会、丘墟为足少阳胆经穴，其经循耳，具有清泄肝胆之热、通利耳窍之功；翳风属手少阳三焦经，又为手足少阳之会，能加强清泄胆火、通耳窍之功；足三里具有强壮机体作用，据实验报告此穴有增强白细胞吞噬能力的作用；合谷、曲池有解表退热利湿之效；耳门、外关、风池系手足少阳经穴，实证配之能加强泄热利窍、祛风消肿之功；太溪乃肾经原穴，具有调补肾阴、清利湿热的作用，耳为肾之窍，虚证加太溪有补肾固本之效。

【临床治验举例】患者赵某，男，23 岁，1980 年 8 月 16 日诊。自述于 7 天前因发热伴有右耳疼痛流脓，到南京市某医院五官科就诊，检查发现右耳道有大量脓性分泌物流出，外耳道及鼓膜出血明显，紧张部穿孔。诊断为"急性中耳炎"，特来我室要求针灸治疗。刻诊：患者两耳疼痛流脓，舌苔薄黄，脉弦数。证属肝胆湿热上蒸于耳。治宜清化湿热、通利耳窍。乃用消炎复聪方，取听会、翳风、耳门、丘墟、足三里，用提插、捻转之泻法，留针 30 分钟，每日施术 1 次。经针 1 次后，右耳疼痛减轻，脓液显著减少。经针 4 次后，脓性分泌物已完全消失。耳镜检查：外耳道干燥，鼓膜稍红，症情已明显好转。续针 3 次，诸症消退。耳镜复检：右耳道干燥清洁，鼓膜及外耳道充血消失，已临床痊愈。（《中国针灸处方学》）

（三）乳痈（急性乳腺炎）

【方名】清热散结消痈方。

【处方】期门、足三里、肩井、尺泽、膻中。

【主治】乳痈。本病以乳房红肿、焮热疼痛为主证。多发于产后尚未满月时。初起乳房结块，肿胀疼痛，乳汁分泌不畅，伴寒热头痛，恶心烦渴，此为痈脓未成之象；倘乳部肿块增大，焮红疼痛，时而跳痛，此系化脓之征。亦有见于怀胎六至七月者，初起皮色不变，逐渐转红而溃，化脓较慢，产后才能愈合。

【随症加穴】乳汁不畅者，加少泽；乳房肿痛者，加乳根；恶寒发热者，加大椎。

【方义】由于乳头属足厥阴肝经，乳房属足阳明胃经，故取肝之募穴期门以疏肝经之郁滞，取胃经之合穴足三里以泻阳明之热毒，取肺经之合穴尺泽和气之会膻中以开胸间之结气。肩井为治疗乳痈的经验效穴，该穴系足少阳胆经、手少阳三焦经、足阳明胃经和阳维脉的交会穴，凡与其所交会之经脉，均循行于胸、乳部位，故针此穴能通调诸经之气，以发挥清热散结、消肿止痛的作用。

【临床治验举例】

（1）患者周某，女，27岁。产后月余，右侧乳头被婴儿吮破，排乳不畅，以致乳汁积聚，乳房结块胀痛，伴有恶寒发热，体温39.3℃。检查：局部有明显压痛，但无波动感。诊断为"乳痈（急性乳腺炎）"。谅由肝气郁结，胃热壅滞，复感外邪，以致经络阻塞、营气不和而成。治宜疏肝和胃、清热散结。取穴：期门（右）、足三里、肩井（右）、尺泽（右）、膻中、大椎。毫针刺，用泻法，留针40分钟。经针1次后（第二天），体温下降，症状减轻。经针2次后（第三天），体温正常，右侧乳房结块渐消。经针3次后（第四天），症状消失而告痊愈。（《中国针灸处方学》）

（2）许某，女，第三胎产后一周，自觉全身不适，饮食减退，左侧乳房剧痛，不能入眠。检查：左侧乳房红肿，有明显压痛，无波动感。体温39.5℃，诊断为"急性乳腺炎"。第一天，针刺双侧曲池与左侧乳根和膻中，留针40分钟，再灸膻中30分钟。第二天，体温下降，症状减轻，继针刺双侧曲池与膻中（加灸30分钟），留针40分钟。第三天，左侧乳房红肿减轻，但右侧乳房又发红，肿痛剧烈，体温上升至40.2℃，再针膻中和右侧乳根，留针1小时，膻中加灸30分钟。第四天，针刺膻中和双侧曲池。针后症状消失。（《针灸学简编》）

（四）肠痈（急性单纯性阑尾炎）

【方名】通腑泄热散瘀方。

【处方】足三里、上巨虚、曲池、天枢。

【主治】肠痈。初起绕脐疼痛，随即转移至右下腹。以手按之，疼痛加剧，痛处固定不移，腹皮微急，右腿屈而难伸，伴发热恶寒，恶心欲吐，便秘，尿黄，舌苔薄腻而黄，脉数而有力。倘大便秘结，小便短赤，舌苔黄腻，脉洪数，腹痛剧，腹皮拘急，拒按，局部或可触及肿块，壮热汗出，此乃痈脓已成（阑尾脓肿），为重症。

【随症加穴】发热者，加大椎、合谷、内庭；腹痛者，加气海、阿是穴；恶心、呕吐者，加内关、中脘；便秘、尿短赤者，加丰隆、支沟、阴陵泉。

【方义】本方的主要作用是通泻手足阳明的经气，使经脉气血通畅，肠胃功能恢复正常，达到散瘀消肿、清热止痛之效。因为肠痈的病机是由于大肠气机不和、血滞瘀凝而臃肿，因此，本方根据《黄帝内经》"合治内腑"的原则，取胃经的合穴足三里、大肠经的下合穴上巨虚，以疏导手足阳明经、腑之气；且大肠主津，由于阳明郁热耗灼津液，致大便秘结，故取大肠之合穴曲池，以疏泄热邪而存津液；继取大肠之募穴天枢，以宣通肠腑之气机。

【临床治验举例】患者张某，男，33岁。右下腹疼痛甚剧，不能行走，呈痛苦面容，麦氏点压痛阳性，局部肌肉紧张，反跳痛阳性，右腿屈而难伸，右小腿阑尾穴处压痛阳性。体温38.3℃，白细胞18400／立方毫米。脉数有力，苔腻而黄。诊断为"急性阑尾炎"。治宜通腑泄热、散瘀活血，乃用通腑泄热散瘀方，取足三里、上巨虚、曲池、天枢、大椎、合谷，施以平补平泻法，留针30分钟，每日针治1次。经针2次后，患者身热已退，腹痛大减；经针3次后，腹痛消失，已能行走；继针2次，诸症悉退，而告痊愈。

（五）痹证（风湿性关节炎）

方名1　搜风宣痹方。

【**处方**】曲池、阳陵泉、腰阳关、环跳。

【**主治**】风寒湿痹，症见关节酸痛或肢重麻木，日久不愈，可发生肢体拘急，甚至关节肿大。临床分为行痹、痛痹、着痹3种。

【**随症加穴**】行痹者，加膈俞、血海；痛痹者，加肾俞、关元；着痹者，加阴陵泉、三阴交。

【**方义**】《素问·痹论》云："风寒湿三气杂至，合而为痹。"风寒湿邪痹阻经络，气血运行不畅，因而导致本病。故取曲池祛风以宣痹解表，阳陵泉舒筋以镇一身肌肉之痛，更取腰阳关以健肾强腰，环跳以蠲腿膝之风。四穴合用，共奏搜风宣痹之功。

方名2　清热蠲痹方。

【**处方**】大椎、曲池、风市、昆仑。

【**主治**】热痹。症见关节酸痛，局部热肿，痛不可近，关节能活动，可涉及一个或多个关节，兼有发热、口渴等全身症状，苔黄燥，脉滑数。

【**随症加穴**】肩痛者，加肩髃、肩髎、臑腧；肘臂痛者，加曲池、合谷、天井、外关、尺泽；腕痛者，加阳池、外关、阳溪、腕骨；背脊痛者，加水沟、身柱、腰阳关；髀痛者，加环跳、居髎、悬钟；股痛者，加秩边、承扶、阳陵泉；膝痛者，加犊鼻、梁丘、阴陵泉、膝阳关；踝痛者，加申脉、照海、丘墟、昆仑。

【**方义**】因六阳会于大椎，故针刺大椎能调理六阳经气，以济热邪；曲池功能疏风解表，可驱上肢风邪；风市性善疏风通络，可搜下肢风邪；昆仑可激发足太阳经气而除腰脚之风湿。诸穴合用，共奏清热蠲痹之效。

【临床治验举例】

（1）患者常某，男，49 岁，1981 年 4 月 6 日初诊。自述右肩关节酸痛，得热痛减，过寒加剧，右手臂不能上举及后展，病程 3 月，经服小活络丹 5 瓶，外贴伤湿止痛膏 16 张，未见效果。诊得脉弦紧，舌苔薄白。证属痛痹。谅由风寒湿邪痹阻经络，气血运行失畅所致。治宜宣痹镇痛。乃取肩髃、臑腧、天宗、曲池，施以平补平泻法，留针 20 分钟，每日 1 次 . 共治 13 次而愈。（《中国针灸处方学》）

（2）姚某，男，39 岁。自述两膝关节疼痛、肿胀并不断加重已近月余，坐卧均痛，屈伸不利，步履艰难，夜不能寐，甚则不敢站立。近一二日来，两手腕关节及腰部均有痛感。诊断为"痛痹"。取梁丘、膝眼、阳陵泉、足三里、阳池、合谷、肾俞、气海俞等穴，针后施灸，用平补平泻法。针灸第一次后，膝肿减轻。第二次后，疼痛显著减轻，行动自如。共针 20 余次，一切症状消失。（《针灸学简编》）

二、针灸抗感染处方

临床常见的感染性疾病亦复不少，就其病原微生物来说，不外病毒、细菌和原虫三者。其所导致的疾病也很广泛，如流行性腮腺炎（痄腮）、百日咳（顿咳）、细菌性痢疾（痢疾）、疟疾等。现将这些感染性疾病的针灸处方介绍于下。

（一）痄腮（流行性腮腺炎）

【方名】清热消肿方。

【处方】翳风、关冲、外关、颊车、合谷。

【主治】痄腮。轻症，仅觉腮部酸痛，继而面肿，无其他症状，数日后便可自然消退；较重者，初起有恶寒、发热、头痛、呕吐等症，渐则腮部热、肿、痛，咀嚼困难；严重者，则见高热烦渴，并发丸肿大等症，脉浮数有力或滑数，舌苔薄白或薄黄。

【随症加穴】发热者，加曲池、大椎；肿痛者，加少商、商阳；并发睾丸炎者，加血海、三阴交、曲泉、行间。

【方义】腮腺为手少阳经循行所过，故治宜清泄少阳经郁热。翳风为手足少阳经之合穴，能宣散局部气血之壅滞；手足阳明经脉均上循面颊，故取合谷、颊车以泄邪热而解毒；继取外关、关冲以宣通三焦气机。诸穴合用，共奏疏风、清热、消肿之功。

【临床治验举例】

（1）患者陈某，男，7岁。头痛、发热、右侧腮腺肿胀疼痛已2天。检查：体温39.3℃；白细胞计数为17000／立方毫米，其中，中性粒细胞占84%，淋巴细胞占13%；右侧腮腺肿胀疼痛，张口困难；脉浮数，苔薄黄。证属"痄腮"（流行性腮腺炎）。乃用清热消肿方，取翳风、关冲、外关、颊车、合谷，施以浅刺疾出手法，每日1次。经针2次后，寒热悉退，血像正常，诸症消失，而告痊愈。（《治验纪录》）

（2）患者徐某，女，18岁。左侧耳根部肿胀作痛约2天，伴发热（体温38.5℃），曾用西药（何药不详）治疗，无效，慕名前来诊。脉浮数，苔薄白。证属急性腮腺炎。先取患侧角孙穴，将火材点燃后旋即吹灭，然后快速对准腧穴，一触即起；次用徐疾泻法针刺翳风（针尖斜向前下方）、曲池（刺入1～1.5寸），留针20分钟，每隔10分钟运针1次。复诊时，热已退，局部胀痛亦减，乃取翳风、颊车（向大迎方向透刺），以巩固疗效。三诊，痛除告愈。

【按语】火柴梗直接灸法从民间"灯火灸"演变而来，方法简便，取效亦速，对急性炎症能起到疏泄壅滞的作用。

（二）频咳（百日咳）

【方名】宁嗽化痰镇咳方。

【处方】太渊、肺俞、内关、丰隆、合谷、大椎、四缝。

【主治】百日咳。初起，症状类似感冒，咳嗽逐渐加重，入夜尤甚，呈阵发性、痉挛性咳嗽。发作时，以短咳形式连咳十余声至数十声，在阵咳后由于吸气很急，声门痉挛，会出现高音调的吼声。痉咳时易引起呕吐、面红。因剧咳可引起舌系带溃疡、眼睑浮肿、球结膜出血、鼻出血、痰中带血，也有引起脐疝、腹股沟疝、脱肛者。严重的可引起百日咳脑病而致惊厥。乳儿症状不典型，多表现为阵发性屏气、面唇青紫及窒息。

【随症加穴】体质虚弱者，加膏肓、足三里；咳痰带血者，加尺泽、鱼际。

【方义】太渊、肺俞可宣肺镇咳，内关、丰隆可宽胸化痰，合谷、大椎、身柱可解表祛邪，四缝为古人治疗小儿疳积的经验效穴，近代报导对治疗本病有效，故采用之。诸穴合用，共奏宁嗽、化痰、镇咳之效。

【临床治验举例】患者秦某，男，5岁。其父代诉：阵咳月余，近来加剧。患儿营养、发育中等，两眼球结膜下出血，呈阵发性、痉挛性咳嗽，直至呛咳呕吐，面赤筋出，不发热（体温37℃），食欲差，两肺呼吸音粗，心音钝，心律齐，肝脾未触及，腹软，X线胸透(-)，白细胞计数和分类计数在正常范围，脉滑，苔薄腻。证属百日咳，谅由患儿形气不足，感染时邪风热，肺气通降失司，痰浊阻滞气道使然。治宜清化痰热、镇咳降气。取用大椎、经渠、尺泽，施行单刺术，不留针，每日1次。经针3次后，阵咳次数大减，夜间已能安静睡眠；继针3次后，诸症消失，而告痊愈。(《中国针灸处方学》)

【按语】本病是儿童冬春季节常见的呼吸道传染病，致病菌为百日咳杆菌，体质素弱的儿童尤易感染。针灸治疗本病颇有显效。大椎是手足三阳经及督脉的交会穴，功能清热平气、解表祛邪；经渠是手太阴肺经的经穴，功能止咳定喘、清肃肺热；尺泽是手太阴肺经的合穴，"合治内腑"，功能清肺湿热、理气降逆。因此，三穴合用，对治疗百日咳有良好的效果。

（三）痢疾（细菌性痢疾和阿米巴痢疾）

方名1　清热化湿方。

【处方】合谷、天枢、上巨虚、曲池、内庭、中脘。

【主治】痢疾（湿热痢）。症见腹病，下痢赤白，里急后重，伴有肛门灼热，小便短赤，脉滑数，苔黄腻，甚则高热，呕吐，心烦，口渴。

【随症加穴】里急后重频数者，加长强、中膂俞；高热呕吐者，加大椎、内关。

【方义】本方具有清热化湿、行滞止痛的作用。合谷为手阳明经原穴，天枢为大肠之募穴，上巨虚为大肠之下合穴。由于痢疾病在大肠，故取上三穴以通调大肠腑气，使气调而湿化滞行。曲池、内庭可清泄肠胃邪热之气，中脘可和胃气而化湿降浊。诸穴合用，共奏清热化湿之效，俾热清湿化则下痢可愈。

方名2　温中化湿方。

【处方】中脘、气海、天枢、大肠俞、足三里。

【主治】痢疾（寒湿痢）。症见下痢黏滞白冻，喜暖畏冷，胸脘痞闷，口淡不渴，苔白腻，脉濡缓或迟。

【随症加穴】胸脘痞闷者，加内关；下利脱肛者，加长强、百会。

【方义】本方具有温中化湿、调气导滞的作用。取中脘、足三里以和胃气而化湿降浊；刺灸气海以调气行滞、温中散寒；更取天枢、大肠俞，俞募相配，轻刺重灸，以振奋大肠之传导功能，而起化湿导滞之效。

方名3　调中开噤方。

【处方】中脘、章门、胃俞、脾俞、内关、内庭。

【主治】噤口痢。症见下痢赤白，饮食不进，重则米粒不能入口。

【随症加穴】身热者，加大椎、曲池、合谷；脘痞腹胀者，加上巨虚、公孙。

【方义】本方具有调中开噤的作用。腑会中脘，脏会章门，此二穴为健脾和胃的要穴；胃为水谷之海，脾为仓廪之官，故取其胃俞、脾俞，以调补中气，健运脾胃；继取手厥阴之别络内关，以通降三焦之逆气；更取足阳明之荥穴内庭，以清泄肠胃之湿热。诸穴合用，湿化滞行，则病自愈。

方名4　培补脾肾方。

【处方】天枢、上巨虚、脾俞、胃俞、关元、肾俞。

【主治】休息痢。症见下痢久延不愈，屡发屡止，倦怠嗜卧，临厕腹痛里急，面黄体瘦，舌质淡，苔腻，脉濡细或虚大。

【随症加穴】脾肾阳虚、形寒肢冷者，加章门、命门；腹痛里急，加十字灸、三阴交、中髎俞。

【方义】本方具有培补脾肾、温阳化滞的作用。天枢、上巨虚可通调大肠腑气，促其行滞化湿；脾俞、胃俞可培肾脏元气，使正气旺盛，则宿滞自化。

【临床治验举例】

（1）患者赵某，男，农民，住高淳县，1978年9月13日初诊。自述昨夜始发寒热，今日中午腹痛、腹泻，继见赤白脓冻，里急后重，肛坠不爽，日行20余次，伴有胸闷，食少恶心，恶寒发热，汗少，肢体酸痛，脉浮数，舌苔薄白。体温39.4℃。大便常规：黏液少，脓球（＋），红细胞（＋＋＋），找到吞噬细胞。大便培养2次，均见宋氏痢疾杆菌。证属痢疾（细菌性痢疾）。谅由湿热积滞内阻、大肠传导失司、风寒外束使然。治宜解表化湿、清腑降浊。乃取合谷、曲池、风池、天枢、上巨虚、中脘、内庭，毫针刺，用泻法，留针30分钟，每隔5分钟行针1次，日针2次。经针2次后，汗出热退，腹痛大减，腹泻次数减少；经针4次后，腹痛更减，腹泻日行4次，赤白相兼，有黏冻，肛门坠胀，上穴加长强；经针6次后，腹泻日行2次，黏冻亦少，腹痛肛坠已除；经针8次后，诸恙消失；经针10次后，细菌培养3次阴性，疾病告愈。（《中国针灸处方学》）

（2）患者徐某，男，26岁，教师，住六合县，1974年7月3日初诊。患者发热（体温38.5℃），腹泻，大便日行30余次，混有红白黏冻，伴头晕眼花，恶心，纳差，疲倦乏力，脉浮数，舌苔黄腻。大便培养有费氏痢疾杆菌。证属痢疾。谅由外受暑湿热邪，内伤饮食生冷，凝滞肠胃，积湿蕴热，邪积交阻，肠腑气血受伤所致。治宜清热化湿、通泻肠腑。乃取合谷、曲池、内庭、中脘、天枢、足三里、上巨虚，毫针刺，用泻法，留针30分钟，每隔5分钟行针1次。7月4日，发热减轻，大便次数减少，但仍腹痛肛坠，上方加长强。7月5日，身热已退，大便日行15次，腹痛肛坠减轻，大便镜检脓细胞（＋），大便培养阴性，取穴同上。

7月6日，大便2次，带白色黏液，食欲已振，大便培养阴性，取穴同上。7月7日，大便1次，无黏液，无腹痛肛坠感，大便镜检脓球（+），取穴同上去长强。7月8日，未大便，停针观察。7月9日，大便培养阴性，镜检阴性。先后共针6次，疾病告愈。（《中国针灸处方学》）

（四）疟疾

【方名】遏阳截疟方。

【处方】大椎、间使、后溪。

【主治】疟疾。发病之初，毛孔粟起，呵欠乏力，旋即寒颤鼓额，肢体酸楚，继则内外皆热，体若燔炭，头痛如破，面赤唇红，烦渴引饮，至汗出后而热退身凉，舌苔白腻，脉象在寒颤时弦紧，在发热时滑数。有一日一发者，有二日一发者，亦有三日一发者。凡发作时间逐次提前者，为邪透阳分，疾病向愈。如逐次推迟，则病有加重的趋势。如久疟不愈，左胁下出现痞块，按之作痛或不痛，此为疟母。

【随症加穴】正值发作，舌色红紫者，加十宣；久疟不愈出现疟母者（脾肿大），加章门、痞根；寒热往来者，加陶道、疟门、崇骨；久疟不愈者，加脾俞、至阳。

【方义】大椎是手足三阳经与督脉之会，可宣通诸阳之气而祛邪，为治疟之要穴；后溪是手太阳经输穴，又是八脉交会穴，通于督脉，能激发太阳经与督脉之气驱邪外出；间使属手厥阴经，为治疟的经验效穴。三穴合用，可奏通阳截疟之效。

【临床治验举例】

（1）张子和治陈下一人病疟，三年不愈，止服温热之剂，渐至衰羸，求张治。张见其羸，亦不敢便投寒凉之剂，乃取《内经·刺疟论》，详之曰：诸疟不已，刺十指出血。正当发时，令刺其十指出血，血止而寒热立止，威骇其神。又有人久患疟，闻之亦灸此穴而愈。（《中华针灸学》）

（2）患者李某，女，32岁，住江宁县，1979年8月25日初诊。自述三天来，每日下午先寒颤，继则高热头痛，胸闷呕吐痰涎，至黄昏汗出热退，口干而黏，喜热饮但饮不多，大便溏薄。舌苔白腻，脉弦数。查血涂片，找到疟原虫。证属疟疾。谅由疟邪踞于少阳、痰湿内蕴所致。治宜和解截疟，乃取大椎、间使、后溪、足三里、脾俞治之。于发作前2小时施术，留针30分钟，每隔5分钟行针1次，每日治疗1次。经针1次后，已不发作，诸恙悉退；继针2次，以巩固疗效。5天后查血涂片，未找到疟原虫。（《中国针灸处方学》）

（3）患者徐某，男，26岁，住江宁县，1979年9月6日初诊。6天来，隔日午时寒热交作，寒轻热重，体温40℃，入暮汗出热退，伴有头痛、肢楚、胸闷，得食欲呕，口渴欲饮，大便2日未行，脉滑数，舌苔薄白略腻。查血涂片，找到疟原虫。证属间日疟。谅由寒湿内蕴、疟邪客于少阳所致。治当和解截疟。即取大椎、间使、后溪、大杼、足三里，隔日施术1次，每次留针30分钟。经针1次，隔日发作减轻；经针2次，隔日已不发作；继针1次，以巩固之。6天后复查，疟原虫阴性。（《中国针灸处方学》）

三、几点心得体会

1. 针灸抗炎、抗感染的处方是以经络理论为根据、以腧穴效能为基础、以辨证施治为准则、以刺灸补泻为手段确立的，它包含理、法、方、穴、术诸方面内容。临床中，如能精心处方，施术高妙，定可提高疗效，达到治愈疾病的目的。

2.炎症与感染，此二者既有联系又有区别。炎症多由感染引起，炎症化脓又可继发感染。针灸之所以能抗炎、抗感染，关键在于"通其经脉，调其血气"（《灵枢·九针十二原》），激发和调动网状内皮系统的防御机制，使白细胞大量释放，巨细胞吞噬作用加强，从而达到"扶正祛邪"、治愈疾病的目的。

3.本针灸抗炎、抗感染处方，选穴精当（精选特定穴，包括五输穴、八脉交会穴、八会穴，以及俞、募、原、络、郄、会诸穴），配伍严谨（如俞募、原络、郄会、街海等配穴方法），施术适度（当针则针，当灸则灸，当补则补，当泻则泻）。实践证明，针灸既能抗炎、抗病毒，又能杀菌和抑制原虫。由此足见，针灸治病有着广阔的前景。

第十四节　辨证施治在针灸临床上的应用

脏腑经络证治，早在《黄帝内经》中就有记载，《灵枢·经脉》中的"是动则病"和"是主所生病"就是描述经脉脏腑发病的临床证候（循经综合征—证候群）及其辨证论治的基础内容。至于汉，张仲景又借鉴此法，创作出《伤寒杂病论》，以六经为纲，贯串八纲辨证，运用方药及针灸疗疾。其后，《千金方》等著作亦有类似记述，惜乎东麟西爪，运用方药者多，而采用针灸者少。笔者有鉴于此，乃勤求古训，博采众长，致力研究辨证施治的基本特点和规律，通过多年的教学活动和临床实践，取得了一定的成果。现将脏腑、经络、八纲辨证的具体内容简介于下。

一、脏腑经络证治的基本内容

脏腑经络证治是以脏腑、经络学说为依据，运用四诊（望、闻、问、切）的方法，通过八纲辨证，来分析脏腑、经络病证的阴阳、表里、寒热、虚实，从而针对病机制定相应的治法，选取有效的穴位，并通过针灸补泻手法的适当运用而进行治疗的一种方法。初学之士，如能掌握要领，灵活运用，定可执简驭繁，而起事半功倍之效。兹将五脏六腑及其经络证治分述于下。

（一）肺

1. **肺脏病证治**   见表 1-2-14-1。

表 1-2-14-1   肺脏病证治表

证型	病因病机	症状	治法	取穴	针灸法
实证	痰热蕴肺	咳喘，痰黄稠，身热口渴，便干，尿赤，苔黄燥，脉浮数	清肺化痰	手太阴，阳明经穴为主，如鱼际、尺泽、中府、合谷等	针刺泻法
	风寒束表	恶寒，头痛，身楚，无汗，流清涕，苔薄白，脉浮紧	宣肺散寒	手太阴，手阳明、足太阳经穴为主。如列缺、肺俞、风池等	针灸并用
	痰浊阻肺	咳喘，痰鸣，胸胁支满，倚息难卧，苔白腻，脉滑	泻肺化痰	手太阴、足阳明、足太阳经穴为主，如中府、尺泽、丰隆、肺俞等	针用泻法，加灸
虚证	肺气亏虚	咳而气短，痰白清稀，懒言声低，形寒畏风，自汗，舌淡，苔薄白，脉虚弱	补肺健脾（补肾纳气）	手足太阴、足太阳经和任脉经穴为主，如太渊、中府、肺俞、脾俞、太白、膻中等	针用补法。加灸
	肺阴不足	呛咳，痰少，痰中带血，潮热盗汗，午后颧红，口干，舌红少苔，脉细数	滋养肺阴	手太阴、足少阴和足太阳经穴为主，如鱼际、尺泽、太溪、肺俞、膏肓	针用平补平泻法

2. 肺经病证治　见表1-2-14-2。

表 1-2-14-2　肺经病证治表

证型	病因病机	症状	治法	取穴	针灸法
实证	风寒湿邪痹阻经脉	手臂内侧前缘酸重疼痛	温经散寒	手太阴、手阳明经穴为主，如列缺、曲池等	针后加灸
	肺火上炎	咽喉红肿疼痛	清肺泻火	手太阴、手阳明经穴为主，如少商、合谷等	针用泻法，少商点刺出血

（二）大肠

1. 大肠腑病证治　见表1-2-14-3。

表 1-2-14-3　大肠腑病证治表

证型	病因病机	症状	治法	取穴	针灸法
寒证	寒邪内伏，传化失常	腹痛，肠鸣，大便溏泻，苔白滑，脉缓	温肠散寒止泻	本腑俞募穴、下合穴、足阳明经穴为主，如天枢、大肠俞、上巨虚等	针用平补平泻法，加灸
热证	邪热湿滞侵入大肠	大便臭秽，肛门灼热或下痢赤白，发热口干，尿短赤，苔黄腻，脉数	清热化湿导滞	本腑俞募穴、下合穴、手阳明经穴为主，如天枢、上巨虚、合谷等	针用泻法
虚证	气虚下陷	大便失禁，肛门滑脱，舌淡，脉细弱	补气固脱	足阳明经、任脉和督脉经穴为主，如天枢、气海、百会、长强等	针用补法，加灸
实证	积滞内停，邪壅大肠	腹痛，便秘，发热或热结旁流，苔黄，脉沉实	清热导滞	本腑俞募穴、下合穴、手阳明经穴为主，如合谷、足三里、天枢、大肠俞、上巨虚等	针用泻法

2. 大肠经病证治　见表1-2-14-4。

表 1-2-14-4　大肠经病证治表

证型	病因病机	症状	治法	取穴	针灸法
实证	风寒湿邪痹阻经脉	手臂外侧前缘酸重疼痛	散寒通络	手阳明、手太阴经穴为主，如合谷、曲池、肩髃、列缺等	针灸并用
	大肠邪热循经上冲	齿龈肿痛，颈肿，口臭，脉细数	清泄热邪	手阳明、足阳明经穴为主，如合谷、颊车、扶突、内庭等	针用泻法

（三）脾

1. 脾脏病证治　见表1-2-14-5。

表 1-2-14-5　脾脏病证治表

证型	病因病机	症状	治法	取穴	针灸法
实证	寒湿困脾	纳食不香，胸闷，口黏，头身困重，大便不实或溏泄，苔白腻，脉濡细	健脾化湿	本脏俞募穴，足太阴、足阳明经穴为主，如脾俞、章门、阴陵泉、三阴交、足三里等	针用平补平泻法，加灸
	湿热内蕴	脘痞胁胀、不思饮食，身体困重，面目身黄，皮肤发痒，小便黄赤，苔黄腻，脉濡数	清热利湿	足三阴、足阳明、足少阳经穴为主，如阴陵泉、三阴交、公孙、阳陵泉、足三里等	针用泻法
虚证	中气不足	食少，气短，神疲肢倦，腹胀肠鸣，便溏，舌淡，脉细	补中益气	本脏俞募穴，足太阴、足阳明经和任脉穴为主，如章门、脾俞、中脘、足三里、天枢、气海等	针用补法。重灸
	脾阳虚弱	面黄少华，纳少腹胀，或泛吐清水，喜热饮，舌淡苔白，脉细	温运脾阳	本脏俞募穴，足太阴、足阳明经和任脉穴为主，如章门、脾俞、中脘、足三里、太白等	针用补法，加灸

2. 脾经病证治　见表 1-2-14-6。

表 1-2-14-6　脾经病证治表

证型	病因病机	症状	治法	取穴	针灸法
实证	风寒湿邪痹阻经脉	膝、股部内侧肿胀、冷痛	温经通络	足太阴、足厥阴经穴为主，如期门、曲泉、阴陵泉、三阴交等	针灸并用
	脾胃邪热循经上冲	舌根强痛，颈肿，齿痛，苔黄，脉弦数	清泄胃火	手足太阴、阳明经和任脉穴为主，如少商、合谷、内庭、廉泉、三阴交等	针用泻法

（四）胃

1. 胃腑病证治　见表 1-2-14-7。

表 1-2-14-7　胃腑病证治表

证型	病因病机	症状	治法	取穴	针灸法
寒证	胃阳不足，寒邪偏胜	胃脘胀痛，呕吐，时泛清水，喜热饮，苔白滑，脉沉迟	温阳散寒	本腑俞募穴，足阳明、手厥阴经穴为主，如胃俞、中脘、足三里、内关等	针用平补平泻，加灸
热证	热蕴于胃，胃阳亢盛	身热，口渴，喜冷恶热，舌苔淡黄，脉数	清泄胃热	手足阳明、足太阴经穴为主，如合谷、内庭、足三里、三阴交等	针用泻法
虚证	脾胃气虚	胃脘胀闷，不思饮食，时有嗳气，舌淡，脉细	健运脾胃	本腑俞募穴、足阳明经穴为主，如中脘、胃俞、足三里等	针用补法，加灸
实证	食滞内停，胃火炽盛	脘腹胀闷疼痛，舌红，苔黄，脉弦。胃火炽盛者，可见消谷善饥，口渴引饮	消食化滞，清泄胃火	足阳明、足太阴经及任脉穴为主，如胃俞、建里、足三里、内庭、公孙等	针用泻法

2. 胃经病证治　　见表 1-2-14-8。

表 1-2-14-8　胃经病证治表

证型	病因病机	症状	治法	取穴	针灸法
实证	风寒湿邪痹阻经络	下肢前外侧酸胀疼痛	温通经脉	本经及邻近经穴，如髀关、阴市、足三里、解溪、阳陵泉等	针灸并用

（五）心

1. 心脏病证治　　见表 1-2-14-9。

表 1-2-14-9　心脏病证治表

证型	病因病机	症状	治法	取穴	针灸法
实证	痰火内扰	心悸，癫狂，不寐，舌红或干裂少苔，脉滑数	清心豁痰开窍	手少阴、手厥阴、手足阳明经及督脉穴为主，如神庭、间使、合谷、丰隆、人中等	针用泻法
	心血瘀阻	心悸，胸部刺痛或引及两胁、肩背，舌质暗红或见紫点，口唇青紫，脉细涩	活血通络行瘀	本经俞募穴、手太阴经穴为主，如心俞、巨阙、神门、大陵、郄门等	针用泻法
虚证	心阳虚	心悸，气喘，胸闷，心痛，舌淡，脉虚无力	温通心阳	本脏背俞穴，手少阴、厥阴经及任脉穴为主，如心俞、通里、内关、郄门、膻中等	针用泻法，加灸
	心阴虚	心悸，心烦，少寐，舌红少苔，脉细数	滋阴养心安神	本脏背俞穴，手足少阴、手厥阴经穴为主，如神门、内关、太溪、心俞等	针用泻法

2. 心经病证治 见表 1-2-14-10。

表 1-2-14-10　心经病证治表

证型	病因病机	症状	治法	取穴	针灸法
实证	风寒湿邪痹阻经络	手臂内侧后缘疼痛	温经通络	本经及邻近经穴，如灵道、少海、青灵等	针灸并用
	心火上炎	口舌生疮，咽痛，口苦，口干，甚则衄血，苔黄，脉数	清心泻火	手足少阴、手厥阴、手阳明经穴，如少府、照海、合谷、劳宫等	针用泻法

（六）小肠

1. 小肠腑病证治 见表 1-2-14-11。

表 1-2-14-11　小肠腑病证治表

证型	病因病机	症状	治法	取穴	针灸法
实热证	心火下移，迫血妄行	小便热赤涩痛，烦渴，口舌生疮，舌红，脉数	清热凉血	手足少阴、手太阳经穴及小肠下合穴为主，如少府、下巨虚、照海等	针用泻法
虚寒证	下焦虚寒，泌别失职	肠鸣，腹痛，泄泻，小便短少，苔白，脉迟	温中止泻	本腑俞募穴及下合穴为主，如小肠俞、关元、下巨虚等	针用补法，加灸

2. 小肠经病证治 见表 1-2-14-12。

表 1-2-14-12　小肠经病证治表

证型	病因病机	症状	治法	取穴	针灸法
实证	风寒湿邪痹阻经脉	肩背外侧后缘酸痛疼痛	温经通络	本经及邻近经穴，如后溪、养老、臑腧、天宗等	针用平补平泻法，加灸

（七）肾

1. 肾脏病证治　见表 1-2-14-13。

表 1-2-14-13　肾脏病证治表

证型	病因病机	症状	治法	取穴	针灸法
阳虚证	肾阳不足	头昏耳鸣，面色淡白，腰膝酸软，阳痿，形寒尿频，舌淡苔白，脉细	温补肾阳	本脏背俞穴、任督脉穴为主，如肾俞、命门、关元、气海等	针用补法，加灸
	肾不纳气	气短喘促，动则尤甚，小便常因咳甚而失禁，脉细弱	补肾纳气	本脏背俞穴、任督脉穴及手太阴经穴为主，如肾俞、命门、气海、太渊等	针用补法，加灸
	肾虚水泛	咳嗽，痰稀薄，腰酸腹胀，肢体浮肿尿少，舌淡白，脉沉滑	温阳化饮	本脏背俞穴，任脉、足少阴经，足太阴经穴为主，如肾俞、膀胱俞、中极、然谷、三阴交等	针用平补平泻法，加灸
阴虚证	肾阴亏虚	形瘦，头昏，耳鸣，少寐，健忘，腰膝酸软，遗精，舌红少苔，脉细数	滋养肾阴	本脏背俞穴，足少阴、太阴经穴为主，如肾俞、心俞、太溪、三阴交等	针用平补平泻法

2. 肾经病证治　见表 1-2-14-14。

表 1-2-14-14　肾经病证治表

证型	病因病机	症状	治法	取穴	针灸法
实证	风寒湿邪痹阻经脉	下肢内侧后缘酸胀疼痛或酸软	温通经脉	本经及足太阳经穴，如阴谷、筑宾、复溜、然谷、昆仑等	针用平补平泻法，加灸

（八）膀胱

1.膀胱腑病证治　见表 1-2-14-15。

表 1-2-14-15　膀胱腑病证治表

证型	病因病机	症状	治法	取穴	针灸法
虚证	下焦虚寒，肾气不固	小便频数或遗尿，舌淡苔润，脉沉细	固摄肾气	本经俞募穴及肾之背俞穴和任脉穴为主，如肾俞、膀胱俞、中极、气海等	针用补法，加灸
实证	湿热蕴结，气化阻滞	小便短赤不利，或湿浊不清，尿道灼热疼痛，舌红苔黄，脉数	清利湿热	本经俞募穴及任脉、足三阴经穴为主，如膀胱俞、中极、阴陵泉、三阴交等	针用泻法

2.膀胱经病证治　见表 1-2-14-16。

表 1-2-14-16　膀胱经病证治表

证型	病因病机	症状	治法	取穴	针灸法
实证	风寒湿邪痹阻经络	项背、腰脊、下肢后侧酸痛	温通经络	本经及邻近经穴，如天柱、大杼、委中、承山、昆仑等	针灸并用

（九）心包

1.心包脏病证治　同心脏病证治。

2.心包经病证治表　见表 1-2-14-17。

表 1-2-14-17　心包经病证治表

证型	病因病机	症状	治法	取穴	针灸法
实证	风寒湿邪痹阻经络	手臂内侧疼痛	温通经络	本经及手少阳经穴为主，如内关、曲泽、天泉、外关等	针灸并用

（十）三焦

1. 三焦腑病证治　见表1-2-14-18。

表1-2-14-18　三焦腑病证治表

证型	病因病机	症状	治法	取穴	针灸法
实证	湿热蕴结，气化不利	身热，气逆，肌肤肿胀，小便不利，舌红苔黄，脉滑数	清热利湿，化气行水	本腑俞募穴及下合穴为主，如石门、三焦俞、委阳等	针用泻法，加灸
虚证	肾气不足，气化不利	肌肤肿胀，腹胀，气逆，腹冷或遗尿，小便失禁，苔白滑，脉沉弱	温肾化气	本腑俞募穴、下合穴及任脉穴为主，如三焦俞、石门、委阳、水分等	针用补法，加灸

2. 三焦经病证治　见表1-2-14-19。

表1-2-14-19　三焦经病证治表

证型	病因病机	症状	治法	取穴	针灸法
实证	风寒湿邪痹阻经络	上肢外侧酸胀酸痛	温通经络	本经及邻近经穴，如阳池、外关、天井、肩髎等	针灸并用
	外感风热或内热循经上冲	耳鸣，耳聋，身热，咽干，舌红苔黄，脉数	疏经泻热	手足少阳经穴为主，如液门、中渚、外关、支沟、风池等	针用泻法或刺血

（十一）肝

1. 肝脏病证治　见表1-2-14-20。

表1-2-14-20　肝脏病证治表

证型	病因病机	症状	治法	取穴	针灸法
实证	肝气郁结	胁痛，呕逆，腹痛，便溏或便后不爽，苔薄，脉弦	疏肝理气	本脏俞募穴，足厥阴、足阳明经穴为主，如肝俞、期门、章门、阳陵泉、行间等	针用泻法
	肝风内动	昏厥痉挛，肢体麻木，头痛，眩晕，舌体歪斜颤动，舌红，苔薄黄，脉弦数	平肝熄风	足厥阴、足少阳经及督脉穴为主，如百会、风池、阳陵泉、太冲、三阴交等	针用泻法
	肝火上炎	胁痛，呕吐，头痛，眩晕，耳鸣，耳聋，目赤，吐酸，舌红苔黄腻，脉弦数	清泄肝胆	本脏俞募穴、足少阳经穴为主，如肝俞、期门、风池、阳陵泉、侠溪、行间等	针用泻法或刺血
虚证	肝阴不足	头痛，眩晕，耳鸣，耳聋，肢体麻木，舌红少津，脉弦细	滋阴柔肝潜阳	足厥阴、足少阴、足少阳经穴为主，如风池、阳陵泉、丘墟、太溪、照海等	针用平补平泻法

2. 肝经病证治　见表1-2-14-21。

表1-2-14-21　肝经病证治表

证型	病因病机	症状	治法	取穴	针灸法
实证	外感寒邪，寒凝肝脉	睾丸偏坠胀痛，少腹胀疼，苔白滑，脉沉弦	温经暖肝	本经及任脉穴为主，如章门、气海、曲泉、太冲等	针用泻法，加灸

（十二）胆

1.胆腑病证治　见表 1-2-14-22。

表 1-2-14-22　胆腑病证治表

证型	病因病机	症状	治法	取穴	针灸法
实证	肝胆火旺	头痛，目赤，耳聋，口苦，呕吐苦水，舌边起刺，脉弦数	清泄肝胆	足少阳、足厥阴经穴为主，如听会、日月、阳陵泉、太冲等	针用泻法
虚证	气血不足	胆怯易惊，夜寐不实，舌淡，脉细弱	调补气血，补益肝	本腑俞募穴及手少阴经穴为主，如胆俞、日月、丘墟、神门等	针用补法，加灸

2.胆经病证治　见表 1-2-14-23。

表 1-2-14-23　胆经病证治表

证型	病因病机	症状	治法	取穴	针灸法
实证	风寒湿邪痹阻经脉	下肢外侧酸胀疼痛	温通经脉	本经及邻近经穴，如环跳、阳陵泉、悬钟、丘墟等	针灸并用

二、经络腧穴诊治疾病的要领

　　经络系统既是运行气血的通路，又是病邪传注的途径；既是诊察病证的依据，又是治疗疾病的基础。它在临床上的具体应用，主要表现在经络诊察和经穴治疗两个方面（图 1-2-14-1）。

经穴治疗
  主治范围
    本经俞穴，能治本经病
    表里经俞穴，能治表里两经病
    俞穴所在，主治所在
    经络所通，主治所达
  三部配穴法
    局部取穴：即病部取穴。如胃痛取中脘；腰痛取肾俞。
    邻近取穴：于患部附近取穴。如胃痛取梁门；腰痛取志室。
    远道取穴：在四肢肘、膝关节以下取穴。如腰痛取委中。
  特定穴配穴法
    俞募配穴：又称阴阳配穴（俞在阳而募在阴）。主治有关内脏病。如肺俞配中府主治肺病。
    原络配穴：又称主客配穴。主治相关的内脏病、表里两经病。如胃痛取胃之原穴冲阳配脾之络穴公孙。
    五行俞配穴：即井荥输经合配穴，是根据五行生克、子母补泻规律而配穴。如肝在五行属木，肝经的实热证可针泻行间，行间为荥火，是实则泻其子；肝经的虚证可针补曲泉，曲泉为合穴，是虚则补其母。
    八脉交会配穴：即奇经八脉交会八穴配穴法。如公孙通冲脉，内关通阴维脉，二脉合于心、胸、胃，故心胸胃病取公孙配内关。
    八会配穴：即脏、腑、气、血、筋、骨、髓、脉等精气所会聚的八个俞穴进行配穴。如脏会章门，五脏有病当取章门。
    郄穴配穴：即取经穴脉之气深聚的十六个郄穴进行配穴，多用于急性病症。如胃痛配胃经郄穴梁丘；咯血则配肺经郄穴孔最。
    下合穴配穴：即根据《灵枢》："合治内腑"的原则，取知所属内腑下合穴进行配穴。如肠痛取大肠下合穴上巨虚；癃闭（小便不通）则取三焦下合穴委阳治之。
  对症取穴法：是根据不同病症，选取相应的具有特殊治疗作用的输穴。如高热取大椎；昏迷取人中；体虚取气海、关元、足三里、命门等。他如五输穴、八会穴的取用亦均属此范围。

图 1-2-14-1 经络腧穴诊治疾病要领

三、治疗原则和八纲辨证施治常规

《灵枢·经脉》云："盛则泻之，虚则补之，热则疾之，寒则留之，陷下则灸之，不盛不虚以经取之。"《灵枢·九针十二原》指出："满则泻之，菀陈则除之。"临床上，应根据上述治疗原则，结合八纲辨证，按照其病位深浅、邪正之盛衰和疾病的属性，进行针灸补泻。兹将其具体运用，分述于下。

（一）治疗原则

1. 实证当用泻法　泻邪气之有余。

2. 虚证当用补法　补正气之不足。

3. 热证当用速刺疾出法　以泄其热邪。

4. 寒证当用留针法　待阳气之来复。

5. 经脉郁滞当用刺血法　以散瘀活血。

6. 气虚下陷当用灸法　以补中益气。

7. 一般病证分经取穴治疗　以循经取穴治之。

（二）八纲辨证施治

上述治疗原则源于《黄帝内经》，出自《灵枢·经脉》。此属古代医家的经验总结，用于临床确实有效，故录于此，以资参考。然而，《灵枢·官针》则谓："针所不为，灸之所宜。"其后，历代医家通过反复的临床实践，更体会到"针所能为，灸之亦宜"。诸如《千金要方》中载有崔知悌灸育俞治疗36种骨蒸病，此属阴虚火旺之证，实为针所能为者，而崔氏却弃针取治于灸法获效。明·李梴在《医学入门》中指出："寒热虚实，皆可灸之。"现代针灸专家魏稼教授在《中医杂志》发文提出"热证可灸论"。针刺和艾灸这两种治疗方法，可收到"异曲同工，殊途同归"的效果。我们对待古代的医学遗产，必须是继承而不泥古，创新而不离源。

第三章

针刺得气的要领、火针足针三棱针指针的应用经验及现代针灸器材的发展

第一节　得气的文献考证与临床体会

"得气"是指针刺时机体产生的一种反应，现代称之为"针感"。针刺得气，是取得疗效的关键，所以为古今针灸医家所重视。笔者为了探索针刺得气的规律，不揣简陋，综合古今文献的有关论述，并联系个人的学习心得和临床体会，略谈于下。

《黄帝内经》《难经》《针灸大成》等书，对于针刺得气的方法及其与疗效的关系论述甚详。《难经·八十一难》中说："顺针而刺之，得气，推而内之是谓补，动而伸之是谓泻。"《灵枢·九针十二原》指出："刺之要，气至而有效，效之信，若风之吹云，明乎若见苍天。"明代针灸名家杨继洲在《针灸大成》中也深有体会地写道："下针若得气来速，则为易愈而效亦速；气若来迟，则病难愈而有不治之忧。"这些论述是历代医家的经验结晶，是难能可贵的。

实践表明，要想针刺得气，提高疗效，还必须掌握候气、催气、守气等重要环节。

一、候气

候气是针刺得气的重要步骤，古今医家均将其视为针法的要诀。候气的作用及其要求，一般有如下几点。

1. **候气可以预测疗效良否**　《灵枢·九针十二原》中说："为刺之要，气至而有效。"《难经·七十八难》中说："不得气，是为十死不治也。"《标幽赋》则说："气速至而速效，气迟至而不治。"《针灸大全·金针赋》也说："气速效速，气迟效迟。"

【按语】此说法是符合临床实际的。候气之时，既可行针促其得气，又可通过得气与否来预测疗效佳否。

2. **得气的快慢与气候、体质有密切关系**　《素问·八正神明论》指出："天温日明，则人血淖液而卫气浮，故血易泻，气易行；天寒日阴，则人血凝泣，而卫气沉，故凝则难行，沉则不应矣。"《灵枢·行针》云："重阳之人，其神易动，其气易往也……多阴者多怒，数怒者易解，故曰颇有阴，其阴阳之离合难，故其神不能先行也……阴阳调和，而血气淖泽滑利，故针入而气出，疾而相逢也。"这些见解是正确的，现在我们对经络感传的研究，也证实了这一论点。凡患者体质较强，或在气候较暖的情况下，针刺容易得气；反之，患者体质虚弱，或在气候寒冷的情况下，针刺则不容易得气。

3. **候气可以辅助诊断**　见《标幽赋》。

第二节　火针治疗乳痰与乳癖的经验介绍

火针古称"燔针"，为外科手术的工具之一，可用以治疗一切坚顽痰核及引流排脓。笔者在临床上曾运用火针治疗 68 名乳痰及乳癖患者，效果颇佳。兹将点滴经验及典型病例介绍于后，供同道们参考。

一、火针的功用

1.灼烙痰核组织，摧毁核体，杜绝组织增生。

2.排泄核体内毒素，不致内陷蕴结。

3.用于漫肿无头的冷性阴疽，有泄毒、消瘀、温散之功。

4.用于不便施行手术的疮疡，有排脓、放水的作用。

5.用于一般瘘管，有溃坚化腐、祛瘀生新之效。

6.用于止血，可烙焦毛细血管。

二、火针的适应证与禁忌证

火针可用于乳痰、乳癖、瘰疬（用于溃破核体及引流毒素）、水鹤膝（用于放水引流）、阴疽（用于泄毒、散瘀）等症。以下所谈，仅为火针在乳痰、乳癖治疗方面的适应证与禁忌证。

（一）适应证

1.结核初期的乳痰与乳癖。

2.乳癖虽多，但稀疏、散在的。

3.乳房发育正常，无畸形变态的。

4.核块生在半表半里，推之可移的。

5.年龄不超过40岁，一般状况良好的。

6.乳痰未溃破的（不论化脓与否）。

（二）禁忌证

1.由乳癖转为乳劳或乳岩者。

2. 根盘庞大、推之不移者。

3. 乳房萎缩、僵硬或核块凸出肿大者。

4. 核块自溃流脓水者。

5. 年龄超过 40 岁，营养不良、体质虚弱者。

6. 因患梅毒或肺结核病而伴发乳痰或乳癖者。

7. 孕妇。

三、术前准备

1. 针具。火针分大、中、小 3 类。大者如锥，中者次之，小者更次之，与大头针相似。治乳痰、乳癖、瘰疬多用小针。大、中 2 类专司疮疡排脓放水。

2. 桐油灯 1 盏（如无桐油，麻油亦可）。

3. 菜油 1 杯（每用少许，涂于核块部位，下针时可减轻皮肤灼痛）。

4. 玉红膏 1 钱（针后先将核块内脓水排尽，然后用少量红玉膏涂于针孔处及四周，可止痛生肌）。

5. 普鲁卡因数支，以及酒精、碘酒等。

四、操作方法

须确诊为乳痰或乳癖后方可施针。令患者安坐椅上，背部紧贴椅背（如患者体质虚弱或内心恐惧，宜取卧位），先用 75% 的酒精将患部及患野进行皮肤消毒，继以指诊探明核块的形状大小、数目多少、分布情况、部位深浅，以及乳房囊隔有否涉及等情况。待摸清症情后，以 2% 的碘酒涂于各个核块部位，并于皮下注射少量局部麻醉药。然后，医者以左手握住乳房上部，用拇指与食指固定接受针刺的核块。右手持针，用桐油灯对针进行加热，待针尖变红，即可疾刺核块。核块如豆大者，一针即可；如枣大者，可刺两针；如栗李大者，可行三角式刺法或梅花式刺法。核块累累者，不可全面下针，以免造成创部灼痛，每次最好选择一二核块，这样痛苦小而疗效大。如核块散在，则各个击破；如核块集结，必要时可用环状刺法。如此，不但能直接控制和崩溃核块，而且能避免核块增生及转移。

五、典型病例介绍

例1 患者常某，女，41岁，住太兴县广陵区常家庄，1954年3月6日诊。

主诉：自诉左乳生核块已有3年，初起时形如豌豆，只有2块，以后逐渐增多，现有5块。每因操劳过度或忧郁不舒时，便觉核块胀大。

症状：左侧乳房皮色如常，发育亦与右侧无异，唯生有核块5枚，形似枣核，推之能移，无痛楚及寒热征象。

检查：右侧乳房正常。左侧乳房下部生有核块5枚，核体坚硬，重按棘手。体格中等，营养较差，面部表情苦闷。

诊断：乳癖。

治疗：进行皮肤消毒及局部麻醉后，于每核上各刺1～2针，自核体排出白色胶状黏液后，核块霍然冰释，乳房顿觉柔软而舒畅。随以玉红膏涂于创口，并嘱服清肝解郁汤3帖，佐以小金丹6粒。

例2 患者王某，女，37岁，住太兴县城黄区河失乡失迷庄，1954年8月21日诊。

主诉：自诉右乳有核块3枚，已有2年。自觉在孩子断奶后渐渐长大，手摸核块好似雀蛋。近来微有寒热，核部时觉隐痛。曾经医院诊治，说是乳腺结核，虽经注射、服药，但未见效。

症状：右乳中部有核块3枚，列为鼎足之形。上部一枚较大，状如胡桃；下部2枚较小，形似雀卵。微有寒热，核块隐隐作痛，甚则波及右侧腋窝酸疼。

检查：体格、营养中等。乳中核块3枚，按之较软，推之则疼。

诊断：乳痰。

治疗：状若胡桃者，使用梅花式刺法（如梅花桩样下针5处）；状如雀卵者，则用三角式刺法（如鼎足之势下针3处）。待核内豆汁样物排出后，核即瓦解，患部略凹陷，其痛若失，乳房顿觉宽展。乃以玉红膏外涂，嘱其内服神效栝楼散3帖，佐以西黄醒消丸3钱。

例3　患者张某，女，34岁，住太兴县广陵区路庄乡路庄，1955年1月5日诊。

主诉：自诉于2年前右乳曾患乳痈，虽经手术治愈，但核块未消。后寒热作痛，并逐渐增多。

症状：核块累累，状若葡萄。每感风寒时发，或因操劳痛增。

检查：右侧乳房下部有核块7枚，状若葡萄，按之稍软，推之略动。体格及营养状况良好。

诊断：乳痰。

治疗：采用各个击破法，分次施术，其核即溃，同时流出大量米滑样黏液。后敷以玉红膏，嘱服神效栝楼散4帖，送以小金丹4粒。

例4　患者姚某，女，42岁，住太兴县曲虾区元仙乡元仙村。

主诉：自诉乳中发现核块已有3年，初起时觉左乳有核块四五枚，右乳两枚，以后逐渐增多。但无寒热疼痛，每因过劳便觉坠胀。曾经卫生所注射链霉素及服用中药无效。

症状：核块集结，星罗棋布，按之若珠，粒粒可数。无寒热征象，亦无疼痛。

检查：左侧乳房生有核块12枚，右侧乳房4枚。大者如栗子，小者如枣核，推之能移，按之坚硬。体格正常，营养中等。

诊断：乳癖。

治疗：采用环状刺法，四周每核一针，隔日再针中部核块。先后共施针5次，核块全部崩溃。乃以玉红膏外涂，嘱服洞天救苦丹及消乳岩丸各3两（每服3钱，陈酒送服，以上二药，早晚交替服用），未及半月而愈。

六、经验和体会

1. 临床上对乳痰、乳癖与乳痨、乳岩的鉴别　　见表1-3-2-1。

表1-3-2-1　乳痰、乳癖、乳痨、乳岩的鉴别

病名	症状	核块形态	发生部位	指诊	预后
乳痰	初起不疼不痒，继而寒热作痛，日久则溃	初起与乳癖相似，继而增大，如枣如李	多生于乳房中央，在半表半里之处	按之较软，推之稍移	除自溃成瘘管者外，一般预后良好
乳癖	乳房发育正常，皮色不变，不痛不痒，无寒热征象	形如豆粒或枣核，间随操劳及喜怒而消长	多生于乳头稍上部，在乳房半表半里之处	按之坚硬棘手，推之移动如珠	除恶性者转为乳岩外，一般预后良好
乳痨	初为核粒，久则肿大溃腐，臭水淋漓，午后烦热干咳，两颧浅红，形体日渐消瘦	初生核块，继则扩大，如盘如碗	多生于乳房中央，每与胸廓毗连	根盘漫肿，按之坚硬，推之不移	预后险恶

病名	症状	核块形态	发生部位	指诊	预后
乳岩	初起乳房不红不热，累年则潮热恶寒，先腐后溃，馊水臭秽不堪	初如枣栗，渐如棋子，久则如盘，形似堆栗，高曲如岩，溃则翻花突出，犹如泛莲	多生于乳房中央及上部，往往紧贴着胸廓	根盘庞大，坚如岩石，推之不移	预后险恶

2. **火针在治疗上的优越性**　笔者在临床上深深体会到火针的巨大作用。一般患者往往经注射与服药毫无效果，而用火针治疗，下针即愈。

3. **火针对本病的治疗作用**　针刺既能破坏乳痰及乳癖的核块，又能借其灼烙作用摧毁核块组织。火针治疗，可攻坚化腐，排泄毒素。

4. **火针施术后的反应**　施术后，核块溃破。脓水排尽后，核体顿时软化，乳房拘急亦随之而解，仅针孔四周皮面上微有红晕及轻度灼痛感，1 小时后会逐渐消失。

5. **施术后的一般征象**　患部往往下针即愈，并无扩散、漫肿、游走以及增生之弊。

6. **针刺多寡与核块的关系**　施术时要看核块的大小和部位的深浅而决定针刺的多少。大凡较小的核块（如枣核大者），一针即可；中等核块（如雀蛋大者），可用三角式刺法，三针即可；较大的核块（如栗李大者），可用梅花式刺法，五针即可。核块浅者，针刺宜少，下针宜浅；核块深者，针次宜多，下针宜深，火力宜强。总之，不论核块大小、部位深浅，必须针针中核，达到摧毁之目的后才能停针，这样才能获得应有的疗效。

7. **针刺深浅与核块的关系**　针刺深浅是火针操作上的重要内

容。部位浅者，下针宜浅；部位深者，下针宜深。浅部者宜疾刺疾出，火力适中即可；深部者宜疾刺缓出，火力宜强。总之，深浅度要掌握准确，这样才能发挥疗效。否则，太过不及，徒伤好肉。至于经络骨节之处，下针尤应注意。

8. **本病与年龄及体质的关系**　大凡患者在 40 岁以下，身体健壮，营养良好，纵有核块，亦易治愈。如患者在 40 岁以上，身体消瘦，面削如鸠，营养极度不良，核块虽小，亦难治愈。

9. **本病易治、难治与不治病征的鉴别**　据笔者的临床体会，凡核块生于半表半里，推之移动，乳房发育正常，皮色不变者，易治；症状虽如上述，但核块根盘庞大，推之不移，乳房萎缩，肌肉僵硬如石（证属乳劳、乳岩、恶性癌瘤之类）者，不治。

10. **本病对于摄生及饮食宜忌的要求**　本病在发作期间及治疗时期，不可同房及过度劳逸。一旦身体衰惫，抵抗力减退，则有复发之虞。正如《黄帝内经》所言："正气内存，邪不可干""邪之所凑，其气必虚"。必嘱患者予以注意。至于饮食方面，凡体质虚弱、营养不良者，应嘱其多食山药、百合、海带、瓜果蔬菜之类，或猪肝、猪蹄汤等富有营养之食物，忌食辛辣酒类及公鸡、鲤鱼、虾、蟹等发物。善于摄生与饮食调补及胸襟畅悦者，收效更快。

11. **本病的防治**　导致本病发生的原因很多，有因患疮而续发者，有因情志不遂肝气郁结而发者，亦有因忧思操劳所致者。在预防方面，应重视戒恼息怒，精神愉快，不妄作劳。在治疗方面，应做到早期诊断，及时治疗，切勿蹉跎良机，致成痼疾。

12. **火针疗法与药物助治**　化腐攻坚，泄毒引流，这是火针的独特疗效。但在某些情况下，我们也不能忽视药物的辅助治疗作用。情志不遂，肝气郁结者，可服清肝解郁汤佐以小金丹，以疏郁解毒；乳癖之核块累累而蕴毒深者，可服洞天救苦丹或消乳岩丸，以解毒溃坚；乳痰众多，寒热作痛者，可服神效栝楼散佐以西黄醒消丸，以消核解毒；术后针孔灼痛者，当用生肌玉红膏涂敷，以止痛生肌。

附：辅助方剂

（一）内服剂

1. 清肝解郁汤

【主治】乳癖、乳痰等。

【功效】消肿软坚，疏肝解郁。

【处方】生地、白芍（酒炒）、川芎、陈皮、制半夏各八分，贝母（去心，研）、茯神、青皮、远志（去心）、桔梗、苏叶各八分，栀子、木通、甘草各一钱，香附（醋炒）一钱五分，生姜三片。

【服法】清水一碗半，煎成一碗，食后服。

2. 神效栝楼散（《医宗金鉴》）

【主治】乳中结核、乳癖、乳痈初起等症。

【功效】消坚和血。

【处方】大栝楼一个（去皮，焙为末）、当归、甘草各五钱，制乳、没各二钱。

【服法】共研细末，每用五钱，以水、酒各半碗，煎成半碗，食后服。

3. 洞天救苦丹（验方）

【主治】乳岩、乳痈、瘰疬溃烂。

【功效】消核、消肿。

【处方】露蜂房、雄鼠粪（两头尖）、青皮、川楝子（立冬后者佳）。

【制法】放在瓦上焙存性，各等分为末用。

【服法】每服三钱，陈酒送下，隔日再服。重症者每日服一次。

4. 西黄醒消丸（《全生集》）

【主治】乳岩、乳核、瘰疬等。

【功效】消散乳核。

【处法】牛黄三分，麝香一钱五分，制乳没各一两。

【制法】共研细末，用六神面打糊为丸，如绿豆大，低温干燥，忌烘。

【服法】每服一钱，开水送下。

【禁忌】孕妇忌服。

5. 小金丹（《全生集》）

【主治】流注、痰核、乳岩、横痃、附骨疽等。

【功效】消肿、止痛、解毒。

【处方】白胶香、草乌、五灵脂、地龙、木鳖各一两五钱，乳香（去油）、没药（去油）、当归身各七钱五分，麝香三钱，木炭一钱二分。

【制法】共研细末，加入糯米粉一两二钱，调成厚糊，千槌打融为丸，如豌豆大。

【服法】每服 2～3 丸，用陈酒或开水化服。

【禁忌】孕妇忌服。

6. 消乳岩丸（马培之）

【主治】乳岩、乳癖、乳痰等。

【功效】消块软坚。

【处方】夏枯草一两，栝楼仁、茜草根、甘草、陈皮、山慈菇、两头尖、川贝母、连翘、橘叶、白芷、甘菊、制乳没、紫地丁各一两五钱，金银花、漏芦各二两，蒲公英四两。

【制法】共研细末，炼蜜为丸，如桐子大。

【服法】早晚各服三钱，开水送下。

（二）外治方

生肌玉红膏（《医宗金鉴》）

【主治】痈疽发背，诸般溃烂。

【功效】生肌收口。

【处方】当归二两，白芷五钱，白蜡二两，轻粉四钱，甘草一两二钱，紫草二钱，瓜儿血竭四钱，麻油二斤。

【制法】先将当归、白芷、紫草、甘草四味入油内浸三日，大勺内慢火熬，微枯色，细绢滤清；将油复入勺内煎滚，入血竭化尽；次下白蜡，微火亦化。用茶盅四个，预放水中，将膏分作四处，倾入盅内，候片时方下研极细之轻粉，各投一钱，搅匀，候至一昼夜，即可用之。

【用法】视疮面大小酌情涂之。

第三节　足针治疗 25 种疾病的经验介绍

足针疗法，是在《灵枢·九针十二原》"五脏有六腑，六腑有十二原，十二原出于四关，四关主治五脏，五脏有疾，当取之十二原"及《灵枢·始终》"病在头者取之足"的启示下，结合近代文献刺涌泉治疗高血压、灸足心治疗失眠、灸足跟（女膝穴）治疗骨槽风等临床治验报道，逐步摸索出来的。兹将笔者使用足针疗法的点滴经验介绍于后。

一、针刺部位

笔者以足三阳经（胃经、胆经、膀胱经）和足三阴经（肝经、脾经、肾经）循行于足部的部位为基础，初步对足部进行了分区定位，通过临床实践，取得了一定的疗效，并发现足底心、肺、心包、三焦、膀胱等区对调整内脏的功能有显著疗效，因此进一步拟定了内脏、头面在足底部的相应位置。兹将足部针灸刺激部位列述于下。

1. **肝区**　在足大趾与次趾本节骨间，适当第一跖骨与第二跖骨缝中。

2. **肾区**　在第二趾与第三趾本节骨间，是当第二跖骨与第三跖骨缝中。

3. **胆区**　在第四趾与第五趾本节骨间，是当第四跖骨与第五跖骨缝中。

4. **肺区**　在大趾本节后五分，是当第一跖骨与第二跖骨之间。

5. **心区**　在次趾本节后五分，是当第二跖骨与第三跖骨之间。

6. **膀胱区**　在第四趾本节后五分，是当第四跖骨与第五跖骨之间。

7. **脾区**　在肺区后一寸，是当心包区内侧五分处。

8. **心包区**　在心区后一寸，是当脾区外侧五分处。

9. **三焦区**　在膀胱区后一寸，是当心区外侧五分处。

10. **大肠区**　在脾区后一寸，是当然谷下方一寸处。

11. **胃区**　在心包区后一寸，是当大肠区外侧五分处。

12. **小肠区**　在三焦区后一寸，是当胃区外侧四分处。

13. **目区**　在大肠区后一寸，是当头区内侧四分处。

14. **头区**　在胃区后一寸，是当目区外侧四分处。

15. 耳区　在小肠区后一寸，是当头区外侧四分处。

16. 鼻区　在头区后一寸，向足跟部与口区对直。

17. 口区　在足跟下方赤白肉际处，向前与鼻区对直。

二、适应证和常用区位

见表 1-3-3-1。

表 1-3-3-1　足针疗法的适应证和常用区位

病种	常用区位	病种	常用区位
疝痛、睾丸炎	主位：肝、肾 配位：脾	咳嗽、胁痛	主位：肺、三焦 配位：肾、胆
高血压	主位：肾、心 配位：肝、胆	小便癃闭	主位：肾、膀胱 配位：三焦、小肠
癫狂	主位：心、心包 配位：肝、胃	遗精	主位：肾、脾 配位：肝、心
高热昏迷	主位：心、肾 配位：肝、胆	失眠	主位：心、心包 配位：头
小儿惊风	主位：肝、胆 配位：脾、肾	牙痛、骨槽风	主位：目、肾 配位：胃、女膝
中风不语	主位：心、肝 配位：脾、肾	鼻衄、鼻塞	主位：鼻、口 配位：膀胱
急性胃痛	主位：胃、脾 配位：大肠	头痛	主位：头、肾 配位：肝
腹痛、泄泻	主位：胃 配位：大肠、小肠	目赤肿痛	主位：目、肾 配位：肝
阑尾炎	主位：大肠、小肠 配位：胃、里内庭	耳鸣	主位：胆、膀胱 配位：三焦

注：

①气端：在足趾尖端，两足计 10 穴。主治脚气，趾麻痹。灸 3 ~ 5 壮。

②内太冲：主治疝气上冲，呼吸不利。针一分，灸三壮。

③里内庭：主治小儿抽搐，五趾痛。针3～5分，灸3～7壮。

④独阴：主治小肠疝气，胎衣不下，女子干哕，经血不调。灸3～5壮。

⑤里陷谷：主治急性胃痛，癫狂症。针3～5分，灸5～10壮。

⑥蹎趾里横纹：主治睾丸癌。灸3壮，病左灸右，病右灸左。

⑦女膝：主治骨槽风。灸3～7壮。

三、操作方法

1. 患者体位　一般采用平卧位，两足伸直针之。如行灸法，可采用俯卧位，将足举起，平掌灸之。

2. 针刺方向　针与被刺部位呈90°角刺入。

3. 针刺手法　用五分长毫针（30号）。手法按病情不同分强刺激与弱刺激2种。强刺激为泻法，将针刺入五分左右，得气后留针30分钟左右，留针期间可依据病情的需要，每隔5～10分钟捻针一次，此法多施于癫狂、高热昏迷、急性胃痛、腹痛、疝痛等证。弱刺激为补法，将针刺入二分，患者觉有痛感，再轻刺数下便出针，或留针15分钟左右，此法多施于小儿惊风、阑尾炎、小便癃闭、中风不语等证。至于遗精、失眠、头痛、耳鸣、鼻塞、牙痛、骨槽风等证，宜用灸法治之，一般可灸5～50壮。

4. 疗程　一般针灸5～10次为1个疗程，休息5～6天后可再做第2疗程。

四、注意事项

1. 凡大出汗、大出血、孕妇、月经期、贫血、头晕或低血压，均须慎用或不用。

2.久病体虚或形体羸瘦者不宜针刺，可酌用灸法。

3.实证宜针，虚证宜灸。一般慢性疾患，如遗精、疝气等，可刺入 1～2 分，以患者自觉微痛为度；对急危重症，如高热昏迷、急性胃痛、腹痛等，可刺入 5 分左右，勿使剧痛，始可获效。

五、疗效观察

本疗法经过临床试用，共治疗 154 例（包括 25 种不同类型的病证）。兹将疗效列于表 1-3-3-2。

表 1-3-3-2　足针治疗 154 例疗效统计

病证	总例数	显效例数	有效例数	无效例数
胃痛	21	16	5	
腹痛	11	9	2	
呕吐	6	4	2	
泄泻	13	9	3	1
急性阑尾炎	2	2		
小儿惊风	1	1		
睾丸炎	7	5	2	
疝痛	5	4	1	
尿闭	1	1		
腰胯痛	14	10	3	1
遗尿	12	7	3	2
感冒	5	4	1	
头痛	5	4	1	
胁肋痛	6	4	2	
癫狂	3	1	2	
中风	1	1		
便秘	2	2		

病证	总例数	显效例数	有效例数	无效例数
目赤肿痛	4	3	1	
疟疾	6	4	2	
失眠多梦	8	6	2	
牙痛	9	7	1	1
耳鸣	2	1	1	
下肢麻痹	3	3		
脚肿痛	4	3	1	
腿膝痛	3	2	1	
合计（%）	100	73.4	23.4	3.2

六、病例介绍

例 1　患者史某，女，45 岁，1960 年 10 月 11 日诊。

主诉：患胃病已 23 年，屡屡发作，发则吞酸、嘈杂，疼痛绵绵。自服"蚌壳衣"可暂时止痛，此次发作已有 3 天，心窝部阵发性剧烈疼痛，服用上药无效，经南京某医院检查，诊断为"胃痉挛痛"，服药后疼痛减轻，现又发作。

【症状】胃脘胀闷，阵发作痛，呃逆吐酸，饮食难进，按胃脘部其痛尤剧，坐卧不安，呼痛不已，脉弦而紧，苔白腻。

治疗：疏肝理气，和胃止痛。针刺足底胃区、肝区、陷谷，均刺入 3 分。留针 10 分钟后，疼痛大减。继续捻转使其酸痛，留针 20 分钟。此患者针 1 次而剧痛消失。

例 2　患者余某，女，27 岁，1960 年 10 月 20 日初诊。

主诉：（邻人代诉）因妯娌关系不睦，口角常生，又因其夫在外工作，经年未归，思虑牵挂，情志不遂，而成斯疾。近十余日来，

第一篇

针灸篇

时哭时笑，日夜不宁，今晨忽又昏倒，不省人事。

症状：双目朦胧，神志昏沉，状如酒醉，推之不动，唤若罔闻，蓬头垢面，秽洁不知，呼吸微弱，脉弦纲而肢体尚温。

诊断：癫证昏厥。

治疗：开窍醒脑，理气通脉。取人中针之不应，继针神门、内关，其状如故。遂取足底心区针之，刺右足时毫无反应，继刺左足，患者顿即缩足啼哭而苏。

1960 年 10 月 21 日二诊

针后头晕昏厥已不复作，哭笑亦停，但觉胸膈塞闷，气机未畅，双目怒张，精神恍惚，惊惕难以入寐，胃纳不香，大便干燥难解。此系阳明肠腑燥热，兼厥阴肝木亢盛，火炎于上，水亏于下，致使心肾不交，而乱及神明。

治疗：平肝宁心，理气通便。针刺心区、肝区、肾区，各刺入 3 分，留针 30 分钟，继取内关、足三里，留针 15 分钟后出针，患者胸闷已舒，得矢气并欲入睡。

此患者先后共针 3 次，症状全失。

例 3　患者张某，女，42 岁，1960 年 10 月 17 日诊。

主诉：腹痛、呕吐 3 天，昨至某医院诊治，谓为"急性阑尾炎"，经治未效。

症状：素有胃痛史，前日又作，昨日觉腹中隐隐疼痛，恶寒发热，继则腹痛加剧，恶心呕吐，大便燥结，小便涩痛，脉弦数，舌苔白腻微黄，面无华色。

检查：右少腹疼痛甚剧，麦氏点压痛及反跳痛均为阳性，肛门指诊阳性，按压阑尾穴疼痛颇剧。

诊断：急性阑尾炎。

治疗：散瘀活血，清热定痛。针刺阑尾穴10分钟后，腹痛消减。继针足底胃区、大肠区、小肠区，疼痛明显减轻。留针4小时后，症状消失，二便通畅，即进鸡蛋汤一碗。三日后随访，患者已下地劳动。

例4 患者张某，女，27岁，1960年10月18日诊。

主诉： 两眼疼痛、怕光流泪已有半月，现觉头昏，视物模糊。

症状： 两眼结合膜充血，内眦部胬肉竖起，向眼球中部伸延，羞明流泪，头角胀痛，视物昏糊，脉弦数，舌质微绛。

诊断： 目赤肿痛。

治疗： 平肝降火，散瘀通络。针刺足底肝、胆二区，留针29分钟后，头目痛止，两眼随觉宽展。次日复诊，眼痛已除，视物清朗，继针肝、胆二区，稍施捻转手法，酸麻感应有如电流般向头面放射，视物更为清晰。此患者仅针2次而愈。

七、体会

1. 足针疗法以经络循行所过为基础进行定位，并遵《灵枢·始终》"病在上取之下"的远道刺法，以达到通经活络、调和气血的目的。经过临床观察，初步觉得对以上25种疾病颇为适宜。至于能否扩展至更多病种，有待于今后进一步研究。

2. 足针疗法对于暴病闭厥、疼痛拘挛等急性疾患疗效很好，有些经用耳针、面针、水针等疗法不能治愈的疾患，改用足针治疗后，往往可以获效。

3. 足针疗法的刺激部位仅有10余处，不但易于记忆，而且针灸操作也很简便。

第四节　足针治疗的几点体会

足针疗法，是用针刺、艾灸（或药物外敷）足部的一定区位，通过穴位、经络（包括神经）的传导，以调整脏腑和各部组织器官的功能、激发和调动机体内在的抗病能力，从而达到扶正祛邪治愈疾病的目的。

针刺、艾灸（或药物外敷）足部治病的方法，在我国已有悠久的历史。此法早在《黄帝内经》中就有记载，如《灵枢·九针十二原》中说："五脏有六腑，六腑有十二原，十二原出于四关，四关主治五脏，五脏有疾，当取之十二原。"又如，《灵枢·始终》中说："病在头者取之足。"后世《金针赋》中也说："头有病而足取之。"根据《灵枢·经脉》的记述，足部与内脏和各部组织器官相联系的经脉有足三阴经和足三阳经（即足太阴脾经、足厥阴肝经、足少阴肾经和足阳明胃经、足少阳胆经、足太阳膀胱经），这六条经脉分布在踝关节以下的穴位很多，按晋·皇甫谧《针灸甲乙经》的记载，足部的穴位达 30 个之多，如涌泉、然谷、公孙等。通过历代医家的临床实践，又在足部发现很多有效穴位，如女膝、气端、独阴、踇趾里横纹、内太冲、里内庭、足心等。近年来又发现了一些新穴位，如癌根 1、癌根 2、癌根 3、再生穴等。临床实践证明，足底部的穴位不但能治疗内脏和有关组织器官的病证，而且可用于麻醉。

笔者根据临床实践的体会，对足针的刺激区位作了一些修订。

散布在足底部的穴位约有 44 个，为了便于记忆，特划分为 4 个部位和 4 个分区，并分别列出各部所在穴位见表 1-3-4-1。

足跟部相当于头部，包括头、鼻、眼、耳、口、咽等穴位；

足弓部相当于胸和上腹部，胸部包括心、肺和安眠、再生、癌根3等穴位，上腹部包括胃、肝、胆、脾、小肠、大肠和足心、癌根1、公孙等穴位；足跖部相当于下腹部，包括肾、膀胱、生殖器、肛门和涌泉、前后隐珠、内临泣、癌根2、里陷谷、里内庭、内侠溪、内太冲等穴位；足趾部有气端、独阴、踇趾里横纹等穴位。

表 1-3-4-1　足针穴位的作用及其主治病证

穴位	作用	主治
头	镇痛	头痛、牙痛
眼	消炎、止痛	急慢性眼科炎症
鼻	消炎	急慢性鼻炎
耳	镇痛、消炎	耳鸣、耳聋
口	消炎、镇痛	牙痛、咽炎、扁桃体炎
咽	退热、镇痛、消炎	发热、喉痛、扁桃体炎、上感等
心	降压、强心、安神	高血压、心力衰竭、喉炎、舌炎、失眠多梦等
肺	止咳、定喘、镇痛	咳嗽、气喘、胸痛
肝	镇痛、消炎	慢性肝炎、胆囊炎、目疾、肋间神经痛等
脾	促进消化和利尿	消化不良、尿闭、血液病等
肾	降压、镇痛、止痛、利尿	高血压、精神分裂症、急性腰痛、尿潴留等
胃	镇痛、止呕	胃病、呕吐、消化不良等
大肠	镇痛、止泻	腹痛、泄泻、肠功能紊乱等
小肠	镇痛、理气	肠鸣、腹痛
胆	消炎、镇痛	胆囊炎、胁肋痛
膀胱	调节膀胱功能	尿潴留、遗尿、尿失禁等
生殖器	调经、消炎、利尿	月经不调、白带、睾丸炎、尿潴留
安眠	镇静、镇痛	神经衰弱、精神分裂症、癔病
内太冲	消炎、止痛、镇静、调经	睾丸炎、疝气、功能性子宫出血、月经不调、白带、痛经、胁肋痛、精神分裂症、肝炎、高血压、目疾等
里陷谷	镇痛、止呕、镇静	急性胃痛、消化不良、精神分裂症
前后隐珠	镇静、镇痛、退热	高血压、精神分裂症、癫痫、高热昏迷等

续表

穴位	作用	主治
涌泉	镇痛、镇痉、降压	高血压、头项痛、小儿抽搐、休克，癫痫等
足心	镇静、安神、降压	神经衰弱、精神分裂症、高血压等
内临泣	镇静、消炎	偏头痛、胁肋痛、目疾、耳聋、乳腺炎、胆囊炎等
内侠溪	镇痛、退热	偏头痛、胁肋痛、目疾、耳鸣、耳聋、发热等
独阴	理气、镇痛、调经	疝气、月经不调、胎盘滞留等
踇趾里横纹	消炎、镇痛	睾丸炎、疝痛等
气端	活血散瘀、祛风利湿	脚气、足趾麻木、闭塞性脉管炎等
癌根1	镇痛、镇静、解痉	胃、贲门、食道下段肿瘤
癌根2	同"癌根1"	脐部以下的内脏肿瘤及淋巴转移瘤
癌根3	同"癌根1"	食道上、中段与肺、颈、鼻、咽部等处肿瘤
再生	镇静、镇痛	颅内、脊髓肿瘤
公孙	镇痛、止呕	胃痛、呕吐、腹胀、消化不良

一、取穴原则

1. **依据疾病的相应部位取穴**　头痛者取头区，胃痛者取胃区，尿潴留者取膀胱和肾区，等等。

2. **依据脏象关系辨证取穴**　目疾除取目区外，还可根据"肝开窍于目"取用肝区；耳鸣、耳聋除取耳区外，还可根据"肾开窍于耳"取用肾区；舌炎除取舌、咽区外，还可根据"心开窍于舌"取用心区；等等。

3. **依据常用穴位取穴**

（1）呼吸系统疾病：可取肺、咽、安眠。

（2）消化系统疾病：可取胃、脾、肝、胆、大肠、小肠、里内庭、里陷谷、公孙。

（3）循环系统疾病：可取心、肾、肺、安眠、足心。

（4）生殖、泌尿系统疾病：可取生殖器、膀胱、肾、脾、内太冲、
踇趾里横纹。

（5）神经系统疾病：可取心、安眠、足心、肾、前后隐珠、
内太冲。

（6）妇科疾病：可取生殖器、独阴、内太冲、脾、肝、踇
趾里横纹。

（7）鼻疾：可取鼻、肺、里内庭。

（8）耳疾：可取耳、肾、内侠溪、内临泣、安眠。

（9）眼疾：可取眼、肝、肾。

（10）口腔、咽喉疾病：可取口、咽、心、里内庭。

（11）腹痛（包括阑尾炎）：可取胃、大肠、小肠、里内庭、
里陷谷。

（12）闭塞性脉管炎：可取气端、里陷谷、里内庭、里太冲、
内侠溪、内临泣。

（13）肿瘤：可取癌根1、癌根2、癌根3、再生、公孙（主
要用于镇痛、止呕、改善症状）。

二、操作方法

1.**患者体位**　一般采用平卧位，两足伸直针刺。如行灸法，
可采用俯卧位，将足举起放平施灸。

2.**进针方向及角度**　针与被刺部位一般成90°刺入，需要透
穴时可成30°～45°刺入。

3.**针刺手法及深浅**　一般用1寸长的毫针（30号、28号），

用于透穴时可用 2 ~ 3 寸长的毫针。手法按病情不同分为强刺激与弱刺激两种。强刺激为泻法,将针刺入 0.5 ~ 1 寸,进行捻转提插,得气后留针 20 ~ 30 分钟, 留针期间可以依据病情的需要, 每隔5 ~ 10 分钟捻针一次, 此法多用于精神分裂症、急性胃痛、急性腹痛、疝痛、高热昏迷、癔病等。弱刺激为补法, 将针刺入 2 ~ 5 分, 患者觉有痛感后再轻刺数下便出针, 或留针 15 分钟左右, 此法多用于急性阑尾炎、咽炎、扁桃体炎、尿潴留、中风不语等。至于头昏、失眠、遗精、耳鸣、鼻塞、遗尿等症, 宜用灸法治疗,一般可灸 5 ~ 50 壮。

4. 疗程　一般针灸 10 次为 1 个疗程,休息 3 ~ 5 天可再做第 2 疗程。

三、注意事项

1. 实证宜针,虚证宜灸。一般慢性疾患,如遗精、失眠、多梦、疝气等症,宜用艾炷灸之,可灸 20 ~ 30 壮;亦可给予弱刺激,将针刺入 3 ~ 5 分,留针 15 ~ 30 分钟。急危重症,如高热昏迷、急性阑尾炎、急性胃痛等,宜用针刺,可刺入 1 寸左右,施行强刺激,方可获效。

2. 久病体虚或形体消瘦者,不宜针刺,可酌用灸法治疗。

3. 大汗、大出血、孕妇、月经期、贫血、头晕或低血压患者,均须慎用或不用。

四、足针治疗 260 例的疗效观察

笔者使用足针疗法先后治疗 260 例患者(包括 34 种疾病),

获得了一定的效果。兹将疗效列于表 1-3-4-2。

表 1-3-4-2　足针治疗 260 例疗效统计

病名	总例数	显效例数	有效例数	无效例数
头痛	18	13	4	1
目赤肿痛	5	4	1	
眩晕	8	5	2	1
耳鸣	2	1	2	
牙痛	28	20	6	2
扁桃体炎	9	6	2	1
咽炎	5	2	2	1
胃痛	33	27	6	5
呕吐	6	4	2	
腹痛	11	7	2	2
急性阑尾炎	3	2		1
泄泻	12	7	3	2
尿闭	2	1	1	
遗尿	11	6	3	2
便秘	3	2		1
胁肋痛	5	4	1	
癫狂	5	3	2	
癔病	5	3	3	1
梅核气	7	4	2	1
失眠多梦	8	6	2	
心动过速	5	3	1	1
中风	4	2	1	1
疝痛	5	4	1	
睾丸炎	7	5	2	
腰痛	14	10	3	1
下肢麻痹	5	3	1	1
腿膝痛	3	2	1	
脚肿痛	4	3	1	
小儿惊风	1	1		

第一篇

针灸篇

病名	总例数	显效例数	有效例数	无效例数
月经过多	3	2	1	
痛经	3	2	1	
感冒	5	4	1	
疟疾	6	4	1	1
闭塞性脉管炎	3	1	1	1
合计	260	173	60	27
（0%）	100%	66.53%	23.07%	10.38%

五、几点体会

1. 实践出真知。实践是检验真理的标准。足底穴与头、面、五官、躯干和内脏等部组织器官存在密切关系，这是通过实践—认识—再实践—再认识的过程发现的。关于足底穴能治内脏和头面五官病的问题，历代针灸文献记述颇多，如晋·皇甫谧之《针灸甲乙经》、唐·孙思邈之《千金方》以及明·杨继洲之《针灸大成》等，所记内容包括：足弓部的女膝穴能治骨槽风；足跖部的独阴、蹈趾里横纹能治胞衣不下、月经不调、疝气；等等。头面五官和内脏等组织器官在足底部有着相应的区位，足根部相当于头面区，足弓部相当于胸腹区，足跖部相当于生殖器和肛门区，等等。至于不同的区位其适应证及其主治范围究竟如何，还有待今后进一步观察和研究。

2. 经穴所在主治所在，经络所通主治所达。这是祖国医学经络学说的普遍规律。足针疗法之所以能治远隔部位的病证，就是因为它们之间存在着经络联系。根据《灵枢·经脉》的记述，足三阴经和足三阳经以及阳跷脉等均分布于足部，足部与头面五官、内脏和躯干等各部组织器官之间通过这些经脉相互联系，所以针刺或艾灸足底与头面和内脏等组织器官相应的部位（穴位），就能治疗头面和内脏等有关部位的病证。

3. 足针疗法不但对一些慢性病有效，而且对一些急性病也有效。临床实践表明，足针疗法不但可治慢性腹泻、便秘、遗尿、神经衰弱、耳鸣、眩晕、闭塞性脉管炎，还可治暴病闭厥、疼痛痉挛的急性病证，如急性胃痛、急性阑尾炎、三叉神经痛、牙痛、痛经、疝痛、中风、小儿惊风、肋间神经痛、急性腰痛等；不但能治精神分裂症、神经衰弱、癔病、梅核气（咽神经官能症）等精神、神经系统方面的疾病，而且能治高血压、心动过速等心血管系统的疾病；不但对扁桃体炎、咽炎、急性阑尾炎、关节炎、闭塞性脉管炎等炎症有一定的效果，而且对病毒、原虫引起的疾患，如感冒、疟疾等，也有一定的疗效。

4. 足针疗法与药物助治的问题。足针疗法对某些疾病可以做到针到病除，但对某些疾病则不能应手取效，必要时需配合中药治疗，这样能提高疗效、缩短病程，针药结合，可起到相辅相成、相得益彰之效。如治疗闭塞性脉管炎，使用足针可以起到镇痛和改善患部血运的作用，如配合和营通络、活血散瘀、清热利湿的中药，则奏效更速。又如足针对癫狂患者可起到镇静安神的作用，对伴有肝火挟痰乱及神明者，宜加投导痰汤或温胆汤，并佐以礞石滚痰丸或白金丸之类的药物以助治。

5. 足针的刺激区域仅有 4 个，穴位也只有 44 个，不但易于记忆，而且针灸操作也很简便，足针疗法具有适应证多、收效迅速、节省药品等优点。

第五节　三棱针刺法经验介绍

用三棱针（或粗豪针）在病者体表某部作浅刺治病的方法，在《黄帝内经》中已有很多记载。后世医籍，不但对三棱针刺法有所阐发，而且扩大了运用范围。兹就个人运用本法治病的点滴经验，结合文献材料，综述如下。

一、操作方法

1. 点刺法　古称"络刺"。用三棱针刺破一点或数点，使血液流出即可。不可用力过猛及捻转，以免造成过分深大的创口。此法应用颇广，如刺曲泽、委中等部的络脉，或刺十宣、十二井、人中、百会、太阳、攒竹、上星等穴令出血等。

2. 散刺法　古称"豹纹刺"。用三棱针（或28号毫针）在痧疹或瘢疹上分散轻刺，刺入极浅，刺数较多，令血出如珠即可。

3. 划刺法　用三棱针在病患局部浅浅划破，使流出较多的血液。

4. 锥刺法　又名"钻刺"。医者手持三棱针如持锥式，以针在病患局部钻入，使之流尽恶血或黏液。此法多用于刺脂肪瘤、痈、疽、痰核等证。

二、适应证、作用及禁忌证

（一）适应证及作用

1. 用于中风、中暑、小儿惊风等急性病，有平肝熄风及清热开窍的作用。如刺百会、人中、十二井、十宣等穴。

2. 用于久治不愈热重寒轻的疟疾，有清热截疟的作用。如刺大椎、间使、十宣等穴。

3. 用于癫狂，有宁心定志、镇静安神的作用。如刺人中、劳宫、涌泉等穴。

4. 用于闪挫或跌仆而致之腰背疼痛，有通经活络、散瘀定痛的作用。如刺人中、委中、昆仑等穴。

5. 用于小儿疳疾，有健脾和胃、消食化积的作用。如刺四缝、足三里、百虫窝等穴。

6. 用于目赤肿痛、胬肉攀睛，有泄热消肿、散瘀定痛的作用。如刺百会、太阳、丝竹空、攒竹等穴。

7. 用于疔疮初起痒痛而未化脓者，有清热解毒、散瘀镇痛的作用。如刺灵台、合谷、委中等穴。

8. 用于喉蛾、喉痹、白喉病，有清热解毒、散瘀消肿的作用。如刺少商、厥上（印堂穴上五分处）、照海、合谷、天突等穴。

9. 用于湿脚气和赤游丹，有清热解毒、利湿消肿的作用。如刺足临泣、三阴交、阳辅、阿是穴等。

（二）禁忌证

1. 禀赋素虚或久病体弱者。

2. 孕妇或习惯性流产者。

3. 气血虚弱或血压较低者。

4. 大出血后或一切虚脱证者。

5. 血友病或因血小板破坏而引起的紫癜患者。

6. 血管瘤（静、动脉瘤）或静脉曲张者。

三、临床运用

1. 中风　口噤不开，面色赤红，两手握固，呼吸粗促，脉滑而劲者，为闭证，属实；目合口张，手撒遗尿，汗大泄，脉微而弱者，为脱证，属虚。虚证不宜用本法，可取神阙、气海、关元，用大艾炷灸之，以温中回阳，固正防脱；实证宜取百会、人中、十二井、涌泉等刺出血，以启闭开窍，平肝熄风。若舌强不语，可刺关冲、哑门、廉泉、金津、玉液、通里等穴。

2. 中暑　为烈日之下受暑热炎蒸所得。患者面赤，身大热，大汗，大渴，昏闷不醒，脉洪大。需将病者移于阴凉处，取百会、人中、十二井刺出血，以泄热清神。

3. 小儿惊风　多见壮热、口噤、角弓反张、四肢抽搐、目窜神昏、唇绀面青等症。应急取百会、人中、印堂、十二井、涌泉、大椎等穴，浅刺出血，以清热开窍，平肝熄风。

4. 疟疾　无论风疟、寒疟、瘴疟、痰疟、食疟、劳疟，均宜取大椎、后溪、间使或陶道、崇骨诸穴。凡疟发而偏于寒重者，宜轻刺重灸；偏于热重者，宜浅刺疾出，微去其血。

5. 狂证　俗称"武痴"。多因七情过度，以致痰火结聚，蒙蔽心包而成，也有因热病引起的。其症狂躁刚暴，登高弃衣，骂詈不避亲疏，日夜不宁。宜刺人中、百会、涌泉、四神聪，每日施术1次，7～10次即可好转。倘病程日久，发作频繁，宜刺《千金方》"十三鬼穴"，重者每日可施术2次，轻者每日施术1次，一般10次左右即可获效。如果病者形体消瘦，面削如鸠，虽治难愈。

6. 闪挫腰痛　因局部伤后气滞血凝、络脉瘀阻，致腰间剧痛，甚则俯仰转侧均受限制，此证多于腿部出现络脉瘀血。腰痛偏于左侧者，其左腿之络脉必现瘀血；腰痛偏于右侧者，其右腿之络脉必现瘀血；两侧均痛者，其两腿之络脉必并现瘀血。宜取委中、人中或腿中瘀血之"青络"刺出血。

7. **疳证** 又名"疳积"。为常见的小儿疾病，多由饮食不节，滞积生虫，伤及脾胃所致。其症初起呕吐乳食，便泻秽臭，尿如米泔，烦躁啼哭，不嗜饮食，继则腹胀脐突，青筋暴露，皮肤甲错，毛发焦稀，日晡潮热；久则神疲肤软、面光气乏等虚象毕露，舌苔黄腻或光剥，脉弦数或虚软。宜刺四缝穴部之紫筋（即络脉），出其瘀血和黏液，继针中脘、足三里、百虫窝、三阴交等穴，以健脾和胃，化积消滞。一般隔日施灸1次，5～10次始可获效。面削如鸠、形体羸瘦者，可另服方药。

8. **目疾** 目赤肿痛或胬肉攀睛者，可取太阳、攒竹、内迎香等穴，宜浅刺出血；挟肝火上冲难以取效者，宜刺百会、脑户。百会一穴，系手足三阳经、督脉与足厥阴经之会，刺之出血，能平肝熄风，疏泄诸经之热邪，热邪即除，目自安和。

9. **疔疮** 多生于头面和四肢，初起如栗，形小而根深，初则麻痒，继则剧痛，伴恶寒发热。宜先取灵台浅刺出血，后按病部循经取穴治之。生于面部者，宜加合谷；生于背部者，宜加委中。如生于手足，患处有红丝一条走向肘、膝者，为红丝疔，应急从红丝尽处依次向疔根刺之出血，以泄其恶血。

10. **喉蛾、喉痹、喉风** 喉蛾生于咽喉两侧，状如蚕蛾，红肿疼痛；喉痹生于喉里，肿塞痹痛，水浆难入；喉风发于喉间，咽喉红肿而痛，甚则肿闭，痰涎壅滞，呼吸不利。以上三证，轻者取少商、照海，刺之出血少许即可；重者宜酌加金津、玉液、手小指爪纹、阙上（印堂穴上五分），刺出血宜稍多。倘上述治疗不能取效，可用三棱针（取柄较长者）轻刺局部肿痛处四五下，出其恶血，辄收良效。

四、病例介绍

例1　赵某，男，48岁，木工，兴化人，1961年7月8日诊。（其子代诉）患者于1961年6月21日下午觉头重脚轻，步履飘浮，两臂酸胀，指端作麻犹如虫行，言语不利。23日上午，患者突然跌仆，人事不省。经南京某医院检查，血压210/110毫米汞柱，胸部X线透视见主动脉弓扩大，诊断为"高血压病，吞咽神经麻痹"。经治，血压已降，唯饮食点滴难下，全赖注射葡萄糖以维持生命，不能讲话。

现症：神志昏沉，面容苦闷，言语謇涩，喉间哽塞，与水饮之则呛咳不已。血压190/96毫米汞柱，脉弦劲而滑，舌苔淡黄而腻，小溲短赤，大便干燥。

治疗：取百会、太冲、涌泉刺出血，以平肝熄风；针天突、丰隆、内关、通里、廉泉，以祛痰开窍；继取少商（刺出血）、阙上、合谷，以启喉扬音。

效果：施刺1小时后，喉间哽塞感渐消，舌窍辗转随之灵活，神志即清，能讲话。乃取温茶试予饮之，随能咽下，即取红糖1两以开水半碗冲服，晚间吃米粥2碗。翌日，语言已转清晰，喉间哽塞感已消除，检查血压为140/80毫米汞柱，诸恙消退，唯夜来多梦不能安寝，乃肝阳余波未平，治当平肝熄风、宁心安神，刺百会、心俞、神门、照海、三阴交而愈。

例2　张某，男，4岁。

主诉：（其父代诉）发热咳嗽已有六七天，近3日来喘咳加重。

病史：痰多气促，不能吞咽，声音嘶哑，经某医院诊为"白喉"，曾注射青霉素等。

现症：壮热神昏，目瞪口张，面青唇绀，痰壅喘促，呼吸抬肩，声如拽锯。喉间白腐遍布，伪膜下脱，颇有堵塞气管之虞。正在诊察之际，患儿呼吸逐趋困难，面青唇绀愈加显著，数分钟后，呼吸骤停，唇斜口张，实由伪膜堵塞气管而濒于危殆。

治疗：急刺人中、百会、阙上、少商，微出其血，以清热开窍醒脑；继针天突、丰隆，以降浊痰；再刺内关、太渊，以开肺气而通脉行。疾速下针 1 分钟左右，患儿顿即复苏，呼吸随畅，神识亦清，即投养阴清肺汤 3 帖，用锡类散吹口而愈。

（摘自：十三鬼穴治愈四例癫瘤病的经验介绍．江苏中医，1957 年 4 月号）

第六节　介绍指针治病的疗效

指针就是使用手指甲切穴位以代针刺的一种治病方法。这种治疗法系我国民间流传的医疗方法之一，古代医学文献对此早有详细记载，如晋·葛洪《肘后备急方》中说："救卒中恶死方，令爪其病人人中，取醒。"这仅是运用指针治病的方法之一。这种疗法不但适用于神经过敏畏痛怕针的患者，而且对穷乡僻壤或旅行途中缺乏医药针具的情况下救治病人有很大的益处。现将我运用指针治病的点滴经验和体会介绍如下，以供同道们参考。

一、指针的作用与运用

1. 主治晕针　指针治疗晕针古代医学文献早有记载。《针灸易学》中说："余治三千余人，男晕针者十六人，女晕针者一人……今以指甲掐人鼻正中肉上（水沟穴），醒而易去，较前更捷。"现代针灸著作《中国针灸学》中说："该晕甚者面色苍白，知觉半失，肢冷脉细……灸百会穴，复以爪掐水沟穴。"从上述文献记载来看，用指甲强掐水沟穴（即人中穴）可使晕针者苏醒，这是针灸临床中司空见惯的事实，也是我在临床上处理晕针患者的惯事。

2. **主治痫症卒倒**　凡遇羊痫风患者角弓反张、四肢抽搐、口吐白沫时，可用指甲切病人鼻下人中穴，如仍不醒，可用两拇指指甲强掐两内踝下照海穴。

3. **主治头痛**　两头角、腰痛者可用食指揉两太阳穴，5～10分钟腰痛即除；正面头痛，可用拇、食二指捏掐印堂穴4～8分钟，继于患者两手虎口歧骨间以两手拇、食二指对捏3～5分钟，其痛自除；头项痛者，可用两手食指于耳后尖角陷中揉压风池穴5～7分钟，继用两拇指爪甲掐患者两手腕后高骨上的列缺穴5～10分钟。

4. **主治牙痛**　上牙痛者，可掐下关穴；下牙痛者，可掐颊车穴；不论上下牙痛，配用合谷掐之，其痛即可消除。

5. **主治胃病**　胃痛者，可用食指用力揉压中脘穴5～10分钟；眩晕、呕吐者，可用拇指强掐病人两手掌后筋间2横指处的内关穴5～10分钟；呃逆不止者，可强压两膝眼下3寸处的足三里穴10～15分钟。

6. **主治腹痛**　左侧腹痛者，可用拇、食二指置于腹侧对捏脐旁4寸之大横穴，一般捏5～10分钟腹痛即可缓解；右侧腹痛者，施术与左侧一样；下腹部痛者，除以食指按压脐下2横指处的气海穴5～10分钟外，可强压两足三里穴10～20分钟；如遇妇女经行腹痛，可配用两足内踝上3横指处的三阴交穴，一般10～15分钟腹痛可除。

二、典型病例介绍

例1 朱某，男，17岁。素患羊痫风之症，1958年秋赴宁探亲，途经镇江，正与我同一饭店就餐。午餐方毕，患者突然啼叫仆地，角弓反张，四肢抽搐，两眼斜视，呼吸气促，咬牙嚼舌，头向左倾，口流涎沫。店主见之，大惊失色，座众亦甚惊慌，皆束手无策。余即挺身而出，以爪甲强掐其人中穴，未及2分钟时间，患者霍然苏醒；复以爪切两照海穴上，患者顿然坐起，如从梦中醒来，两眼不住左顾右盼，并用右手擦去口角涎沫。数分钟后，患者宛如常人。众客询为何症？余答曰："此系羊痫风之症，以指甲掐人中与照海两穴即苏醒，此为羊痫风的急救方法。"观众赞叹指针奏效神速，患者亦深表感佩。

例2 张某，女，35岁。1956年夏，患者于太兴城卖鱼，突然腹中绞痛，欲吐不得吐，欲泻不得泻，卧于街头，呻吟不已。余诊察为"绞肠痧"之症，遂以两手拇、食二指掐患者腹侧两大横穴处的大筋上，掐10次左右，继以食指强压两足三里穴约10分钟，其痛立减；再强掐两内关穴，患者顿吐出酸水2碗余，矢气立通，腹痛若失。

例3 张某，女，38岁。素患牙痛，时愈时发，近日发作甚剧，不能咀嚼食物，右半头面亦牵引作痛。查其右上大白齿牙根端周围发炎，牙龈潮红略肿，右颊部因肿痛较甚而致咀嚼维难。因患者畏痛怕针，余即以指代针，以拇指爪甲掐切其右下关穴与合谷穴约10分钟，患者牙痛即除，随能饮食。

例4　陈某，女，45岁。头痛已有十余年，时痛时止，偶感风寒即剧。头痛偏于左侧，正当足少阳胆经之区域，乍痛乍止，朝轻暮重，脉弦数。此系风邪袭于胆经，逗留不去，致使气血阻滞是以为痛。诊为"偏头痛"。因患者体质较虚，畏惧针刺，乃以指针治之，遂取风池、头维、合谷、太阳，俱取右侧穴位，揉压10分钟左右，头痛顿时减轻。复诊两次，头痛便愈。

三、我运用指针的经验与体会

1. 施行指针者，指甲宜椭圆光滑，不宜太长太尖，以免掐伤皮肤。

2. 指针的运用，多以拇、食二指为主，以中指为辅。掐法多用拇指，压法多用食指，揉法多用食、中二指，掐法多用拇、食二指。

3. 应依据病情的轻重缓急而施行不同的手法。常用手法有4种：①爪切法。就是用大拇指的爪甲掐切知觉锐敏的穴位（如人中、中冲、照海等），多用于神志昏迷者，有急救醒脑之效。②压法。就是用食指尖端向下用力压迫，由轻渐重，多用于腹部及四肢部的穴位（如气海、天枢、大横、中脘、足三里等），此法对腹痛、胸闷、胃痛、呕吐患者有镇痛、理气、止呕之功。③揉法。就是用食指尖端轻压揉动穴位（如太阳、风池、头维等），此法对头胀、头痛者有祛风、镇热的作用。④掐法。就是用拇、食二指掐箝穴位（如合谷、大横、印堂、内关等），此法对头疼、腹痛、胸闷者有镇痛、解闷的作用。

4. 手法与病候的关系。运用指针，必先诊察病情之虚、实、缓、急，而后施行手法。久病体虚者，虽患腹痛或胃痛，手法宜弱，可用揉法缓缓图治，不宜掐、压交加，过分刺激；暴病体实，胃痛、腹疼者，手法宜强，四肢部穴位宜用掐、压手法，务使酸胀，腹部穴位亦可酌用揉、压手法。外感头痛伴恶寒发热、脉紧无汗者，可强掐合谷兼压风池，有疏风、发汗、解渴之效；内伤头痛伴失眠健忘、心悸不宁、两耳蝉鸣、脉细数者，可揉上星、百会、太阳、合谷，轻掐神门、三阴交等穴，有镇痛安神、宁心益智之功。总之，虚者手法宜弱，实者手法宜强。

5. 手法与年龄的关系。除婴儿不宜施术外，一般儿童与老年体弱者，多宜采用轻揉法；年轻体壮者，多宜采用掐、压之法，揉法为辅。此系运用指针的常规，特殊症情可灵活运用，不必拘泥。

第七节　透穴针法的临床经验介绍

运用针刺透穴治疗疾病的方法始于扁鹊，其历史悠久，并累积了丰富的经验，《肘后备急方》《玉龙歌》《针方六集》等医籍对此均有记载。本人通过多年临床实践，在透穴疗法方面积累了一些经验，现不揣谫陋，简介于下。

一、常见疾病透穴法

1. 头痛　偏头痛（包括三叉神经痛）者，可取丝竹空透率谷或太阳透率谷，用 2.5 寸毫针从丝竹空向率谷沿皮透刺，或从太阳向率谷沿皮透刺，平补平泻，留针 20 ~ 30 分钟，剧痛者每 5 ~ 10 分钟行针 1 次，以加强针感。巅顶痛者，可取百会透四神聪，用 4 根 1.5 寸毫针，分别从百会穴的前、后、左、右各 1 寸处，沿皮向百会透刺，留针 20 分钟（如属肝阳上亢，可加太冲透涌泉，以平肝潜阳）。后头痛者，可取风池透风池，用 3 寸长毫针从右侧风池透向左侧风池，平补平泻，留针 15 分钟。

2. **面瘫**　取地仓透颊车、太阳透颧髎、阳白透鱼腰，或听会透翳风、地仓透人中、四白透迎香、攒竹透丝竹空。用 3 寸毫针从地仓向颊车沿皮透刺，用 2.5 毫针从太阳向颧髎呈 30° 角透刺，用 1.5 寸毫针从阳白向鱼腰沿皮刺透 1 寸（不宜太深，以防刺伤眼球），其余均用 1.5 寸毫针进行透刺，平补平泻，留针 30 分钟，以疏通经络，调节局部经气。面肌痉挛者，可加百会、风池、合谷、太冲，以平肝熄风。

3. **耳鸣、耳聋**　取耳门透听会、外关透三阳络，用 3 寸毫针从耳门向听会呈 45° 角透刺 2.5 寸，用 2.5 寸毫针从外关向三阳络呈 35° 角透刺，平补平泻，留针 20 分钟，隔日 1 次。

4. **牙痛**　取颊车透下关或颊车透大迎。用 1.5 寸毫针透刺 1.3 寸，行强刺激，以使局部产生酸胀感，留针 30 分钟；如牙痛如故，隔 5 ~ 10 分钟行针 1 次，即可缓解。如属胃火上炎，可加合谷、内庭；阴虚牙痛，可加太溪、照海。

5. **哮喘**　取膻中透璇玑、内关透外关，甚则尺泽透孔最。用 3 寸毫针从膻中向璇玑沿皮透刺，平补平泻；用 1.5 寸毫针从内关向外关透刺，施捻转、提插泻法 3 分钟。均留针 30 分钟，每隔 10 分钟行针 1 次。若喘促如故，可取尺泽、孔最，平补平泻，留针 20 分钟。

6. **心绞痛**　取内关透郄门、心俞透神道。用 3 寸毫针从内关向郄门呈 30° 角透刺，施捻转法 3 分钟，使针感向胸部扩散；用 2 寸毫针从心俞向神道呈 40° 角透刺 1.5 寸，施捻转、提插泻法，使针感向心前区扩散。均留针 30 分钟，每隔 5 ~ 10 分钟行针 1 次。

7. **梅核气**　取天突透华盖、合谷透劳宫。用 2.5 寸毫针从天突向华盖呈 90° 角沿胸骨柄内侧缘直刺 2 寸，平补平泻，使局部有酸胀感即出针；用 1.5 寸毫针从合谷向劳宫透刺 1.3 寸，施用泻法，留针 20 分钟。

8. **胃下垂**　取提胃三点（水突、滑肉门透梁门）。水突用 1.5 寸毫针直刺 1 寸，平补平泻，用 3 寸毫针从滑肉门向梁门透刺，平补平泻，并以电刺激 15 分钟，隔日 1 次。

9. **胆道蛔虫症**　取右侧迎香透四白，承满透梁门、日月。用 1.5 寸毫针从迎香向四白透刺，平补平泻，留针 30 分钟，每隔 5～10 分钟行针 1 次；用 1.5 寸毫针从承满向梁门透刺，或用 1 寸长毫针从日月沿肋间隙向外斜刺 0.5～0.8 寸，施电刺激 15～20 分钟。10 分钟左右，疼痛可止，然后服乌梅丸加减以安蛔。

10. **胸背挫痛**　取内关透外关。用 1.5 寸毫针从内关向外关呈 90° 角斜刺，施捻转泻法，留针 20 分钟，每隔 5 分钟行针 1 次，嘱患者做俯仰、辗转动作，10 分钟左右即可缓解。

11. **胁肋痛**　取阳陵泉透阴陵泉或丘墟透照海。用 2.5 寸毫针从阳陵泉向阴陵泉透刺，施捻转泻法，使针感向胁肋部放散；用 2 寸毫针从丘墟向照海透刺 1.5 寸，平补平泻。均留针 20 分钟，每隔 5 分钟行针 1 次。

12. **肩关节扭伤、手臂难举**　取条口透承山。用 3 寸毫针从条口向承山呈 90° 角透刺，施捻转、提插泻法，同时令患者患肢活动、手臂上举，留针 30 分钟，每隔 5～10 分钟行手法和手臂上举活动 1 次。

13. **肘、膝、踝关节痛**　肘关节痛取曲池透少海，用 2 寸毫针从曲池向少海呈 90° 角透刺，平补平泻（剧痛者用泻法；偏于寒湿者，针后加灸，隔日 1 次）。膝关节痛取膝中透阴市或曲泉透阳关，正坐垂足曲膝呈 90°，用 4 寸毫针从膝中向阴市的下方深部透刺 3.5 寸深，或用 3 寸毫针从曲泉向阳关透刺，均平补平泻，留针 15 分钟，隔日 1 次。踝关节痛取丘墟透照海或解溪透商丘，用 2.5 寸毫针从丘墟向照海透刺，或取 1.5 寸毫针从解溪向商丘透刺，均平补平泻，留针 15 分钟，隔日 1 次。寒痹加灸，热痹单针不灸。

14. **手指麻木、肿胀**　取后溪透三间。用 3 寸毫针从后溪向三间透刺，施捻转泻法，留针 20 分钟，隔日 1 次。

15. **腿肚转筋**　取承山透承筋。俯卧或垂足，用 3 寸毫针从承山向承筋透刺，施捻转泻法，使患部有沉紧感，留针 20 分钟，加灸，每日 1 次。

16. **高血压**　取曲池透少海或太冲透涌泉。令其屈肘，用 3 寸毫针从曲池向少海透刺，或用 1.5 寸毫针从太冲用涌泉透刺，均平补平泻，留针 20 分钟，每日 1 次。

17. **癫痫**　取腰奇透腰阳关。俯卧，用 3 寸毫针从骶管裂孔向腰阳关透刺，平补平泻，使酸麻感向头部放射，留针 30 分钟，隔日 1 次。

18. **脱肛**　取长强透腰俞。侧卧，用 3 寸毫针从长强向腰俞方向透刺 2.5 寸深，施捻转泻法，留针 20 分钟，隔日 1 次。

二、验案举例

（一）偏头痛

患者，女，38 岁，1982 年 1 月 12 日诊。患左侧偏头痛 3 年余，曾经某医院检查，诊断为"神经性头痛"。经服止痛片及中药，症情虽有好转，但每遇劳累及情志不遂辄易发作。近一周来头痛剧加，伴头晕目眩，心烦易怒，面赤口苦。舌质红，苔薄黄，脉弦数。

属少阳头痛。肝郁化火，风阳上扰少阳经络，脉络受阻，不通则痛。治宜平肝潜阳、熄风通络。取丝竹空透率谷（左侧）、太冲透涌泉（双）。先用2.5寸毫针从丝竹空向率谷沿皮透刺，平补平泻，以调少阳经气，祛风通络；继取太冲透涌泉，施捻转泻法，以滋水涵木，平肝潜阳。均留针20分钟，隔日1次。经针2次后，头痛减轻。经针10次，头痛告愈。随访2年，未见复发。

（二）急性腰扭伤

患者，女，54岁，1980年4月23日诊。

主诉：清晨挑水扭腰，疼痛剧烈，经服小活络丹、云南白药，外贴伤湿解痛膏等，均未获效。症见腰痛颇剧，不能俯仰、转侧及下蹲。

辨证：腰肌扭伤，脉络瘀阻，不通则痛。

治法：行气活血，散瘀定痛。取内关透外关（双），用1.5寸毫针从内关向外关透刺，施捻转、提插泻法，留针30分钟，每隔10分钟行针1次。施针1分钟时，其感应沿着手厥阴、手少阳经向胸、胁部放射。10分钟后，腰痛减轻。30分钟后，腰痛消失，活动自如。

（三）胃下垂

患者，男，71岁，1981年7月26日诊。

主诉：素患胃病，钡餐透视诊为"胃下垂"，经药物治疗未效。症见形体消瘦，面色萎黄，食欲不振，食后胃部牵引沉重，消化延缓，脘腹痞闷，甚则呕吐，舌质淡，苔薄腻，脉弱无力。

辨证：脾胃虚弱，中气下陷。

治法：补中益气，升提举陷。取提胃三点［水突（右侧）、滑肉门透梁门（双侧）］，加灸中脘、气海，用 1.5 寸毫针直刺水突 1 寸，平补平泻，用 3 寸毫针从滑肉门向梁门透刺，施捻转泻法，留针 30 分钟，每隔 10 分钟行针 1 次。艾灸中脘、气海，隔日 1 次。

疗效：经治 2 次后，胃部沉重感减轻，呕吐止。经治 9 次后，诸症消失，饮食倍增，精神矍铄。

（四）胆道蛔虫

患者，女，17 岁，1982 年 8 月 4 日诊。

主诉：右上腹部突然疼痛，逐渐加剧，并吐出蛔虫 2 条，伴有呕吐，面黄肌瘦。查巩膜有蓝点，面部呈白色虫斑，下唇内侧有散在白色小颗粒，粪检有蛔虫卵。

辨证：胆道蛔虫症。

治法：驱蛔镇痛。取迎香透四白（右侧），用 1.5 寸毫针从迎香向四白透刺，平补平泻，留针 30 分钟，每隔 10 分钟行针 1 次。针刺 3 分钟，腹痛减轻。针刺 25 分钟，腹痛消失。即予乌梅丸加减。翌日排出蛔虫 8 条，诸症悉退。

三、体会

1. 以经络学说为依据　"经络所通，主治所及"。如采用内关透外关治疗急性腰扭伤，是由于手厥阴心包经"从胸走手"，取其经穴内关，功能宽胸利膈、活血镇痛；手少阳三焦经"布于膻中，历络三焦"，取其络穴外关，功能宣通三焦、行气活血、散瘀定痛，故而获效。

2. **以输穴主治功能为基础**　透刺法能充分发挥两穴的主治作用。如：阳陵泉是足少阳胆经腧穴，又系筋之会穴，故本穴除善治胆病外，还能治疗全身肌肉酸痛；阴陵泉系足太阳脾经的合穴，除主治脾病外，还能治疗脾湿下注所致诸疾。阳陵泉透阴陵泉，可舒筋宣痹、健脾除湿，用治下肢麻木、膝关节肿痛等症。

3. **以辨证施治为准则**　透刺法，针刺之浅深、方向之纵横、手法之强弱（补泻）必须依据证之寒、热、虚、实和病之轻、重、缓、急而辨证施治。《灵枢·九针十二原》中说："凡用针者，虚则实之，满则泻之，菀陈则除之，邪胜则虚之。"《灵枢·经脉》云："盛则泻之，虚则补之，热则疾之，寒则留之，陷下则灸之，不盛不虚，以经取之。"

4. **学有发挥**　透穴针法是《灵枢·经筋》"燔针劫刺……以痛为输"的进一步运用和发展。古代应用火针治疗风寒湿痹，多取阿是穴针刺。嗣后历代医家不仅如此，并运用腧穴透刺治病。透穴针法，不但能治局部病证，还能治疗全身病证；不仅能治经络病证，还能治疗内脏病证。

第八节　论留针的意义及其应用

留针，又称"置针""卧针"，是指进针后将针留置在腧穴内，以加强针感和针的持续作用，从而达到提高疗效目的的一种方法。《黄帝内经》对留针已有论述，《灵枢》对此阐述颇多。金·窦汉卿《标幽赋》、明·徐风《针灸大全·金针赋》以及杨继洲《针灸大成》等书对此亦有阐发。近代针灸名家承淡安、朱琏、陆瘦燕等对此也提出了自己的看法，并给予应有的评价。但目前的针灸临床上，很多医生对留针这一操作重视不够。现根据古今文献，并结合笔者的体会，就留针的意义及其应用探讨于下。

一、留针的作用

1. **候气**　古今医家对针刺得气均很重视，视其为针法的要诀。《灵枢·九针十二原》强调："为刺之要，气至而有效。"《金针赋》则有"气迟效迟"之说。这些说法都很符合临床实际。关于留针候气，《灵枢·九针十二原》指出："刺之而气不至，无问其数。刺之而气至，乃去之。"《灵枢·终始》云："故一刺则阳邪出，再刺则阴邪出，三刺则谷气至，谷气至而止。所谓谷气至者，已补而实，已泻而虚，故以知谷气至也。"《标幽赋》云："未至也，据虚实而候气。"又云："静已久留，停针待之。"《灵枢·终始》所述之"一刺""再刺""三刺"皆指通过留针而候气。此处所谓"谷气至"是指由水谷之气所产生的针刺感应。近代朱琏氏指出："进针以后，患者被针刺的局部组织有时呈现松软毫无抵触的状态，……患者也没有甚么特殊的针感。这时可留针两三分钟再捻针，就可能产生针感。"这确是经验之谈，也为临床实践所证实。

2. **调气**　《灵枢·刺节真邪》云："用针之类，在于调气。"留针具有调气的作用。《素问·针解》云："刺实须虚其者，留针，阴气隆至，乃去针也；刺虚须其实者，阳气隆至，针下热，乃去针也。"这比较明确地指出了针刺得气后，在留针中可以通过不同的手法而达到"虚则实之，实则虚之"的目的。《金针赋》则认为留针乃"通经接气"之法。赋中说："以龙虎龟凤通经接气大段之法驱而运之。"就是说在留针过程中，可根据病情采用"青龙摆尾""白虎摇头""苍龟探穴""赤凤迎原"等针刺手法，而达到"通经接气"的目的。

总之，按诸家论述，留针的作用在于疏通经气、协调阳阴、补虚泻实，可获邪去正复的功效。

二、留针的临床运用

（一）留针的适应证

考诸古今文献，对留针有因病、因时、因人、因针刺深浅和穴位部位的不同而异的论述。

1.因病而异

（1）根据疾病的性质而定：《灵枢·经脉》曾反复强调："热则疾之，寒则留之。"《灵枢·邪气脏腑病形》云："病之六变者，刺之奈何？歧伯答曰：诸急者多寒；缓者多热；……涩者多血少气，微有寒。是故刺急者，深内而久留之；刺缓者，浅内而疾发针，以去其热，……刺涩者，必中其脉，随其逆顺而久留之。"这是根据急、缓、涩等不同的脉象而辨别其病变的寒热属性，以决定留针与否。《灵枢·四时气》云："飧泄，补三阴之上，补阴陵泉，皆久留之，热行乃止。转筋于阳，治其阳；转筋于阴，治其阴；皆卒刺之。"飧泄证属脾胃虚寒，转筋则证情属实。《灵枢》认为，寒证宜留针，热证则不留针。

（2）根据病位的表里与上下而定：《灵枢·终始》云："病

痛者，阴也，痛而以手按之不得者，阴也，深刺之。病在上者，阳也；病在下者，阴也。痒者，阳也，浅刺之。"《灵枢·阴阳清浊》则说："刺阴者，深而留之；刺阳者，浅而疾之。"所谓"刺阴者"是指刺五脏之为病，所谓"刺阳者"是指刺六腑之为病，以脏属阴而腑属阳也。凡病在浅表，宜浅刺而不留针；病在深里，则需深刺而留针。关于病位的上下，《灵枢·刺节真邪》与《灵枢·官能》则分别论述了上寒下热与上热下寒二者在针刺留针上的不同，指出"上寒下热，先刺其项太阳，久留之，……所谓推而上之者也""大热在上，推而下之"。因其寒邪有上下之不同，故前者留针在上，后者留针于下。据上所述，凡病在身在里属阴属寒者应留针，病在浅在表属热者则不留针或稍留针。

（3）根据病程久暂而定：《灵枢·终始》云："久病者，邪气入深。刺此病者，深内而久留之，间日而复刺之。"指出新病邪气尚浅，其病位一般浅表，故可不留针，而久病邪已入深，病位一般在里，故深内而久留针。

2. 因时而异　由于四时气候对人体的影响，因此四时所发生的疾病也有不同，所以选取腧穴和运用刺法也有所不同。《素问·八正神明论》指出："凡刺之法，必候……四时八正之气。"《灵枢·四时气》则专门论述了这一问题，指出"春取经、血脉、分肉之间，甚者深刺之，间者浅刺之；夏取盛经孙络，取分间绝皮肤；秋取经俞，……冬取井荥，必深以留。"《难经·七十难》曰："春夏者，阳气在上，人气亦在上，故当浅取之；秋冬者，阳气在下，人气亦在下，故当深取之。"这就是说，春夏开泄之令，人之阳气在表，而秋冬秘藏之令，人之阳气在里，所以在治疗上春夏应浅刺，秋冬应"深以留之"。根据天时季节决定针刺深浅、留针或不留针，是符合临床实际的。如逢阴寒时令，治疗风寒湿痹等，多宜适当深刺留针。然而针刺深度及留针与否，更重要的应根据病情而定，《黄帝内经》所谓"甚者深取之，间者浅取之"即是此意。

3. 因人而异　人的体形有肥瘦之不同，年龄有老幼之分，因此在针刺手法上也随之而异。《灵枢·逆顺肥瘦》指出："年质壮大，血气充盈，肤革坚固，因加以邪，刺此者，深而留之""刺壮士真骨，坚肉缓节，监监然，此人重则气涩血浊，刺此者，深而留之，多益其数""瘦人者，皮薄色少，肉廉廉然，薄唇轻言，其血清气滑，易脱于气，易损于血，刺此者，浅而疾之""婴儿者，其肉脆，血少气弱，刺此者，以毫针浅刺儿疾发针，日再可也"。说明体质壮实、肌肉丰满者宜于留针，而体质瘦弱尤其是婴幼儿则不宜留针。

按文献论述，结合临床实际，留针的应用范围可概括为：大凡阴证、寒证、里证，久病而邪气入深者，宜于留针；体质壮实者，宜于留针；而阳证、表证，病起短暂邪入尚浅者及体质瘦弱或婴幼儿，则不宜留针或少留针。

（二）留针的时间

留针时间的长短，也是一个重要的问题。《灵枢·经水》中有手足三阴三阳经脉根据经脉的不同长度按一呼一吸经气循行六寸来推算留针时间的记述，所谓："足阳明……留十呼；足太阳……留七呼；足少阳……留五呼；足太阴……留四呼；足少阴……留三呼；足厥阴……留二呼；手之阴阳……其留，皆无过一呼。"在《金针赋》中，则有"手足三阳上九而下十四，过经四寸；手足三阴上七而下十二，过经五寸"（按：根据《针灸问对》，"过经五寸"应改作"过经七寸"）之说。《医学入门·南丰李氏补泻》在引述《金针赋》上述内容后指出："针下随其经脉长短，以息计之，取其气至病所为度。"由此可知，古代留针时间均很短暂，试以足阳明经为例，按正常人每分钟平均呼吸18次来计算，则留10呼或14呼尚不足1分钟时间。究其原因，可能与古人所述之针刺禁忌较多一样，是由于古代针具较为粗大，不像现代针具那样细巧的关系。而从文献记述来看，随着历史发展和针刺工具的改进，留针时间则相应地随之延长。总之，留针的时间应以"取其气至病所为度"，按《针灸大成·经络迎随设为问答》中所明确指出的"病滞则久留针"的原则，并结合病人的年龄少长、身材大小、体形胖瘦及病情的轻重缓急等而灵活掌握。这也就是《灵枢·经水》"其少长、大小、肥瘦，以心撩之"之意。

笔者在临床上，对某些慢性、顽固性、疼痛性、痉挛性病证，每每适当增加留针时间，以使病痛缓解。如针刺镇痛，需作较长时间留针；在抢救休克病人时，也常需久留针，以达恢复正常血压的目的。

此外，由于人体经气的循行是阴阳相贯、如环无端、周而复始的，所以如果留针时间按"随其经脉长短，以息计之"的方法来推算，则应以《灵枢·脉度》所述之周身经脉全长"十六丈二尺"之数为准。按一息气行6寸，正常人平均每分钟呼吸18次来推算，这样经气循行一周需270息，相当于15分钟。由此可见，目前临床惯用之留针时间10～20分钟，在理论上是有一定根据的。

三、留针与针刺补泻

针刺补泻乃是根据《黄帝内经》"实则泻之，虚则补之"的理论确定的两种不同的治疗原则和方法。补泻是针刺治疗的重要环节。留针作为针刺手法之一，亦有补泻之功。《素问·调经论》云："补泻奈何，……不足则补其虚经，内针其脉中，久留而视。"《灵枢·口问》云："上气不足……中气不足……下气不足……补足外踝下留之。"所谓"足外踝下留之"，系指在昆仑穴留针。《灵枢·经脉》曾反复指出："热则疾之，寒则留之。"这里"寒则留之"之留，既适用于寒实之证，如风寒湿痹之类；也适用于虚寒之证，如前所述之飧泄，因脾胃虚寒，气行迟缓，故当"留而补之"。由此可以看出，凡诸虚、不足均可"留而补之"。另一方面，《灵枢·经水》中说："足阳明，五脏六腑之海也，其脉大，血多气盛，热壮，刺此者，不深弗散，不留不泻也。"《灵枢·逆顺肥瘦》也指出："血气充盈，肤革坚固，因加以邪，刺此者，深而留之。"可见泻法亦须留针。

关于留针与补泻的关系，近人也有论述。如承淡安氏认为："留针术……适用于抑制、镇静为目的之针法。对身体衰弱或畏针者，须用强刺激作抑制及镇静之手法时，此法最好。"陆瘦燕氏指出："留针与补泻的关系，还须决定于所施行的手法的性质，当施行了补法手术后的留针，就能加强补的作用；在施行了泻法手术后的留针，就能加强泻的效果。留针的特点就是能将手法的刺激加强加深，从而发挥更大的力量。在留针过程中，还可以反复施行补法或泻法，可使数个较弱的刺激量综合起来，加强补的作用。"刘天成则认为留针属于泻的作用，主张"实证久留针，虚证少留或不留针"。

关于这一问题，我们应当全面地加以分析。

首先，要明确留针之补与泻的目的。留针之补，其目的是"令神气存，大气留止"（《素问·离合真邪论》）、"补者必然若有得也"（《灵枢·小针解》）。就是说，通过"补"，可以促使经气来复和旺盛，振奋人身之阳气。而留针之泻，其目的则是

"无令邪布"（《素问·离合真邪论》）、"泻则恍然若有失也"（《灵枢·小针解》）。总之，通过留针，既能起到"补虚"的作用，又能收到"泻实"的效果，即具有补与泻的调整作用。所以，虽然在临床上一般实证宜久留针，虚证宜少留或不留针，但却不能片面、机械地认为留针只能用于实证而不能用于虚证。

必须指出，留针的补泻调整作用与下列诸因素有关：

（1）与针刺的深浅有关：《灵枢·终始》指出："脉实者深刺之，以泻其气；脉虚者浅刺之，使精气无泻出，以养其脉，独出其邪气。"《难经·七十六难》说："当补之时，从卫取气；当泻之时，从荣置气。"《针灸大成·南丰李氏补泻》则依从《内》《难》之义，指出："补则从卫取气，宜轻浅而针，……泻则从荣，弃置其气，宜重深而刺。"这就是说，补则宜浅刺而留针，泻则宜深刺而留针。

（2）与留针时间的长短有关：考诸一般文献记载，多以留针时间较短者为补，留针时间较长者为泻。我们认为，这和针刺的深浅一样，主要是由于刺激量不同的关系。现在一般认为，补法刺激量较小，泻法刺激量较大。所以，补法多浅刺而留针时间短，泻法多深刺而留针时间长。

（3）与留针期间行针时所施手法的性质有关：针刺补泻的基本手法，有提插、捻转、疾徐、开合、迎随、呼吸补泻等。这些手法的应用，均需在得气的基础上施行才能起到补虚泻实的效果。留针不仅可以候气，还可以和其他补泻手法结合起来，共同进行补虚泻实。

首先从提插和捻转补泻来看，凡在留针过程中，提插幅度大、捻转频率快，即所谓"强刺激"，多谓之泻；反之则谓之补。又以迎随补泻为例，元以迎随补泻为例，元·《济生拔萃》根据《灵枢》"泻者迎之，补者随之"及"随其逆顺而久留之"的原则，提出顾其经气之来而针刺留针者为补，逆其经气之来而针刺留针者为泻。再如呼吸补泻，《针灸大成·经络迎随设为问答》中指出："欲治经脉，须调营卫，须假呼吸。……呼尽内针，静以久留，以气至为故者，即是取气于卫。吸则内针，以得气为故者，即是置气于营也。"虽然杨氏之说是从"取气于卫"和"置气于营"来解释，但实质上是指留针的补泻作用是和呼吸补泻的手法结合起来进行的。概而言之，留针和针刺补泻的关系可以归纳为：在针刺过程中刺激量较小的为补，反之为泻。而所谓针刺的深浅、留针时间的长短、提插幅度和捻转频率的大小等，都是构成刺激量的因素，并且都是相对而言的。陆瘦燕氏所说的"留针的特点，就是能将手法的刺激加强加深，从而发挥更大的力量"的看法是正确的。然而却不应由此推断出，不论补法和泻法，均可随着留针时间的延长而提高其针刺之效应的简单结论。

此外，必须强调指出：针刺补泻作用的产生和患者当时所处的功能状态有关。因为"内因是变化的根据"，所以针刺时机体的功能状态是产生针刺补泻作用的定性因素。而包括留针在内的种种针刺补泻手法，只不过是促进机体调节功能的重要条件，是外因，必须通过内因而起作用。《灵枢·终始》所谓"刺热厥者，留针反为寒；刺寒厥者，留针反为热。"一为热厥，一为寒厥，虽皆留针，但取效相反，正是取决于机体的功能状态。

其次，针刺留针的补泻，与所取腧穴的相对特异性也有一定的关系。如在关元、气海、命门、足三里等穴留针，大多偏于补；而在中极、大敦、行间等穴留针，则多偏于泻。

留针是刺针基本手法之一，有候气、调气、协调阴阳、补虚泻实的作用。临床应用，应结合病人各方面的情况灵活掌握，一般以 10 ~ 20 分钟为宜。留针补泻的调整作用可起到补虚泻实的效果，因此，虚证、实证均可使用，目前一般以用于实证为多。

关于近代临床使用的皮肉针、穴位穿线、埋藏、结扎疗法及穴位注射和腕踝针疗法等，则均是留针方法的应用和发展。

第九节　谈针刺得气的几点体会

得气是指针刺时机体产生一种反应，现代称之为"针感"。针刺得气是取得疗效的关键，所以为古今针灸医家所重视。笔者通过临床实践，并复习古今针灸文献的有关论述，略谈几点体会。

一、临床实践

实践证明，凡针刺得气使气至病所的，疗效就佳；反之，疗效就差。现就我们江苏省 51 例"经络敏感人"与 51 例"经络不敏感人"的针刺疗效观察，兹举三例，简介于下。

例 1　许某，男，34 岁，经络敏感人。

主诉：右胸壁外伤（因开拖拉机不慎，刹车过猛而撞伤）已半月，曾内服治伤散，外贴伤湿解痛膏，均未获效。

症状：右侧胸壁疼痛，以乳膺部为甚，波及同侧胸廓，自述挺胸时局部疼痛撕裂，深吸气时，其痛势如针刺。察其伤部与健侧无异，但按之痛剧。舌质淡有瘀点，脉小弦。证属胸壁外伤，由气滞血瘀所致。

治疗：行气活血，散瘀定痛。

取穴针刺：上肢取手厥阴心包经之络穴内关，以宽胸理气；下肢取足阳明胃经之络穴丰隆，以散瘀镇痛。用中等刺激，留针

20 分钟，每隔 5 分钟行针 1 次。

疗效观察：当针刺内关穴时，直刺 1 寸深，施行捻转提插手法，于 1 分钟即出现酸、胀感应沿着手厥阴包经向胸部扩散；继取丰隆穴，直刺 1.3 寸深，如上施术 1 分钟，其酸、胀感应沿着足阳明胃经向胸部循行。以上两穴的针刺感应均到达病区。5 分钟左右，胸痛缓解。10 分钟，疼痛消失，压痛亦除。为了巩固疗效，翌日又按上法针刺 1 次。

例 2　杨某，女，51 岁，经络敏感人。主诉：患慢性胆囊炎（经某医院确诊）已 3 年，经中西医药治疗，未能痊愈，近来胆区疼痛较剧。

症状：右上腹部痛如针刺，牵引右侧胁肋及肩背，触诊剑突右下方胆囊区压痛明显（墨菲氏征阳性），胸痞胁胀，食欲不振，恶心欲吐，有低热，口苦，尿黄，脉细数，舌质偏红，苔薄黄略腻。按脉察证，此属慢性胆囊炎急性发作之征。谅由肝郁气滞、胆热内蕴使然。

治疗：疏肝理气，利胆清热。

取穴针刺：上肢取手少阳三焦经的络穴外关，以清泄少阳之热邪；下肢取足少阳胆经之合穴阳陵泉，足厥阴肝经之原穴太冲，以疏肝利胆，理气镇痛。用中等刺激，留针 15 分钟，每隔 5 分钟行针 1 次。

疗效观察：针刺外关穴时，直刺 1.2 寸深，其针感沿手少阳三焦经向胸胁扩散；继针阳陵泉，直刺 1.3 寸深，向阴陵泉透刺，稍加捻转，于 1 分钟左右即有酸、麻感应沿着足少阳胆经到达胆区，并上抵头额；后针太冲，约 3 分钟左右，其经络感传即直达肝区。4 分钟左右，疼痛减轻。8 分钟左右，其痛立止。共针 4 次，症状明显好转。

例3　李某，女，51岁，经络不敏感人。

主诉：素有负重劳损胸痛史，近因挑担过重，胸痛又作，经服参三七伤药和外贴一正膏后，痛势未减。

症状：右侧胸胁疼痛，波及同侧肩臂，呼吸受限，痛如针刺。证属劳伤性胸痛。

治疗：取穴与针法均与例1许某相同。

疗效：针刺内关和丰隆，均感局部胀痛，而无循经传导"气至病所"现象，留针20分钟，疼痛未减。共针2次，未获显效。

【按语】上述三例，前两例经电脉冲测定为"经络敏感人"，针刺时能"得气"，气至病所，因而奏效显著；后一例经测定为"经络不敏感人"，针刺时未能"得气"循经传导，因而疗效不佳。

二、几点认识和体会

在古典医籍《黄帝内经》《难经》以及《针灸大成》等书中有关针刺"得气""调气"的理论指导下，通过多年来的临床实践和经络感传的实验研究，笔者初步对针刺"得气"使气至病所而取效的论点有如下几点认识和体会。

1.《灵枢·终始》所谓"凡刺之道，气调而止"和《灵枢·九针十二原》所谓"为刺之要，气至而有效"的理论是正确的。关于这一点，有大量文献可以证明，如明代针灸医家高武在《针灸聚英》中记述："苍龙摆尾气交流，血气奋飞遍体周，任君疼痛诸般疾，一插须臾万病休。"这些记载，都是对针刺"得气"使气至病所（即经络感传现象）的生动描述，而且肯定了针刺"得气"与疗效有密切的关系。

2. 经络感传现象与针刺镇痛效果关系的实验研究证实了针刺"得气"使气至病所的疗效是显著的。笔者曾于1975年参加江苏省经络感传研究协作组，对5万例病者进行了针刺观察，发现"经络敏感人"51例。我们对51例"经络敏感人"的疼痛性疾患进行了针刺治疗的临床观察，不在病部（头面、躯干）取穴，而在远隔病区的四肢肘、膝关节以下进行"循经取穴"，针刺时要求"得气"使气至病所。观察结果：51例患者中止痛效果属于优级的有39例，占76.47%；属于良级的有12例，占23.53%。同时，我们还选择51例"经络敏感人"与51例"经络不敏感人"进行疗效对比，结果发现：51例"经络不敏感人"中止痛效果属于优级的仅有2例，占3.92%；属于良级的有21例，占41.8%；属于差级的有28例，占54.9%。实践证明，经络敏感者的针刺镇痛效果优于经络不敏感者。由此足证，古人所谓"中气穴则针游于巷""气至（病所）而有效"的记载，确系临床实践的宝贵经验。

3. 关于针刺得气和不得气的征象，医者必须做到胸中有数、指下明了。这一问题，历代医籍中有很多记载。如《灵枢·小针解》在讲针刺"得气虚实有无"时说："言实与虚，若有若无者，言实者有气，虚者无气也。"说明针下"实紧"为得气，针下"虚滑"为不得气。金·窦汉卿在《标幽赋》中说："轻滑慢而未来，沉涩紧而已至……气之至也，如鱼吞钩饵之沉浮；气未至也，如闲处幽堂之深邃。"明·杨继洲在《针灸大成》中也说："轻浮、滑虚、涩滞紧实，入针后值此三者，是正气之已来。"这些论述形象地说明了在针刺得气后医者手中的感觉。笔者在临床上对于这一点是深有体会的：进针后，针下出现紧涩现象，便为"得气"；反之，针下虚松如插豆腐一样，此为不得气。当真是得气时，患者会产生酸、麻、胀、重、冷、热及触电一样放射等不同的针感效应。同时，患者的面部也会呈现闭目、锁眉或歪口吸风等姿态。

4. 得气是建立在行针候气的基础上的。要想得气使气至病所，就必须要有熟练而精巧的手技，乱针乱刺是无济于事的。《灵枢·九针十二原》中说："粗之闇者，冥冥不知气之微密也。妙哉！工独有之者，尽知针意也。"因此，我们必须努力继承和发扬这些宝贵的实践经验，从而进一步提高针刺治病之疗效。

第十节　燔针焠刺法治疗扁瘊（扁平疣）

扁瘊是一种发于皮肤浅表部位的良性赘生物，以皮损呈米粒大小、扁平、稍高起皮面为特征。本病好发于青少年，多发于面部、手背等暴露部位，皮肤上突起米粒大小的扁平丘疹，表面光滑，呈正常皮色或淡褐色，略有痒感。组织病理检查，可有表皮棘层肥厚，乳头瘤样增生和角化过度，伴角化不全；棘层上部和颗粒曾有泡化细胞，核深染，嗜酸性。本病相当于西医之扁平疣。本人在针灸临床中以燔针焠刺法治疗扁瘊（扁平疣）以及色素痣等，每获良效。

一、基本方法

燔针焠刺法是火针施刺的方法之一。《灵枢·经筋》中说："燔针劫刺，以知为数，以痛为输。"取治于阿是穴，以火针直接摧毁扁瘊病灶。燔针焠刺法的基本方法包括：

1. 点刺术　将火针于酒精灯上烧红后向扁瘊如蜻蜓点水般浮浅点刺。本法适用于皮表小如粟米大的扁瘊，只须点刺一针即可。

2. **鸡足刺术**　将烧红的火针如鸡足样从三面向扁瘊的基底部刺入。本法适用于绿豆大的扁瘊（扁平疣、色素痣、鸡眼）。

3. **梅花刺法**　先将烧红的火针直刺扁瘊中央至根部，然后将火针从上下左右四个方向向扁瘊基底部各刺一针。本法适用于豌豆大的扁瘊。

4. **围刺术**　将烧红的火针向扁瘊的基底部多向透刺或做环形焠刺。本法适用于扁瘊（包括毛细血管瘤、乳房纤维瘤）。

二、临床体会

1. 扁瘊，中医辨证多由气血不和、风热邪毒郁阻于肌肤所致。宜清热解毒，调和气血，内外兼治，以达化痰散结、祛瘀生新之效。

2. 火针焠刺，难免使患部遭受灼烧疼痛，为了消除患者的疼痛和便于施术，可在施术前依据扁瘊的大小进行常规消毒，继而在扁瘊基底部注射适量利多卡因（2～5毫升），待局部麻醉后，再将火针烧红迅速向扁瘊刺入，然后疾速拔出，这样既不痛又快捷。

三、讨论

1. 燔针焠刺法遵《灵枢·经脉》"菀陈则除之"之治则，妙在焠刺，功能温通经络、化痰散结、溃腐软坚，不使病毒扩散；且能使毛细血管焦灼而不出血；由于推陈致新，而无疤痕遗患。一般多在术后3～5周，扁瘊脱（枯）落，疤痕消失，皮肤逐渐恢复健康。此法余惯用之，曾治患者数以千计，屡试屡验。

2. 依据病情，择用火针。火针刺法是用烧红的针尖迅速刺入穴位或病灶以治疗疾病的方法，即《黄帝内经》中的"焠刺"。临床应用贵在辨证，若扁瘊大如米粒，只需用单头火针焠刺一针即可；如是绿豆大的色素痣（黑痣、红痣），可用单头火针施以梅花刺术；如系蚕豆大的毛细血管瘤或鸡眼，除用单头火针施行围刺外，还可用三棱形的多头火针向病灶焠刺。

3.治病求本，除恶务尽。扁瘊多由病毒为患所致。笔者曾广览医籍，勤求古训，博采新知，从诸多名家方中精选特效药物，并通过临床实践验证，取其效佳者综合成方，名曰祛毒平疣汤。方中用生地、山药、当归培土生金、凉血滋阴、补气活血而治其本，用黄芩、山栀、银花、连翘清热解毒，用升麻、柴胡、紫草、板蓝根、荆芥升发透邪而抗病毒，用白蒺藜、木贼、野菊花、旱莲草、土茯苓、赤小豆、薏苡仁祛风止痒、清利热毒而治其标。

4.谨记医嘱，以利康复。术后一周，患处禁止洗浴和抓痒，以防感染。患处血痂数日后可自行脱落，切勿心急将痂剥开，否则会遗留疤痕。术后四周忌食酱油、醋，以免患处色素沉着。

第四章

针灸作用机理与临床应用体会

一个系统而规范的针灸处方，它贯串在理、法、方、穴、术的全过程中。所谓"理"，是指运用《灵枢·经脉》"是动则病""是主所生病"循经综合征（证候群）的基本理论和《伤寒论》六经辨证纲领，并结合四诊（望、闻、问、切）、八纲（阴、阳、表、里、寒、热、虚、实）进行辨证归经，从而明确何经、何脏、何腑的病证。这种辨证与辨病相结合的诊断法则，称之为"理"。所谓"法"，即治法，是依据该病的病因病机而确立的治则。"方"即处方，方有缓、急、大、小、奇、偶、复之分，但必须按照该病治则而进行处方配穴。"穴"即穴位、腧穴，穴有十四经穴、经外奇穴和阿是穴三类，必须按照该病的处方要求，精选特效穴、特定穴。"术"指针法、灸法的施术而言，是依据病位深浅、邪正盛衰和疾病的属性进行针灸补泻的，是遵循《灵枢·经脉》"盛则泻之，虚则补之，热则疾之，寒则留之，陷下则灸之，不盛不虚以经取之"和《灵枢·九针十二原》"满则泄之，菀陈则除之"的施治原则而辨证施治的。如此处方周密、施术得当，才能提高疗效，达到治愈疾病的目的。由此可见，针法和灸法是针灸处方中密不可分的重要环节。现就临床上常用的针法、灸法、其他针法及拔罐法，简介于下。

第一节　针法

针法亦称刺法，是采用不同的针具，尤其是毫针，刺激人体的一定穴位，运用各种手法激发经气，以调整人体的生理功能，疏通经络，协调阴阳，扶正祛邪，从而达到治愈疾病的目的的一种方法。现就有关针刺疗法的治疗作用、适应病证、操作方法以及注意事项等列述于下。

一、毫针疗法

毫针为古代九针之一，是古今医家在临床中普遍应用的针具。金代针灸学家窦汉卿在《标幽赋》中说："观夫九针之法，毫针最微，七星上应，众穴主持。"毫针精微巧妙，适用于全身诸穴，应用面极广。

现代临床普遍应用的不锈钢毫针，就是由九针之一的毫针发展而来的。毫针有长短、粗细之分，临床最常用的毫针针身长25～75毫米（1～3寸），直径0.32～0.38毫米（28～30号）。

（一）治疗作用

1. 疏通经络、调和气血，具有镇痛作用　《灵枢·九针十二原》指出："欲以微针（毫针）通其经脉，调其血气，营其逆顺出入之会"，则针到痛止。明代针灸学家高武在《针灸聚英》中更深有体验地指出："苍龙摆尾气交流，血气奋飞遍体周，任君疼痛诸般疾，一插须臾万病休。"

2. 协调阴阳、阴平阳秘，具有调整作用　《灵枢·根结》中说："用针之要，在于知调阴与阳，调阴与阳，精气乃光，合形与气，使神内藏。"说明针灸治病具有调整人体阴阳平衡的作用。"阴平阳秘，精神乃治"，"阴阳乖戾，疾病乃起"。针灸调和阴阳的作用，是通过经穴配伍和针刺手法来实现的。例如：心火亢盛、肾水不足之惊悸，治宜补北泻南，交通心肾。方取足少阴经之原穴太溪，针用补法；配手少阴经之原穴神门，针用泻法。如此滋肾阴、降心火，俾水升火降，水火既济，天地始可交泰，病自痊愈。又如阳气盛、阴气衰可致失眠，反之阴气盛、阳气衰可致嗜睡。二者均可取用阴跷脉的照海和阳跷脉的申脉治之，但治失眠宜补阴而泻阳，治嗜睡则宜补阳而泻阴。又如，五脏有病多取背俞穴，六腑有病多取胸腹部的募穴，"阴病引阳，阳病引阴"之法也具有调和阴阳的作用。

3. 扶正祛邪、防病保健，具有提高免疫功能的作用 《素问·五脏生成》中说："人有大谷十二分，小溪三百五十四（三）名，少十二俞，此皆卫气之所留止，邪气之所客也，针石缘而去之。"说明针刺能够祛邪扶正。又如唐代孙思邈《备急千金要方》云："宦游吴蜀，体上常须三两处灸之，勿令疮暂瘥，则瘴疠温疟毒气不能着人也。"临床实践表明：经常针灸风门、肺俞、膏肓、足三里诸穴，可以预防感冒；经常针灸气海、关元、命门、足三里诸穴，可使久病体虚者得以康复。这说明针灸可以提高免疫功能，达到扶正祛邪的作用。

（二）适应病证

毫针疗法适用于内、外、妇、儿、五官、皮肤各科病证约300多种，诸如：五脏六腑的急慢性疾患，外感性风湿性周身筋骨痹痛，中风失语，耳鸣耳聋，癫、狂、痫，阳痿遗精，不育不孕，子宫下垂，子宫肌瘤，痔疮，脱肛，泌尿系结石，尿路感染，痛经，带下，胆囊炎，胆结石，心绞痛，肾绞痛，暴病闭厥，疼痛痉挛，诸虚百损，五劳七伤，以及各种炎症疾患，如咽炎、喉炎、扁桃体炎、急性中耳炎、流行性腮腺炎、气管炎、胃炎、肠炎、急性单纯性阑尾炎、风湿性或类风湿关节炎、前列腺炎、宫颈炎、盆腔炎、乳腺炎等。此外，对小儿惊风、多动症、遗尿、疳疾、厌食等症，亦有显著疗效。

（三）操作方法

1.进针法

（1）单手进针法：用刺手的拇、食二指持针，中指端紧靠穴位，指腹抵住针身下端，当拇指及食指向下用力按压时，中指随之屈曲，将针刺入，直刺至所要求的深度。此法多用于较短的毫针，液门、侠溪、八风等穴常用之。

（2）双手进针法：双手配合，协同进针。主要有下列几种：

1）爪切进针法：又称指切进针法，临床较为常用。以左手拇指（左撇子用右手，以下均同）或食指指甲掐在穴位上，右手持针，将针紧靠指甲缘刺入皮下。大部分腧穴均可用此法进针。

2）夹持进针法：用左手拇指捏住针身下端（露出针尖），右手拇指夹持针柄，将针尖对准穴位，在接近皮肤时，双手配合，迅速把针刺入皮下，直至所要求的深度。此法多用于3寸及3寸以上的长针，环跳、秩边等穴常用之。若指力不强，1.5～2.5寸针亦可使用本法。

3）舒张进针法：左手五指平伸，食、中指分开置于穴位上，右手持针从左手食、中指指间刺入。行针时，左手食、中两指可夹持针身，以免弯曲。长针深刺时多用此法，如刺环跳、承扶、秩边等。对于皮肤松弛或有皱纹的部位，可用拇、食两指或食、中两指将腧穴部皮肤向两侧撑开，使之绷紧，以便进针，此法多用于腹部腧穴的进针，如天枢、中脘、气海等。

4）提捏进针法：以左手拇、食两指将腧穴部的皮肤捏起，右手将针从捏起部的上端刺入。此法主要适用于皮肉浅薄处，特别是面部腧穴的进针，如印堂、地仓、水沟等。

（3）管针进针法：用金属管或特制的进针器代替押手，选用平柄或管柄的毫针，从管中将针弹入穴位内，进针后将套管或进针器抽出。此法尤适用于初学针刺者及儿童、畏针患者。

2.**针刺的角度、方向和深度**　针刺施术时，掌握正确的角度、方向和深度非常重要。取穴的正确性，不仅是指其皮肤表面的位置，还必须与正确的针刺角度、针刺方向和针刺深度结合起来，才算刺中了穴位。因为针刺同一个穴位，如果角度、方向和深度中的任何一项不同，针身穿透体内的部位和距离、针尖到达的组织、针刺的感应及其针刺的效果都会出现显著差别。虽然针刺穴位的角度、方向和深度是根据腧穴的特点来决定的，但还要兼顾患者的体质、病情及补泻手法等不同情况来灵活运用。

（1）针刺的角度：往往需要根据穴位所在的部位和所要求达到的深度及穿透组织等情况来综合考虑。一般可分为直刺、斜刺、横刺三种。

1）直刺：针刺方向与皮肤垂直。常用于肌肉丰厚处的穴位。三棱针点刺和放血以及皮肤针叩刺时均宜采用直刺。

2）斜刺：针刺方向与皮肤呈45°角。适用于骨骼边缘的穴位，如隐白、申脉、列缺等。不宜深刺的穴位也用斜刺，如膏肓俞、灵台、督俞、乳根、期门等，以免刺伤重要脏器。

3）横刺：又称平刺、沿皮刺，施术时将针身横卧，一般与皮肤面呈15°角刺入，多用于头部皮肉浅薄处的穴位，如百会、通天、率谷等。有时透穴也应用横刺法，如地仓透颊车、阳白透鱼腰、丝竹空透率谷、风池透风府、巨阙透中脘等。

（2）针刺的方向：可大致分为向上刺、向下刺、向左刺、向右刺、向前刺、向后刺等，这六者又可组成前上刺、前下刺、前左刺、前右刺、后上刺、后下刺、后左刺、后右刺、前左上刺、前右下刺、后左上刺、后右上刺等。针刺的方向主要取决于经脉的走向（如迎随补泻）和腧穴分布部位（如犊鼻须向后上方刺入，睛明须向正后方刺入）。有时为了使针感到达病所，也可将针刺方向指向病所。

（3）针刺的深度：一般以既有针感而又不伤及重要脏器为原则，具体运用时还要根据患者的病情、年龄、体质、经脉循行的路线以及不同的时令而灵活掌握。

针刺的角度与深度之间有着相辅相成的关系，一般而言，深刺多用直刺，浅刺多用横刺，介于深刺与浅刺之间者多用斜刺。

3. **基本行针手法**　进针后再施以一定的手法，称为行针。基本的行针手法有提插法与捻转法。

（1）提插法：针尖刺入一定深度后，施行上下、进退的纵向行针运动，称为提插法。提插的幅度和频率需视病情和腧穴的情况而异。一般说来，提插幅度大，频率快，刺激量就大；反之，刺激量就小。

（2）捻转法：针尖刺入一定深度后，施行前后左右的旋转行针运动，称为捻转法。捻转的幅度与频率也因病情和腧穴的情况而异。一般说来，捻转角度大，频率快，刺激量就大；反之，刺激量就小。捻转的幅度一般在180°～360°。不可作单方向捻转，以免肌纤维缠绕针身而引起患者疼痛，并可造成滞针。

提插、捻转这两种最基本的行针手法，在临床上既可单独使用，也可合并运用，若结合疾徐、呼吸、开合、迎随、左右、浅深等，可派生出各种单式、复式补泻手法。

4. **补泻手法** 运用针刺手法可促使机体内在因素转化，从而产生补泻效应。通过施行一定的手法，达到补充、恢复、强壮人体气血、经气和各脏腑的功能，这样的手法就称为补法；通过施行一定的手法，达到疏泄、祛除致病因素，恢复、调整气血、经血和脏腑的功能，这样的手法就称为泻法。现就临床上较常用的几种补泻手法介绍如下：

（1）单式补泻手法

1）迎随补泻：进针时针尖随着经脉循行而去的方向刺入为补法；针尖迎着经脉循行而来的方向刺入为泻法。例如：脾虚泄泻刺足三里穴，针尖向踝关节方向刺入为补法；急性胃肠炎刺足三里穴，针尖向膝关节方向刺入为泻法。

2）呼吸补泻：病人呼气时进针，吸气时出针，为补法；病人呼气时出针，吸气时进针，为泻法。

3）疾徐补泻：慢慢进针，少捻转，迅速出针，为补法；疾速进针，多捻转，慢慢出针，为泻法。

4）提插补泻：针下得气后，先浅后深，重插轻提，提插幅度小，频率慢，操作时间短者，为补法；先深后浅，轻插重提，提插幅度大，频率快，操作时间长者，为泻法。

5）捻转补泻：针下得气后，捻转角度小，用力轻，频率慢，操作时间短者，为补法；捻转角度大，用力重，频率快，操作时间长者，为泻法。也有以左转时角度大、用力重者为补，右转时角度大、用力重者为泻的。

6）开合补泻：出针后迅速揉按针孔为补；出针时摇大针孔而不立即揉按为泻。

7）平补平泻：针下得气后均匀地提插捻转后立即出针。此法用于病情轻、虚实不明显的病证。

以上各种单式补泻手法，临床上既可单独运用，也可相互配合运用。例如：胆绞痛患者，可选阳陵泉穴，针尖朝膝部方向，待病人呼气时迅速刺入，得气后先深后浅，轻插重提，较大幅度地捻转提插，操作时间较长；患者疼痛缓解后，在患者吸气时，慢慢摇大针孔退出，不立即按揉针孔。在整个行针过程中，一共使用了迎随、呼吸、疾徐、捻转、提插、开阖（合）六种泻法。

（2）复式补泻手法：复式补泻手法种类很多，现仅举烧山火、透天凉两种方法。

1）烧山火：将针刺入腧穴应刺深度的上1/3（天部），得气后行捻转补法，再将针刺入中1/3（人部），得气后行捻转补法，然后将针刺入下1/3（地部），得气后行捻转补法，然后慢慢地将针提到上1/3处，如此反复操作3遍，最后将针紧按至地部留针。在操作过程中，配合呼吸补法，即为烧山火法，多用于治疗冷痹顽麻等虚寒性疾病。

2）透天凉：将针刺入腧穴应刺深度的下1/3（地部），得气后行捻转泻法，再将针紧提至中1/3（人部），得气后行捻转泻法，然后将针紧提至上1/3（天部），得气后行捻转泻法，然后将针缓慢地按至下1/3处，如此反复操作3遍，最后将针紧提至上1/3处留针。在操作过程中，或配合呼吸泻法，即为透天凉法，多用于治疗热痹、急性痛肿等实热性病证。

5.针刺异常情况的预防与处理　针刺过程中，由于医者和患者的原因，可能出现某些异常情况，现择要简介几种异常情况的预防和处理方法，供临床治疗时参考。

（1）晕针

1）现象：病人在行针或留针过程中突然面色苍白，多汗，心慌，头晕眼花，胸闷，泛恶，四肢厥冷，脉沉细。严重者昏迷，倒仆，唇甲青紫，二便失禁。

2）处理：立即停针，取出所有刺入之针，令患者平卧，头稍低，解开衣领，并注意保暖。轻者静卧片刻，饮热开水即可恢复；重者针刺水沟、内关、合谷、足三里等穴，灸百会、气海，即能苏醒。若患者呼吸细微，脉搏微弱，晕厥不省，可给嗅氨水，人工呼吸，注射强心针抢救，苏醒后嘱静卧留观半小时至1小时。

3）预防：晕针重在预防。初诊患者要做好解释工作，尽量取卧位针刺，取穴要少而精，手法应轻柔；过饥、过劳者不宜针刺；留针时间不宜太长，并在留针时密切观察病人的变化，发现晕针先兆立即处理。

（2）断针

1）现象：出针后发现针身折断，或部分针身尚露于皮肤之外，或全部没入皮肤之下。

2）处理：医患双方均需镇静，嘱病人保持原有体位，若断端显露在皮肤外面，可用镊子拔出；若断端与皮面相平，可用食、中二指在针孔两侧垂直压下，使断端露出皮面，然后再用镊子夹出；若断端深入皮下或肌肉中，可在X线透视下行外科手术取出。

3）预防：留针时取舒适体位并嘱患者不要乱动；医者手法要轻柔，避免单方向捻转及刺入肌腱、韧带；针具用前要仔细检查，锈蚀者不用，留针时针根部不可触及皮肤。

（3）刺伤重要脏器

1）现象：①刺伤胸膜及肺脏：针刺胸背及锁骨附近穴位时或刺后数小时内，病人感到胸痛、胸闷，甚至呼吸困难，发绀，出汗，休克；叩诊时患侧呈过清音，肺泡呼吸音明显降低或消失，严重者可见气管移向健侧；X线胸透可见渗漏气体和肺脏受压的确切情况。②刺伤脑脊髓：针刺哑门、风府、颈1～2夹脊等穴时，患者突然出现头痛，恶心，呕吐，甚则昏迷，此为刺伤延髓。在背部正中线第1腰椎以上棘突间的穴位上针刺时，出现触电样感觉向四肢末端放射，或出现短暂的肢体瘫痪，此为刺伤脊髓。③刺伤心、肝、脾、肾等内脏：刺伤心脏时可有心前区疼痛或心脏骤停等危候。刺伤肝、脾时有肝区或脾区疼痛，有时可向背部放射；若出血不止时可伴腹痛、腹肌紧张、腹部压痛及反跳痛等。刺伤肾脏时有腰痛，肾区压痛、叩击痛，血尿等。刺伤心、肝、脾、肾等脏器出血量大时可致休克。④刺伤神经干：针刺时出现触电样的放射感，若反复针刺可在神经分布路线上发生烧灼痛、麻木及运动障碍。

　　2）处理：①刺伤胸膜及肺脏：轻者半卧位休息，咳嗽者给予镇咳药。一般气胸较轻者可自行吸收，但仍需严密留观，重者需立即抢救或转急诊处理。②刺伤脑脊髓：轻者安静休息，可自行恢复；若出现颅内血肿压迫现象，应及时抢救。③刺伤心、肝、脾、肾等内脏：轻者经卧床休息后自愈，出血严重者要注意观察病情，尤其是血压的变化，加用止血药，重者应迅速抢救。④刺伤神经干：轻者按摩即可，重者用维生素B类药物作穴位注射，还可沿神经干通路施灸。

　　3）预防：①刺伤胸膜及肺脏：针刺胸背部及肩部穴位时要掌握进针的角度、深度及方向，禁止大幅度提插，切忌乱捣，留针时防止体位变动，避免碰撞针身。②刺伤脑脊髓：针刺项及脊背部腧穴时应掌握解剖位置关系，余预防措施同上。③刺伤心、肝、脾、肾等内脏的预防措施同上。④刺伤神经干：掌握好解剖位置关系，出现触电样放射感时应及时退针和改变针刺方向。

（4）血肿

1）现象：出针后，针刺局部青紫、肿胀、疼痛，甚则肿块大如鸡卵（此为刺破小动脉，血瘀皮下所致）。

2）处理：轻者可自行消散，重者在24小时内局部冷敷，24小时后局部热敷。

3）预防：针刺避开血管，并检查针尖，刺入体内要和缓，这样可避免刺中血管。

二、皮肤针疗法

皮肤针又名梅花针、七星针，是用5～7枚不锈钢针集束固定于针柄一端而成。丛针浅刺法是用多支短针浅刺人体一定部位的一种方法，由古代半刺、浮刺、毛刺等针法发展而来。该法由于刺激的范围限于皮肤，不深达肌肉，所以又称"皮刺疗法"。

（一）治疗作用

本法主要通过叩刺皮部区域有关经络、腧穴而起治疗作用。例如，叩刺足太阳膀胱经在脊柱两侧的五脏俞穴，可治五脏病证；叩刺六腑俞穴，可治六腑病证。又如，肝阳上亢所致的高血压，叩刺百会、风池、三阴交、太溪、太冲，可起平肝熄风、滋阴潜阳的作用；心肾不交而致的失眠多梦，重叩神门、心俞，轻叩太溪、肾俞，可起泻南（泻心火）补北（补肾水）、交通心肾之效；顽癣、斑秃、神经性皮炎之类的疾患，叩刺病灶局部皮肤，可起祛风止痒、行气活血、祛瘀生新之功。

（二）适应病证

本法多用于不寐、头痛、胁痛、顽癣、斑秃、高血压、神经性皮炎等。如：不寐可叩刺脊柱两侧、心俞、肺俞以及手少阴心经、手厥阴心包经（多梦、心悸加风池、三阴交等穴）；头痛可叩刺项部、头部、疼痛部位和远端有关经络循行路线上的敏感部位；胸胁痛可叩刺背部 1 ~ 12 胸椎两侧，特别是肝俞、膈俞处；胸痛可按疼痛部位及其上下，沿肋骨走向叩刺（胁痛可配支沟、阳陵泉；胸痛甚者可配膻中、内关）。

（三）操作方法

针具使用前用 75% 酒精或"84"消毒液浸泡 30 分钟，施术部位皮肤先用 2% 碘酊擦洗，后用 75% 酒精脱碘。右手持握针柄，叩击时使用腕力进行弹刺，针尖起落要与皮肤面呈 90°，叩刺速度要均匀，力度要平稳，频率以每分钟 70 ~ 90 次为宜，针距在 1 ~ 1.5 厘米。

叩击强度分为轻、中、重三种。轻叩用力较小，针尖能触及皮肤即可，针尖触及皮肤的时间越短越好，叩至皮肤潮红即可；重叩用力较大，针尖接触皮肤的时间可稍长，叩至局部皮肤明显充血，甚至微出血为度。不论轻叩、重叩，都应注意运用腕部弹力，使针尖到皮肤后，由于反作用力而使针反弹而起，这样可减轻针刺部位的疼痛。中等叩刺，用力介于轻叩、重叩之间，以皮肤充血，出现丘疹状变化，但不出血为度。

叩刺部位可分为三种：一是沿经脉循行路线叩刺；二是在局部有关腧穴上叩刺；三是整体叩刺，即先叩脊柱两旁，由背至骶，后叩项部及病变部位。对某些病变在脊柱附近及其他有关部位上出现的敏感点、条索状物、结节等，均为重点叩刺部位。上述三法既可单用，也可合用。各部位的具体叩刺顺序如下：

1. **头部**　按督脉、膀胱经、胆经各经的循行，自前发际至后发际之脑户、玉枕、风池穴。颈部两侧由上向下叩刺。

2. **项部**　由脑户至大椎穴上；由风池穴、天柱穴至第6颈椎棘突两旁。

3. **颈部**　第1线叩刺胸锁乳突肌后缘；第2线自胸锁乳突肌前缘自上向下叩刺；第3线从下颌角向前叩刺。

4. **肩胛部**　先由肩胛骨内缘从上向下叩刺；后在肩胛冈上缘从内向外叩刺；最后由肩胛冈下缘，从内向外叩刺。如举臂困难，可着重叩刺腋窝后上方和前上方的肩关节周围处。

5. **脊背部**　第1行叩刺脊柱两侧膀胱经第1侧线，第2行叩刺脊柱两侧膀胱经第2侧线。

6. **骶部**　由尾骨尖向外上方叩刺，每一侧叩刺3行。

7. **上肢**　按手三阴、手三阳经循行路线叩刺，在关节周围可以进行环形叩刺。

8. **面部**　局部叩刺。

9. **眼部**　第1行从眉头沿眉毛向眉梢叩刺；第2行由目内眦经上眼睑叩刺至瞳子髎；第3行由目内眦经眶下缘叩刺至瞳子髎。

10. **鼻部**　以两侧鼻翼上方软骨为重点。

11. **耳部**　以耳垂后和耳前为重点。

（四）注意事项

1. 经常检查针具，针尖必须平齐无钩，可用棉絮试之是否钩毛。

2. 针具及叩刺部位需要严格消毒，叩刺后，局部用酒精棉球消毒并应注意保持创面清洁，以防感染。

3. 局部皮肤有创伤、溃疡者，不宜叩刺。

三、三棱针疗法

三棱针是一种尖端呈三角棱，柄粗而圆的合金针具，在古代九针中称为锋针。粗毫针、注射针头、缝衣针等都可替代三棱针。三棱针疗法是刺破身体上一定的穴位或浅表血络，放出少量血液、黏液的刺法，古称刺血络，或谓络刺、豹纹刺。

（一）治疗作用

本法具有平肝熄风、开窍泻热、醒脑清神、宣痹通络、散瘀活血、消炎止痛、清热解毒、疏经活络、镇痛解痉等作用。

（二）适应病证

本法多用于中风闭证、舌强言謇、高血压、中暑、口疮、高热昏迷、头痛目赤、急性吐泻（急性胃肠炎）、癫证、狂证、痛证、小儿惊风、疳疾厌食、咽炎、喉炎、扁桃体炎、下肢丹毒、手足部肿痛麻木、虫蛇咬伤、皮下囊肿以及闭塞性脉管炎等。

（三）操作方法

三棱针在使用前须行高压灭菌，或放入 75% 酒精中浸泡半小时。施术前皮肤局部消毒同皮肤针疗法。三棱针的针刺方法分为点刺、散刺、泻血等。

1. 点刺法　又叫速刺法。医者先在针刺部位挤按推压，使血液积聚于针刺部位，左手拇、食、中三指夹紧被刺部位，右手持针，拇、食二指捏紧针柄，中指指腹紧靠针身下端，使针尖露出 0.3 ～ 0.5 厘米，对准欲刺部位速刺并立即退针，轻轻挤压针孔周围，出血少许后，用消毒棉球紧按针孔。此法多用于四肢末端穴，如十宣、十二井等。

2. **散刺法**　又称围刺法，是针对病变局部周围进行点刺的一种方法，针数视病变大小而不同，可刺 10 ~ 20 针以上，由病变外部呈环周状向中心点刺，以促进水肿和瘀血的消除，达到祛瘀生新、通经活络的目的。此法多用于局部瘀血、血肿、水肿及顽癣等。针刺深度依局部肌肉厚薄、血管深浅而定。

3. **泻血法**　先用布带或橡皮带扎紧受刺部位的近心端，手法熟练及熟悉解剖位置者也可不扎带子，而改用左手紧握或紧压受刺部位的近心端，右手持针如点刺法，对准已消毒的受刺部位小静脉，迅速刺入并立即出针，使其出血数滴后，用消毒棉球按压针孔，出血量视病情及病人体质而定。此法可宣泄邪毒，排除瘀血，一般 2 ~ 3 天 1 次，出血量较多者每隔 1 ~ 2 周 1 次。

（四）注意事项

1. 注意无菌操作，预防感染。

2. 点、散刺时手法宜轻、快、浅，泻血法一般出血量不宜过多，勿刺伤深部大动脉。

3. 虚证、妇女产后、有自发性出血倾向或损伤后出血不止者，不宜使用。

四、皮内针疗法

皮内针疗法是以特制的小型针具固定于穴位的皮内，进行较长时间埋藏，采用其微弱而持久的刺激作用来治疗疾病的一种方法。又称埋针法，是《素问·离合真邪论》"静以久留"法的发展。

临床上对于需作浅层长时间留针的病证，多采用此法，耳针疗法中亦常使用本法。

（一）治疗作用

本法适用于各种病证，具有祛风止痛、和胃利胆、理气镇痛、宣痹通络、活血散瘀、宁心安神、平肝熄风、止咳定喘、祛风解痉、通调冲任、强肾益气等作用。

（二）适应病证

1. 某些疼痛性疾患。例如：神经性头痛、胃痛、胆绞痛、胁痛、坐骨神经痛、急性扭伤疼痛、手术后疼痛等。

2. 某些慢性疾患。例如：神经衰弱、心悸、高血压、哮喘、癫、狂、痫、月经不调、面肌抽搐、眼睑瞤动、遗尿、尿频、痹证等。

（三）操作方法

皮内针有颗粒型（麦粒型）和揿针型（图钉型）两种。泡在75%酒精中半小时后方可使用，施术前局部皮肤常规消毒。

1. **颗粒型皮内针**　以镊子夹住针身，沿皮下将针刺入真皮内，针身可沿皮下平行埋入 0.5～1 厘米，针刺方向既可顺经，亦可逆经，还可与经脉成十字形交叉刺入，临床使用根据病情需要而选用不同的针刺方向。皮内针刺入后，在露出皮肤外部分的针身和针柄下的皮肤表面粘贴一块方形（1.0 厘米 ×1.0 厘米）小胶布，然后再用一条较前稍大的胶布覆盖于针上。

2. **揿针型皮内针**　适用于正向浅刺。以镊子夹住针柄，将针头对准选定的穴位轻轻刺入，然后以小方块胶布粘贴固定。另外，用镊子夹起皮内针，放置于预先剪好的方块胶布上，使针柄与胶布黏住，即可手持胶布将其连针刺入穴位内。

埋针时间的长短须视病情而定，一般为 6 ~ 7 天，暑季不宜超过 2 天，以防感染。

（四）注意事项

1. 每次取 1 ~ 2 穴，一般取单侧，或双侧同名穴交替使用。

2. 埋针应选易于固定又不妨碍肢体活动的部位。

3. 埋针后患者感觉疼痛或妨碍活动时，应取出重新埋置或更换其他穴位。

4. 针刺前详细检查针体，以免断针。

5. 注意消毒，以防感染，耳穴埋针更宜严格消毒。

附：皮下留针法

先将普通 30 ~ 32 号韧性强而不易折断且针柄较短的毫针刺入预定穴位，施行手法后，将针退至皮下，再沿皮平刺 5 分许，而后用胶布固定针柄于皮肤表面。一般可留针 1 ~ 3 天。此法适用于既需施行补泻手法又需较长时间留针的病证，如痛经、胆绞痛、痹痛等。本法注意事项同皮内针疗法。

五、火针疗法

火针疗法是用火烧红针身，迅速刺入穴内以治疗疾病的一种方法，即《黄帝内经》中的"焠刺"。针具一般采用较粗的不锈钢针，如圆利针，或 26 号粗、针身长 1 ~ 2 寸的不锈钢针，过长容易弯曲，不便使用。也有特别的针具，如弹簧式火针、三头火针以及钨合金制成的火针等。弹簧式火针进针迅速且易于掌握针刺深度，三头火针常用于对体表痣、疣的治疗。长针针柄不需隔热处理，短针针柄可用隔热的竹、骨、木质或石棉材料包裹或棉线缠绕。

（一）治疗作用

本法多用于风寒湿痹等疾患，具有温经通络、祛风散寒、宣痹镇痛、散瘀活血、排脓泄水、化痰散结、溃坚化腐、祛瘀生新等作用。

（二）适应病证

本法多用于风寒湿痹（风湿性关节炎、类风湿关节炎）、乳痰、乳癖、水鹤膝（浆液性关节炎）、瘰疬、皮下囊肿、良性脂肪瘤、色素痣（红痣、黑痣）、寻常疣、扁平疣、外阴白斑、瘊子、鸡眼、三叉神经痛、泄泻、痢疾、阳痿、胃脘痛、风疹（荨麻疹）、小儿疳疾等症。

（三）操作方法

1.深刺　将针自针身向针尖在酒精灯上烧红，对准穴位迅速刺入 0.5～1 寸，立即拔出，随即用消毒棉球按揉针孔。

2.浅刺　将针烧红后，轻轻地在皮肤表面叩刺即可。

（四）注意事项

1.烧针时一定要先针身后针尖逐步烧，反之针身红而针尖变冷就不宜进针。

2.所用针具要详细检查，针身蚀剥者不宜使用。

3.应避开血管和主要神经分布部位。

4. 除治痣和扁平疣外，一般面部不用火针。

5. 发热病证不宜使用火针。

6. 火针治疗以后，局部出现红晕或红肿未消时应避免沐浴，针后局部发痒亦不能用手搔抓，以防感染。

7. 如果针刺 1 ～ 3 分深，可不作特殊处理。若超过此深度，应用消毒纱布敷盖针孔，胶布固定 1 ～ 2 天，以防感染。

六、挑刺疗法

挑刺疗法又名挑治法、截根法，是在一定的穴位或部位，用特别针具挑断皮下白色纤维组织，以治疗某些疾病的一种方法。挑刺疗法由古代九针刺法中的络刺发展而来，主要针具是三棱针、圆利针、大号注射针头及缝衣针等，目前也有用牙科器械改制而成锋利的三棱针样挑治针及眼科角膜钩改制而成的钩状挑治针等。

（一）治疗作用

本法主要挑刺背俞穴和夹脊穴，具有活血通络、舒筋镇痛、消炎利咽、宁心安神、疏肝和胃、宣痹蠲湿、活血化瘀、健脑通络、祛风除湿、理气定喘、健脾消积等作用。

（二）适应病证

本法适用于血管神经性头痛、慢性咽喉炎、颈椎综合征、肩周炎、失眠、中风偏瘫（脑血栓形成）、支气管哮喘、胃痛、腰肌劳损、坐骨神经痛、小儿疳疾、小儿麻痹症等疾患。

（三）操作方法

挑刺部位确定后，先用 2% 碘酒擦洗，后用 75% 酒精脱碘，左手固定挑刺点，右手持针穿过皮肤后，纵行刺破 0.2 ~ 0.3 厘米皮肤，然后将针深入表皮下挑，将针尖提高，挑断皮下白色纤维物数根，以挑尽为度。后用碘酒消毒，贴以纱布即可。若需在同一部位再行挑刺，须间隔 2 ~ 3 周。

（四）部位选择

1. 以背俞、夹脊为主定点挑刺　可观察背俞穴处的皮下组织有无隆起、凹陷、松弛和皮肤温度的异常，以此分析、判断属何经病变，也可以此寻找有关穴位邻近的阳性反应点作为取穴的依据。如颈 1 ~ 颈 7 夹脊穴，可治疗头面、颊、颈、项各部器官病变；颈 3 ~ 胸 7 夹脊穴可治胸腔脏器及上肢病变；胸 8 ~ 胸 12 夹脊穴可治上腹部脏器疾患；腰 2 ~ 骶 4 夹脊穴可治疗肛肠和下肢疾患等。

2. 以痛为腧找痛点挑刺　在病变体表局部区域内找最明显的压痛点挑刺。如腰痛多在腰椎关节表面找痛点，膝部疼痛多在膝关节表面找压痛点，肩部疼痛多在肩关节表面找压痛点，并可在这些痛点挑刺。

3. 选反应点挑刺　一些病证体表有关部位可出现反应点，如压痛点、疹点等。疹点的特征似丘疹，稍突出于皮肤，约大头针帽大小，呈灰红色或暗紫红色，压之不褪色。选点时要注意与痣、毛囊炎、色素斑相区别。找点困难时，可用手摩擦相应部位皮肤，再仔细寻找。

（五）注意事项

1. 术中注意严格消毒，术后保持局部清洁，3～5日内不用水洗，防止伤口感染。
2. 针尖应从原口出入，不可在创口周围乱刺。
3. 挑刺后注意休息，不吃有刺激性的食物。
4. 孕妇慎用挑刺法，严重心脏病及有出血倾向的患者不宜使用本法。

七、电针疗法

电针疗法是用电针仪输出脉冲电流，通过毫针作用于人体经络腧穴以治疗疾病的一种方法。它可以用电刺激代替手工的机械刺激，又能客观地控制刺激量，若用绝缘针或同芯针还可以较集中地刺激人体内组织的某一点，还可用直接包几层湿纱布的电极板刺激穴位体表以代替针刺。

（一）治疗作用

本法的治疗作用与毫针相似，具有疏经活络、调和气血；疏肝和胃、健脾化痰；平肝熄风、滋阴潜阳；疏肝解郁、宁心化痰；搜风蠲湿、宣痹镇痛；补肾益气、强壮命火；活血调经、散瘀止痛；疏肝散结、调整冲任；扶正祛邪、协调阴阳等作用。

（二）适应病证

本法与针刺疗法一样，能用于300多种疾病，诸如高血压、头痛、面瘫、面肌抽搐、冠心病、胆囊炎、胆结石、肋间神经痛、胃神经症、梅核气、肠痉挛、癔症、癫证、狂证、痫证、精神分裂症、共济失调、风湿痹痛、泌尿系结石、子宫下垂、坐骨神经痛、月经不调、痛经、小儿疳疾等。

（三）操作方法

电针疗法使用不锈钢针、特制银针及绝缘针（用前将针尖处漆用刀刮净）等。电针仪使用前应将各种调节旋钮调到零位，再将电针仪上每对输出电极分别连接在两根毫针上。一般将同一对输出电极接在身体的同侧，在胸、背部的穴位上使用电针时，不可将两个电极跨接在身体两侧。通电与断电时均须逐步调节电流，一般选用低频或中频，使病人出现酸、胀、热等感觉或局部肌肉作节律性收缩即可。一般通电15分钟，病情重者及慢性病可适当延长。若较长时间通电，病人会逐渐适应，可适当增加刺激强度，或采用间歇通电法，或改变频率等。

（四）选穴

电针的选穴，既可按经络选穴，又可结合神经的分布选取有神经干通过的穴位及肌肉神经运动点。例如：头面部，可选听会、翳风（面神经）、下关、阳白、四白、夹承浆（三叉神经）。上肢部，可选颈夹脊6～7、天鼎（臂丛）、青灵、小海（尺神经）、手五里、曲池（桡神经）、曲泽、郄门（正中神经）。下肢部，可选环跳、殷门（坐骨神经）、委中（胫神经）、阳陵泉（腓总神经）、冲门（股神经）。腰骶部，可选气海俞（腰神经）、八髎（骶神经）。

一般根据受损部位的神经支配来进行穴位配对。例如：面神经麻痹，取听会或翳风为主穴，额部配阳白，颧部配颧髎，口角配地仓，眼睑配瞳子髎。上肢瘫痪，以天鼎或缺盆为主穴，三角肌配肩髎，肱三头肌配臑会，肱二头肌配天府；屈腕和伸指肌以曲池为主，配手五里或四渎。下肢瘫痪，股前部以冲门或外阴廉为主，加配髀关或期门；臀、腿后部以环跳或秩边为主，小腿后面配委中，小腿外侧配阳陵泉。针刺主穴和配穴时，最好针感能达到病位后再接通电针仪。

（五）波型选择

电针仪上常备的波型有连续波、疏密波和断续波等。连续波通过调节频率可得到疏波及密波，操作时选择连续波，再把频率调到较低档次即得到疏波，把频率调到较高档次则可得到密波。

一般认为，密波容易产生抑制反应，治疗各种痛证、痹证效果较好；疏波兴奋作用较明显，治疗痿证可用之；疏密波具有止痛、促进血液循环以及吸收渗出液等作用，故消除炎症可用疏密波；断续波为节律性地断续出现的疏波，故亦可用于痿证。

（六）注意事项

1.电流刺激量应由小到大，不可突然猛增，以免肌肉强烈收缩而致弯针、断针。

2.电针仪输出电压应在40伏以下，输出电流小于1毫安，不宜过强，以免晕针或触电。

3.心脏病患者，应避免电流回路通过心脏，每对输出导线以接在同侧肢体为宜，邻近延髓、脊髓等部位电流强度要小，以免发生意外。

4.认真检查针具，特别是针根部，以免断针。另外，通电数十次的毫针，针身易缺损，须弃之。

5.经温针后的毫针，针柄表面往往被氧化而导电不良，有的毫针针柄由铝丝缠绕并经氧化处理成金黄色，导电性能也不好，这类毫针最好不用，若必须使用时须将输出电极夹于针身上。

第二节　灸法、拔罐法

一、灸法

灸法是利用艾绒或其他药物对穴位进行烧灼、温熨及贴敷，借灸火的热力及艾材在施灸过程中释放的物质以及某些药物的药理作用来刺激经络腧穴，从而达到治病和保健目的的一种方法。它能治疗一些针刺疗效不理想的病证，或结合针刺来提高疗效。灸法是针灸治病法中的又一精华。灸法种类繁多，常用的灸法有艾炷灸、艾卷灸、温针灸、温灸器灸以及灯草灸、天灸等，现列述如下。

（一）艾炷灸

艾炷灸是灸法的主体，可分为直接灸与间接灸两类。

1.直接灸　将大小适中的艾炷直接放在皮肤上施灸。若灸时需将皮肤烧伤化脓，愈后留有瘢痕，称瘢痕灸；若不使皮肤烧伤化脓，不留瘢痕，称无瘢痕灸。

（1）瘢痕灸：又名"化脓灸"。施灸时先在灸处涂少量大蒜汁，以增加黏附和刺激作用，然后放上大小适中艾炷施灸，每壮艾炷必须燃尽，除去灰烬后，方可易炷续灸，直至规定壮数。一般灸后1周左右灸疮形成，5～6周灸疮脱痂而留下瘢痕。此法须征得患者同意方可施行，临床用于哮喘、肺痨、瘰疬、体质虚弱等患者。

（2）无瘢痕灸：又名"非化脓灸"。灸时将艾炷置于穴位上点燃，当患者感到烫时即可易炷续灸，直至规定壮数灸完。一般应灸至局部皮肤有红晕而不起泡为度。一般的虚寒病证均可使用本法。

2. 间接灸 又称"隔物灸"，是用衬隔物将艾绒与施灸部穴位的皮肤隔开进行施治的一种方法，有隔姜灸、隔蒜灸、隔盐灸、隔附子饼灸等。

（1）隔姜灸：取鲜姜切成直径2～3厘米、厚0.2～0.3厘米的薄片，中间用针穿刺数孔，将姜片置于所灸穴位上，再将艾炷置于姜片上点燃施灸，艾炷燃尽后易炷再灸至规定壮数，以皮肤红润而无泡为度。本法具有温中散寒的作用，常用于因寒而致的呕吐、腹痛、腹泻及风寒痹痛等。

（2）隔蒜灸：取鲜独蒜头切成0.2～0.3厘米厚的薄片，中间用针穿刺数孔（捣成蒜泥亦可），置于所灸穴位上，再将艾炷置于蒜片（或蒜泥）上点燃施灸，余法同隔姜灸。本法具有消肿止痛的作用，常用于外科肿疡初起、瘰疬、肺痨、阴疽等症。

另有一法，名叫铺灸或长蛇灸。取大蒜500克，去皮捣成蒜泥。病人俯卧，于其脊柱正中，自大椎穴至腰俞穴铺敷蒜泥一层，约2分厚、2寸宽，周围用棉皮纸封固，然后用中艾炷在大椎穴及腰俞穴点火施灸，不计壮数，待患者自觉口、鼻中有蒜味时止。灸后，以温开水渗湿棉皮纸周围，移去蒜泥。脊背正中部多起水泡，需休息1周左右。本法民间常用来治疗虚劳、顽痹等症。

（3）隔盐灸：仅用于脐窝部施灸。用食盐填平脐孔，再放上姜片和艾炷施灸，法同隔姜灸。本法具有回阳救逆的作用，对急性腹痛、吐泻、痢疾所致汗出、肢冷、脉微弱等症，或中风脱证产后血晕有效。

（4）隔附子饼灸：将附子切细研末，以黄酒调和作饼，厚2～3分，上置艾炷施灸，法同隔姜灸。本法具有温肾壮阳的作用，常用于治疗阳痿、遗精、早泄、不孕、不育等症，亦可用于外科阴疽疮毒内陷久不收口等症。本法中附子饼也可用附子片替代。

（5）隔豉饼灸：取豆豉适量捣烂，用水或黄酒调和制饼，如疮口大，厚约0.6厘米，用细针穿刺数孔，置疮面上放艾炷点燃施灸，每日1次，以愈为度。本法可治疗痈疽发背、顽疮、恶疮肿硬不溃或溃后久不收口、疮面黑暗等症。

（6）胡椒灸：以白胡椒研末，调面粉作饼1分厚，中央按成凹陷，内置药末（丁香、肉桂、麝香等），上置艾炷灸之。本法可治疗风湿痹痛及麻木不仁等病证。

（7）黄土灸：取净黄土和水后制成厚2分、宽1.5分之黄泥饼贴于患处，上置大艾炷灸之，一炷易一饼。本法适用于背部疔痈初起，灸之可使消散，对局限性湿疹也有一定疗效。

（二）艾卷灸

1. 艾条灸　单纯用艾绒制成者为清艾条，其中掺入其他药粉末者为药艾条。艾条灸操作时可分为两类，即温和灸与雀啄灸。

（1）温和灸：将点燃的艾条对准穴位或施灸部位，距0.5～1寸进行熏灸，以局部有温热感而无灼痛感为宜。一般每穴灸3～5分钟，至皮肤稍现红晕为度。对于昏厥或局部知觉迟钝的患者以及小儿等，医者可将食、中指分开，置于施灸部位的两侧，通过医者手指的感觉来测知局部温度，防止烫伤或温热效应不足。

（2）雀啄灸：艾条点燃的一端与施灸部位的皮肤并不固定在一定距离，而是像鸟雀啄食一样，一上一下地移动施灸。另外，也可均匀地上下或左右移动或反复旋转施灸。

（3）游走灸：将点燃的艾条接近需灸穴位（3～5穴），往返游走熏烤（距离皮肤约2厘米）。一般可灸10～15分钟。适用于脾肾阳虚腹痛泄泻或风寒湿痹灸穴较多者。

2. 太乙神针

（1）制法：用纯净细软的艾绒150克，平铺在40平方厘米的桑皮纸上；将人参125克，穿山甲250克，山羊血90克，千年健500克，钻地风300克，肉桂500克，小茴香500克，苍术500克，甘草1000克，防风2000克，麝香少许共研末；取药末24克均匀和入艾绒内，卷紧成爆竹状，外用鸡蛋清封口，阴干后备用。

（2）灸法：将太乙神针一端点燃，用布若干层包裹其燃着端，立即紧按于应灸穴位之上或患处进行灸熨，针冷则再燃再熨，如此反复7～10次。可两支神针交替燃着备用，一支冷后，迅速换用另一支，这样可使热力、药力不断渗入肌肤，能增强治疗效果。

（3）适应证：风寒湿痹、顽麻、痿弱无力、半身不遂等。

3. 雷火针灸

（1）制法：其制法与太乙神针相同，唯药方不同。方中用纯净细软艾绒125克，沉香、木香、乳香、羌活、干姜、穿山甲各9克，麝香少许，共研末。

（2）灸法：同太乙神针。

（3）适应证：除能治闪挫诸痛及寒湿气痛外，大体同太乙神针。

4. 百发神针

（1）制法：其制法与太乙神针相同，唯药方不同。方中用乳香、没药、生川附子、血竭、川乌、草乌、檀香末、降香末、大贝母、麝香各9克，母丁香49粒，净蕲艾绒30克或60克。

其艾卷制法方法与太乙神针相同。

（2）灸法：同太乙神针。

（3）适应证：偏正头风、漏肩风、鹤膝风、半身不遂、痞块、腰痛、小肠疝气等。

（三）其他灸法

1. **灯草灸**　本法俗称"打灯火"。用灯心草一根，以麻油（其他食用菜油均可）浸之，燃着后，于应灸的穴上爆之。本法有疏风解表、行气化痰、解郁开胸、醒昏定搐止痛等功效，适用于小儿脐风和胃痛、腹痛、痧胀、痄腮等。

2. **天灸**　本法又名自而发泡，亦称"药物发泡疗法"。天灸的种类很多，现择要介绍几种：

（1）毛茛灸：鲜毛茛叶捣烂，贴于寸口部，隔10小时左右即可起泡，可治疟疾。

（2）斑蝥灸：将斑蝥浸于醋或酒精中，施灸时，用药液涂抹患部，能治癣痒痛症及久喘等病。

（3）旱莲灸：旱莲草捣烂，敷置穴上，使之发泡，可治疗疟疾等症。

（4）蒜泥灸：用蒜泥贴于手太阴经的鱼际穴处，使之发泡，可治疗喉痹。

（5）白芥子灸：白芥子研末敷患处，使局部充血、发泡，可治疗阴疽、痰核及膝部肿痛。

3. **温针灸**　是在用毫针针刺以后，于针尾处置艾绒加灸的一种治疗方法。这是在针刺的基础上，借助艾火的热力作用来加强温经通络、行气活血的功效，可用以治疗寒滞经脉、气血痹阻之类的病证。温针灸中既针又灸，节省时间，加强针、灸的协同作用，实属事半功倍之举。

4. 温灸器灸 目前临床使用的温灸器种类较多，都是将艾绒放入灸筒内点燃，然后用温灸器在施灸穴位上来回熨灸，以皮肤产生红晕为度。本法易为患者接受，尤其适用于妇人、儿童及惧灸患者。目前已有微烟灸疗器、无烟灸疗器等，但多为用艾作燃料，若用红外线加热者，可参考红外线穴位照射中的有关内容。

（四）注意事项

1. 施灸时须防止艾火脱落烧坏衣服及烫伤皮肤。

2. 颜面、五官、关节附近及大血管部位，不宜使用化脓灸。历代文献中述及禁灸穴位有 50 多个，但临床上并非如此，不必过于拘泥。

3. 孕妇的腹部、腰骶部及某些敏感穴不宜施灸。

4. 实证、热证、阴虚有热者慎灸，但临床上亦有热证施灸的病例。

5. 患者过饥、过饱、过劳、醉酒、情绪不安者慎灸。

二、拔罐疗法

拔罐疗法是以罐为工具，利用燃烧排除罐内空气，造成负压，使之吸附于腧穴或应拔部位的体表，使施术部位皮肤充血、瘀血，以达到防治疾病目的的一种疗法。

（一）罐的种类

罐的种类较多，目前临床常用的是竹罐、玻璃罐，陶罐也有所使用。

1. **竹罐**　取材方便,经济易制,轻巧,不易跌碎。但易燥裂漏气,吸附力不大。

2. **玻璃罐**　用玻璃加工而成,质地透明,使用时能观察到所拔部位皮肤充血、瘀血的程度。缺点是易于摔破而损坏。

3. **陶罐**　用陶土烧制而成,吸附力大。缺点同玻璃罐。

（二）吸拔方法

罐的吸拔方式很多,常用的有燃火法、水煮法和负压法。

1. **燃火法**　又可分为闪火法、投火法、滴酒法、贴棉法、架火法5种。

（1）闪火法:用长纸条或镊子夹95%酒精棉球1个,点燃后,使火在罐内绕1～3圈（切勿将罐口烧热,以免烫伤皮肤）后,将火退出,迅速将罐扣在应拔部位,即可吸附在皮肤上。此法因罐内无火,比较安全,操作也较为方便,是最常用的一种拔罐方法。

（2）投火法:将易燃纸片或棉球点燃后投入罐内,余操作法同闪火法。此法适用于侧面横拔。

（3）滴酒法:将95%酒精或白酒滴入罐内1～3滴（切勿过多,以免拔罐时流出,烧伤皮肤）,沿壁内摇匀,点燃后,迅速将罐扣在应拔部位上。

（4）贴棉法:将大小适中的95%酒精棉1块贴在罐内壁的下1/3处,用火将酒精棉点燃后,迅速将罐扣在应拔部位上。

（5）架火法:用不易燃烧、传热的瓶盖、小酒盅等（直径要小于罐口）置于应拔部位,然后将95%酒精数滴或酒精棉置于瓶盖或小酒盅内,用火点燃后,将罐迅速扣下。

2. **水煮法**

（1）水罐:将5～10只竹罐放入锅内加水煮沸,用镊子将罐口朝下夹出，迅速用凉毛巾盖住罐口，然后立即将罐口扣在应拔部位上。

（2）药罐：在水中放入适量祛风通络、活血化瘀的药物，如羌活、独活、桑寄生、当归、川芎、红花、麻黄、艾叶、川椒、木瓜、川乌、草乌等，操作法同水罐。本法适用于风湿痹痛和某些软组织损伤病证，具有疏风止痛的作用。

3. 负压罐

（1）手工抽气罐：用人工手动的方式扳动负压手柄，不断抽出罐内空气，造成负压而使罐牢固地吸附在体表皮肤上。

（2）电动抽气罐：常见的有负压拔罐仪等。它是用电动抽气装置排出罐内空气，使罐稳固地吸附在皮肤上，一旦负压减少，它可自动启动，达到规定值时又自动关闭。

负压罐与传统拔罐法相比，有较多的优点：一是可以控制罐内负压，根据不同病情随意调节。二是由于不用火，故更加安全，不会烧伤皮肤，且不污染空气。三是可在关节、肌腱、韧带、肌肉浅薄处及毛发部位施术，从而扩大了治疗范围。四是具有缓冲作用，抽吸均匀，病人感觉舒适。

（三）拔罐法的运用

1. 单罐　用于病变范围较小的部位或压痛点。可按病变大小选用口径适宜的火罐。如胃脘痛可在中脘穴拔罐。

2. 多罐　与单罐相对而言，用于病变范围较大的病证。可按病变部位的解剖形态等情况，酌情吸拔数个乃至十数个。如某一肌束劳损时，可按肌束的位置成行排列吸拔多个火罐（称为"排罐"）。治疗某一内脏或器官的瘀血时，可按脏腑的解剖位置在相应体表纵横并列吸拔几个罐子。

3. **闪罐**　罐子吸拔以后，立即起下，再拔上，再起下，如此反复多次，直至皮肤潮红、充血或瘀血时为止。多用于局部皮肤麻木、疼痛或功能减退等疾患。

4. **走罐**　亦称推罐。拔罐前，先在所吸拔处的皮肤上以及罐口涂抹凡士林等润滑油脂，再将罐拔住，然后将罐上下、左右推动，至局部皮肤红润充血或瘀血时为度。此法适宜于面积较大的肌肉丰厚部位（如脊背、腰臀、大腿等）的疼痛、麻木、风湿痹痛等症。

5. **刺血（刺络）拔罐**　对应拔部位的皮肤进行消毒后，先用三棱针点刺出血或用皮肤针重叩后，再予拔罐，以加强刺血治疗的作用。多用于治疗丹毒、神经性皮炎、神经衰弱、急性扭伤、乳痈、胃神经症、皮肤瘙痒等疾患。

6. **针罐**　又称留针拔罐。在针刺留针时，将罐拔在以针为中心的位置上，待皮肤红润、充血或瘀血时将罐起下，然后将针取出，也可再留针一段时间。此法若与药罐结合，称为"针药罐"，多用于风湿病。

（四）适应范围

拔罐具有温经通络、行气活血、祛湿逐寒、散瘀消肿止痛等作用。常用于风湿痛、腹痛、胃痛、消化不良、哮喘、头痛、高血压、感冒、咳嗽、腰背痛、痛经、目赤肿痛、毒蛇咬伤、丹毒、疮疡初起未溃等疾病。

（五）注意事项

1. 体位须适当，局部皮肤如有皱纹、松弛、瘢痕及体位移动者，拔罐后容易脱落，有毛发部位亦容易脱落。

2. 根据不同部位选择合适的罐及吸拔方式。应用投火法时，火焰须旺，动作宜快，罐口向上倾斜，避免火源掉下烫伤皮肤。应用闪火法时，棉花或纸片蘸酒精不需太多，以防烧着的酒精滴下烧伤皮肤。用贴棉法时，须防燃着的棉花脱落下来。用架火法时，扣罩要准确，不可将燃着的火架撞翻。用水煮法时，应甩去罐中热水。

3. 在应用针罐时，须防止肌肉收缩或皮肤牵拉而发生弯针，并避免将针顶撞压入深处，胸背部腧穴均宜慎用。

4. 在应用刺血拔罐时，针刺出血的皮肤面积要等于或略大于火罐口径，出血量须适当，每次总量成人以不超过 10 毫升为宜。刺血拔罐所用罐具亦须酒精浸泡 30 分钟后方可使用，以免污染出血面。

5. 使用多罐时，火罐排列的距离一般不宜太近，否则因皮肤被火罐牵拉会产生疼痛，同时因罐子相互排挤而不易拔牢。

6. 在应用走罐时，不可在骨突处推拉，以免损伤皮肤，或罐子漏气脱落。

7. 起罐时手法要轻缓，不可硬拉或旋动。

8. 注意避免烫伤皮肤。若已烫伤或留罐过久及负压过大致使皮肤起水疱时，直径 0.5 厘米以下者不需处理，仅敷盖消毒纱布，防止擦破即可；直径 0.5 厘米以上者，可用消毒针刺破后放出液体，涂以甲紫药水，覆盖消毒敷料，以防感染。

9. 医者点火时，手指不可沾有酒精，否则划火柴时会引燃医者手指。

10. 高热、抽搐、痉挛患者不宜使用拔罐法，皮肤过敏或溃疡破损处、孕妇腰骶部及腹部均须慎用拔罐法。

第三节 其他疗法

一、穴位埋线疗法

穴位埋线疗法是利用羊肠线对穴位的持续刺激作用来治疗疾病的一种方法。

（一）用具

弯头血管针（12 ~ 14寸）、持针钳、剪刀、短无齿镊、手术刀（尖头）、弯盘、药杯、针筒（5 ~ 10毫升）、针头（5 ~ 6号）、三角缝针（大号）各若干。铬制或纯羊肠线，0.25% ~ 1%盐酸普鲁卡因500毫升，甲紫1小瓶（标定穴位用）。

（二）操作方法

医患均按外科无菌操作和手术要求消毒手指及皮肤等。

1. 穿刺针埋线法 镊取一段1 ~ 2厘米长的已消毒羊肠线，放置在腰椎穿刺针针管的前端，后接针芯，左手拇、食二指绷紧或捏起进针部位的皮肤，右手持针，刺入所需深度，当出现针感后，边推针芯边退针管，将羊肠线埋植在穴位的皮下组织或肌层内，针孔处敷盖消毒纱布。也可用9号注射针针头作套管，28号2寸长的毫针剪去针尖作针芯，将羊肠线1 ~ 1.5厘米放入针头内埋入穴位，操作方法同上。

2. 三角针埋线法 在距穴位两侧1 ~ 2厘米处，用甲紫作进出标记。在标记处用0.5% ~ 1%的盐酸普鲁卡因作皮内麻醉，用持针器夹住带羊肠线的皮肤缝合针，从一侧局麻点刺入，穿过穴位下方的皮下组织或肌层，从对侧局麻点穿出，捏起两针孔之间的皮肤，紧贴皮肤剪断两端线头，放松皮肤，轻轻揉按局部，使肠线完全埋入皮下组织内。敷盖消毒纱布 3 ~ 5 天。

以上两法每次可选用 1 ~ 3 个穴位，20 ~ 30 天埋线 1 次。

3. 切开埋线法 在选定的穴位上用 0.5% 盐酸普鲁卡因作浸润麻醉，用刀尖刺开皮肤（0.5 ~ 1 厘米），先将血管钳探到穴位深处，经过浅筋膜到达肌层探找敏感点按摩数秒钟，休息 1 ~ 2 分钟，然后用 0.5 ~ 1 厘米长的羊肠线 4 ~ 5 根埋于肌层内。羊肠线不能埋于脂肪层或过浅部位，以防不易吸收或感染。切口处用丝线缝合，盖消毒纱布，5 ~ 7 天后拆去丝线。

（三）治疗后反应

1. 正常反应 局部反应为术后 1 ~ 5 天内局部出现红、肿、痛、热等无菌性炎症反应。部分严重病例可出现切口处脂肪液化，有少量乳白色液体渗出，属正常反应，一般不需处理。若渗液较多凸出于皮肤表面，可将乳白液挤出，用 75% 酒精棉球擦去，盖以消毒纱布。施术后患肢局部温度升高，可持续 3 ~ 7 天。少数患者治疗后 4 ~ 24 小时内体温升高，一般在 38℃ 左右，局部无感染现象，2 ~ 4 天后体温恢复正常。埋线后一般均有白细胞总数及中性多形核细胞增高现象。

2. 异常反应

（1）疼痛：治疗后伤口剧烈疼痛，若为结扎过紧所致，需剪断丝线重缝。

（2）感染：因无菌操作不严或伤口保护不当而致感染。一般在治疗后 3 ~ 4 天局部出现红肿，疼痛加剧，可伴发热。应予局部热敷和抗感染处理。

（3）过敏：个别病人对羊肠线过敏，治疗后局部出现红肿、瘙痒、发热等反应，个别切口处脂肪液化，继则羊肠线溢出。应作抗过敏处理。

（4）神经损伤：感觉神经损伤，会出现神经分布区感觉障碍；运动神经损伤，会出现所支配肌群的瘫痪。原因是操作不当、刺激过重或刺伤神经血管，须及时抽出羊肠线。

（四）适应范围

本法适用于哮喘、胃痛、慢性腹泻、遗尿、面瘫、癫痫、腰腿痛、痿证、神经症等。

（五）注意事项

1.严格注意无菌操作。三角针埋线要轻准，防止断针。

2.埋线最好在皮下组织与肌肉之间，肌肉丰满的地方可埋入肌层，羊肠线不可暴露在皮肤外面。

3.在同一穴位作多次治疗时,应稍偏离前次位置。要掌握好深度，不可伤及内脏、大血管、神经干等，以免造成功能障碍和疼痛。

4.皮肤局部有感染或有溃疡、肺结核活动期、骨结核、严重心脏病、高热、妊娠期等均不宜使用本法。

5.羊肠线用剩后，可浸泡在75%酒精中，或用苯扎溴铵处理，临用时再用生理盐水浸泡。

6.注意术后反应，有异常情况及时处理。

二、穴位磁疗法

穴位磁疗法是运用磁场作用于人体的经络腧穴来治疗疾病的

一种方法，又称磁穴疗法、经络磁场疗法、经穴磁珠疗法等。本疗法具有镇静、止痛、消炎、降压等作用。

（一）使用器材

1. 磁片、磁珠　一般用钡铁氧体、锶铁氧体、铝镍钴永磁合金、钴铜永磁合金、钐钴永磁合金等制作而成。磁场强度为 300～3000 高斯（1 高斯表示每立方厘米有一根磁力线通过）。从临床应用来看，以钡铁氧体较好，因其不易退磁，表面磁场强度可达 1000 高斯左右，适合于老弱病者使用，临床使用磁场强度多在 500～2000 高斯。

磁片有大、中、小 3 种规格，其直径分别为 30 毫米以上、10～30 毫米及 10 毫米以下。形状分圆形片状、圆形半球珠状及条形等，圆形片状最为常用。临床使用的磁片厚度在 2～4 毫米。直径 3 毫米、厚 2 毫米的磁片又称磁珠，常用于耳穴。

2. 旋转磁疗机　简称旋磁机。使用旋磁机时，转盘与皮肤穴位应保持一定距离，机器转速不低于 1500 转／分，治疗时间 20 分钟左右。

3. 电磁疗机　该机通电后可产生磁场强度在 500～3000 高斯的交变磁场。磁头有多种形状，圆形的多在胸腹部及肢体使用，凹形的多在腰部使用，环形的多在膝关节处使用，条形的多在穴位处或会阴部使用。

（二）操作方法

1. 静磁法　把磁片贴敷在穴位表面，使其产生恒定的磁场。

（1）直接贴敷法：将磁片直接贴敷于穴位上。根据情况不同，可分别采用单置法、对置法、并置法等。

1）单置法：将磁片平放于穴位表面，外以胶布固定。本法适用于浅部疾病。

2）对置法：将磁片的异名极面以相对的方向贴敷在肢体的相对表面，如内关与外关、太溪与昆仑、间使与支沟、耳廓前后面等，利用异性极相互吸引的特性，使磁力线穿透深层组织，以发挥更大的治疗作用。

（2）间接贴敷法：将磁片放在特制的口袋、表带、鞋底等物品中，再将这些物品穿戴在人体的一定部位，可对神经衰弱、高血压等起持续的治疗作用。本法亦适用于用直接贴敷法皮肤过敏者。

（3）磁针法：将皮内针或毫针刺入穴位，在其针尾置一磁片，用胶布固定于皮肤上，这样就可以使磁力线通过针尖深达穴下组织。本法对腱鞘炎及某些肿痛有一定疗效。

2. *动磁法*

（1）脉动磁场疗法：这是一种利用同名极旋磁机发出脉动磁场来治疗疾病的方法。对于病变表浅的部位，可用单极机对准穴位进行治疗；对于病变部位较深者，如关节等部位，可用两个同名极旋磁机对置于病变部位进行治疗，这样可使磁力线穿过病变部位，从而提高治疗效果。

（2）交变磁场疗法：这是一种使用电磁疗机产生低频交变磁场来治疗疾病的方法。治疗时要选择合理的磁头，然后置于治疗部位，在治疗过程中要注意观察治疗部位是否过热，如发现过热，可垫以纱布等物隔热，或调换磁头，严防烫伤。

（三）治疗作用

1. *通经活络，行气活血，消肿止痛*　对于气血壅滞不通而产生的疼痛，如内脏痛、跌伤、挫伤引起的关节肿痛、风寒痹痛等，均有一定作用。

2. 调和营卫，镇静安神　对于气血失调、夜寐不宁、心悸、健忘，或卫气不固，经常鼻塞流涕、咳嗽、气促等症有效。

3. 养肾益精　可治头晕、耳鸣、手足麻木、视力昏花等症。

（四）适应范围

1. 内科病症　高血压、冠心病、支气管炎、支气管哮喘、慢性肠炎、胃炎、胃肠功能紊乱、神经衰弱、关节炎、头痛、三叉神经痛、坐骨神经痛等。

2. 外科病症　急慢性扭伤、腱鞘炎、滑囊炎、肩周炎、网球肘、创伤性关节炎、术后瘢痕痛、腰肌劳损、颈椎病、肾结石、胆结石、乳腺增生、肋软骨炎、前列腺炎、闭塞性脉管炎等。

3. 皮肤科病症　带状疱疹、神经性皮炎、皮肤慢性溃疡等。

4. 妇儿科病症　痛经、月经不调、崩漏、小儿单纯性消化不良、遗尿症等。

5. 五官科病症　过敏性鼻炎、咽炎、睑腺炎、急性结膜炎、中央性视网膜脉络炎、神经性耳聋、耳鸣等。

（五）注意事项

1. 磁片应避免大力撞击，两种不同强度的磁片不要相互吸引，两块磁片的同名极不要用力使其靠近。勿用高温消毒，用75% 酒精浸泡30分钟即可。磁片因长期使用而退磁时，可充磁后再用。

2. 磁疗选穴，一般采取局部取穴与循经取穴相结合的原则。

3. 磁疗的剂量，年轻体壮、无不良反应者可用大剂量，老幼体弱者用小剂量，痛证、急症者用大剂量，慢性病用小剂量。

4. 白细胞总数低于 $4 \times 10^9/L$ 时，停用本法。

5. 治疗中出现严重副作用，如头晕、心悸、乏力、低热、呕吐甚或一时性呼吸困难者，视病情暂停或停用本法。

6. 高热、急重病症，如心肌梗死、急腹症、出血，以及体质极度虚弱者，忌用本法。

三、红外线穴位照射疗法

红外线最显著的性质是热作用。红外线穴位照射疗法是一种应用红外线进行穴位或穴区照射以治疗疾病的方法。可分为穴位照射和穴区照射两种。

（一）操作方法

一般选用 250 瓦红外线灯，离皮肤 20 ~ 60 厘米，治疗剂量以病人感觉温暖舒适、不烫皮肤为度，每次 15 ~ 20 分钟，每日或隔日 1 次，15 ~ 20 次为 1 疗程。治疗中随时注意病人的感觉和局部反应，必要时可视情况调节灯距。

（二）适应范围

本法适用于腰痛、关节痛、腱鞘炎、神经痛、软组织损伤、哮喘、慢性支气管炎、冻伤、急性湿疹、慢性喉炎等。

（三）注意事项

1. 治疗中若出现疲乏、头晕、睡眠不好等情况，应停止治疗，进行观察。

2. 高热、活动性肺结核、恶性肿瘤、心血管功能不全、局部温度觉障碍、有出血倾向及出血疾病者，不宜使用本法。

四、激光穴位照射疗法

激光穴位照射疗法是一种在针灸理论指导下利用激光来照射穴位以治疗疾病的方法，又称激光针、光针。

（一）操作方法

本法主要使用氦－氖激光医疗机进行穴位照射。在确定照射穴位后，即可将镜头光束或导光纤维光束对准穴位进行照射，穿透组织深度为 10 ~ 15 毫米，距离为 20 ~ 30 毫米，特殊情况下可为 100 毫米。每日照射 1 次，每次 2 ~ 4 穴，每穴照射 2 ~ 5 分钟，10 次为 1 疗程，疗程间隔 3 ~ 7 天。

（二）适应范围

激光穴位照射具有通经活络、消炎止痛等作用。临床适用于偏头痛、头痛、鼻窦炎、支气管炎、支气管哮喘、胃和十二指肠溃疡、高血压、慢性结肠炎和各种神经痛、面神经麻痹、神经衰弱、关节炎、小儿遗尿症、闭经、慢性盆腔炎、丹毒、甲沟炎、斑秃、湿疹、冻疮、腱鞘炎、肩周炎、肱骨外上髁炎、臂丛及其周围神经损伤、截瘫、脊髓灰质炎后遗症、下肢溃疡、胎位不正等病症。

另外，亦有用激光穴位照射来替代药物麻醉的，可用于拔牙、扁桃体摘除、鼻中隔矫正、甲状腺手术、疝修补、胃大部切除等手术的麻醉。

（三）注意事项

1. 治疗时，医者要戴激光保护眼镜，切不可对视激光束，以免损伤眼睛。

2. 光束一定要对准所需照射的病灶或穴位，特别是眼病，要求更严格。

3. 照射时间应根据不同疾患和患者体质情况而定。

第四节　针刺镇痛作用机理
及其临床应用简介

一、针刺镇痛作用机理概述

针刺的临床效应主要体现在三个方面：一是疏通经络，调和气血，即镇痛作用；二是补虚泻实，调节平衡，即调整作用；三是扶助正气，祛除病邪，即免疫作用。

那么，各种疼痛性疾患在针灸临床上应如何进行治疗呢？《灵枢·九针十二原》中说："欲以微针（毫针）通其经脉，调其血气""用针之类，在于调气""气调而止"。由此说明，气血不调是导致多种疼痛性疾病的主要因素，故针刺以调气为主，使气行则血行，血液循环畅通，其疼痛自然消失。明代针灸学家高武在其《针灸聚英》一书中对针刺镇痛效应作了更为形象的描述："苍龙摆尾气交流，血气奋飞遍体周。任君疼痛诸般疾，一插须臾万病休。"这既是临床实践经验的真实写照，又道出了针刺作用机理的真谛。

笔者半个世纪以来一直从事针灸教学、临床和科研工作，对针刺镇痛作用素有研究，早在 20 世纪 50 年代就在《辽宁医学杂志》上发表了《循经取穴治疗诸痛证的经验介绍》一文。同时，笔者编著的《中国针灸处方学》中也载有"针刺一定的腧穴具有镇痛和提高痛域的作用"的内容，并指出早在《灵枢》中就有"刺腰痛论"等记载。现代的针刺麻醉就是在针刺镇痛的基础上发展起来的，这是针灸发展史上的一个飞跃。同时，针刺麻醉还开创了世界医学麻醉史上的新纪元。针刺麻醉之所以能获得成功，就是因为其是在中医经络学说"循经取穴"的原则指导下进行的。一般用于头部的止痛穴位有合谷、曲池、解溪、内庭等，用于胸部的止痛穴位有内关、郄门、孔最、丰隆等，用于上腹部的止痛穴位有内关、足三里、公孙等，用于下腹部的止痛穴位有足三里、三阴交、太冲等，用于胁肋部的止痛穴位有支沟、阳陵泉、丘墟等，用于腰部的止痛穴位有委中、殷门、昆仑等。

从 20 世纪 50 年代始至今，国内外广大医学科学家在针刺镇痛作用机理研究方面积累了大量有价值的资料。实验结果表明：针刺机体一定的腧穴能激发下丘脑分泌一种吗啡样的镇痛物质——脑啡肽，并通过神经介质、体液等传递于痛处，因此，针刺能起到良好的镇痛效应。

二、常见痛证的针刺治疗

1. 头痛（包括神经性头痛、血管性头痛） 针灸临床以辨证归经、循经取穴施治为主。阳明头痛，取头维、合谷、内庭针之颇效（针刺手法按辨证施治原则操作，以下各条均以此为准）；少阳头痛，取太阳或丝竹空，或配外关、足窍阴；太阳头痛（包括枕大神经痛），取风池透风池，或取风府、后溪、昆仑；厥阴头痛，取百会、太冲透涌泉。

2. 喉痛（包括咽炎、喉炎、扁桃体炎等） 取天突、扁桃（奇穴）、少商（刺血）、合谷、内庭。

3. 胸痛（包括冠心病、心绞痛、胸膜炎、心包炎等） 取内关、郄门、膻中、患门（奇穴）、丰隆。

4. **胁肋痛（包括肝胆疾患、肋间神经痛等）**　按辨证、辨病取穴施治。胆囊炎，取至阳、胆俞、胆囊（奇穴）、太冲；胆结石，取胆俞、日月、阳陵泉、太冲，或配合耳穴肝、胆、脾；胆道蛔虫症（即蛔厥、蜕厥），取迎香透四白、日月、承满、阳陵泉；肋间神经痛，取支沟、阳陵泉；肝郁气滞痛，取期门、肝俞、太冲。

5. **胃脘痛（包括急慢性胃炎、胃神经官能症等）**　取中脘、胃俞、内关、足三里、太冲。痛甚者，加里内庭（在足掌面，内庭穴对面）。

6. **下腹部痛（包括肠痉挛、急性肠炎、急性阑尾炎、妇女痛经等）**　急性肠痉挛，取天枢、大肠俞、气海透关元、足三里、上巨虚、太冲、三阴交、合谷；急性肠炎，取中脘、天枢、水分、足三里、阴陵泉、三阴交，发热者加合谷、内庭；急性单纯性阑尾炎，取天枢、阿是穴（即麦氏点）、足三里、阑尾穴（奇穴）、三阴交、太冲，发热者加大椎、合谷、内庭；痛经，取气海透中极、水道透归来、血海、地机、三阴交，痛甚者加次髎。

7. **坐骨神经痛**　取环跳、环中（奇穴）、秩边、飞扬，或加天应（即压痛点）。

8. **腿肚抽筋（腓肠肌痉挛）**　取承山、委中、昆仑。

9. **急性腰扭伤**　取内关透外关、委中、昆仑、肾脊（华佗夹脊穴）。椎间盘突出者，可兼取耳穴腰、神门、交感、皮质下针之，同时结合旋转整脊复位术治之。

10. **肾结石、肾绞痛**　取肾俞、志室、华佗夹脊（1～5腰椎）、阴谷、太冲透涌泉、委中或委阳，亦可结合服用排石冲剂治之。

三、治验病例

笔者采用针刺治疗痛证的病种较广，治疗的病例也很多，现择其典型者举例如下。

例1 顽固性面痛（三叉神经痛）

张某，女，54岁，2002年4月16日初诊。

主诉：左侧面部反复剧痛8年余，加重20天。

病史：病起于1995年8月，突然左面部呈电击样剧痛，每日发作2~3次。2001年12月，由于丈夫病故，悲伤忧郁而致病情加重，每日发作10~20次，每次持续时间15~40秒。曾就诊于镇江某医院，诊断为"三叉神经痛"。经用利多卡因穴位封闭及中西药物治疗，均未获效。近20天来，每日发作达80余次，由左侧鼻唇沟处窜至同侧太阳穴处，就餐时咀嚼食物困难，疼痛难忍，特来就诊。

刻诊：面容憔悴，痛苦异常，舌苔白腻，脉弦而数。血压130/90毫米汞柱，眉中和左鼻翼旁有压痛点。

诊断：面痛（三叉神经痛）。肝风上扰，袭于少阳、阳明经络，导致脉络失和、气滞血瘀，不通则痛。

治法：平肝熄风，活血通络，散瘀定痛。取左侧四白、太阳。用毫针施刺，每日1次。施术时，先针四白，将针以45°角刺入眶下孔，有闪电样的针感传至鼻旁和上唇，施提插泻法20~30次，然后出针；继取太阳，用3寸长毫针以25°角向率谷透刺，亦施以泻法，留针20分钟，而后出针。

疗效：经针3次后，剧痛缓解，咀嚼食物较顺利，已可刷牙。经针8次后，疼痛逐步减轻，有时仅有微痛。经针15次后，疼痛未发作，尚有蚁走样感觉。经针25次后，疼痛消失，与健侧无异。

半年后随访，患者谓针刺治愈后未复发。

　　例2　急性腰扭伤（腰3、4、5椎间盘轻度突出）

　　高某，男，26岁，2002年7月19日初诊。

　　主诉：扭伤腰部，剧烈疼痛、卧床不起5天。

　　病史：5天前因下雨地滑跌伤腰部，剧痛异常，当即不能站立和行走，随即被抬至当地医院就诊，X线腰椎摄片报告："腰3、4、5椎间盘轻度突出，骶骨有陈旧性隐性椎裂，余无异常"。嘱其回家睡卧硬板床，3周后再行复查。患者卧床5天，腰部剧痛未减，仍不能站立和行走，大小便均感困难，故邀余前往诊治。

　　刻诊：腰部肌肉漫肿，略显青紫，按压腰椎3、4、5疼痛明显，且下床困难，站立、俯、仰、转侧等活动受限，呼痛不已。胃纳差，二便尚调，舌有瘀点，苔白而腻，脉弦紧。

　　诊断：急性腰扭伤（腰3、4、5椎间盘轻度突出）。跌伤腰肌，损及腰椎，导致督脉、太阳经脉气滞血滞，不通则痛。

　　治法：散瘀止痛，整脊复位。耳针取腰椎、神门、交感、皮质下，体针取内关透外关。急取腰椎、神门、交感、皮质下，针而静留；继取内关透外关针之，动而留之，以宣通三焦气机而起行气活血、化瘀镇痛之效。待患者痛止后，令其正坐，因势利导施以转体整脊复位手法，施术时间为20分钟。

　　疗效：经上述治疗1次，患者于半小时内即能作转体、俯、仰、站立、蹲下、迈步等活动，其腰痛霍然若失，而告痊愈。

　　【按语】针刺内关透外关，此为笔者多年实践和探求古训而悟出经络腧穴作用效应之要领。"手厥阴心包络之脉起于胸中，出属心包络，下膈，历络三焦"，"三焦手少阳之脉……布膻中，散络心包，下膈，循属三焦"，故取此表里两经之络穴内关、外关二穴进行透刺，动而留之，即时报之，以痛止为度，始达三焦气机畅通、活血散瘀镇痛之功。此法用于急性腰扭伤者，屡见卓效。正由于此二穴透刺治疗急性腰痛有如此之奇效，故笔者特将此法列入拙著《中国针灸处方学》的"杂病治验穴效歌"中，称之为："两关拯腰疼"。所谓"两关"者，即指内关透外关之针法。

例3　左眼突出症（甲状腺相关眼病）

周某，男，47岁，2002年9月10日初诊。

主诉：左眼突出、肿胀疼痛5个月。

病史：病始于2002年2月，由于公务繁忙，疲劳过度，觉左眼外突、发胀疼痛，且伴情绪急躁易怒、心悸易于出汗等症。先就诊于眼科，经注射抗生素、内服消炎药片、外用眼药水点眼部，连续治疗2周，无效。颅脑CT检查示："颅脑清晰，无异常"。查体：甲状腺正常，不肿大。生化检测示："基础代谢率正常"。西医诊断为"甲状腺相关眼病"。5个月内先后就诊于中西专家教授、主任医师10余位，服用多种中西药物均未获效。后眼部疼痛加剧，由家属陪同前来我科要求针灸治疗。

刻诊：左眼突出，大似田螺，肝火升腾，颜面赤色，呻吟不已而欲哭无泪，朝轻暮重，通宵难眠，情绪急躁易怒，心悸不宁，汗多，胃纳不馨，大便秘结，小便黄热，血压150/90毫米汞柱，舌质红绛而少津，苔腻而黄，脉弦数而滑。

诊断：左眼突出症（甲状腺相关眼病）。肝风挟痰上扰眼窍，复加肝郁气滞血瘀，痰瘀互结为患，因而左眼泪管阻塞，房水难以运行，势必导致眼区软组织肿胀而剧痛。

治法：平肝化痰，通腑泻热，清热解毒，散瘀消肿，祛风明目，滋阴降火。

（1）针刺疗法

1）体针：大椎、风池、合谷、养老、泽前（尺泽穴前下方1寸处）、瘿气（甲状腺肿胀处）、翳明、上明（或承泣）、足三里、丰隆、光明、太冲、太溪、肝俞、肾俞、四白、攒竹透鱼腰、太阳透率谷、内庭。以上各穴除合谷、内庭、太冲、肝俞、肾俞取用双侧外，余诸穴均取患侧。针用平补平泻法，留针30分钟，每隔10分钟行凤凰展翅手法1次，每日针治1次，10次为1疗程。

2）耳针：先取神门、交感、皮质下，施针刺泻法，留针30分钟后出针，以起宁心安神镇痛之效；继取耳尖、眼穴针刺放血，每日施术1次，以起散瘀活血、清热消肿的作用。

（2）中药疗法

1）汤剂：荆防败毒散合银翘散加减。荆芥9克，防风9克，杭菊花6克，密蒙花9克，潼蒺藜15克，白蒺藜15克，炒牛蒡子9克，板蓝根15克，金银花15克，连翘12克，鸡苏散（包）10克，谷精珠15克，车前子10克，珍珠母（先煎）30克，石决明（先煎）20克，决明子9克，黄药子10克，昆布6克，海藻6克，龙胆草9克，黑山栀12克，土茯苓20克，白花蛇舌草15克，蚤休15克，海南子（即花槟榔）9克，沉香曲9g。随症加减：便秘难排，加生大黄6克，芒硝（分2次冲服）4克，炒枳实9克；眼睑肿痛，坚硬不消，加制乳香6克，没药6克，炮甲片6克，皂角刺9克，白芷9克；口渴咽干，加炙知母9克，黄柏9克，鲜石斛15克。每日1剂，水煎，早、晚各服1次。

2）六神丸，每服10粒，每日3次。

疗效：经针刺1次后，患者眼痛大减，夜间已能入睡4小时。针药并施5次后，眼部肿胀渐消，疼痛较轻，已有眼泪，白天睡

1小时，夜间入睡6小时。针药并施10次后，眼肿大消，仅有微胀感觉而不疼痛，夜间可睡8小时。针药并施20次后，眼部肿痛消失，眼睑启闭如常。为了巩固疗效，又针5次，服药10剂，以善其后。共针刺25次，服药30剂，兼服六神丸15支，诸症悉退，而告痊愈。

【按语】本例左眼突出症（甲状腺相关眼病），其病势较重，症情复杂。中医临床重视辨证论治，笔者尤重视辨证与辨病相结合，亦借鉴物理诊断和生化检测。辨证论治是中医诊治疾病的基本原则和独特方法。临床中掌握了辨证方法，熟谙各个穴位的归经和药物归经及其主治特点，在施治中方能有的放矢。因此，临证时明确辨证是关键，然后论治始可迎刃而解。关于此点，早在《黄帝内经》中就有明训："大实有羸状，误补益疾；至虚有盛候，反泻含冤。"此语告诫为医者必须明确诊断，辨证归经而取穴、遣药，始可获效。否则，孟浪妄投，岂能取效！

本例患者的病位在眼，病根在肝。督脉属阳，诸阳经均来交会，故有阳脉之海之称。取其六阳经之会穴大椎与足少阳胆经的祛风要穴风池相配针之，功能通阳达表、清热祛风，又能明目。合谷为手阳明大肠经之原穴，功能行气镇痛、疏风清热，善治头面、五官诸疾，太冲为足厥阴肝经之原穴，功能疏肝理气、平肝熄风，善疗肝胆疾患又治肝阳上亢，二穴配用，名曰"四关"，针而泻之，善治寒热痹痛，尤疗目赤暴痛。取肝俞、光明、丰隆、养老者，意在疏肝利胆，化痰散结而明目。取四白、上明（或承泣）、攒竹透鱼腰、太阳透率谷者，意在疏调阳明、少阳、太阳诸经经气，而起散瘀活血、祛风明目、宣痹镇痛的作用。足三里为胃经之合穴，"合治内腑"，内庭系胃经之荥穴，"荥主身热"，二穴配用，针而泻之，功能清泄胃火、通腑泻热。泽前、瘿气（甲状腺肿胀处）是主治甲亢经验效穴，针而泻之，可起活血祛瘀、化痰散结之效。肾俞为肾之背俞穴，太溪为足少阴肾经之原穴，二穴配用，针而补之，功能补益肾气、滋阴降火，且能明目。如此诸穴协用，共奏平肝化痰、通腑泻热、清热解毒、散瘀消肿、祛风明目、滋阴降火之功。

至于中药汤剂，方中荆芥、防风、密蒙花、菊花、潼蒺藜、白蒺藜、蝉衣诸药，祛风明目，且抗过敏反应；金银花、连翘、牛蒡子、板蓝根、蚤休、白花蛇舌草、车前子、鸡苏散之属，清热解毒，辛凉解表，清利湿热；珍珠母、石决明、决明子、谷精珠，平肝熄风，祛风明目；龙胆草、川黄连、黑山栀，清泄肝、心之火邪，又起消炎解毒作用；赤芍、归尾、丹皮，散瘀活血而消肿；昆布、海藻、黄药子、海南子、沉香曲，疏肝解郁，散瘿破气，化痰消积；生地、石斛、知母、黄柏，滋阴降火，生津止渴，生大黄、芒硝、炒枳实（承气汤），通腑泻热；乳香、没药、甲片、皂刺、白芷，散瘀消肿，软坚止痛。诸药协用，共奏平肝化痰、清热解毒、散瘀消肿、祛风明目、滋阴降火之效。佐以六神丸，清热解毒，消炎止痛。

如此针药并施，大方、大药或大方多穴，集中优势兵力打歼灭战，故获捷效。否则病重药轻，杯水车薪，无济于事。《孙子兵法》指出："知己知彼，百战不殆！"只要明确诊断，用药得当，病自痊愈！

（摘自：针刺镇痛作用机理及其临床应用简介．南京中医药大学学报，2003年第4期）

第五节　"七方""十剂"的基本内容及其在针灸临床上的应用

"七方"即大、小、急、缓、奇、偶、复七方的总称。"十剂"即宣、通、补、泄、轻、重、涩、滑、燥、湿十类药物和方剂的总称。"七方""十剂"是历代医家辨证施治、处方用药的宝贵经验。前者是按照病情的轻、重、缓、急而提出的七种处方原则，后者是依据药物的轻重性能而进行的十种分类方法，同时又依据疾病的不同证候而制订出相应的十种剂型。"七方""十剂"的处方、用药原则，一直指导着中医临床各科辨证施治，是处方遣药（包括针灸处方取穴、施术）的津梁。现将"七方""十剂"的基本内容及其在针灸临床的应用简介于下。

一、基本内容

（一）"七方"

"七方"为方剂组成的分类，其肇源于《黄帝内经》。《素问·至真要大论》云："治有缓急，方有大小，君一臣二，奇之制也；君二臣四，偶之制也……奇之不去，则偶之，是谓重方。"迨至金代，成无己《伤寒明理论》才将方剂分为7种组成形式，即大方、小方、急方、缓方、奇方、偶方、复方。大方剂量大，药力重；小方剂量小，药力较轻；缓方药力缓和；急方药力峻急；奇方药味合于单数，或用一种主药；偶方药味合于双数，或用两种主药相配；复方是数方相合或药味繁多作用复杂的方剂。

（二）"十剂"

"十剂"为方剂的功用分类法之一，即宣剂、通剂、补剂、泄剂、轻剂、重剂、滑剂、涩剂、燥剂、湿剂。"十剂"之说，近人从《备急千金要方》考证，认为是唐·陈藏器《本草拾遗》所提出。继见于北齐徐之才的药物分类："宣可去壅，通可去滞，补可去弱，泄可去闭，轻可去实，重可去怯，涩可去脱，滑可去着，燥可去湿，湿可去枯。"这种药物性能分类法，后人亦用作方剂的分类。

"七方""十剂"乃系历代医家根据病势的轻、重、缓、急和病情的寒、热、虚、实之需要而相应地创制出来的，从而得以辨证施治，处治百病。故此"七方""十剂"，千古于兹而运用不绝，洵难能可贵者，应予珍惜！

现就针灸"七方""十剂"而论，尽管方药与经穴大相径庭，迥然不同，然而在防治疾病方面所起的效应却有着异曲同工、殊途同归的作用。明代医家吴昆在《针方六集》中曾提出"针药无二致"的论点，说明针灸与药物一样，是有方、有理的。现代发扬此说，谈针灸用穴每结合方药理论来发挥，这是求其所同，但作为研究，更要求其所异。笔者积数十年的医疗、教学和科研经验，旁征博引，写成《中国针灸处方学》一书，就是将"针方"的概念具体化了，因"证"以立法，随法以定"方"，将辨证、立法、处方、选穴层层相托，使针灸学理益趋周密。书中本着"七方""十剂"之原则精神，并结合笔者的心得体会，列举病证 128 种，拟定针灸处方 191 方，以供临床应用参考。

二、临床应用

（一）针灸处方的"七方"

1. 大方

（1）要求：取穴多，用针粗（或用三棱针点刺出血），手法重。

（2）适应证：中风、癫证、狂证、痫证、痹证、痿证等。

（3）处方举例：开窍熄风方。

处方：水沟、十二井、太冲、丰隆、百会、大椎、风池（本处方共7穴，计有21个刺激点，此外还须随症加穴若干，故属大方）。

主治：中风闭证。神志昏迷，两手握固，牙关紧闭，面赤气粗，喉间痰鸣，甚则声如拽锯，二便闭塞，脉滑大弦劲。

随症加穴：牙关紧闭者，加颊车、合谷；语言謇涩者，加哑门、廉泉透海泉、金津、玉液、神门透阴郄、通里、灵道；口眼歪斜者，加地仓、颊车、牵正、合谷；半身不遂者，上肢加肩髃、曲池、合谷、外关，下肢加环跳、风市、足三里、阳陵泉、悬钟、昆仑；病程日久者，上肢宜配崇骨、肩外俞、肩井，下肢宜配腰阳关、白环俞、次髎、髀关、伏兔等；手指麻木者，加八邪、手三里；肘部拘挛者，加曲泽；腕部拘挛者，加大陵；膝部拘挛者，加曲泉；踝部拘挛者，加太溪等。

方义：本方具有平肝熄风、清火豁痰、开窍启闭之功，乃由于通调人体阴阳二气及督脉、足厥阴、足阳明的经气而使机体产生调整作用的结果。闭证由于阴阳之气壅闭逆乱，取十二井穴，以通三阴三阳之经气，点刺出血泄其壅热，使气通而闭开；督脉为诸阳经之总督，取七阳之会穴大椎针而泻之，使阳经上亢火气得以清泄；取水沟醒脑而清神；肝脉会于巅，泻百会、风池、太冲，以疏调肝胆之经气，而平息上扰之风阳；脾为生痰之源，痰浊壅遏，由于脾失运化，取阳明经之别络丰隆，以宣通脾胃二经之气机而奏蠲化痰浊之效。

（4）治验医案：贾某，女，72岁，1997年6月28日初诊。其女代诉：病起8天，突然昏倒，不省人事，两手握固，牙关紧闭，不能言语。当即去省人民医院诊治，CT检查示"右侧脑梗死"，经住院治疗1周，病情好转。刻诊：神志欠清，牙关较紧，吞咽饮食困难，语言障碍，大便秘结，小便黄热，左侧肢体偏瘫乏力，脉弦劲而滑。血压：160/100毫米汞柱。证属中风闭证之候。治宜平肝熄风，清火豁痰，开窍解语。取天突刺之以利吞咽功能恢复；更取左侧肩髃、曲池、合谷、环跳、阳陵泉、悬钟诸穴针之，以舒筋活血、宣痹通络。每日针治1次，10次为1疗程。针治1次后，患者神志转清，即开口讲话，随能吞咽饮食。针治5次后，左侧偏瘫肢体亦感活动有力。共针治3个疗程，诸症悉退，而告痊愈。

2. 小方

（1）要求：取穴少，用针细，手法轻。

（2）适应证：多用于新病（感冒）、轻病（偏头痛）、虚弱病（肾虚腰痛）等。

（3）处方举例：宣肺散寒方。

处方：列缺、肺俞、风门、风池、合谷（本方共5穴，计有10个刺激点，故属小方）。

主治：风寒感冒。恶寒发热，头痛，鼻塞，无汗，四肢酸楚，脉浮而紧，舌苔薄白。

随症加穴：头痛者，加太阳；鼻塞者，加迎香；喉痒者，加天突；无汗者，加大杼。

方义：本方以祛风寒表邪为主。肺与皮毛相合，寒邪束表，故取肺经络穴列缺与本脏背俞穴肺俞相合，以宣肺气而止咳嗽；太阳主一身之表，所以取风门疏调太阳经气，散风寒解表郁，以治发热恶寒，头痛酸楚；阳维脉主阳主表，所以取足少阳、阳维之会穴风池，疏解表邪而止头痛、祛寒热；肺与大肠相表里，故取手阳明原穴合谷以祛邪解表。五穴合用，针后加灸，而起祛风散寒、宣肺解表之效。

（4）治验医案：黄某，男，26岁，1979年10月28日初诊。自述头痛、鼻塞流清涕、咳嗽恶寒无汗、四肢酸疼3天。查体温37.8℃，咽部无充血，心肺无异常，肝脾未扪及，腹软。舌苔薄白，脉浮紧。证属风寒感冒。外感风寒，寒邪束表，肺气不宣，阳气被郁，毛窍闭塞，是以头痛恶寒、鼻流清涕、无汗。治宜宣肺散寒。方用宣肺散寒方，加太阳针之以治头痛；加迎香针之以通鼻窍；加天突针之以利咽止痒；更加大椎针之既疗肢节酸楚，又有助于发汗解表。本例共针灸3次，而获痊愈。

3. 急方

（1）要求：取穴少而精，操作简便，奏效迅速，一般针到病除。

（2）适应证：晕厥、晕针、晕船以及癫痫突发等。

（3）处方举例：定晕苏厥方。

处方：水沟、内关、百会、足三里。

主治：晕针。面色苍白，多汗，心慌，头昏，眼花，胸闷，泛恶，四肢厥冷，脉沉细；甚则神志昏迷，倒仆于地，唇甲青紫，或二便失禁。

随症加穴：心悸多汗者，加阴郄、后溪；肢冷脉微者，加太渊、气海、关元；神志昏迷者，加合谷、涌泉、神门。

方义：本方具有定晕苏厥的作用。取督脉之水沟以通阳醒脑、开窍清神；取手厥阴经之内关以宽胸利膈、强心升压；百会又名"三阳五会"，取之以升阳定晕、醒脑苏厥；更取足阳明经之合穴足三里以和胃调气。

（4）治验医案：王某，男，28岁，1966年6月12日初诊。郭医师代诉：患者有梅核气宿疾，今日上午特来我科要求针灸治疗，经针合谷、天突、内关后，喉间痰滞感随得缓解，不料患者中午又来就诊，说喉间仍有异物感，要求再针一下，我除取用上述穴位外，并在颈部取人迎穴针之，谁知针刺人迎1.3寸后，患者顿即深度晕针，不省人事，经针人中、中冲急救而无效，故特邀请我前去救治。刻诊：患者平卧于门板上，面色苍白，不省人事，肢冷汗出，脉微弱，肌肉松弛，瞳孔散大，一派严重晕针之象。究其病由，实因针刺人迎穴，刺中颈动脉窦而致血压突然下降所致。治以强心升压为急务，乃取定晕苏厥方针灸之，施术10分钟后，患者肢温、汗收、脉起，面部潮红而逐步苏醒。

【按语】人迎为颈动脉窦所在处，古代为禁针穴之一，王冰注"针则杀人"。正由于本穴具有降压作用，我常用于高血压患者，辄获良效。

4. 缓方

（1）要求：取穴少，留针时间短，间隔时间长（一般隔日施术1次）。

（2）适应证：多用于慢性疾病，诸如失眠多梦（神经衰弱）、慢性泄泻（慢性肠炎、过敏性肠炎）、小便失禁（膀胱括约肌松弛）、小儿疳疾等。

（3）处方举例：健脾消积方。

处方：下脘、足三里、四缝、商丘。

主治：小儿疳疾（小儿营养不良）。初起多见身发微热，喜食香、咸、酸味等物，口干腹膨，便泻秽臭，尿如米泔，烦躁啼哭，不思饮食，继则积滞内停，肚大脐突，面色萎黄，形体消瘦，皮肤甲错，毛发焦稀，久之则见神疲肢软、面㿠气乏等虚败征象，舌绛苔黄腻或光剥，脉弦数或虚软。

随症加穴：虫积者，加百虫窝；潮热者，加大椎；消化不良者，加脾俞、胃俞、肝俞。

方义：本方具有健脾消积的作用。疳疾的病理变化多由脾胃运化失常所致。脾为仓廪之官，胃为水谷之海，是后天之本，如脾胃功能旺盛，则食积得以化除，生化之源可以恢复，故取下脘以和胃理肠清热；足三里为阳明之合，可培土以补中气；商丘是脾经的经穴，能健脾而化积消滞；四缝刺出黄水，为主疳疾的经验效穴。四穴同用，共奏健脾消积之效。

（4）治验医案：胡某，男，2岁，2000年7月16日初诊。其母代诉：近2个月来易哭闹，不爱玩，腹胀，食少，大便日解3～4次，较溏薄，味奇臭。体检：面色萎黄，形体消瘦，头发稀少而干燥，腹部膨胀，脉细弱，苔黄而腻。证属疳疾（单纯性消化不良及营养不良）。脾胃虚弱，消化不良，积滞内停为患。治宜健脾和胃，消积化滞。方取健脾消积方，隔日施术1次。经针3次后，腹胀渐消，大便日解2～3次，不成形。经针5次后，腹胀消退，大便日解1～2次，已成形。又针4次，以巩固之。共针12次，诸症悉退，精神活泼，食欲甚佳，二便亦调，体重也逐渐增加。

5. 奇方

（1）要求：只取1穴，愈病即止。

（2）适应证：神志昏迷或癫狂发作、头昏头痛、胸闷胸痛、遗精滑精、小便失禁、直肠脱垂等。

（3）处方举例：开窍醒脑清神方。

处方：定神。

主治：一切昏迷之证。诸如帕金森综合征、神志昏迷或脑梗死伴脑萎缩而深度昏迷不醒、二便失禁者。

随症加穴：本方主要突出其针后具有开窍醒脑起厥复苏的作用。至于昏迷苏醒后的有关症状，仍须以一般随症加穴而施治。

方义：本方具有醒脑清神益智的作用。定神为奇穴，位于督脉上，适当上唇水沟穴下方 0.5 寸处。督脉属阳，为阳脉之海，其脉通于脑，针此穴向鼻梁山根透刺，施以实则泻之、虚则补之、不盛不虚则平补平泻之手法，可振奋督脉经气，兴奋大脑皮层，活跃细胞，以起开窍醒脑、启闭苏厥、清神益智的作用。

（4）治验医案

例 1　夏某，男，60 岁，1996 年 9 月 2 日初诊。

主诉：（其夫人代诉）患帕金森综合征 6 年余。

病史：患者于 6 年前觉四肢倦怠乏力，记忆力减退，甚则神志迟钝，渐呈面具脸。CT 检查示"脑萎缩"。1992 年 10 月就诊于上海某军队医院，确诊为"帕金森综合征"。1995 年 8 月并发尿路感染等。近 1 周来病情恶化，神志呆钝，两目上视，不能言语，小便失禁。医院多方救治无效，病危通知已发出。在此危急之际，经友人推荐特派专车前来邀请我前往救治。

刻诊：患者卧床不起，不能言语，吞咽困难，神志呆钝，两目上视，小便失禁，上肢肌张力甚高，不能活动，发热，舌红绛少津，脉细弱而数。

诊断：震颤麻痹（帕金森综合征）。病程六载，肾阴亏虚，是以阴虚火旺，浮阳上越，两颧绯红，舌燥咽干；脾胃为后天之本、气血生化之源，由胃虚弱，气血生化无权，因而气血亏耗，筋脉失养，肌肉瘦削而紧张，颅脑缺血、缺氧导致头昏，神志呆钝，两目上视；肾气虚，膀胱失约（膀胱括约肌松弛），所以小便失控。

治法：开窍醒脑，启喉解语，滋补肾阴，健脾养血，活血通络。

（1）针灸：①定神、哑门、天突、廉泉透海泉、虎边（位于合谷与三间连线的中点）、神门透通里、百会、曲池、膻中、中脘、气海、中极、足三里、丰隆、三阴交、太溪。②四神聪、风府、风池、鱼际、尺泽、内关、阳陵泉、悬钟、解溪、照海、太冲、大椎、天枢、关元、肾俞等。以上两组穴位隔日轮换使用，除哑门、风府、天突、廉泉施以针刺补法不留针外，其余穴位均用针刺平补平泻法，留针15分钟，气海、关元加用灸法，中极拔罐5分钟。

（2）中药汤液：青蒿鳖甲汤加减。银柴胡15克，竹沥10克，半夏10克，生地黄15克，南北沙参各10克，炙知母10克，青蒿15克，炙鳖甲15克，紫丹参20克，太子参10克，赤白芍各10克，钩藤15克，生黄芪15克，胡黄连3克，乌梅肉8克，制大黄3克，春砂仁（打、后下）5克，隔日1剂，水煎，分6次服，以起滋阴降火、补气活血、化痰熄风、健脾益胃、扶正固本的作用。

（3）按摩：印堂、攒竹、合谷、手三里、曲池、肩井、髋骨、跟腱、太溪、昆仑等，每周4次（于每次针灸结束后进行），以起舒筋活络的作用。

（4）功能锻炼：四肢屈伸、举臂、抬腿运动，由被动逐步过渡到主动，每日3～4次。如此坚持锻炼不致肌肉萎缩，可以加速康复。

疗效：自1996年9月2日至1996年11月23日，每周针治4次，4周为1疗程（共16次）。共治3个疗程，计48次，取得了较为满意疗效，具体情况列述于下：

第一疗程（9月2日~9月28日），通过上述综合施治后，患者转危为安，病情显著好转。取定神透山根用3寸毫针刺入2.5寸，施以平补平泻手法3分钟时，患者立即苏醒，两目转为正视，随能讲话，并说"口干，我要喝茶"。随予人参汤半碗饮之，即能咽下。患者大便较为通畅，小便失禁有好转，已知有尿意，体温37.2~38.5℃，两臂可以上举，两下肢无力，不能伸屈及抬高。

第二疗程（9月29日~10月26日），经过上述综合施治后，讲话声音较高，语言清楚，吞咽流质食物较前顺利，两手握物已有力，两腿屈伸亦可，但无力，体温仍波动在37.0~38.5℃，小便好转，有尿意，大便较干结。

第三疗程（10月27日~11月23日），经过上述综合施治后，讲话语言较清晰，大便已通畅，吞咽流质食物较顺利，两手握物较前更有力，两腿仰屈亦较前有力，然其体温依然波动在37.0~38.5℃。

其后，因并发尿路感染，高热不退，几经抢救无效而病故。

例2　吴某，女，93岁，1996年6月28日初诊。

主诉：（其女代诉）突然昏倒，不省人事，住院治疗18天尚未苏醒。

病史： 1996年6月11日上午，患者突然昏倒，人事不知，即送南京某脑科医院急诊，CT检查示"脑梗死伴脑萎缩"。住院多方治疗18天，患者仍深度昏迷，病危通知已发出，嘱家属抬回家以了后事。其子抱着万分之一的希望来我科邀余前往救治。

刻诊：患者面色苍白，四肢厥冷，深度昏迷，不知人事，二便失禁，肢体软瘫，舌苔白腻，脉微欲绝。

诊断：中风脱证。由元阳暴脱、心神散乱所致。

治法：开窍醒脑，强心升压，扶正固本，益气回阳。定神、内关、天枢、气海、关元、足三里，施针刺补法，留针1小时，每隔10分钟施凤凰展翅行针手法1次。

疗效：先取定神穴常规消毒后，用3寸毫针向山根方向刺入2.5寸，施行捻转补法3分钟，患者顿即苏醒，随能讲话；继取内关针之，以强心升压、行气活血；更取天枢、气海、关元、足三里，针而灸之，以补中益气回阳固脱，留针1小时，患者面部逐渐潮红，肢温脉起，转危为安。翌日下午复诊，患者神志清晰，语言如常，二便已正常，但觉神疲肢倦乏力。第3天复诊，患者语言更为清晰，食欲亦佳，二便调畅，精神有振，已下床行走。第4天复诊，患者起居如常，精神振奋，并手持扫帚打扫走廊。为了巩固疗效，又针灸1次。共针灸4次，诸症消失，而告痊愈。

6. 偶方

（1）要求：取双侧同名穴或穴位数目相等相互配偶。

（2）适应证：如五脏、六腑病，可取用相应的俞、募穴相配治之；或取相应的原、络穴配伍治疗。其他如阴阳配穴法，亦为临床所惯用，以阴跷照海与阳跷申脉相配针之，不但可使下肢阴阳跷脉平衡，而且使寤寐有度，起居有常；手三阳经的三阳络与足三阴经的三阴交相配针之，能治疗上焦风热所引起的头痛，发热之症，而且能治疗肝肾阴虚所导致的头晕，头昏，目眩，耳鸣的高血压；哑门配廉泉针之，治疗肝阳夹痰阻于廉泉引起的中风失语，喑不能言的效果佳；支沟配阳陵泉或胆囊穴配太冲，治疗肝胆疾患（胆囊炎，胆结石）、胁肋疼痛诸疾有捷效；天枢配上巨虚或大巨配阑尾穴针之，治疗急性单纯性阑尾炎，每多屡试屡效。

（3）处方举例：疏肝解郁方。

处方：期门、肝俞。

主治：肝气郁结。胁部胀痛，胸闷不舒，饮食减少，苔薄，脉弦。

随症加穴：胁肋胀痛者，加支沟、阳陵泉；胁痛食少者，加章门、太白。

方义：本方具有疏肝解郁的作用。取期门与肝俞相配，此为俞募配穴，自古有之，是属偶方。依据《难经》"募在阴而俞在阳"，从阴以引阳、从阳以引阴的變理阴阳之理，取此二穴针之，具有疏肝解郁、行气活血、散瘀镇痛之效。胆附于肝，二者相为表里，厥阴、少阳之脉循布于胁肋，故取肝之原穴太冲与胆之合穴阳陵泉相配针之，具有疏肝利胆作用，亦善治肝胆胁肋疼痛诸疾。胁肋部为手足少阳经之分布区域，取支沟与阳陵泉相配针之，对胁肋疼痛诸疾辄获卓故。《标幽赋》云："胁疼肋痛针飞虎（支沟）。"《肘后歌》也说："飞虎一穴通痞气，祛风引气使安宁。"这是医界前辈对支沟临床效应之肯定。至于阳陵泉的镇痛效应，先贤也有论述。《杂病穴法歌》中说："胁痛只须阳陵泉。"《通玄指要赋》也说："胁下肋边者，刺阳陵泉而即止。"

（4）治验医案：宋某，女，44 岁，1997 年 5 月 6 日初诊。自述两胁肋疼痛已历 3 个多月。由于夫妇不睦，发生口角所致，曾服沉香顺气丸和逍遥丸等，未效。刻诊：胸闷脘痞，两胁胀痛，走窜不定，嗳气频作，善怒易躁，叹息则舒，苔薄白微腻，脉弦。属胁肋痛，由肝气郁结，气滞血瘀，络脉痹阻，经气运行失畅所致。治宜疏肝解郁。方用疏肝解郁方，先取期门、肝俞针之，以疏肝解郁；继取胆经合穴、筋之会穴阳陵泉与三焦经之经穴支沟（飞虎）相配针之，以舒筋活络，理气镇痛。经针 2 次后，胁痛大减，嗳气亦少。经针 4 次后，胁痛得止，嗳气亦除，胸脘随之宽展，气机因而通畅。共针6次，而告痊愈。

7. 复方

（1）要求：依据复杂病情组合相应数方而施治。

（2）适应证：诸如头项强痛者，除取风池、风府、大椎外，还取后溪、昆仑针之。如此诸穴协同治疗，辄获良效。又如已患有肩周炎，又患有面神经麻痹者，既取肩三针（肩内陵、肩髎、臑腧）治肩周炎，同时又取地仓、颊车、散笑（位于面部鼻唇沟的中点）透颧髎、阳白透鱼腰、听会透翳风治面瘫。尽管如此病虽有异，用穴有别，但两者均可获痊。如患支气管哮喘者，既咳嗽气喘而又痰多，治当理气、化痰、止咳、定喘。良将止咳方、定喘方、化痰方三者组合成复方：中府、肺俞（俞募配穴，以调肺脏的治节功能），太渊、偏历（原络配穴，功能止咳定喘），太白、丰隆（原络配穴，功能健脾和胃，助运化痰），更加膻中（为气之会穴，功能理气，宽胸）、定喘（为奇穴，是定喘的经验效穴），如此处方配穴，各奏其效，病自向愈。诸疾之辨证施治处方，可由此类推。

（3）处方举例：调补肺肾定喘方。

处方：肺俞、膏肓、气海、肾俞、太渊、太溪、足三里。

主治：虚喘。气短而促，语言无力，动辄汗出，舌质淡或微红，脉软无力。喘促日久，肾气虚弱，则形瘦神疲，气不得续，动即喘息，汗出肢冷，脉象沉细。

随症加穴：气喘急促而气不得续者，加内关、关元、膻中；动辄易汗、四肢欠温者，加阴郄、后溪。

方义：本方具有调整肺肾、益气定喘的作用。取肺原太渊与肾原太溪相配，以补肺肾二脏真元之气；更灸肺俞、膏肓，以培益上焦肺气；肾俞、气海培益下焦肾气，俾肺肾气充，则上有主而下能纳，气机升降备能循常；取足三里以调和胃气，培养后天生化之源，使水谷精微上归于肺，肺气充盈，其病始可向愈。

（4）治验医案：宋某，男，46 岁，1972 年 6 月 14 日初诊。自述：患哮喘病 15 年之久，经常服用麻黄碱片，注射肾上腺素等药物，仍时愈时发，难以控制。近来发作较剧，要求针灸治疗。刻诊：形瘦神疲，呼吸气促，口唇发绀，汗出肢冷，不能平卧，苔薄白，脉虚。证属虚喘。由久病肺弱，气液亏耗，肺气虚竭，气失所主，加因肾元不足，精气虚惫，根本不固，气失摄纳所致。治当调补肺肾，纳气定喘。乃取肺俞、膏肓、气海、肾俞、太渊、太溪、足三里、喘息，以轻刺重灸为主，每日针灸 1 次，留针 30 分钟。经治 7 次后，病情显著好转，喘促渐平，夜间已能平卧，食欲亦振。继取八华穴，用羊肠线埋藏，以巩固之。共治 8 次而愈。越 3 月随访，患者愈后未发作，早已参加劳动。

注：八华穴：位于背部脊柱两侧，各 4 穴。具体取法：以患者两口角之间的长度为一边作等边三角形，按此用硬纸剪成 4 个等边三角形，取其一角置病者大椎穴上，在脊柱两侧的尖端处是穴，如此 4 次，所取穴位为八华穴。用零号羊肠线 0.5 厘米埋于穴内，每隔 15 天埋 1 次，一般埋 3～4 次，对治疗支气管哮喘有较好的效果。笔者曾用此法在淮阴县治疗哮喘病 56 例，有效率达 86% 以上。

（二）针灸处方的"十五剂"

针灸处方"十剂"，在临床应用上已发展为"十五剂"，现列述于下。

1. 宣可蠲壅

（1）证治举例：咳嗽、气喘、痰多（包括气管炎、支气管炎、支气管哮喘等）。治宜宣肺祛痰。天突、膻中、内关、中府、肺俞、尺泽、丰隆。施以针刺平补平泻法，留针20分钟，其中天突、膻中、中府、肺俞宜加用灸法，每日针灸1次，10次为1疗程。一般针灸1～3次见效，2～3个疗程可愈。

（2）穴效考证

天突：《灵光赋》说："天突宛中治喘痰。"《经穴性赋》说："天突降气逆而治哮喘。"

中府：《类经图翼》说："治肺急，胸满，喘逆……"《经性赋》说："理肺利气以中府。"

（3）处方析义：本方具有宣肺理气、健脾化痰、利咽定喘的功效。盖膻中会一身之气，配肺募中府、肺俞、合穴尺泽以直通肺气而蠲痰；天突利咽喉而调肺系；内关强心和胃而祛湿痰；中脘、丰隆以和调脾胃两经之气，使脾气散精，则水液不致凝阻为痰，是为治本之法。

2. 通可行滞

（1）证治举例：痢疾（湿热痢）。症见腹痛，下痢赤白，里急后重等，并伴有肛门灼热，小便短赤，脉滑数，苔黄腻，甚则高热，呕吐，心烦，口渴。治宜清热化湿，行气导滞。

（2）穴效考证

合谷：《杂病穴法歌》说："痢疾合谷三里宜。"

天枢：《备急千金要方》说："肠鸣泄利，绕脐绞痛，灸天枢百壮。"

上巨虚：《针灸甲乙经》说："飧泄，巨虚上廉主之。"

内关：《神农经》说："心痛腹胀，腹内诸疾，可灸七壮。"《八法歌》说："中满心胸痞胀，肠鸣泄泻脱肛，食难下膈……内关独当。"

内庭:《针灸聚英》说:"主四肢厥逆,腹胀满⋯⋯赤白痢。"

（3）处方析义:本方具有清热化湿、行气导滞的作用。合谷为手阳明大肠经之原穴,天枢为大肠之募穴,上巨虚为大肠的下合穴,由于痢疾主要病在大肠,故取此三穴以通调大肠腑气,使气调而湿化滞行;曲池、内庭,清泄肠胃邪热之气;取中脘以和胃气而达化湿降浊的目的。诸穴同用,以奏清热化湿之效,热清湿化则下痢可愈。

3. 泻可去闭

（1）证治举例:便秘（阳明腑实证）。大便秘结不通,或排便次数减少,经常 3～5 日或更长时间才得大便一次,且不能顺利排出。热邪壅结,身热面赤,烦渴,喜冷饮,脉滑实,苔黄燥。治宜泻火通便。取天枢、大肠俞、上巨虚、支沟、合谷、曲池、内庭,施以针刺泻法,留针 30 分钟,每间隔 10 分钟行针 1 次,10 次为 1 疗程。一般针刺 1～3 次见效,1～2 个疗程可愈。

（2）穴效考证

天枢:《针灸甲乙经》说:"大肠胀者天枢主之。"《针灸学》说:"天枢主治便闭,肠鸣腹胀。"《经穴性赋》说:"胃肠有热天枢泄。"

大肠俞:《经穴性赋》说:"大肠俞疏通肠胃之气化润便燥。"

上巨虚:《中国针灸处方学》说:"便秘的原因虽多,但其大肠传导功能失常则一样,故取大肠的俞、募穴大肠俞与天枢,更配下合穴上巨虚,以加强疏通大肠腑气的作用,腑气通则传导功能复常。"

支沟:《中国针灸处方学》说:"支沟宣通三焦气机,使三焦得通,津液下而胃气和,则脏气自调。"

合谷:为手阳明大肠经之原穴,善调大肠功能,具有清热通腑作用。《灵枢·九针十二原》说:"五脏有六腑,六腑有十二原,十二原出于四关，四关主治五脏，五脏有疾当取之十二原。"（按：五脏六腑有病，当取其本原穴治之。）

曲池：《经穴性赋》说："身热曲池有特效，其功则在清气血。"曲池为大肠经之合，"合治内腑"，善调大肠功能失常，具有清热、通便之效。

（3）处方析义：本方具有启闭通便的作用。便秘的原因虽多，但其大肠传导功能失常是最重要的原因，故取大肠的俞、募穴大肠俞与天枢，更配下合穴上巨虚，以加强疏通大肠腑气的作用，腑气通则传导功能自能复常；支沟宣通三焦气机，三焦得通，津液下而胃气和，则腑气自调；曲池、合谷、内庭泻大肠经之气，以泻其热；中脘、气海以调腑气，肝郁气滞，故取行间以疏肝气，脾俞、胃俞以鼓舞中气，培其生化之源，使脾胃气旺，自能生气化血，此为虚秘治本之法；灸神阙、气海，可以温通下焦阳气，使阳气和煦而阴结解，则肠道自通。

4. 补可扶弱

（1）证治举例：胃下垂（中气不足型）。胃脘坠胀，食后尤甚，面色少华，气馁无力，神疲肢倦，脉细无力，舌质淡，苔薄白。治宜补中益气，提胃举陷。水突（右）、中脘、滑肉门透梁门（双）、气海、关元、足三里、三阴交。针用补法加灸，留针20分钟，每日针治1次，10次为1疗程。一般3～5次见效，2～3个疗程可愈。

（2）穴效考证

水突：《中国针灸处方学》说："水突为足阳明胃经脉所发，是提胃三点穴之一。提胃三点[即水突（右）、滑肉门透梁门（双）]，主治胃下垂、胃炎。尤其水突一穴还具有清利咽膈、促进胃体上提的作用。"

中脘：《玉龙歌》说："脾家之症有多般……金针必定夺中脘。"本穴为胃之募穴，又系腑之会穴，主治六腑病，而以胃与大肠病为主。针灸本穴，可以调整肠腑之功能。

梁门：《针灸甲乙经》说："腹中积气结痛，梁门主之。"《类经图翼》说："胸胁积气饮食不思，气块疼痛，大肠滑泄，完谷不化，可灸七壮至二十一壮。"

滑肉门：《针灸学简编》说："主治……胃肠疾患，腹水，月经不调等。"

气海：《经脉图考》说："此气海也，凡脏气虚惫，一切真气不足，久疾不瘥者，悉皆灸之。"《针灸大成》说："气海为男子生气之海。"

关元：《针灸学简编》说："关元系小肠之募穴，足三阴与任脉之会，又为三焦之气所生之处，为培肾固本、补益元气、回阳固脱之要穴。"

足三里：《神农经》说："治心腹胀满，胃气不足，饮食下化，痃癖气块，吐血，腹内诸疾，五劳七伤，灸七壮。"

三阴交：《针灸学》（上海中医学院编）说："三阴交效能健脾化湿，疏肝益肾。"又说："文献摘录：三阴交主治心腹胀满，脾胃虚弱，肠鸣溏泄，食不消化……"

（3）处方析义：本方具有补中益气、提胃举陷的作用。胃为水谷之海，脾为仓廪之官，为后天之本，气血生化的源，故取胃经合穴足三里，以"合治内腑"，补益胃气；取脾经之交会穴三阴交，疏调肝、脾、肾三经之气而益脾气，使脾气生化有权；胃为阳土，脾为太阴湿土，脾主升，而胃主降，共司中焦气机之升降浮沉，而激发水谷之运化，一旦脾胃升降功能失常，中气不足，胃之主降太过，则致胃腑下垂，故取验方提胃三点 [即水突（右），滑肉门透梁门（双）]，以通调阳明经气，促进胃体收缩，使陷者举之；更取气海、关元，以补中益气，培元固本。如此诸穴协用，标本兼治，则胃下垂病自可复常。

5. 轻可去实

（1）证治举例：头痛（肝阳上亢型）。头痛而眩，心烦易怒，痛在两侧，口苦面赤，脉象弦数，舌红苔黄。治宜平肝潜阳。百会、太溪各埋皮内针1支，具有平肝熄风、滋阴潜阳的作用。耳穴：降压沟（双）、神门（双），用王不留行或菜籽，以胶布贴压，具有宁心安神、扩张血管的作用。

（2）穴效考证

百会：《针灸甲乙经》说："顶上痛，风头重，目如脱，不可左右顾，百会主之。"《胜玉歌》说："头痛晕眩百会好。"

太溪：为足少阴肾经之原穴，具有滋水涵木、平肝潜阳的作用。

降压沟（耳穴）：主治肝阳上亢（高血压），临床实践证明，具有明显的降压作用。

神门（耳穴）：功能镇静安神。对肝阳上亢、心烦易怒者，用之颇效；对神经衰弱、失眠梦纭者，亦有较好的疗效。

（3）处方析义：本方具有平肝潜阳、滋水涵木、宁心安神的作用。百会位于督脉的头顶部，故有"三阳五会"之称，善治头痛眩晕；太溪系足少阴肾经的原穴，具有滋阴涵木、平肝潜阳的作用；降压沟（耳穴）具有降压作用，善治肝阳上亢（高血压）；神门（耳穴），功能镇静安神，肝阳上亢者用之颇效。

6. 重可镇狂

（1）证治举例：狂证（狂躁型）。发病之先有性情急躁、头痛失眠、面红目赤、怒目视人等症状，继则狂言詈骂，不分亲疏，或毁物打人，力过平常，虽数日不食仍精神不倦，舌质红绛，苔黄腻，脉弦滑。治宜清心化痰，醒脑开窍。水沟、风府、少商、隐白、曲池、神门、间使、丰隆、太冲透涌泉。毫针刺用泻法，留针30分钟，每隔10分钟行捻转提插泻法（透天凉手法）1次，每日1～2次，10次为1疗程，一般1～3次见效，1～3个疗程可愈。

（2）穴效考证

水沟：《灵光赋》说："水沟间使治邪癫。"水沟开窍醒脑，间使泻心包之火邪。

风府：《儒门事亲》说："十三鬼穴之一，统治一切癫狂病。"

少商：《类经图翼》说："宜以三棱针刺，微出血，泄诸藏之热，不宜灸。"本穴系十三鬼穴之一，亦为治疗癫狂之要穴。

隐白：《中华针灸学》："此穴为足太阴脾经所出为井，又十三鬼穴之一，统治一切癫狂病。"

曲池：《针灸甲乙经》说："癫疾吐舌，曲池主之。"

神门：《类经图翼》说："主治……大人小儿五痫证。"

丰隆：《玉龙歌》说："痰多宜向丰隆寻。"

太冲透涌泉：太冲系足厥阴肝经之原穴，具有疏肝解郁、平肝熄风的作用，涌泉系足少阴肾经之井穴，具有益肾养阴、滋水涵木作用。二穴透刺，善治癫痫、狂证。

（3）处方析义：本方具有清心化痰醒脑的作用。本病由于气火痰浊上扰神明而发病，故取间使、曲池以泻心包与阳明的热邪；再取水沟、少商、隐白、风府、涌泉、神门，以醒脑开窍；丰隆和胃化痰，使神明有主而狂躁自止。

7. 决可泄毒

（1）证治举例：疗疮（疖，痈疽，指端炎）。多生于头面和手足，初起如粟，色或黄或紫，或起水疱、脓疱，有根脚坚硬如钉，并有麻痒。继则红肿灼热，剧烈疼痛，多有寒热，倘出现壮热烦躁，眩晕，呕吐，神识昏聩，是疔毒内攻之象。如生于四肢，患处有红丝上窜，称为"红丝疔"。治宜清热解毒。灵台（刺出血）、合谷、委中（刺出血）。施针刺泻法，尤其刺灵台出血和委中放血以清泄血中热毒最为要紧。每日1次，10次为1疗程。用于疔疮初起，颇获捷效。若延误失治，严重时可发生"走黄"（即败血症），当结合中西药物治疗为善。随症加穴：高热者，加大椎、曲池针之；红丝疔（淋巴管炎）者，可从红丝的止点处每隔1寸许用粗毫针或三棱针刺出恶血，以泄毒邪；若疔毒内攻，神志昏迷，加水沟、十宣、小海、神门针之。

（2）穴效考证

灵台：《针灸学》说："主治咳嗽，气喘，背痛项强，疔疮。"（按：灵台是治疗的经验效穴。）

合谷：《针灸学》说："主治齿痛，面肿，痄腮，瘾疹，疔疮。"（按：合谷能清肌表之热邪。）

委中：《治疗汇要》说："委中穴刺之不独疔疮有效，即如痈疽发背红肿疼痛及肢膝风湿，即拄杖跛足者，针之亦效。"（按：委中为血之郄穴，砭刺放血，具有清泄血热和解毒之功。）

（3）处方析义：本方具有清热解毒作用。疔多生于面部及四肢阳经循行的部位。经气疏通，则壅滞之气血可以宣散，从而达到清热解毒的目的。灵台为治疗经验穴，属于督脉，督脉总督诸阳，故督脉通调则诸阳经气亦可和利；合谷为手阳明大肠经的原穴，阳明经气多行于肌表，故合谷能清肌表之热；委中为血之郄穴，有清血热的作用。三穴同用，共奏清热、解毒、消疔之功。

8. 滑可去着

（1）证治举例：腱鞘囊肿。本病多发生于关节或肌腱附近。

发病原因一般认为与局部损伤有关。症见囊肿部隆起，有时可伴有酸痛、乏力，多见于腕关节背面、足背、膝的内外侧，腘窝内亦可发生。如囊肿在腕关节背面，将腕关节向掌侧屈时，腕背肿块更显突出，触诊呈饱胀感，可有波动。治宜舒筋化痰消肿。取阿是穴（肿块局部），用粗针透刺［用较粗的"赤医针"（20～24号）从囊肿的最高点刺入，并向四周透刺，随加挤压，即可消散］，也可用火针刺（将火针烧红，刺入囊中，旋即拔出，挤压排尽胶状黏液）。针刺前应作常规消毒，以防感染，针刺后须将囊肿处加压包扎3～5天。间隔1周，如囊肿再度出现，可以再刺。

（2）穴效考证

阿是穴：又称天应穴、压痛穴、压痛点。《灵枢·经筋》说："燔针劫刺，以知为数，以痛为输。"

（3）处方析义：阿是穴具有舒筋活血、化痰散结、和营通络的作用，故腱鞘囊肿适用之。

9. 涩可固脱

（1）证治举例：脱肛（直肠脱垂）。肛门下脱，轻者仅在大便时见之，重者稍劳即发，且不能自行收缩，可伴见少气懒言，神疲肢倦，面色萎黄，纳食减少，头眩或心悸，脉濡细，舌苔淡白。治宜提肛固脱。百会（灸）、长强（针）、大肠俞（针）。随症加穴：痔漏下血脱肛者，加命门、承山、二白针之；中气下陷、收摄无力者，加气海、关元、足三里针灸之。每日针灸1次，留针20分钟，10次为1疗程。一般针灸1～3次见效，1～2个疗程可愈。

（2）穴效考证

百会：《百症赋》说："脱肛趋百会、尾翳之所。"《席弘赋》说："小儿脱肛患多时，先灸百会次鸠尾。"《中国针灸处方学》说："百会是督脉与三阳经气的交会穴，人身之气属阳，统于督脉，故灸之使阳气旺盛，有升举收摄之力。"

长强：《备急千金要方》说："病寒冷脱肛，历年不愈，灸龟尾七壮。"《外台秘要》说："备急疗小儿脱肛方……灸尾翠三壮愈。"《中国针灸处方学》说："长强为督脉之别，又位于肛门部，针灸此穴，可以加强肛门的约束功能。"

大肠俞：《备急千金要方》说："大肠俞主风，腹中雷鸣，肠澼泄利，食不消化，小肠绞痛，腰脊痛强，或大小便难，不能饮食，灸百壮，三日一报。"《中国针灸处方学》说："肛门为大肠连属部分，故取大肠俞以调益大肠腑气，使之功能复常。"

（3）处方析义：本方具有提肛固脱的作用。肛门为大肠连属部分，故取大肠俞以调益大肠腑气；百会是督脉与三阳经的交会穴，人身之气属阳，统于督脉，故灸之使阳气旺盛，有升举收摄之力；长强为督脉之别络，又位于肛门部，针刺此穴，可以加强肛门的约束功能。三穴同用，以奏提肛固脱之功。

10. 湿可去燥

（1）证治举例：燥病（阴虚火旺型）。面色萎黄，目干鼻燥，口渴，咽干，纳差食少，心烦失眠，便秘，尿灼热，舌红绛少津，脉细数。治宜补气生血，滋阴降火。气海、膻中、天枢、足三里、三阴交、太溪、膈俞、金津、玉液。毫针刺用平补平泻法，留针20分钟，每日针灸1次，10次为1疗程。一般针灸1～3次见效，1～3个疗程可愈。

（2）穴效考证

气海：《经脉图考》说："此气海也，凡脏气虚惫，一切真气不足，久疾不瘥者，悉皆灸之。"

膻中：《行针指要歌》说："或针气，膻中一穴分明记。"（按：膻中，又名上气海，为气之会穴，功能宽胸理气、止咳定喘，统治一切气病。）

天枢：《简明针灸辞典》说："主治腹痛，腹胀，泄泻，痢疾，便秘，肠道蛔虫症，肠梗阻，阑尾炎，月经不调，带下等。"（按：天枢为大肠之募穴，善调大肠之功能。）

足三里：《神农经》说："治心腹胀满，胃气不足，饮食不化，痃癖气块，吐血，腹内诸疾，五劳七伤，灸七壮。"

膈俞：《简明中医辞典》说："主治贫血，血证，呃逆，呕吐，胃脘痛，噎膈，荨麻疹等。"（按：膈俞为血之会穴，具有补血、活血、养血、凉血、止血作用。）

三阴交：《针灸学简编》说："三阴交系足太阴脾经、足厥阴肝经、足少阴肾经之会穴，有补脾胃、助运化、通经活络、调和气血的作用。"

太溪：《针灸学》说："主治消渴，小便频数。"

金津、玉液：《中国针灸处方学》说："主治口疮，舌肿，呕吐，口渴。"

（3）处方析义：本方具有补气生血、滋养津液的作用。燥病之证有风燥、火燥、热燥之分，其病态有内外之别：发于外者，表现为皮肤干枯，皴纹甲错；发于内者，则无故悲伤，精神错乱。究其病由，乃因气虚血少，则生热而病燥。治当补气生血，滋养津液。取气之会穴膻中，生气之海的气海，以补气行气；取血之会穴膈俞以养血。由于胃为水谷之海，脾为仓廪之官，为后天之本，气血生化之源，故取胃经之合穴足三里、大肠募穴天枢与脾经之交会穴三阴交针而补之，以培补后天之本，致气血生化有权。因肾为先天之本，水火之脏，内藏真阴真阳，故取足少阴肾经之原穴太溪以生津液，使津液充沛，则燥病自除。此亦即王冰所说"壮水之主，以制阳光"之治本之法。更取舌下之奇穴金津、玉液者，因舌为心之窍，刺之出血以清心火而生津止渴也。

11. 燥可去湿

（1）证治举例：水肿（阴水）。发病多逐渐而来，初起足跗微肿，继则面、腹各部均渐浮肿，时肿时消，气色晦滞，小便或清利或短涩，大便溏薄，喜暖畏寒，脉沉细或迟，舌淡苔白。治宜温阳利水。水分、气海、脾俞、肾俞、足三里、阴陵泉、三阴交、委阳。针用补法，加灸。每日针灸1次，留针30分钟，10次为1疗程。一般针灸 1～5 次见效，2～3 个疗程可愈。

（2）穴效考证

水分：《百症赋》说："阴陵，水分，去水肿之盈脐。"

气海：《席弘赋》说："水肿水分兼气海。"

脾俞：《百症赋》说："脾虚谷以不消，脾俞膀胱俞觅。"

肾俞：《备急千金要方》说："治肾寒方，灸肾俞百壮。"（按：重灸肾俞以温肾壮阳，旨在"益火之原，以消阴翳。"）

足三里：《针灸甲乙经》说："水肿胀，皮肿，三里主之。"

三阴交：《类经图翼》说："主溲注腹满，大小便涩。"

委阳：《针灸甲乙经》说："胸满膨膨然，实则癃闭腋下肿……不得小便，腰痛引腹，不得俯仰，委阳主之。"（按：委阳为手少阳三焦经之下合穴，具有疏调三焦气化之功能，使水液畅运而下注于膀胱的作用。）

（3）处方析义：本方具有温阳利水的作用。阴证因肾阳衰微，水失所主，脾气虚弱，中阳不运所致。故取肾俞温肾阳，脾俞培脾气，使人身阳煦而气化，阴霾散则寒水自消。此即王冰所说"益火之原，以消阴翳"之治本之法。取水分、气海以行气利水，足三里、三阴交以健脾化湿，更取手少阳之下合穴委阳，以疏调三焦气化，使水液畅运而下注于膀胱。如此诸穴合用，则起温阳利水之效，其水肿之疾，自可向愈。

12. 热可祛寒

《素问·至真要大论》说："寒者热之。"即热可祛寒。《针灸大成》说："有寒则温之。"《金针赋》说："烧山火治顽麻冷痹，先浅后深……除寒之有准。"

（1）证治举例：中风脱证。目合，口张，手撒，遗溺，鼻鼾或呼吸微弱，汗出痰壅，四肢逆冷，脉象细弱等，汗出如珠如油，面赤如妆，脉微欲绝或浮大无根。治宜回阳固脱。关元、气海、神阙（隔盐灸），用大艾炷灸之，不拘壮数，以汗收、肢温、脉起为度。

（2）穴效考证

关元：《行针指要歌》说："或针虚，气海丹田委中奇。"《扁鹊心书》说；"窦材灸法，中风半身不遂，语言謇涩，乃肾气虚损也，灸关元五百壮。"

气海：《经脉图考》说："此气海也，凡脏气虚惫，一切真气不足，久病不瘥者，悉皆灸之。"

神阙：《经脉图考》说："昔有徐仲平者，卒中不省，得桃源为之灸脐中百壮始苏，更数月复不起。郑纠曰：'有一亲卒中风，医者为灸五百壮而苏，后年逾八十，向使徐仲平灸至三五百壮，安知其不永年耶？故神阙之灸，须填细盐，然后灸之，以多为良，若灸至三五百壮，不唯愈疾，又能延年，若灸少，则时或暂愈，后恐复发，必再难灸治矣。'"

（3）处方析义：本方具有回阳固脱作用。任脉为阴脉之海，根据"孤阴则不生，独阳刚不长"阴阳互根的原理，如元阳外脱必从阴中以救阳。关元为任脉与足三阴经之会穴，为三焦元气所出，联系命门真阳，是阴中有阳的腧穴；气海又名丹田，为任脉之脉气所发处，系生气之海；脐为生命之根蒂，神阙位于其中，属于任脉，为真气所系。故用大艾炷灸此三穴，以回垂绝之阳，使阳气来复，则固卫有权而无外脱之虞。

13. 寒可清热

《素问·至真要大论》说："温者清之""热者寒之"。即寒可清热。《灵枢·经脉》说："热则疾之"。《灵枢·九针十二原》说："刺热者，如以手探汤。"此皆通过针刺清热治疗热病。

（1）证治举例：中暑。夏令酷暑炎热，猝然晕倒，昏不知人，气息粗促，牙关微急，身热，脉洪大而濡或数，舌质红。治宜泻热开闭。百会、水沟、神门、中冲、曲泽、委中。百会、水沟、神门用毫针刺用泻法，中冲、曲泽、委中用三棱针点刺出血。四肢抽搐者，加后溪、曲池、阳陵泉、承山针之；高热者，加十宣（刺出血）、曲池、合谷、大椎或劳宫针之。

（2）穴效考证

百会：《肘后备急方》说："救卒死尸厥方，针百会当鼻中气入发际五寸，针入三分补之。"

水沟：又名人中。《肘后备急方》说："卒死方，令爪其病人人中取醒。"又云："爪刺人中良久，又针人中至齿，立起。"

神门：《类经图翼》说："主治心烦，欲得冷饮……身热，面赤。"

中冲：《针灸甲乙经》说："热病，烦心，心闷而汗不出，掌中热，心痛，身热如火，浸淫烦满……中冲主之。"

曲泽：《百症赋》说："少商、曲泽，血虚口渴同施。"《针灸甲乙经》说："身热烦心，口干……曲泽主之。"

委中：《万病回春》说："绞肠痧，忽然心腹绞痛手足厥冷，脉沉细或沉伏，欲吐不得吐，欲泻不得泻，阴阳乖隔，升降不通，急用盐汤探吐，及刺委中穴出血。"

（3）处方析义：暑为阳邪，易犯心包，致令清窍闭塞，神志昏迷。取百会、水沟以开上焦清窍；泻神门以泻少阴之热；点刺曲泽、委中络脉以泻血分之热；继取中冲以振奋心主之功能。诸穴合用，恢复神志之功。

（4）注意事项：及时采取降温措施，中暑发生后，立即转移至阴凉通风处，并采取冷湿敷、酒精擦浴、扇风、冷饮等降温措施；重症中暑出现循环衰竭、脱水昏迷等严重病情时，应争取时间采取中西医结合方式抢救；中暑昏迷者，须注意与流行性乙型脑炎、脑性疟疾相鉴别。

14. 正可克邪

《黄帝内经》云："正气存内，邪不可干。"针灸不但能治病，而且能防病。实验证明：针灸后能使血白细胞增加，肝脾内网状内皮系统活跃，吞噬功能增强。施灸亦可引起肾上腺功能的增强，从而提高机体的免疫力，达到扶正祛邪治愈疾病的目的。

（1）证治举例

预防感冒。风门、肺俞、足三里。每穴用艾条灸3～5分钟，每日1次，连灸7天，或3天1次，连灸7次，颇效。

预防中风。足三里、悬钟。每穴用艾条灸3～5分钟，每日1次，连灸7天，或3天1次，连灸7次，甚效。

（2）穴效考证

风门：《行针指要歌》说："或针嗽，肺俞风门须用灸。"

肺俞：《备急千金要方》说："肺俞主喘咳少气百病。"

足三里：《杂病治验穴效歌》说："胃肠三里取。"足三里不但能治胃肠诸病，如能经常灸之，它还能预防中风，却病延年。

悬钟：《天星秘诀》说："足缓难行先绝骨。"《标幽赋》说："悬钟、环跳，华佗刺躄足而立行。"

（3）处方析义：上述二方具有扶正祛邪的作用。经常针灸风门、肺俞、足三里可以预防感冒，风门能抗风邪，肺俞能调理肺气，使其治节有权；阳明多气多血，为五脏六腑之海，取胃经之合穴足三里相配，功能键脾益肺，补气养血，扶正培元，防病祛邪。阳明多气多血，为五脏六腑之海，针灸足三里可以调节气血平衡，不致亢逆，以达气行则血行、血行风自灭的效果；悬钟又名绝骨，为骨髓之会穴，功能祛风活络，强健筋骨。故二穴配用，对预防中风有卓效。

15. 喜可去忧

（1）证治举例：郁证（肝气郁结型）。精神抑郁，胸闷太息，胃脘痞满，胁肋胀痛，嗳气频频，舌苔薄白，脉弦。治宜疏肝解郁，喜乐去忧。肝俞、期门、膻中、内关、腋笑。上穴除腋笑需行提捏手法 3～4 次促其喜乐大笑外，其余诸穴均施以针刺平补平泻法，留针 20 分钟，每日针灸 1 次，10 次为 1 疗程。一般针灸 2～3 次见效，5～10 次可愈。

（2）穴效考证

肝俞：《胜玉歌》说："肝血盛兮肝俞泻。"

期门：《中华针灸学》说："主治胁下积气，伤寒心痛，呕酸。"

膻中：《针灸学简编》说："或针气，膻中一穴分明记。"（按：膻中，又名上气海，为气之会穴。凡气病统治之。）

内关：《标幽赋》说："胸腹满痛刺内关。"《兰江赋》说："胸中之病内关担。"

腋笑：为奇穴，位于极泉穴直下 2 寸处。操作：施提捏手法 3～4 次，以促患者喜乐大笑。主治精神忧郁症。

（3）处方析义：本方具有疏肝解郁、喜乐去忧的作用。取肝俞、期门以俞募相配，而疏肝解郁；取气之会穴膻中与心包之络穴内关协用，以宽胸理气、和胃降逆；更取腋笑二穴，促其喜乐大笑，以起乐以忘忧之效。

三、认识与体会

（一）"七方"的渊源与发展及其在针灸临床上的应用

中药处方早在《黄帝内经》中就载有"大、小、缓、急、奇、偶、复"七方。其后，东汉时期的医圣张仲景著有《伤寒杂病论》，全书罗列397条，计113方，其中有35条是运用针灸的，是辨证论治运用中药、针灸的杰出典范，堪称方剂鼻祖。迨至唐代，中医学家孙思邈《备急千金要方》出中药、针灸之方更为广博。金元时期，名家辈出，流派纷呈，在方药、针灸方面也颇多阐发。及至清代，在中药治法方面亦相继发展，名医程国彭《医学心悟》中介绍了8种治疗方法，即汗、吐、下、和、温、清、消、补八法。新中国成立后，针灸等学科的发展更是突飞猛进，取得了可喜的成就。就针灸来说，在针灸处方和治法上也有创新和发展。就从《中国针灸处方学》一书来看，也是有所创新的。全书共列病证128种，计精选典型针灸处方191方，共列针灸处方2500余方。若论针灸治法，还创有汗、吐、下、消、和、清、温、补、通、利、升、降、抗、提、平、复等50法，以供临床应用参考。

（二）中药处方的"十剂"原则也是针灸处方应用的基本准则

中药处方的"十剂"是依据药物的轻重、性能与功用而确定的十种治法与方剂。笔者在临床上常用的针灸方剂有15种，包括：宣可蠲壅、通可行滞、补可扶弱、泻可去闭、轻可去实、重可镇狂、涩可固脱、滑可去着、决可泄毒、燥可去湿、湿可去燥、热可祛寒、寒可清热、正可克邪、喜可去忧。此针灸"十五剂"与中药"十剂"之内容，基本上大同小异。然其异中有别，例如：中药方剂的宣可去壅，于针灸中则谓"宣可蠲壅"。所谓"蠲"者，有除去、蠲除之意。《后汉书·卢植传》云："宜弘大务，蠲略细微。"《史记·太使公自序》云："蠲除肉刑。"又如针灸方剂的所谓"决可泄毒"，"决"者，有开通、决口之意，如开通水道，导引水流。《书·益稷》云："予决九州，距四海。"《孟子·告子上》也有记述："决诸东方则东流，决诸西方则西流。"此外，在喻人之罪大恶极的联语中也曾提及"决东海之波"一词，其联语曰："罄南山之竹书罪无穷；决东海之波流毒难尽！"因此，借此"决"字而用于针刺放血，以泄血中之热毒。故统而言之曰："决可泄毒"。还有"正可克邪"，即扶正以祛邪，邪去则正安。正如《黄帝内经》所云："正气内存，邪不可干。"

此外，还有"涩可固脱"之剂。多用于脱肛。由于引起脱肛的病因病机不同，治应辨证施治。凡因肠风湿热下注内痔脱肛者，宜内服榆槐脏连丸，外用苦参汤煎洗治之；如因脾胃虚弱、中气下陷而引起脱肛者，宜服补中益气丸或提肛散（人参、白术、川芎、黄芪、陈皮各9克，当归、甘草各3克，柴胡、升麻、黄连、白芷各6g。水煎服，每日1剂），外用收肛散（五倍子、炒浮萍草、龙骨、木贼各9g。共研细末，干掺或麻油调敷患处）以收敛固脱。而针灸则用"提肛固脱方"治之，取百会灸之以提气举陷，取长强针之以加强肛门括约肌约束功能，继取大肠俞针灸之以调整大肠腑气使之功能复常。尽管针灸与中药不同，然其收效则一。

又如，"通可行滞"，症见湿热下痢里急后重者，宜用"通因通用"之法，方取白头翁汤、木香槟榔丸之类，以清热利湿，行气导滞。而针灸则用"通可行滞"法，方取"清热化湿导滞方"，取中脘、天枢、上巨虚、合谷、曲池、内庭针之。如发热加大椎；里急后重加长强、中膂俞针之，奏效颇佳，针治数次可愈。凡此种种，不复赘述！

以上是笔者探讨"七方""十剂"的源流及其在针灸临床上的应用体会。尚冀有志之士，精益求精，以臻完善，更好地应用于临床，为人类造福。至于如何深造呢？正如明代针灸学家高武在《针灸聚英》中所说："夫医乃人之司命，非志士而莫为，针乃理之渊微，须至人之指教，先究其病源，后攻其穴道，随手见功，应针取效，方知玄里之玄，始达妙中之妙。"明代泉石所撰之《金针赋》也说："用针之士，有志于斯，果能洞造玄微，而尽其精妙，则世之伏枕之疴，有缘者遇针，其病皆随手而愈矣！"

第六节　针刺补泻手法及常见病透穴针法

针刺治疗的临床效应主要取决于三个方面：一是机体的虚实状态；二是经穴的主治效能；三是针刺的补泻作用。就此三者，临证时如能有机结合，运用得当，每多应手取效。其具体运用是在辨证施治的原则指导下，进行循经透穴针刺。虚则补之，实则泻之，不盛不虚则平补平泻，以起"阴平阳秘""以平为期"之效，从而达到治愈疾病的目的。现就有关针刺补泻手法和常见病证的透穴针法简介于下。

一、针刺补泻的基本手法

针刺补泻手法，古今论述甚多，诸如捻转补泻、提插补泻、疾徐补泻、开阖补泻、呼吸补泻、迎随补泻以及烧山火、透天凉、从阳引阴、从阴引阳等单式、复式手法。临床最常用的手法有三种，即补法、泻法和平补平泻法。此三法，可算为各种补泻手法的基础，它贯穿于各种手法之中，堪称"万变不离其宗"。现就笔者多年来临床惯用而行之有效的针刺补法、泻法和平补平泻法三者刺激量的定量、定性及其运用方面列述于下。

1. 泻法　凡捻转针体回旋角度超过 360°，提插深度超过 0.5 寸者，为强刺激，亦称泻法。本法多见于暴病闭厥、疼痛痉挛和癫狂病证等。

2. 补法　凡捻转针体回旋角度不超过 90°，提插不超过 0.1 寸者，为轻刺激、弱刺激，也称为补法。本法多用于久病体弱、元阳暴脱（中风脱证、虚脱、休克之类）、肾阳亏虚、神经衰弱等症。本法还适用于某些重要部位的腧穴，如眼部的睛明、承泣、球后、上明等，延髓部的风府、哑门等。

3. 平补平泻法　凡捻转针体回旋角度在 180° 之内，提插在 0.2 ～ 0.3 寸者，为中刺激，亦称平补平泻法。本法多用于不盛不虚的一般病证。邪实正虚者，宜先泻后补。

二、常见疾病的经穴透刺

针刺透穴治病之法始于扁鹊，其后《肘后备急方》《玉龙歌》等医籍对此亦有记载。笔者在此基础上，进行辨证归经，循经取穴透刺，施以适当的补泻手法，辄获良效。笔者在 30 多年的临床实践中，对 30 多种病证（头痛、眉棱骨痛、面瘫、鼻炎、耳鸣、耳聋、牙痛、中风失语、梅核气、哮喘、心绞痛、胃痛、呕吐、呃逆、胃下垂、胆道蛔虫症、急性单纯性阑尾炎、痛经、阳痿、遗精、滑精、遗尿、癃闭、胸背挫伤、胁肋痛、高血压、癫狂痫证、肥胖症、眼睑闭合不全等）采用针刺透穴法治疗取得了满意效果。兹举几例，以供参考。

1. 偏头痛

钱某，女，38 岁，1982 年 1 月 12 日初诊。

主诉：患侧左偏头痛 3 年余。曾经某医院检查，诊为"神经性头痛"。经服止痛片及中药，病情虽有好转，但每遇劳累及情志不遂辄易发作。近 1 周来头痛加剧，伴头晕目眩，心烦易怒，面赤口苦，舌质红，苔薄黄，脉弦数。

诊断：少阳头痛。肝郁化火，风阳上扰少阳经络，脉络受阻，不通则痛。

治法：平肝潜阳，熄风通络。取丝竹空透率谷（左侧）、太冲透涌泉（双），用 2.5 寸毫针从丝竹空向率谷沿皮透刺，施平补平泻法，以疏调少阳经气，祛风通络；继取太冲透涌泉，施以泻法，以滋水涵木、平肝潜阳，均留针 20 分钟，隔日 1 次。

疗效：经针 2 次，头痛减轻。经针 10 次，疾病告愈。随访 2 年，未见复发。

2. 急性腰扭伤

李某，女，54 岁，1980 年 4 月 23 日诊。

主诉：清晨挑水扭腰，疼痛剧烈，经服活络丹、云南白药，外贴伤湿解痛膏等，均未获效。症见腰痛颇剧，不能俯仰、转侧及下蹲。查脊柱无偏曲，腰椎无突出，唯两侧腰肌有压痛。

辨证：腰肌扭伤，脉络瘀阻，不通则痛。

治法：行气活血，散瘀定痛。取内关透外关（双），用 1.5 寸毫针从内关透刺。施以泻法，留针 30 分钟，每隔 10 分钟行针 1 次。

疗效：施针 1 分钟时，其感应随着手厥阴、手少阳经向胸胁部放射，10 分钟后腰痛减轻，30 分钟后腹痛消失，活动自如。

3. 胃下垂

蒋某，男，71 岁，1981 年 7 月 26 日初诊。

主诉：素患胃病，钡餐透视诊为"胃下垂"（胃小弯至髂嵴连线 1.6 厘米，胃大弯至髂嵴连线 7.6 厘米），经服药治疗未效。症见形体消瘦，面色萎黄，食欲不振，食后胃部牵引沉重，消化延缓，脘腹痞闷，甚则呕吐，舌质淡，苔薄腻，脉弱无力。

辨证：脾胃虚弱，中气下陷。

治法：补中益气，升提举陷。取提胃三点（右水突，滑肉门透梁门），加灸中脘、气海。用 1.5 寸毫针直刺水突 1 寸，施平补平泻法；用 3 寸长毫针从滑肉门向梁门透刺，亦施平补平泻法。均留针 30 分钟，每隔 10 分钟行针 1 次，用艾条温和灸中脘、气海，灸至皮肤潮红为度，隔日针灸 1 次。

疗效：经治 2 次，胃部沉重感减轻，呕吐亦止。经针 9 次，诸症消失，饮食倍增，精神矍铄，钡餐透视复查已属正常。随访 2 年，未见复发。

4. 胆道蛔虫症

赵某，女 19 岁，1989 年 5 月 18 日初诊。

主诉：右上腹部突然疼痛，逐渐加剧，并吐出蛔虫 3 条，伴有呕吐，面黄肌瘦。查两眼巩膜蓝点，面现白色虫斑，下唇内侧有散在白色小颗粒。粪检有蛔虫卵。

诊断：胆道蛔虫症。

治法：驱蛔镇痛。取迎香透四白（右侧）。用 1.5 寸毫针，从迎香向四白透刺，施以平补平泻法，留针 30 分钟，每隔 10 分钟行针 1 次。

疗效：针后 3 分钟，腹痛大减。针后 20 分钟，腹痛若失。即服乌梅丸加减之剂，翌日排出蛔虫 10 余条。诸症消退，而告痊愈。

5. 中风失语

陈某，女，73 岁，1990 年 3 月 21 日初诊。

主诉：（其女代诉）突然昏仆，伴右侧肢体偏瘫，不能语言，已 20 余天。曾于 10 天前行 CT 检查，提示"脑血栓形成"。中医诊断为肝风挟痰，上蒙清窍。曾经服中药和针灸 16 天，神志转清，右侧肢体功能活动有所好转，听力较好，但仍不能讲话。

刻诊：患者脉象弦滑，舌质红，苔黄腻，二便调可。唯不能言。

辨证：肝风夹痰，上扰清窍，阻于廉泉，故不能言。

治法：平肝化痰，开窍发音。取哑门，用 2.5 寸毫针向廉泉方向刺入 2 寸深，施补法（弱刺激 10 秒）即拔针；继取天突，用 3 寸毫针从胸骨柄上缘内侧向下呈 90° 直刺 2.8 寸深，施以补法 10 秒，不留针；再取廉泉，用 3 寸毫针向海泉、金津、玉液各透 2.8 寸，施以泻法，不留针；取神门，用 1.5 寸毫针从神门向阴郄、通里、灵道透刺，施以泻法，留针 3 分钟，以开窍发音。更取丰隆，直刺 1.4 寸深，太冲透涌泉亦刺入 1.4 寸深，均施行泻法，留针 5 分钟。

疗效：经针 1 次，患者即能学话。经针 3 次，患者语言恢复如常。

三、经穴透刺的疗效观察

上述 30 种病证笔者共治 2595 例，其中显效者（基本痊愈）

1825 例，占 70.33%；有效者（症状改善）550 例，占 21.19%；无效者（症状无变化）220 例，占 8.48%。

四、几点心得体会

1. **以经络学说为依据**　"经络所通，主治所及"。如采用内关透外关治疗急性腰扭伤，内关功能宽胸利膈，活血镇痛；手少阳三焦经"布于膻中，历络三焦"，取其络穴外关，功能宣通三焦，行气活血，散瘀定痛，故而获效。

2. **以腧穴主治功能为基础**　经穴透刺法可充分发挥两穴主治的双重作用。如阳陵泉透刺阴陵泉，阳陵泉是足少阳胆经的合穴，又系筋之会穴，故本穴除治胆病外，还能治疗全身肌肉疼痛；阴陵泉系足太阴脾经的合穴，除主治脾病外，还能治疗脾湿下注所致诸疾。因此，可舒筋宣痹，健脾除湿，用治下肢麻木、膝关节肿痛等症有效。

3. **以辨证施治为准则**　经穴透刺虽有浅深，方向有纵横，手法有强弱（补泻），但必须依据寒、热、虚、实和病情的轻、重、缓、急而进行辨证施治。即《灵枢·九针十二原》说："凡用针者，虚则实之，满则泄之，菀陈则除之，不盛不虚，以经取之。"

4. **以继承发展为宗旨**　经穴透刺法是《灵枢·经筋》"播针劫刺……以痛为输"的进一步运用和发展。古代应用火针治疗风寒痹，以取阿是穴针刺。此后历代医家不仅如此，并运用腧穴透刺治病。这种经穴透刺法，不但能治局部病证，而且能治疗内脏病证。因此，我们必须继承发展这一宝贵的针治经验，使之更好地为人类的保健事业服务。

第五章

针灸处方取穴备考

　　人体腧穴之多，犹如星罗棋布，鳞次栉比，约达一千左右。本书针灸处方以精选"十四经穴"为主，配以"经外奇穴"为辅。为了便利教学、临床和科研工作者熟悉处方取穴运用起见，现将"十四经穴"和有关"经外奇穴"的穴名、位置、主治、针灸法等项分别列表说明，以供备考。

第一节　十四经穴

一、手太阴肺经腧穴

见表 1-5-1-1。

表 1-5-1-1　手太阴肺经腧穴

穴名	位置	主治	针灸法	附注
中府	前正中线旁开 6 寸，平第 1 肋间隙	咳嗽，气喘，胸痛	向外斜刺或平刺 0.5～0.8 寸	肺募
云门	前正中线旁开 6 寸，锁骨下缘	胸痛，咳嗽，气喘，肩臂痛	同上	
天府	腋前皱襞外下 3 寸	气喘，鼻衄，瘿气，上臂内侧痛	直刺 0.5～1 寸	

穴名	位置	主治	针灸法	附注
侠白	天府下1寸，肘横纹上5寸	咳嗽，烦满，上臂内侧痛	同上	
尺泽	肘横纹中，肱二头肌腱桡侧	咳嗽，咳血，潮热，咽喉痛	直刺0.8～1.2寸	合穴
孔最	尺泽与太渊连线上，腕上7寸	咳嗽，气喘，咽喉肿痛，肘臂挛痛	直刺0.5～1寸	郄穴
列缺	桡骨茎突上方，腕上1.5寸	头痛，项强，咳喘，咽喉痛，口㖞，齿痛，手腕无力	向上斜刺0.3～0.5寸	络穴，八脉交会穴之一
经渠	桡骨茎突内缘，腕横纹上1寸	咳嗽，气喘，胸痛，咽喉肿痛，手腕痛	直刺0.3～0.5寸	经穴，禁灸
太渊	掌后横纹桡侧端，桡动脉桡侧凹陷中	咳嗽，气喘，咳血，咽喉痛，手腕痛，臂痛	同上	输穴，原穴，脉会
鱼际	第1掌骨中点，赤白肉际处	咳嗽，咳血，咽喉肿痛，失音，发热	直刺0.5～0.8寸	荥穴
少商	食指桡侧指甲根角旁约0.1寸	咽喉肿痛，咳嗽，鼻衄，发热，昏迷，癫狂	浅刺0.1寸，或刺出血	井穴

注：一般腧穴可用艾炷灸3～7壮，或用艾条灸5～10分钟（下同）

二、手阳明大肠经腧穴

见表1-5-1-2。

表1-5-1-2　手阳明大经肠经腧穴

穴名	位置	主治	针灸法	附注
商阳	食指桡侧指甲根角旁约0.1寸	齿痛，喉痛，青盲，手指麻木，昏迷	浅刺0.1寸，或刺出血	井穴
二间	握拳，当食指桡侧掌指关节前凹陷中	目昏，鼻衄，齿痛，口㖞，咽喉肿痛，热病	直刺0.2～0.3寸	荥穴
三间	握拳，当第2掌骨小头桡侧后凹陷中	齿痛，目痛，咽喉肿痛，身热，胸满，肠鸣	直刺0.5～0.8寸	输穴

续表

穴名	位置	主治	针灸法	附注
合谷	手背,第1、2掌骨间,约平第2掌骨中点处	头痛,目痛,鼻衄,齿痛,耳聋,喉痛,口眼㖞斜,无汗或多汗,滞产,痄腮	直刺0.5~1寸	原穴,孕妇禁针
阳溪	腕背横纹桡侧端,拇短伸肌腱与拇长伸肌腱之间	头痛,目痛,齿痛,咽喉肿痛,手腕痛	直刺0.5~0.8寸	经穴
偏历	阳溪与曲池连线上,阳溪穴上3寸	目赤,耳鸣,鼻衄,手臂酸痛,喉痛,水肿	直刺或斜刺0.5~0.8寸	络穴
温溜	阳溪与曲池连线上,阳溪穴上5寸	头痛,面肿,咽喉肿痛,肠鸣腹痛,疔疮	直刺0.5~1寸	郄穴
下廉	阳溪与曲池连线上,曲池下4寸	头痛,眩晕,目痛,肘臂痛,食物不化,腹痛	同上	
上廉	阳溪与曲池连线上,曲池下3寸	头痛,肩膊酸痛,半身不遂,手臂麻木,肠鸣腹痛	同上	
手三里	阳溪与曲池连线上,曲池下2寸	齿痛,颊肿,上肢不遂,腰痛,腹痛,泄泻	直刺0.8~1.2寸	
曲池	屈肘,当肘横纹外端凹陷中	咽喉痛,齿痛,目痛,瘾疹,上肢不遂,腹泻,热病,癫狂	直刺0.8~1.2寸	合穴
肘髎	屈肘,曲池穴外上方1寸,肱骨边缘	肩臂肘酸痛、麻木、挛急	直刺0.5~1寸	
手五里	曲池与肩髃连线上,曲池上3寸	肘臂挛痛,瘰疬	同上,注意避开动脉	
臂臑	曲池与肩髃连线上,曲池上7寸,当三角肌下端	肩臂痛,头项拘急,瘰疬,目疾	直刺或向上斜刺0.8~1.2寸	
肩髃	肩峰与肱骨大结节之间,上臂外展平举时,肩前凹陷中	肩臂挛痛不遂,齿痛,风热瘾疹,瘰疬	同上	
巨骨	锁骨肩峰端与肩胛冈之间凹陷中	肩臂痛不得屈伸,瘰疬,瘿气	直刺0.5~1寸	
天鼎	扶突下1寸,胸锁乳突肌后缘	暴喑气哽,咽喉肿痛,瘰疬,瘿气	直刺0.5~1寸	

穴名	位置	主治	针灸法	附注
扶突	结喉旁开 3 寸	咳嗽，气喘，喉痛，暴喑，瘰疬，瘿气	同上	
口禾髎	水沟旁 0.5 寸	鼻衄，鼻塞，口㖞，口噤	直刺 0.3～0.5 寸	
迎香	鼻翼旁 0.5 寸，鼻唇沟中	鼻塞，鼻衄，面疮，口㖞，鼻渊	直刺或平刺 0.3～0.5 寸	不宜灸

三、足阳明胃经腧穴

见表 1-5-1-3。

表 1-5-1-3　足阳明胃经腧穴

穴名	位置	主治	针灸法	附注
承泣	目正视，瞳孔直下，当眶下缘与眼球之间	目赤肿痛，流泪，夜盲，眼睑𥆧动，口眼㖞斜	拇指向上轻推眼球，然后靠眶缘，缓慢直刺 0.8～1.2 寸	
四白	目正视，瞳孔直下，正当眶下孔凹陷中	目赤痛痒，目翳，眼睑𥆧动，头痛，目眩	直刺或向上斜刺 0.3～0.5 寸	
巨髎	目正视，瞳孔直下，平鼻翼下缘	口眼㖞斜，眼睑𥆧动，鼻衄，齿痛，唇颊肿	斜刺或平刺 0.3～0.5 寸	
地仓	口角旁 0.4 寸	口角㖞斜，流涎，眼睑𥆧动	斜刺或平刺 0.5～0.8 寸	
大迎	下颌角前 1.3 寸骨陷中	口角㖞斜，口噤，颊肿，齿痛	斜刺或平刺 0.3～0.5 寸	
颊车	下颌角前上方一横指凹陷中，咀嚼时咬肌隆起处	口㖞，齿痛，颊肿，面肿，口噤不语	直刺 0.5～1 寸	
下关	颧弓与下颌切迹之间的凹陷中	耳聋，耳鸣，聤耳，齿痛，口噤，口眼㖞斜	直刺 0.5～1 寸	

穴名	位置	主治	针灸法	附注
头维	额角发际直上0.5寸	头痛，目眩，目痛，流泪，眼睑瞤动	平刺0.5～1寸	禁灸
人迎	结喉旁开1.5寸	咽喉痛，喘息，瘰疬，瘿气	直刺0.3～0.8寸 避开颈动脉	禁灸
水突	人迎与气舍连线的中点	咽喉肿痛，咳嗽气逆，喘息	直刺0.5～0.8寸	
气舍	人迎直下，锁骨上缘	喉痛，头项强，喘息，呃逆，瘿瘤，瘰疬	直刺0.3～0.5寸	不可深刺
缺盆	锁骨上窝中央，前正中线旁4寸	咽喉痛，咳嗽气喘，瘰疬，缺盆中痛	直刺或斜刺0.3～0.5寸	孕妇禁针
气户	锁骨下缘，前正中线旁4寸	胸胁支满，咳逆上气，呃逆，胸胁痛	斜刺或平刺0.5～0.8寸	
库房	第1肋间，前正中线旁4寸	胸胀胁痛，咳嗽气逆，咳唾脓血	同上	
屋翳	第2肋间，前正中线旁4寸	胸胁胀满，咳嗽，气喘，咳唾脓血，乳痈	同上	
膺窗	第3肋间，前正中线旁4寸	咳嗽，气喘，胸胀胁痛，乳痈	同上	
乳中	第4肋间，前正中线旁4寸	癫证，狂证	古代禁针、灸	为徐秋夫"十三鬼穴"之一
乳根	第5肋间，前正中线旁4寸	胸痛，咳嗽，气喘，呃逆，乳痈，乳汁少	斜刺或平刺0.5～0.8寸	
不容	脐上6寸，旁开2寸	腹胀，呕吐，胃痛，食欲不振	直刺0.5～0.8寸	
承满	脐上5寸，旁开2寸	胃痛，吐血，胁下坚痛，食欲不振，肠鸣，腹胀	直刺0.8～1寸	

穴名	位置	主治	针灸法	附注
梁门	脐上4寸，旁开2寸	胃痛，呕吐，食欲不振，腹胀，泄泻	直刺0.8～1.2寸	
关门	脐上3寸，旁开2寸	腹胀，腹痛，肠鸣，泄泻，水肿	直刺0.8～1.2寸	
太乙	脐上2寸，旁开2寸	胃痛，心烦，癫狂	同上	
滑肉门	脐上1寸，旁开2寸	胃痛，呕吐，癫狂	同上	
天枢	脐旁2寸	腹胀肠鸣，绕脐痛，便秘，泄泻，痢疾，月经不调，癥瘕	直刺0.8～1.5寸	大肠募，孕妇禁灸
外陵	脐下1寸，旁开2寸	腹痛，疝气，月经痛	同上	
大巨	脐下2寸，旁开2寸	小腹胀满，小便不利，疝气，遗精，早泄	同上	
水道	脐下3寸，旁开2寸	小腹胀满，小便不通，月经痛，不孕	同上	
归来	脐下4寸，旁开2寸	腹痛，疝气，月经不调，经闭，白带，阴挺	同上	
气冲	脐下5寸，旁开2寸	腹痛，肠鸣，疝气，阴肿，阴痿，月经不调，不孕	直刺0.5～1寸	
髀关	髂前上棘与髌骨外缘的连线上，平臀横沟处	腰痛，膝寒，痿痹，腹痛	直刺1.2寸	
伏兔	髂前上棘与髌骨外缘的连线上，髌骨上6寸	膝冷，腰痛，疝气，脚气	同上	
阴市	髌骨外上缘上3寸	膝冷，腰痛，疝气，水肿	直刺0.8～1寸	
梁丘	髌骨外上缘上2寸	膝冷，膝胫挛痛，胃痛，乳痈	同上	郄穴

穴名	位置	主治	针灸法	附注
犊鼻	髌骨下缘，髌韧带外侧凹陷中	膝中痛，脚气	向膝中斜刺 0.8～1.2 寸	
足三里	犊鼻下 3 寸，胫骨前缘外一横指处	胃痛，呕吐，噎膈，泄泻，痢疾，便秘，肠痈，腰腿痛，水肿，癫狂，虚劳羸瘦	直刺 1～1.5 寸	合穴
上巨虚	足三里下 3 寸	肠鸣，腹痛，泄泻，便秘，肠痈，中风瘫痪	同上	下合穴（大肠经）
条口	上巨虚下 2 寸	膝胫麻木酸痛，跗肿，足缓不收	直刺 0.8～1.5 寸	
下巨虚	上巨虚下 3 寸	小腹痛，痢疾，腹泻，腰脊痛，睾丸痛，乳痈，下肢痿痹	同上	下合穴（小肠经）
丰隆	外踝上 8 寸，条口外 1 寸	痰嗽，头痛，便秘，狂证，痫证，下肢痿痹	同上	络穴
解溪	足背踝关节横纹中央两筋间	头痛，眩晕，腹胀，便秘，足背痛，下肢痿痹，癫狂	直刺 0.5～1 寸	经穴
冲阳	解溪下 1.5 寸	口眼㖞斜，面肿，胃痛，狂痫，足缓不收	直刺 0.3～0.5 寸	原穴
陷谷	内庭上 2 寸	面浮身肿，脘腹胀痛，肠鸣，热病，足胫痛	直刺或斜刺 0.5～1 寸	输穴
内庭	足背第 2、3 趾间的缝纹端	齿痛，咽喉痛，口㖞，鼻衄，胃痛，腹胀，泄泻，痢疾，便秘，足背肿，热病	同上	荥穴
厉兑	第 2 趾外侧趾甲根角旁 0.1 寸	鼻衄，齿痛，喉痹，腹胀，足冷，热病，多梦，癫狂	浅刺 0.1 寸	井穴

四、足太阴脾经腧穴

见表 1-5-1-4。

表 1-5-1-4　足太阴脾经腧穴

穴名	位置	主治	针灸法	附注
隐白	踇趾趾甲根角旁约 0.1 寸	腹胀，便血，尿血，月经过多，崩漏，癫狂，多梦，惊风	浅刺 0.1 寸	井穴
大都	踇趾内侧，第 1 跖趾关节前缘，赤白肉际处	腹胀，胃痛，食不化，呕逆，泄泻，便秘，热病	直刺 0.3 ～ 0.5 寸	荥穴
太白	第 1 跖骨小头后缘，赤白肉际处	胃痛，腹胀，身重，肠鸣，泄泻，便秘，痔漏，脚气	直刺 0.5 ～ 0.8 寸	输穴，原穴
公孙	第 1 跖骨小头前缘，赤白肉际处	胃痛，呕吐，食不化，腹痛，泄泻，痢疾	直刺 0.5 ～ 1.2 寸	络穴，八脉交会穴之一
商丘	内踝前下方凹陷中	腹胀，便秘，泄泻，黄疸，食不化，足踝痛	直刺 0.5 ～ 0.8 寸	经穴
三阴交	穴踝上 3 寸，胫骨内侧面后缘	腹胀，泄泻，月经不调，带下，阴挺，滞产，遗精，阳痿，遗尿，疝气，足痿，脚气，不寐	直刺 0.1 ～ 1.5 寸	孕妇禁针
漏谷	三阴交上 3 寸	腹胀，肠鸣，小便不利，遗精，膝痛，膝冷足痛	同上	
地机	阴陵泉下 3 寸	腹痛，泄泻，痛经	同上	郄穴
阴陵泉	胫骨内侧髁下缘凹陷中	腹胀，水肿，黄疸，小便不利，膝痛	直刺 1 ～ 2 寸	合穴
血海	髌骨内上方 2 寸处	月经不调，崩漏，经闭，瘾疹，湿疹，膝痛	直刺 1 ～ 1.5 寸	
箕门	血海上 5 寸	小便不利，遗尿，腹股沟肿痛	直刺 0.5 ～ 1 寸，避开动脉	

穴名	位置	主治	针灸法	附注
冲门	曲骨旁 3.5 寸	腹胀而痛,泄泻,疝气,带下,崩漏	直刺 0.5 ～ 1 寸	
府舍	冲门上 0.7 寸;前正中线旁开 4 寸	腹痛,积聚,疝气	直刺 1 ～ 1.5 寸	
腹结	大横下 1.3 寸	绕脐痛,腹寒,泻痢,疝痛	直刺 1 ～ 1.5 寸	
大横	脐中旁开 4 寸	泄泻,便秘,腹痛,食不化,脐腹痛,痢疾	直刺 1 ～ 1.5 寸	
腹哀	建里旁 4 寸	食不化,脐腹痛,便脓血	同上	
食窦	第 5 肋间,前正中线线旁开 6 寸	胸胁支满,腹胀水肿,噫气反胃	斜刺或向外平刺 0.5 ～ 0.8 寸	本经食窦至大包诸穴深部为肺脏,不可深刺
天溪	第 4 肋间,前正中线旁开 6 寸	胸中满痛,咳嗽气逆,乳痈	同上	
胸乡	第 3 肋间,前正中线旁开 6 寸	胸胁支满,引胸背痛,卧难转侧	同上	
周荣	第 2 肋间,前正中线旁开 6 寸	胸胁支满,食不下,咳嗽气逆	同上	
大包	腋中线上,第 6 肋间隙	胸胁中痛,气喘,全身疼痛,四肢无力	同上	

五、少阴心经腧穴

见表 1-5-1-5。

表 1-5-1-5 手少阴心经腧穴

穴名	位置	主治	针灸法	附注
极泉	腋窝正中	心痛，咽干，胁痛，瘰疬，肘臂冷痛	直刺或向上斜刺 0.3～0.5 寸	
青灵	少海上 3 寸	头痛振寒，目黄，肩痛	直刺 0.5～1 寸	
少海	肘横纹尺侧凹陷中	心痛，手臂拘挛痛，头项痛，腋胁痛	同上	合穴
灵道	神门上 1.5 寸	心痛，肘臂痛，暴喑，瘈疭	直刺 0.5～0.8 寸	经穴
通里	神门上 1 寸	心悸，怔忡，头眩，目眩，暴喑，舌强不语，腕臂痛	同上	络穴
阴郄	神门上 0.5 寸	心痛，心悸，骨蒸盗汗，吐血，衄血，暴喑	同上	郄穴
神门	腕横纹上，尺侧腕屈肌腱桡侧凹陷中	心痛，心烦，怔忡，惊悸，健忘，不寐，狂痫，痴呆，胁痛，掌中热	同上	输穴，原穴
少府	手掌第 4、5 掌骨之间，平劳宫穴	心悸，胸痛，小指挛痛，掌中热，小便欠利，阴痒	同上	荥穴
少冲	小指桡侧甲根角旁约 0.1 寸	心悸，心痛，胸胁痛，癫狂，热病，昏迷	浅刺 0.1 寸，或刺出血	井穴

六、手太阳小肠经腧穴

见表1-5-1-6。

表1-5-1-6　手太阳小肠经腧穴

穴名	位置	主治	针灸法	附注
少泽	小指尺侧指甲根角旁约0.1寸	头痛，寒热，目翳，咽痛，乳汁少，乳肿，昏迷	浅刺0.1寸，或刺出血	井穴
前谷	握拳，第5掌指关节前尺侧横纹头赤白肉际处	头痛，目痛，耳鸣，咽肿，无乳，无汗，热病，手指麻木	直刺0.3～0.5寸	荥穴
后溪	第5掌指关节后缘横纹头赤白肉际处	头项强痛，目翳，耳聋，鼻衄，咽痛，齿痛，癫狂，疟疾，肘臂挛痛，腰腿疼痛	直刺0.5～1寸	输穴，八脉交会穴之一
腕骨	手背尺侧，豌豆骨前凹陷中	头痛，肩臂颈痛，指挛腕痛，黄疸，热病无汗	直刺0.3～0.5寸	原穴
阳谷	腕背横纹尺侧端，尺骨小头前凹陷中	颔肿寒热，耳鸣，耳聋，目眩，口噤，癫狂，瘈疭，肩臂腕痛	同上	经穴
养老	掌心向胸，尺骨小头桡侧缘凹陷中	目视不明，肩臂腰痛	直刺或斜刺0.5～0.8寸	郄穴
支正	阳谷与小海的连线上，阳谷上5寸	头痛，目眩，寒热，肘臂手指挛痛，癫狂	同上	络穴
小海	尺骨鹰嘴与肱骨内上髁之间	头痛，颔肿，颈痛，肩肘臂痛，癫痫	直刺0.3～0.5寸	
肩贞	腋后皱襞上1寸	肩中热痛，手臂不举，耳鸣，齿痛，瘰疬，寒热	直刺1～1.5寸	
臑腧	腋后皱襞直上，肩胛冈下缘凹陷中	肩肿，肘臂酸痛，瘰疬	直刺或斜刺0.8～1.5寸	
天宗	肩胛骨冈上窝中央	肩重，肘臂痛，肩胛痛，颊颔肿痛	同上	
秉风	肩胛骨冈上窝中，天宗直上	肩胛痛，肩臂酸痛	直刺或斜刺0.5～1寸	

穴名	位置	主治	针灸法	附注
曲垣	肩胛骨冈上窝内侧凹陷中	肩痛，肩膊拘急疼痛	同上	
肩外俞	陶道旁 3 寸	肩臂酸痛，颈项强直，肘臂冷痛	同上	
肩中俞	大椎旁 2 寸	咳嗽气喘，吐血，寒热，目视不明，肩背痛	同上	
天窗	结喉旁 3.5 寸	喉痛，颊痛，耳鸣，耳聋，暗不能言	同上	
天容	下颌角后，胸锁乳突肌前缘	耳鸣耳聋，咽喉痹痛，颈肿项痛	同上	
颧髎	目外眦直下，颧骨下缘凹陷中	口眼㖞斜，眼睑瞤动，齿痛，颊肿，目黄	同上	
听宫	耳屏前，下颌骨髁状突后缘	耳鸣，耳聋，聤耳，齿痛，癫狂	张口，直刺 1～1.5 寸	

七、足太阳膀胱经腧穴

见表 1-5-1-7。

表 1-5-1-7　足太阳膀胱经腧穴

穴名	位置	主治	针灸法	附注
睛明	目穴眦旁 0.1 寸	目赤肿痛，内眦痒痛，流泪，目眩，雀目，目视不明	直刺 0.5～1 寸	禁灸
攒竹	眉头凹陷中	头痛，目眩，目视不明，目赤，流泪，眼睑瞤动，眉棱骨痛	直刺或斜刺 0.3～0.5 寸	禁灸
眉冲	眉头直上，神庭旁 0.5 寸	头痛眩晕，鼻塞，痫证	平刺 0.3～0.5 寸	
曲差	神庭旁 1.5 寸	头痛，鼻塞，鼻衄，目视不明	同上	
五处	上星旁 1.5 寸	头痛，目眩，癫痫，瘛疭	同上	
承光	五处后 1.5 寸	头痛，目眩，鼻塞，口㖞，热病无汗	同上	

穴名	位置	主治	针灸法	附注
通天	承光后1.5寸	头痛，目眩，鼻塞，鼻痔，鼻衄	同上	
络却	通天后1.5寸	头晕，耳鸣，项肿，瘿瘤，癫狂，瘈疭，目视不明	同上	
玉枕	脑户旁1.3寸	头项痛，目痛，鼻塞	同上	
天柱	哑门旁1.3寸	头痛，项强，鼻塞，咽肿，热病，狂痫，肩背痛	直刺或斜刺0.5～0.8寸	不可向内上方深刺，以免伤及延髓
大杼	第1胸椎棘突下旁开1.5寸	头痛，项背痛，咳嗽发热，瘈疭，脊强	斜刺0.5～0.8寸	骨会
风门	第2胸椎棘突下旁开1.5寸	伤风咳嗽，发热，头痛，项强，腰背痛	斜刺0.5～0.8寸	本经背部诸穴不宜深刺，以免刺伤内部脏器
肺俞	第3胸椎棘突下旁开1.5寸	咳嗽，气喘，唾血，骨蒸潮热，盗汗	同上	
厥阴俞	第4胸椎棘突下旁开1.5寸	咳嗽，胸闷，心痛，呕吐	同上	
心俞	第5胸椎棘突下旁开1.5寸	心悸，怔忡，心痛，健忘，心烦，咳嗽，吐血，梦遗，盗汗，癫痫，狂证	同上	
督俞	第6胸椎棘突下旁开1.5寸	寒热心痛，腰痛，肠鸣，胸膈气逆	同上	
膈俞	第7胸椎棘突下旁开1.5寸	呕吐，噎膈，食不下，气喘咳嗽，吐血，潮热	同上	血会
肝俞	第9胸椎棘突下旁开1.5寸	黄疸，胁痛，鼻衄，目眩，雀目，癫痫，脊背痛	同上	
胆俞	第10胸椎棘突下旁开1.5寸	黄疸，口苦，胸胁痛，肺痨潮热	同上	

穴名	位置	主治	针灸法	附注
脾俞	第 11 胸椎棘突下旁开 1.5 寸	腹胀，黄疸，呕吐，泄泻，痢疾，便血，水肿，脾胃虚弱	同上	
胃俞	第 12 胸椎棘突下旁开 1.5 寸	胃痛，脘胀，肠鸣，呕吐，脾胃虚弱	同上	
三焦俞	第 1 腰椎棘突下旁开 1.5 寸	肠鸣，腹胀，水谷不化，呕吐，痢疾，水肿，腰背强痛	直刺 0.5 ～ 1 寸	
肾俞	第 2 腰椎棘突下旁开 1.5 寸	遗精，阳痿，遗尿，月经不调，白带，肾虚腰痛，目昏，耳鸣耳聋，水肿	同上	
气海俞	第 3 腰椎棘突下旁开 1.5 寸	腰痛，肠鸣，痔疮	同上	
大肠俞	第 4 腰椎棘突下旁开 1.5 寸	腰痛，肠鸣，腹胀，泄泻，便秘	同上	
关元俞	第 5 腰椎棘突下旁开 1.5 寸	腰痛，腹胀，泄泻，小便难，遗精，消渴	同上	
膀胱俞	第 2 骶椎棘突下旁开 1.5 寸	小便不利，遗尿，泄泻，便秘，腰脊强痛	直刺或斜刺 0.8 ～ 1.2 寸	
中膂俞	第 3 骶椎棘突下旁开 1.5 寸	痢疾，疝气，消渴，腰脊强痛	直刺或斜刺 0.8 ～ 1.5 寸	
白环俞	第 4 骶椎棘突下旁开 1.5 寸	遗尿，疝痛，白带，月经不调，腰髋冷痛	同上	
上髎	第 1 骶孔中	腰痛，疝气，月经不调，赤白带下，下肢痿痹	同上	
次髎	第 2 骶孔中	腰痛，疝气，月经不调，带下，痛经，下肢痿痹	直刺 0.8 ～ 1.5 寸	
中髎	第 3 骶孔中	腰痛，泄泻，便秘，小便不利，带下，月经不调	同上	

续表

穴名	位置	主治	针灸法	附注
下髎	第4骶孔中	腰痛，小腹痛，小便不利，便秘	同上	
会阳	尾骨尖旁0.5寸	痢疾，便血，泄泻，痔疮，阳痿，带下	同上	
承扶	臀沟中央	腰脊臀部疼痛，大便难，痔疾	直刺1～2寸	
殷门	承扶下6寸	腰痛不可俯仰，股后肿痛	同上	
浮郄	委阳上1寸	便秘，臀股麻，腘筋挛急	直刺1～1.2寸	
委阳	腘横纹外侧端，股二头肌肌腱内缘	腰脊强痛，小腹胀满，小便不利，腿足挛痛	直刺1～1.5寸	下合穴
委中	腘窝横纹中央	腰痛，髋关节痛，腘筋挛急，下肢痿痹，腹痛，丹毒，疔疮	同上，或用三棱针合点刺出血	合穴，禁灸，不宜拔罐
附分	第2胸椎棘突下旁开3寸	肩背拘急，颈项痛，肘臂麻木	斜刺0.5～0.8寸	
魄户	第3胸椎棘突下旁开3寸	肺痨咳嗽，气喘，项强，肩背痛	斜刺0.5～0.8寸	
膏肓俞	第4胸椎棘突下旁开3寸	肺痨咳嗽，气喘，唾血，盗汗，健忘，遗精，脾胃虚弱、气血亏虚诸证	灸5～7壮，斜刺0.5～0.8寸	
神堂	第5胸椎棘突下旁开3寸	咳喘，胸腹满，脊背强痛	同上	
譩譆	第6胸椎棘突下旁开3寸	咳喘，目眩，疟疾，热病汗不出，肩背痛	同上	
膈关	第7胸椎棘突下旁开3寸	饮食不下，呕吐，嗳气，脊背强痛	同上	
魂门	第9胸椎棘突下旁开3寸	胸胁胀痛，呕吐，泄泻	同上	
阳纲	第10胸椎棘突下旁开3寸	肠鸣，腹痛，泄泻，黄疸，消渴	同上	
意舍	第11胸椎棘突下旁开3寸	肠鸣，腹胀，呕吐，泄泻，饮食不下	同上	

穴名	位置	主治	针灸法	附注
胃仓	第12胸椎棘突下旁开3寸	腹胀，胃脘痛，水肿，背脊痛，小儿食积	同上	
肓门	第1腰椎棘突下旁开3寸	腹痛，便秘，痞块，妇人乳疾	同上	
志室	第2腰椎棘突下旁开3寸	遗精，阳痿，小便不利，水肿，腰脊强	同上	
胞肓	第3腰椎棘突下旁开3寸	肠鸣，腹胀，腰脊痛，隆闭，大便难，阴肿	直刺1～1.5寸	
秩边	第4腰椎棘突下旁开3寸	腰骶痛，下肢痿痹，小便不利，阴肿，痔疾	直刺1.5～2寸	
合阳	委中下2寸	腰脊强痛，下肢痹痛，疝痛，崩漏	直刺1～1.5寸	
承筋	合阳与承山连线中点	腿痛转筋，腰酸重，痔疾，腰背拘急	同上	
承山	腓肠肌肌腹之间凹陷的顶端	腰痛，腿痛，转筋，痔疾，便秘，脚气	同上	
飞扬	昆仑直上7寸	头痛，目眩，鼻衄，腰背痛，痔疾，腿软无力	同上	络穴
跗阳	昆仑直上3寸	头痛，头重，腿肿，腰骶痛，下肢瘫痪	同上	
昆仑	外踝与跟腱之间的凹陷中	头痛，项强，目眩，鼻衄，肩背腰尻痛，脚腿肿痛，小儿痫证，难产，胞衣不下	直刺0.8～1寸	经穴，孕妇禁针
仆参	昆仑直下，赤白肉际处	下肢痿弱，足跟痛，腿痛，转筋，癫痫，脚气肿	直刺0.3～0.5寸	
申脉	外踝下缘凹陷中	癫痫，头痛，眩晕，腰腿酸痛	直刺0.3～0.5寸	八脉交会穴之一
金门	申脉前下方，当骰骨外侧凹陷中	癫痫，惊风，腰痛，外踝痛，下肢痹痛	同上	郄穴

续表

穴名	位置	主治	针灸法	附注
京骨	第5跖骨粗隆下赤白肉际处	癫痫，头痛，目翳，项强，腰髀痛，脚挛	同上	原穴
束骨	第5跖骨小头后缘赤白肉际处	癫狂，头痛，项强，目眩，腰背及下肢痛	同上	输穴
通谷	第5跖骨小头前缘赤白肉际处	头项痛，目眩，鼻衄，癫狂	直刺0.2～0.3寸	荥穴
至阴	足小趾外侧趾甲根角旁约0.1寸	头痛，目痛，鼻塞，鼻衄，胎位不正，难产，胞衣不下	浅刺0.1寸，或点刺出血	井穴

八、少阴肾经腧穴

见表1-5-1-8。

表1-5-1-8　足少阴肾经腧穴

穴名	位置	主治	针灸法	附注
涌泉	足底中，足趾跖屈时呈凹陷中	头痛，头昏，咽痛，失音，大便难，小便不利，小儿惊风，足心热，癫疾	直刺0.5～1寸	井穴
然谷	足舟骨粗隆前下缘凹陷中	阴痒，月经不调，遗精，咳血，黄疸，泄泻，足跗肿痛，小儿脐风，口噤	同上	荥穴
太溪	内踝与跟腱之间凹陷中	咽痛，咳血，月经不调，齿痛，遗精，阳痿，尿频，耳聋，足跟痛，腰痛	直刺0.5～1寸	输穴，原穴
大钟	太溪下0.5寸稍后	咳血，气喘，腰脊强痛，痴呆，嗜卧，足跟痛	同上	络穴
水泉	太溪下1寸	经闭，月经不调，痛经，阴挺，小便不利，目昏	直刺0.3～0.5寸	郄穴

穴名	位置	主治	针灸法	附注
照海	内踝下缘凹陷中	月经不调，阴挺，小便频数，癃闭，便秘，不寐，痛证，脚气红肿	直刺 0.5～1 寸	八脉交会穴之一
复溜	太溪上 2 寸	水肿，腹胀，泄泻，肠鸣，腿肿，足痿，盗汗，热病	同上	经穴
交信	复溜前 0.5 寸	月经不调，崩漏，泄泻，便秘，睾丸肿痛	同上	
筑宾	太溪上 5 寸	癫狂，呕吐涎沫，疝痛，足胫痛	直刺 1～1.5 寸	
阴谷	腘窝内侧，当半腱肌与半膜肌之间	阳痿，疝痛，崩漏，小便不利，遗尿，遗精，睾丸痛	同上	合穴
横骨	脐下 5 寸，旁开 0.5 寸	小腹满痛，小便不利，遗尿，遗精，睾丸痛	直刺 0.8～1.3 寸	
大赫	脐下 4 寸，旁开 0.5 寸	遗精，阳痿，月经痛，阴挺，带下	同上	
气穴	脐下 3 寸，旁开 0.5 寸	经闭，月经不调，崩漏，带下，不孕，小便不利，泄泻	同上	
四满	脐下 2 寸，旁开 0.5 寸	水肿，疝气，腹泻，经闭，不孕，遗精	同上	
中注	脐下 1 寸，旁开 0.5 寸	月经不调，腹痛，便秘	同上	
肓俞	脐旁 0.5 寸	腹胀，腹痛，呕吐，便秘，疝痛	同上	
商曲	脐上 2 寸，旁开 0.5 寸	腹痛，泄泻，便秘，腹中积聚	同上	
石关	脐上 3 寸，旁开 0.5 寸	呕吐，腹痛，便秘，不孕	同上	
阴都	脐上 4 寸，旁开 0.5 寸	肠鸣，腹痛，便秘，呕吐，不孕	同上	

第一篇

针灸篇

穴名	位置	主治	针灸法	附注
通谷	脐上5寸，旁开0.5寸	腹胀，腹痛，呕吐，脾胃虚弱	同上	
幽门	脐上6寸，旁开0.5寸	胸胁痛，腹胀，呕哕，心烦，积聚，便血	直刺0.8～1寸	
步廊	第5肋间，前正中线旁开2寸	咳喘，胸胁痛，呕吐，不嗜食	斜刺或平刺0.5～0.8寸	本经胸部诸穴均不可深刺，内有心肺
神封	第4肋间，前正中线旁开2寸	咳嗽，气喘，胸痛，乳痈，呕吐，不嗜食	同上	
灵墟	第3肋间，前正中线旁开2寸	咳喘，胸胁支满，呕吐，乳痈	同上	本经胸部诸穴均不可深刺，内有心肺
神藏	第2肋间，前正中线旁开2寸	咳嗽，气喘，胸痛，呕吐，烦满不思食	同上	
彧中	第1肋间，前正中线旁开2寸	咳喘，痰壅，胸胁支满，不思食	同上	
俞府	锁骨下缘，前正中线旁开2寸	咳喘，胸痛，呕吐，食不下，痨瘵	同上	

九、手厥阴心包经腧穴

见表1-5-1-9。

表1-5-1-9　手厥阴心包经腧穴

穴名	位置	主治	针灸法	附注
天池	第4肋间，乳头外侧1寸	胸满，胁痛，腋肿，瘰疬	斜刺，或平刺0.5～0.8寸	
天泉	腋前皱襞顶端水平线下2寸	心烦，心痛，咳嗽，胸胁支满，臂痛	直刺0.8～1.5寸	
曲泽	肘内横纹正中，肱二头肌腱尺侧	心痛，心烦热，口干，胃痛，呕吐，肘臂痛	同上，或点刺出血	合穴

穴名	位置	主治	针灸法	附注
郄门	腕横纹上5寸，两筋之间（掌侧）	心痛，心悸，呕吐，呕血，咳血，疔疮，癫证	直刺0.8～1.2寸	郄穴
间使	腕横纹上3寸，两筋之间（掌侧）	心痛，心悸，胃痛，呕吐，热病，烦躁，疟疾，癫狂，腋肿，肘挛臂痛	同上	经穴
内关	腕横纹上2寸，两筋之间（掌侧）	心悸，心痛，胃痛，呕吐，癫痫，热病，胸膈气闷，肘臂痛	同上	络穴，八脉交会穴之一
大陵	腕横纹中央，两筋之间（掌侧）	胸胁痛，心悸，心痛，心烦，胃痛，呕吐，手麻，癫痫，狂证	直刺0.8～1寸	输穴，原穴
劳宫	手掌心横纹中，第2、3掌骨之间	心痛，癫痫，呕吐，口疮，口臭，鹅掌风	直刺0.3～0.8寸	荥穴
中冲	手中指尖中央	心痛，心烦，昏迷，耳鸣，舌强，舌肿，热病，中暑，晕针，小儿夜啼，掌中热	浅刺，0.1寸，或点刺出血	井穴

十、手少阳三焦经腧穴

见表1-5-1-10。

表1-5-1-10　手少阳三焦经腧穴

穴名	位置	主治	针灸法	附注
关冲	第4指尺侧甲根角旁约0.1寸	头痛，目赤，咽痛，舌强，热病，心烦	浅刺0.1寸，或点刺出血	井穴
液门	第4、5指之间，掌指关节前凹陷中	头痛，目赤，咽痛，疟疾，上痛，耳聋	直刺0.5～0.8寸	荥穴
中渚	液门后1寸	头痛，目赤，耳鸣，耳聋，咽痛，热病，肘臂痛，手臂不能屈伸	同上	输穴

穴名	位置	主治	针灸法	附注
阳池	腕横纹中指总伸肌腱尺侧缘凹陷中	肩臂痛，腕痛，疟疾，耳聋，消渴	同上	原穴
外关	腕背横纹上2寸，桡骨与尺骨之间	热病，头痛，耳聋，耳鸣，目赤肿痛，瘰疬，胁肋痛，肘臂屈伸不利，手指疼	直刺0.5～1寸	络穴，八脉交会穴之一
支沟	腕背横纹上3寸，桡骨与尺骨之间	暴喑，耳鸣，耳聋，瘰疬，胁肋痛，呕吐，便必	直刺0.8～1.2寸	经穴
会宗	支沟尺侧外1寸	耳聋，痫证，臂痛	同上	郄穴
三阳络	支沟上1寸	暴聋，暴喑，齿痛，手臂痛	同上	
四渎	前臂背侧，肘上5寸，尺骨前缘	耳鸣，耳聋，齿痛，咽肿，暴喑，前臂痛	同上	
天井	尺骨鹰嘴上1寸凹陷中	偏头痛，耳聋，颈项肩臂痛，瘰疬，癫痫	直刺1～1.5寸	
清冷渊	天井上1寸	头痛，目黄，肩臂不能上举	同上	合穴
消泺	清冷渊上3寸	头痛，项强，齿痛，肩背痛	直刺0.8～1.3寸	
臑会	肩髎下3寸	瘿气，瘰疬，肩臂酸痛	同上	
肩髎	肩峰外下方，肩髃后寸许	肩关节痛，肩重难举，臂痛	向肩关节直刺1～1.5寸	
天髎	肩井下1寸	肩肘痛，缺盆中痛，颈项强痛	直刺0.5～0.8寸	
天牖	乳突后下方，胸锁乳突肌后缘，约平下颌角处	头痛，面肿，目昏，暴聋，瘰疬，项强	同上	
翳风	乳突前下方，平耳垂下缘的凹陷中	耳鸣，耳聋，口㖞，口噤，脱颌，颊肿，瘰疬	直刺1～1.3寸	

穴名	位置	主治	针灸法	附注
瘈脉	乳突中央，适当翳风与角孙沿耳轮连线的中、下 1/3 交界处	头痛，耳鸣，耳聋，小儿惊风，呕吐，泻痢	平刺 0.3～0.5 寸	
颅息	耳后，当翳风与角孙沿耳轮连线的上、中 1/3 交界处	头痛，耳聋，聤耳，齿痛，颈颌肿痛	同上	
角孙	当耳尖处的发际	耳鸣，目翳，龈肿，项强，痄腮	同上	
耳门	耳屏上切迹前，下颌骨髁状突后缘凹陷中	耳鸣，耳聋，聤耳，齿痛，颈颌肿痛	张口，直刺 0.5～1 寸	耳有脓时不宜灸
耳禾髎	鬓发后缘，平目外眦，颞浅动脉后缘	头重痛，耳鸣，牙关拘急，颈颌肿，口㖞	斜刺或平刺 0.3～0.5 寸	
丝竹空	眉梢外凹陷中	头痛，目赤痛，目赤痛，目昏花，眼睑瞤动，齿痛，癫痫	平刺 0.5～1 寸	不宜灸

十一、足少阳胆经腧穴

见表 1-5-1-11。

表 1-5-1-11　足少阳胆经腧穴

穴名	位置	主治	针灸法	附注
瞳子髎	目外眦旁 0.5 寸	头痛，目赤痛，目翳，青盲，目瞤动	平刺 0.3～0.5 寸	
听会	耳屏前，下颌髁状突后缘，张口有孔	耳鸣，耳聋，腮肿，齿痛，口㖞，呃逆	直刺 1～1.3 寸	
上关	颧弓上缘，下关直上	头痛，耳鸣，耳聋，口眼㖞斜，口噤，惊痫	同上	

续表

穴名	位置	主治	针灸法	附注
颔厌	头维与曲鬓弧形连线上 1/4 与下 3/4 交界处	偏头痛，目眩，耳鸣，齿痛，惊痫	同上	
悬颅	头维与曲鬓弧形连线中点	偏头痛，目外眦痛，齿痛	同上	
悬厘	头维与曲鬓弧形连线下 1/4 与上 3/4 交界处	偏头痛，目外眦痛，耳鸣	同上	
曲鬓	耳前鬓发后缘直上，平角孙穴处	头痛连齿，颊颔肿，口噤，暴喑	同上	
率谷	耳尖直上入发际 1.5 寸	偏头痛，烦满呕吐，小儿急、慢惊风	平刺 0.5～1 寸	
天冲	耳根后缘直上，入发际 2 寸	头痛，惊悸，癫狂，齿龈肿痛	同上	
浮白	耳根上缘向后入发际横量 1 寸	头痛，耳鸣，耳聋，目痛，瘿气	同上	
窍阴	浮白下乳突根部	头痛，耳鸣，耳聋	同上	
完骨	乳突后下方凹陷中	头痛，颊肿，耳后痛，口喎，齿痛	斜刺 0.5～0.8 寸	
本神	神庭旁 3 寸	头痛，目眩，颈项强直，癫疾，小儿惊风	平刺 0.5～0.8 寸	
阳白	瞳孔直上，眉上 1 寸	头痛，头昏，眼睑瞤动	同上	
头临泣	阳白直上，发际上 0.5 寸	头痛，目翳，多泪，鼻塞，小儿惊风	同上	
目窗	头临泣后 1 寸	头痛，目赤痛，青盲，鼻塞，头面浮肿，小儿惊痫	同上	
正营	目窗后 1 寸	偏头痛，目眩，齿痛，唇吻急强	同上	
承灵	正营后 1 寸	头痛，鼻衄，鼻塞，目痛	同上	
脑空	风池直上 1.5 寸	头痛，项强，目眩，心悸，鼻瘤	平刺 0.3～0.5 寸	

穴名	位置	主治	针灸法	附注
风池	胸锁乳突肌与斜方肌之间，平风府穴	头项强痛，目赤痛，鼻衄，耳鸣，癫痫	针尖微下，向鼻尖斜刺0.8～1.2寸	深部为延髓，严格掌握针刺深度和角度
肩井	大椎与肩峰连线中点	颈强痛，肩背痛，臂难举，瘰疬，难产，乳汁不下，乳痛	直刺0.5～0.8寸	内有肺尖，不可深刺，孕妇禁针
渊腋	腋中线上，第4肋间	胸满，腋肿，胁痛，臂痛难举	平刺0.5～0.8寸	渊腋至京门诸穴不可深刺
辄筋	渊腋前1寸，第4肋间	胸满，胁痛，气喘，呕吐，吞酸	同上	
日月	期门直下1肋	呕吐，吞酸，胁肋痛，呃逆，黄疸	同上	胆募
京门	第12肋端	腹胀，肠鸣，泄泻，腰胁痛	同上	肾募
带脉	章门直下平脐处	经闭腹痛，月经不调，赤白带下，疝气，腰胁痛	直刺0.5～1寸	
五枢	带脉前下方3寸，平关元穴	小腹痛，疝气，赤白带下，便秘	直刺0.5～1寸	
维道	五枢前下0.5寸	小腹痛，疝气，带下，阴挺	同上	
居髎	髂前上棘与股骨大转子连线的中点	腰腿痹痛，瘫痪，足痿，疝气	同上	
环跳	股骨大转子与骶管裂孔连线的外1/3与内2/3交界处	风湿痹痛，下肢瘫痪，腰胯痛，膝胫痛	直刺2～3寸	
风市	大腿外侧中间，腘横纹水平线上7寸	腰腿酸痛，下肢痿痹，脚气	直刺1～2寸	
中渎	风市下2寸	腿膝酸痛，下肢痿痹，脚气，半身不遂	同上	

穴名	位置	主治	针灸法	附注
膝阳关	阳陵泉上3寸	膝肿痛，腘筋挛急，小腿麻木	直刺1～1.5寸	
阳陵泉	腓骨小头前下方凹陷中	下肢痿痹，脚气，口苦，呕吐，胁痛	同上	合穴筋会
阳交	外丘后1寸	胸胁胀满，足胫痿痹，惊狂癫疾，暗不能言	同上	
外丘	外踝上7寸，腓骨前缘	胸胁支满，足胫痿痹，腹痛，癫疾，呕沫	同上	郄穴
光明	外踝上5寸，腓骨前缘	膝痛，下肢痿痹，目痛，夜盲，乳胀痛	直刺1～1.5寸	络穴
阳辅	光明直下1寸	腋下肿，腰痛，膝酸痛，脚气	同上	经穴
悬钟	光明下2寸，腓骨后缘	腹满，不思食，胁痛，足胫挛痛，痔血，脚气	同上	髓会
丘墟	外踝前下方，趾长伸肌腱外侧凹陷中	胸满胁痛，下肢痿痹，疟疾，呕吐酸水	直刺0.8～1寸	原穴
足临泣	第4、5跖骨间 侠溪上1.5寸	目外眦痛，瘰疬，胁肋痛，月经不调，足跗肿痛	直刺0.5～0.8寸	输穴，八脉交会穴之一
地五会	侠溪上1寸	内伤吐血，目赤痒痛，耳鸣，乳肿，足痛	同上	
侠溪	足背第4、5趾间的缝纹端	头眩，颔痛，耳鸣，耳聋，胸胁支满，乳肿痛，经闭	同上	荥穴
足窍阴	第4趾外侧趾甲根角旁0.1寸	偏头痛，心烦，耳鸣，耳聋，喉痹舌强，胁痛，多梦	直刺0.1～0.2寸，灸3～5壮	井穴

十二、足厥阴肝经腧穴

见表 1-5-1-12。

表 1-5-1-12　足厥阴肝经腧穴

穴名	位置	主治	针灸法	附注
大敦	足大趾外侧趾甲根角旁 0.1 寸	疝气，遗溺，阴肿，经闭，崩漏，阴挺，癫痫	浅刺 0.1～0.2 寸	井穴
行间	第 1、2 趾间缝纹端	胸胁胀满，头痛，目眩，口喎，疝气，小便不利，月经不调，癫痫	斜刺 0.8～1 寸	荥穴
太冲	第 1、2 跖骨底之间凹陷中	遗溺，疝气，月经不调，崩漏，惊痫，头痛，目眩，口喎，胁痛	同上	输穴，原穴
中封	内踝前 1 寸，胫骨前肌腱内缘	疝气，遗精，小便不利，脐腹痛	同上	经穴
蠡沟	内踝上 5 寸，胫骨内侧面中央	小便不利，遗溺，月经不调，赤白带下，足胫痿痹	同上	络穴
中都	内踝上 7 寸，胫骨内侧面中央	腹痛泄泻，疝气，崩漏，恶露不绝	同上	郄穴
膝关	阴陵泉后 1 寸	咽喉痛，寒湿走注，历节风痛	直刺 1～1.5 寸	
曲泉	屈膝，膝内侧横纹头上方凹陷中	阴挺，小腹痛，小便不利，遗精，阴痒，膝痛	同上	合穴
阴包	股骨内上髁上 4 寸	腹骶痛，腹痛，遗溺，月经不调	同上	
足五里	曲骨旁 2 寸，直下 3 寸	小腹满，小便不利，倦怠嗜卧，瘰疬	直刺 1～2 寸	
阴廉	曲骨旁 2 寸	月经不调，带下，小腹痛，腿股痛	同上	

穴名	位置	主治	针灸法	附注
急脉	耻骨联合下旁开2.5寸	小腹痛，疝气，阴挺	直刺0.5～0.8寸	
章门	第11肋端	腹痛，肠鸣，胁痛，呕吐，泄泻，痞块	同上	脏会，脾募
期门	乳头直下，第6肋间	胸满腹胀，呕逆吐酸，胁下积聚	斜刺或平刺0.5～0.8寸	肝募

十三、督脉腧穴

见表1-5-1-13。

表1-5-1-13　督脉腧穴

穴名	位置	主治	针灸法	附注
长强	尾骨尖下0.5寸	泄泻，痔疾，便血，脱肛，便秘，腰脊痛	直刺0.8～1.5寸	督脉络穴
腰俞	当骶管裂孔处，尾骨尖上2寸	月经不调，癫、狂、痫证，痔疾，腰脊强痛，下肢痿痹	斜刺0.8～1.5寸	
腰阳关	第4腰椎棘突下	月经不调，遗精，阳痿，泄泻，带下，下肢痿痹	直刺0.8～1.2寸	
命门	第2腰椎棘突下	脊强，腰痛，阳痿，遗精，泄泻，带下	同上	
悬枢	第1腰椎棘突下	腰脊强痛，泄泻，脾胃虚弱	同上	
脊中	第11胸椎棘突下	腹泻，黄疸，痔疾，癫痫，小儿脱肛	同上	
中枢	第10胸椎棘突下	癫痫，脊强，胃痛	同上	
筋缩	第9胸椎棘突下	咳喘，黄疸，疟疾，脊强，四肢重痛	同上	

穴名	位置	主治	针灸法	附注
至阳	第7胸椎棘突下	咳嗽，气喘，疔疮，背痛，项强	同上	
灵台	第6胸椎棘突下	咳嗽，健忘，惊悸，脊强，背痛	同上	
神道	第5胸椎棘突下	咳嗽，健忘，惊悸，脊强，背痛	同上	
身柱	第3胸椎棘突下	咳嗽，气喘，癫痫，腰脊强痛，小儿发热	直刺0.1～1寸	
陶道	第1胸椎棘突下	脊强，头痛，疟疾，热病	同上	
大椎	第7颈椎棘突下	头项强痛，上肢疼痛，疟疾，热病，癫痫，咳嗽，骨蒸盗汗	直刺0.8～1.3寸	为督脉与手足三阳经七脉之会穴
哑门	后发际正中直上0.5寸	暴喑，癫痫，中风，舌强不语	直刺或向下斜刺0.8～1.3寸	深部为延髓，切勿向上刺
风府	后发际正中直上1寸，即哑门穴0.5寸	头痛，项强，目眩，鼻衄，咽痛，中风不语，半身不遂，癫、狂、痫证	直刺或向下斜刺0.8～1寸	
脑户	风府直上1.5寸	癫痫，喑不能言，头晕	平刺0.5～0.8寸	
强间	脑户直上1.5寸	头痛，项强，目眩，癫狂	同上	
后顶	强间直上1.5寸	头痛，眩晕，癫、狂、痫证	同上	
百会	后发际正中直上7寸	头痛，目眩，鼻塞，耳鸣，中风失语，癫、狂、痫证，脱肛，阴挺	同上	
前顶	百会前1.5寸	头痛，头晕，目眩，项痛，鼻渊，癫痫	同上	
囟会	前发际正中线直上2寸	头痛，目眩，鼻渊，小儿惊痫	同上	

穴名	位置	主治	针灸法	附注
上星	前发际正中线直上1寸	头痛，目痛，鼻衄，鼻渊	同上，或点刺出血	
神庭	前发际正中线直上0.5寸	癫痫，惊悸，失眠，头痛，眩晕，鼻渊	同上	
素髎	鼻尖正中	鼻塞，衄血，多涕，鼻中息肉，鼻渊，昏迷	同上	
水沟	人中沟中央近鼻孔处（即上唇上1/3与中1/3交界处）	癫狂，痫证，小儿惊风，中风昏迷，牙关紧闭，口眼㖞斜，腰痛	向上斜刺0.3～0.5寸	
兑端	上唇尖端，红唇与皮肤相接处	癫狂，口㖞，唇动，齿龈肿痛，鼻中息肉	同上	
龈交	上唇系带与齿龈相接处	癫狂，齿龈肿痛，鼻渊，鼻中息肉	向上斜刺0.2～0.3寸	

十四、任脉腧穴

见表1-5-1-14。

表1-5-1-14　任脉腧穴

穴名	位置	主治	针灸法	附注
会阴	阴囊根部（女性为大阴唇后联合）与肛门的中间	二便不利，痔疾，遗精，经闭，阳痿，溺水窒息，癫狂	直刺0.5～1寸	本穴属"十三鬼穴"之一
曲骨	耻骨联合上缘中点	小便淋漓不通，遗尿，遗精，阳痿，赤白带下，月经不调	同上	

穴名	位置	主治	针灸法	附注
中极	脐下 4 寸	遗尿，遗精，阳痿，小便不利，崩漏，月经不调，带下，不孕，产后恶露不止	同上	膀胱募
关元	脐下 3 寸	遗精，遗尿，小便频数，月经不调，不孕，中风脱证，虚劳羸瘦	直刺 0.8～1.5 寸	
石门	脐下 2 寸	腹痛，水肿，疝气，经闭，带下，产后恶露不止	同上	三焦募，孕妇禁针
气海	脐下 1.5 寸	小腹痛，遗尿，遗精，疝气，月经不调，产后恶露不止，不孕，中风脱证，阴挺	同上	
阴交	脐下 1 寸	腹满水肿，疝气，经闭，崩漏，带下，阴痒	同上	
神阙	脐中	肠鸣，腹痛，水肿，膨胀，泄泻脱肛，脱证	灸 5～20 壮	禁针
水分	脐上 1 寸	腹痛，肠鸣，膨胀，反胃吐食，小便不通	直刺 1～1.5 寸	
下脘	脐上 2 寸	腹痛，肠鸣，饮食不化，呕吐，反胃，脾胃虚弱	同上	
建里	脐上 3 寸	胃痛，呕吐，腹胀水肿，食欲不振	同上	
中脘	脐上 4 寸	胃痛，腹胀，呕吐，泄泻，黄疸，脾胃虚弱	同上	胃募，腑会
上脘	脐上 5 寸	胃痛，呕吐，反胃，痫证	直刺 1～1.2 寸	
巨阙	脐上 6 寸	胸痛，心疼，反胃，吞酸，噎膈，呕吐，癫狂，痫证，心悸	向下斜刺 0.5～1 寸	心募

穴名	位置	主治	针灸法	附注
鸠尾	脐上 7 寸	心痛，反胃，癫痫	向下斜刺 0.4～0.6 寸	任脉络穴
中庭	胸剑联合的中点	胸胁胀满，饮食不下，呕吐反胃，小儿吐乳	平刺 0.5～0.8 寸	
膻中	前正中线，第 4 肋间	气喘，噎膈，胸痛，乳汁少	同上，灸 5～7 壮	心包募，气会
玉堂	前正中线，第 3 肋间	胸痛，咳嗽，呕吐	同上	
紫宫	前正中线，第 2 肋间	咳喘，胸痛，咽喉痹塞	同上	
华盖	前正中线，胸骨角中点	气喘，咳嗽，胸胁满痛	同上	
璇玑	前正中线，胸骨柄中央	胸痛，咳嗽，气喘，喉痹	同上	
天突	胸骨上窝正中	哮喘，喉痹，咽干，噎膈，暴喑，瘿瘤	直刺 0.2 寸，然后，将针尖转向下方，紧靠胸骨后面进入 1～1.5 寸	
廉泉	舌骨体上缘的中点	舌下肿，舌缓流涎，中风，舌强不语，咽食困难，暴喑	直刺 1～1.5 寸	
承浆	颏唇沟中点	口㖞，面肿，龈肿，齿痛，流涎，癫狂	直刺 0.5～0.8 寸	

第二节　经外奇穴

一、头颈部奇穴

见表 1-5-2-1。

表 1-5-2-1　头颈部经外奇穴

穴名	位置	主治	针灸法
四神聪	百会穴前后左右各 1 寸处	头痛，目眩，失眠，健忘，癫痫	平刺 0.5 ～ 0.8 寸
印堂	两眉头连线的中点	头痛，头重，鼻衄，鼻渊，小儿惊风，产妇血晕	平刺 0.3 ～ 0.5 寸
鱼腰	眉毛的中心	眉棱骨痛，眼睑瞤动，眼睑下垂，目翳，目赤肿痛	平刺 0.3 ～ 0.5 寸
上明（提睑）	眉弓中点，眶上缘下	屈光不正，角膜白斑，视神经萎缩，眼睑下垂	直刺 1 ～ 1.5 寸
球后	眶下缘外 1/4 与内 3/4 交界处	视神经炎，视神经萎缩	直刺 1 ～ 1.5 寸
太阳	眉梢与目外眦之间向后约 1 寸处凹陷中	头痛，目疾	直刺 0.5 ～ 0.8 寸；或透刺颧髎 2 寸
阙上	印堂上 0.5 寸	前额痛，咽喉肿痛	平刺 0.3 ～ 0.5 寸
鼻通	鼻唇沟上端尽处	鼻炎，鼻塞，鼻部疮疖	向内上方平刺 0.3 ～ 0.5 寸，或向下平刺 0.5 ～ 1.2 寸
定神	上唇下 1/3 与中 1/3 交界处	癫、狂、痫证，卒中，昏迷	向鼻中隔斜刺 1 ～ 1.3 寸
夹承浆	承浆旁 1 寸	三叉神经痛，面神经麻痹，面肌痉挛	斜刺或平刺 0.5 ～ 1 寸
金津玉液	舌系带两侧静脉上，左为金津，右为玉液	口疮，舌肿，呕吐，口渴	点刺出血

穴名	位置	主治	针灸法
牵正	耳垂前 0.5～1寸	面神经麻痹，口腔溃疡	斜刺或平刺 0.5～1寸
翳明	翳风后 1寸	目疾，耳鸣，失眠	直刺 0.5～1寸
安眠	翳风与风池连线的中点	失眠，眩晕，头痛，心悸，精神病	直刺 0.8～1.2寸
颈臂（臂丛）	锁骨内 1/3 与外 2/3 交界处直上 1寸	手臂麻木，上肢瘫痪	直刺 0.5～0.8寸，切勿向下斜刺，恐伤肺尖
百劳	大椎上 2寸旁开 1寸	瘰疬，落枕，咳嗽	直刺 0.5～1寸
崇骨	第 6 颈椎棘突下	疟疾，感冒，颈项强痛，咳嗽	向上斜刺 0.5～1寸
定喘	大椎旁 0.5寸	哮喘，咳嗽	向上斜刺 1寸

二、躯干部奇穴

见表 1-5-2-2。

表 1-5-2-2　躯干部经外奇穴

穴名	位置	主治	针灸法
提胃三点	水突（右）、滑肉门透梁门（双）	胃下垂，胃炎	水突直刺 1寸；滑肉门透梁门用 3 寸针透刺在腹直肌上
三角灸	以患者两口角之间的长度为一边作等边三角形，将顶角置于患者脐心，底边呈水平线，两底角处是穴	疝气，腹痛	灸 5～7壮
提托	关元旁 4寸	子宫脱垂，疝痛，下腹痛	直刺 0.8～1.2寸

穴名	位置	主治	针灸法
子宫	中极旁3寸	子宫脱垂，月经不调，不孕	直刺0.8～1.2寸
结核	大椎旁3.5寸	肺结核及其他结核病	直刺0.5～0.8寸
夹脊（华佗夹脊）	第1胸椎至第5腰椎，各椎棘突下旁开0.5寸	第1～3胸椎夹脊主治上肢疾患；第1～8胸椎夹脊主治胸部疾患；胸6～12和腰1～5椎夹脊穴主治腹部疾患；骶1～5椎夹脊穴主治下肢疾患	向内斜刺0.5～1寸
八华	位于背部。以患者两乳头间的距离折作8寸，以2寸为一边，作成等边三角形的纸片，取其一角放置于大椎穴上，将底边放成水平线，其余二角所指之处是穴，再将此三角形放在上一三角形底边之中点上，其下二角也是穴，如此再量两次，计8穴	虚弱羸瘦，骨节疼痛，咳嗽，气喘，盗汗	灸3～7壮，或用羊肠线埋藏
胃脘下俞	第8胸椎棘突下，旁开1.5寸	消渴，咽喉干	灸5～7壮
四花	相当于膈俞、胆俞	痨瘵，喘息，虚弱羸瘦	各灸7～30壮
六之灸	相当于膈俞、肝俞、脾俞	一切肠胃病，喘息，呃逆，胸胁痛	各灸7～15壮
痞根	第1腰椎棘突下，旁开3.5寸	肝脾大，肾下垂，腰痛	直刺0.8～1.2寸
腰眼	第4腰椎棘突下，旁开3～4寸凹陷处	腰痛，肾下垂，妇科病	直刺1～1.5寸

续表

穴名	位置	主治	针灸法
十七椎下	第5腰椎棘突下	腰痛，腿痛，下肢瘫痪，妇科病	向上斜刺1～1.5寸
腰奇	尾骨尖直上2寸，适当骶管裂孔处	癫痫，腰骶痛	从骶管裂孔处进针，平刺2～3寸

三、四肢部奇穴

见表1-5-2-3。

表1-5-2-3　四肢部经外奇穴

穴名	位置	主治	针灸法
十宣	手十指尖端，距指甲0.1寸	昏迷，癫痫，癔症，高热，乳蛾，小儿惊厥	浅刺0.1～0.2寸，或点刺出血
十二井	即少商、商阳、中冲、关冲、少冲、少泽	中风，卒倒不省人事，高热昏迷，具有急救之效	浅刺0.1寸，或点刺出血
四缝	第2、3、4、5指掌面，近端指关节横纹中点	小儿疳疾，百日咳，过敏性哮喘	点刺出血，或挤出少许黄白色透明液
中魁	手背，中指近端指关节的中点	噎膈，反胃，呕吐	灸5～7壮
八邪	手背各指缝中的赤白肉际处，左右共8穴	烦热，目痛，毒蛇咬伤，手背肿痛	斜刺0.8～1寸或点刺出血
落枕	手背，第2、3掌骨间，掌指关节后约0.5寸	落枕，肩臂痛，胃痛	直刺或斜刺0.5～0.8寸
腰痛点	手背，指总伸肌腱的两侧，腕横纹下1寸处，一手两穴	急性腰扭伤	由两侧向掌中斜刺0.5～0.8寸

穴名	位置	主治	针灸法
中泉	阳溪与阳池之间凹陷中	胸闷，胃痛，吐血	直刺 0.3 ～ 0.5 寸
二白	腕横纹上 4 寸，桡侧腕屈肌肌腱两侧，一手两穴	痔疮，脱肛	直刺 0.5 ～ 1 寸
臂中	腕横纹至肘横纹的中点，桡骨与尺骨之间	上肢瘫痪，痉挛，前臂神经痛，癔症	直刺 1 ～ 1.5 寸
肘尖	屈肘，当尺骨鹰嘴的尖端	瘰疬，肘痛	灸 7 ～ 15 壮
肩前（肩内陵）	腹前皱襞顶端与肩髃连线的中点。一说在腋前皱襞上 1 寸	肩臂痛，肩不以举	直刺 1 ～ 1.5 寸
环中	环跳与腰俞连线的中点	坐骨神经痛，腰痛，腿痛	直刺 2 ～ 3 寸
四强	髌骨上缘中点直上 4.5 寸	下肢痿痹，瘫痪	直刺 1.5 ～ 2 寸
百虫窝	血海上 1 寸	风湿痒疹，下部生疮，肠寄生虫病	直刺 1.5 ～ 2 寸
髋骨	梁丘外 1 寸凹陷中	腿痛，脚肿	灸 5 ～ 7 壮
膝上	膝盖上部两侧凹陷中伸足取之	膝部疼痛，痿痹	直刺 0.5 ～ 0.8 寸
鹤顶	膝盖骨上缘中央	瘫痪，膝痛，下肢乏力	灸 5 ～ 7 壮
膝中	膝槎骨下缘髌韧带正中	膝关节疼痛，下肢乏力	灸 5 ～ 7 壮
膝眼	髌尖两侧凹陷中	膝痛，腿脚重痛，脚气	向膝中斜刺 1 ～ 1.3 寸
胆囊	阳陵泉下 1 ～ 2 寸	急、慢性胆囊炎，胆石症，胆道蛔虫症，下肢痿痹	直刺 1 ～ 2 寸
阑尾	足三里下约 2 寸	急、慢性阑尾炎，消化不良，下肢瘫痪	直刺 1.5 ～ 2 寸
八风	足背各趾缝端凹陷中，左右共 8 穴	脚气，趾痛，毒蛇咬伤，足跗肿痛	斜刺 0.5 ～ 0.8 寸，或点刺出血

穴名	位置	主治	针灸法
独阴	足底，第2趾远端趾间关节横纹的中点	疝气，胞衣不下，月经不调	灸3~5壮
里内庭	足底，第2、3趾间，与内庭穴相对处	急性胃痛，小儿惊风，癫痫	直刺0.3~0.5寸，或向涌泉透刺
气端	十趾尖端	脚气	灸3~5壮

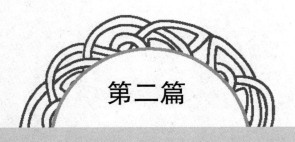

第二篇

内科篇

第一章

八纲辨证和脏腑经络辨证的规律性以及十二经脉和奇经八脉用药的规范

第一节　八纲辨证在临床上的具体运用

中医辨证施治，贵在分析。分析的方法，就是辨证的方法。所谓分析，就是分析事物的矛盾。具体地说，就是分析人体在病后机体产生的各种矛盾。通过四诊（望、闻、问、切）所得来的错综复杂的症状表现，经过周密的思考，去粗取精、去伪存真、由此及彼、由表及里地用八纲来进行归纳分析，分清主次，探出其发病的主要原因、病发部位、病理变化及其演变过程，从而指导临床治疗。因此，四诊、八纲是辨证的基础，辨证是治疗的依据。

中医学的辨证方法很多，有八纲辨证、脏腑辨证、气血津液辨证、六淫（风、寒、暑、湿、燥、火）辨证、卫气营血辨证等。它们既相互联系，又有一定区别，其中八纲辨证是所有辨证的总纲。实践表明，我们只要掌握好八纲辨证的基本规律，对其他辨证方法就可起到举一反三、触类旁通、迎刃而解的效果。

什么叫八纲？八纲，即指阴阳、表里、寒热、虚实八个辨证纲领。八纲辨证是用来分析病变的部位、性质和机体的功能状态的，是辨证的基本法则，是总纲。具体地说，八纲辨证就是辨别证候的四对矛盾，是借以分析、归纳病证属性的（属于阴证，还是属于阳证；属于表证，还是属于里证；属于寒证，还是属于热证；属于虚证，还是属于实证）。通过八纲辨证，明确病证的性质，探出病机，胸中有数以后，即可有的放矢地确定治法，选用方药进行治疗了。

　　在施治方面，是按照八纲辨证的结论来确立治法的。例如，"寒者热之"（即寒证应当用温热的方药治疗。如脾胃虚寒，可用附子理中汤温中祛寒）；"热者寒之"（即热证应当用寒凉的方药治疗。如阳明热盛，即"胃热太甚"，可用白虎汤辛凉祛热）；"虚则补之"（虚证应当用补益的方药治疗。如中气不足、气虚下陷而致的内脏下垂，如胃下垂、子宫脱垂、脱肛等，可用补中益气汤以补气升阳、提气举陷）；"实则泻之"（实证应当用泻下的方药治疗。如痞、满、燥、坚的阳明腑证，可用大承气汤苦寒攻下）；"邪在表者汗而发之"（如外感风寒的表寒、表实证，应当用辛温的方药治疗。如可用麻黄汤、荆防败毒散等发汗解表）；"邪在里者引而竭之"（凡邪在脏的，应当用利水的方药治疗。如膀胱蓄水证（尿潴留），小便不利，可用五苓散通利小便；又如乳糜尿证，小便浑浊，可用萆薢分清饮分利清浊）；等等。

一、八纲辨证

（一）阴阳

　　阴阳是八纲辨证的总纲。它可以广泛地概括表、里、寒、热、虚、实，以划分一般的阴证和阳证（图 2-1-1-1）。例如表证、热证、实证为阳；里证、寒证、虚证为阴。

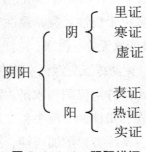

图 2-1-1-1　阴阳辨证

　　但当疾病到了严重阶段，或肾气损伤的时候，又往往以阴阳直接命名，如真阴不足、真阳不足，或亡阴、亡阳等。所谓真阴不足与真阳不足，就是肾阴不足与肾阳不足。在辨证施治方面，二者有所不同。

　　1. 肾阴不足证　多见于慢性肾炎、肾盂肾炎、肾结核等病。症见腰痛、腿软、心烦、盗汗、失眠、遗精、头晕目眩、耳鸣、口燥咽干、面白颧赤、大便秘结、小便短赤、舌红苔少或有裂纹、脉沉细数无力。治当滋肾养阴。方用六味地黄汤。随症加减：阴虚盗汗者，加银柴胡、白薇、碧桃干、浮小麦、糯稻根等，以清虚热而敛汗；失眠多梦者，加炙远志、夜交藤、炒枣仁、青龙齿、琥珀粉、朱茯神等，以宁心安神（镇静安神）；遗精、滑精者，加龙骨、煅牡蛎、金樱子、粉芡实、楮实子、莲须、五味子等，以收敛涩精；小便短赤甚至尿血者，酌加女贞子、墨旱莲、地榆炭、仙鹤草、鲜茅根、茜草炭、阿胶珠等，以凉血止血；口燥咽干者，酌加南北沙参、麦冬、天花粉、鲜石斛、炙知母、黄精、玉竹等，以养阴生津；尿检有脓细胞者，当加黄柏、荔枝草、土茯苓、木槿花、蒲公英等，以清热解毒；尿检而有蛋白者，酌加菟丝子、金樱子、覆盆子、荠菜花、冬虫夏草等，以补益收涩；尿频尿急者，加益智仁、乌药、车前子等，以温肾固精、行气利湿。

2. 肾阳不足证　多见于慢性肾炎、慢性支气管炎合并肺气肿等病。症见腰酸、下肢疲软无力、畏寒、自汗、阳痿、精冷、头晕、咳喘身肿、不欲饮食、便溏或五更泄泻、面色㿠白、舌胖嫩而润、脉沉迟。治当温肾利水。方用温阳利水汤。随症加减：腰酸、腿疲无力者，加金毛狗脊、川杜仲、淮牛膝、川断肉等，以补益肝肾、强健筋骨；阳痿、精冷者，酌加肉桂、熟附片、仙灵脾、仙茅、破故纸、巴戟天、肉苁蓉，甚则加阳起石、锁阳、海狗肾（黄狗肾亦可）、刺猬皮、蚯蚓粉（取韭菜田中的活蚯蚓，剖开洗净，焙脆，研粉，每服五分，一日二次）等，以益肾壮阳；尿少身肿者，宜合五苓散酌加黑白丑、石韦、黄柏炭、车前子等，以利水消肿；肾虚泄泻（五更泻）者，主要服四神丸、香砂六君丸或营脾汤之类，以温补脾肾而止泻；肾不纳气者，酌加紫石英、紫河车、鹿角片、磁石、补骨脂、山萸肉（如正虚欲脱、肢冷汗出，加潞党参或红参，另服黑锡丹一钱，每日二次），以温肾纳气。

（二）表里

表和里是鉴别疾病所在部位的内外和病变深浅的两个纲。皮肤、肌肉、经络为外，属表；五脏、六腑为内，属里（图 2-1-1-2）。

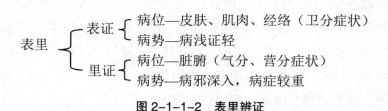

图 2-1-1-2　表里辨证

1. 表证

（1）表寒证：症见恶寒重、发热轻、无汗或少汗、口不渴、苔薄白、脉浮紧等。证属风寒感冒。治当辛温解表。方用麻黄汤、葱豉汤等。随症加减：头痛者，加川芎、菊花、白芷、细辛，以祛风止痛；鼻塞流涕者，加苍耳子、辛夷、防风、葱白，以祛风散寒、芳香化浊而通肺窍；伴宿食积滞者，加焦山楂、焦神曲、炒谷麦芽、炒莱菔子等，以健脾和胃、化滞消积。

（2）表热证：症见恶寒轻、发热重、口微渴、舌红、脉浮数等。证属风热感冒。治当辛凉解表。方用银翘散。随症加减：热甚者，加黄芩、栀子以祛热；咳嗽者，加杏仁、贝母、炒姜仁，以止咳化痰；喉痛者，酌加山豆根、土牛膝、板蓝根、鱼腥草、挂金灯、青果等，以清热解毒；口渴者，加元参、天花粉、麦冬、南北沙参等，以养阴生津而止渴。

（3）表虚证：由于卫气虚弱、卫表不固所致。症见怯寒、自汗、易于感冒等。证属卫表不固。治当固卫（虚）实表。方用玉屏风散。随症加减：表虚汗多者，加桂枝、炒白芍、麻黄根、浮小麦等，以调和营卫、营心敛汗；自汗、肢冷者，宜加桂枝、龙骨、牡蛎等，以通阳而敛虚汗。

（4）表实证：症见发热恶寒、无汗身疼、舌苔白、脉浮紧等。证属感冒。治宜发汗解表。方用荆防败毒散。

2. 里证

（1）里寒证：症见恶寒、肢冷、不渴、腹痛便泻、小便清长、苔白滑、脉沉迟。证属脾胃阳虚。治当温补中阳。方用理中汤。随症加减：腹痛便泻者，加煨木香、砂仁、蔻仁、乌药等，以芳香化浊、健脾止泻；恶寒肢冷者，加桂枝、苏梗，以通阳散寒。

（2）里热证：症见高热、头痛、汗出、烦渴引饮、舌燥苔黄、脉洪数。证属阳明热盛（即阳明经证）。治当辛凉清热。方用白虎汤。

（3）里虚证：症见面色萎黄、心悸、气短、头昏、夜寐不安、疲倦、食少、大便溏泄、舌质淡、苔薄白、脉细。证属心脾两虚。方用归脾汤。随症加减：脾虚食少便溏者，酌加山药、炒扁豆、砂仁、焦六曲、蔻仁、陈皮、茯苓，以补脾运中；心脾两虚、气血不足而致面色萎黄、气短、心悸者，酌加太子参、制首乌、丹参、大熟地、白芍等，以补气养血。

（4）里实证：本病多见于肠梗阻、腹腔炎症。症见壮热、谵语、大便秘结、腹胀满、痛而拒按、苔老黄、脉沉实。证属阳明胃实（肠腑燥实）。法当通腑泄热。方用大承气汤。随症加减：症见壮热、口渴、汗多者，可加白虎汤，以辛凉清热；症见腹胀、大便不通者，可加番泻叶、推车客（粪蜣螂）或巴豆霜（一般用 0.7～1.5 克），以泻实通腑。

（三）寒热

寒和热也是相对的。这一对矛盾，主要用来区别病情表现的两种不同属性，作为治疗时使用温热药还是寒凉药的依据。因此，我们必须弄清楚寒证和热证的基本概念。大凡由于寒邪引起或因身体功能代谢活动过度衰退（阳虚）所产生的证候，称为寒证。如由热邪引起或因身体功能代谢活动过度亢进（阳盛）所产生的证候，称为热证。临床上一般可以从是否口渴、二便情况、四肢冷热、舌苔、脉象等方面去区别（图 2-1-1-3）。

1. 寒证

（1）寒实证：寒性便秘，症见腹满、脐下硬结隐痛、腹冷、脉沉弦。证属脾阳不振、寒邪滞积。治当温阳通便。方用温脾汤。

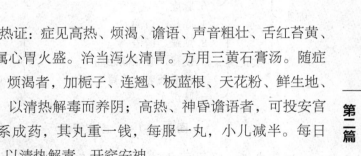

$$\text{寒热} \begin{cases} \text{热证} \begin{cases} \text{1. 口渴引饮} \\ \text{2. 大便秘结} \\ \text{3. 小便短赤} \\ \text{4. 舌质红、苔黄干} \\ \text{5. 脉数} \\ \text{6. 手足躁扰灼热} \end{cases} \text{为热、为实、为阳盛。} \\ \qquad \text{（阳盛则外热；阴虚则内热）} \\ \text{寒证} \begin{cases} \text{1. 口淡不渴} \\ \text{2. 大便稀薄} \\ \text{3. 小便清长} \\ \text{4. 舌质淡红苔白润} \\ \text{5. 脉迟} \\ \text{6. 四肢清冷} \end{cases} \text{为寒、为虚、为阴盛。} \\ \qquad \text{（阳盛则外寒；阴盛则内寒）} \end{cases}$$

图 2-1-1-3　寒热辨证

（2）虚寒证：症见面色㿠白、喜热饮、腹部冷痛、大便稀薄、小便清长、舌质胖嫩、苔白、脉沉弱。证属脾胃虚寒。治当温中散寒。方用附子理中汤。随症加减：腹部冷痛者，加高良姜、炒小茴香、延胡索、乌药，以温中散寒、理气止痛；大便稀薄者，加煨木香、砂仁、罂粟壳，以芳香化浊而止泻。

2. **热证**

（1）实热证：症见高热、烦渴、谵语、声音粗壮、舌红苔黄、脉数实。证属心胃火盛。治当泻火清胃。方用三黄石膏汤。随症加减：高热、烦渴者，加栀子、连翘、板蓝根、天花粉、鲜生地、鲜芦根之类，以清热解毒而养阴；高热、神昏谵语者，可投安宫牛黄丸（此系成药，其丸重一钱，每服一丸，小儿减半。每日1～2次），以清热解毒、开窍安神。

（2）虚热证：本证多见于肺结核病。症见潮热或低热日久不退、肌肉消瘦、唇红颧赤、倦怠、咳嗽、盗汗、咽干、舌红少苔、脉细数。证属阴虚火旺。治当营阴清热。方用清骨散、秦艽鳖甲汤、青蒿鳖甲汤等。症见潮热、盗汗者，可用清骨散，以养阴清热；

第二篇

内科篇

症见低热、骨蒸者，可投秦艽鳖甲汤，以清热除蒸、滋阴养血；症见虚热起伏或夜热早凉、舌红、脉数者，可投青蒿鳖甲汤，以养阴退热；症见阴虚火旺咳嗽咯血者，可用白及、仙鹤草、藕节炭、墨旱莲、蛤粉炒阿胶、茜草炭、鲜生地之类，以凉血止血；口渴、咽干者，加麦冬、天冬、沙参、玉竹之属，以养阴生津。凡属肺结核病，除按上述辨证用药外，还须对病用药，以抗结核杆菌为主，常用药有百部、萱草、黄精、白及、地榆、大蒜等。

（四）虚实

虚实两纲主要用来判断病邪的盛衰与人体抗病能力的强弱（图2-1-1-4）。

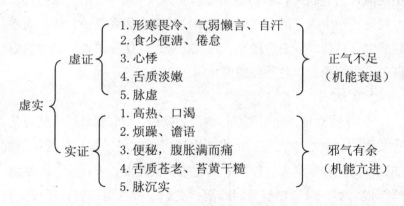

图 2-1-1-4　虚实辨证

1. 气虚证　症见面色㿠白、动则气喘、神疲肢倦、容易出汗、舌胖苔白，甚则脱肛。证属中气不足。治当补中益气。方用补中益气汤。随症加减：面色㿠白、动则气喘者，为肾不纳气，宜酌加肉苁蓉、紫石英、胡桃肉、鹿角胶、膃肭脐等，以补肾阳而纳气。

2. **气实证**　症见胸闷气逆、脘痞胁胀，甚则走窜攻痛，脉弦，舌苔薄黄或微腻。证属七情气逆。治当理气降逆。方用四磨汤或用五磨饮。挟痰湿者，宜开郁化痰，可投四七汤。痞满嗳气者，证属中虚（指胃虚）气逆，治当补中降逆，应用旋覆代赭汤或以越鞠丸加减治之。若症见喉间似有异物阻塞，咯之不出，咽之不下，但饮食吞咽如故，伴有胸闷气逆，脉象弦滑者，此为梅核气（咽神经官能症），当用四七汤酌加全栝楼、薤白头、川郁金、沉香曲、海浮石、开心果（娑罗子）、绿萼梅、金橘叶、佛手片、玫瑰花、紫降香，以理气降逆，化痰解郁。

3. **血虚证**　症见面色萎黄、唇甲色淡、头晕眼花、心悸、虚烦少眠、手足发麻、舌质淡、脉细。证属营血亏虚。治当补血和营。方用四物汤或人参养荣汤。随症加减：手足发麻者，加丹参、鸡血藤、红花、赤芍，以补血活血、和营通络；面色萎黄、神疲肢倦者，可选用八珍汤或十全大补汤，以补气益血。

4. **血实证**　症见产后或经期腹痛、拒按、经下带块、大便秘结、舌有瘀斑、脉细涩。证属瘀血内阻。治当攻逐血瘀。方用桃核承气汤。产后血瘀而腹痛者，当用生化汤（当归、川芎、桃仁、炮干姜、炙甘草），以温中祛寒、活血散瘀。经期腹痛、经下带块者，桃核承气汤去硝、黄，加失笑散（蒲黄、五灵脂）、延胡索、当归尾、败苏木、四制香附、酒炒丹皮、丹参、益母草，以行气活血、散瘀止痛。

二、附方

1. **六味地黄汤**

【组成】熟地、山药、山萸肉、茯苓、泽泻、丹皮。

【功能】滋阴补肾。

【主治】肾阴不足、虚火上炎而致的腰膝疲软、头晕目眩、耳鸣、盗汗自汗、遗精梦泄等症。

【按语】本方加知母、黄柏，名"知柏地黄丸"，主治阴虚火旺、潮热骨蒸；本方加枸杞子、菊花，名"杞菊地黄丸"，主治肝肾不足、头痛头晕、视物昏蒙或眼痛枯涩等症；本方加五味子，则名"都气丸"，主治阴虚咳嗽，甚则喘不得卧，咽燥喉痛，声哑等症；本方加附子、肉桂，名"桂附八味丸"，即"肾气丸"，为温补肾阳的方剂。

2. 真武汤

【组成】熟附子、茯苓、白术、白芍、生姜。

【功能】温阳利水。

【主治】脾肾阳虚所致的水肿、小便少、舌质淡、脉沉细等症。对于慢性肾炎或心源性水肿属于肾阳虚者，有一定疗效。

3. 五苓散

【组成】猪苓、茯苓、泽泻、白术、桂枝。

【功能】利尿健胃。

【主治】诸湿胀满、水饮、水肿、泄泻等证。

【按语】本方加茵陈蒿，名"茵陈五苓散"，主治湿热黄疸、小便不利之证；本方合平胃散（苍术、厚朴、陈皮、甘草），名"胃苓汤"，主治停饮夹食、腹痛泄泻。

4. 四神丸

【组成】肉豆蔻、补骨脂、五味子、吴茱萸、生姜、大枣。

【功能】温肾暖脾，固肠止泻。

【主治】脾肾阳虚所致的五更泄泻、腹痛、腰酸、肢冷、神疲等症。

5. 香砂六君丸

【组成】党参、白术、茯苓、甘草、陈皮、半夏、木香、砂仁。

【功能】补气健脾，和胃化痰。

【主治】脾胃虚弱而兼有痰湿、气滞者。常用于消化不良、慢性肠炎、溃疡病及妊娠呕吐等疾患而见有脾胃虚弱证者。

6. 真人养脏汤

【组成】党参、白术、甘草、当归、白芍、肉桂、肉豆蔻、木香、诃子、罂粟壳。

【功能】补虚温中，涩肠固脱。

【主治】脾胃虚寒，滑脱不禁。症见泄泻或痢疾日久不止，腹痛隐隐，喜暖喜按，胸闷食少，或脱肛，舌淡，脉虚弱等。

7. 黑锡丹（《局方》）

【组成】硫黄、黑锡、川楝子、葫芦巴、木香、附子、肉豆蔻、破故纸、沉香、小茴香、阳起石、肉桂。

【功能】温肾纳气。

【主治】肾气亏虚不能纳气而致之喘咳。

【按语】另有医方黑锡丹，由硫黄、黑锡二药制成。今药房所备，大多为此方。

8. 麻黄汤

【组成】麻黄、桂枝、杏仁、甘草。

【功能】发汗解表，宣肺平喘。

【主治】外感风寒表实证，症见恶寒发热、无汗、头身痛、咳嗽而喘、脉浮紧等。

【按语】本方加重麻黄，再加石膏、生姜、大枣，名"大青龙汤"，适用于外感风寒兼有里热烦躁之证者。

9. 葱豉汤

【组成】葱白、淡豆豉。

【功能】通阳发汗。

【主治】外感风寒轻证，症见恶寒发热、无汗、头痛鼻塞等。

10. 银翘散

【组成】银花、连翘、桔梗、薄荷、竹叶、生甘草、荆芥穗、牛蒡子、淡豆豉、鲜芦根。

【功能】辛凉解表，清热解毒。

【主治】风热犯表，症见头痛发热、有汗或无汗、咳嗽咽痛、口渴、舌质红、苔薄黄、脉浮数。

11. 玉屏风散

【组成】黄芪、防风、白术。

【功能】补气固表止汗。

【主治】阳虚自汗。表虚易患感冒风寒者可用。

12. 荆防败毒散

【组成】荆芥、防风、甘草、茯苓、川芎、羌活、独活、柴胡、前胡、枳壳、桔梗。

【功能】解表散寒。

【主治】风寒感冒，或疮疡初起而有表证者。

13. 理中汤

【组成】党参、炒白术、炙甘草、干姜。

【功能】温补中阳。

【主治】脾胃虚寒之腹痛便溏等症。

14. 白虎汤

【组成】生石膏、知母、粳米、甘草。

【功能】辛凉清热。

【主治】阳明热盛之大热、大汗、大渴、肺洪大等症。

15. 归脾汤

【组成】炒白术、炙黄芪、茯神、党参、炙远志、木香、炙甘草、炒枣仁、当归、龙眼肉、生姜、大枣。

【功能】引血归脾，宁心安神。

【主治】心脾两虚之贫血、神经衰弱等症。

16. 大承气汤

【组成】芒硝、枳实、大黄、厚朴。

【功能】泻实通腑。

【主治】痞、满、燥、坚（大便燥结）的阳明腑实证。

17. 温脾汤

【组成】人参、制附子、干姜、甘草、当归、芒硝、大黄。

【功能】温阳通便。

【主治】久痢赤白、脾胃冷积不消、脐腹硬结疼痛等证。

18. 附子理中汤

【组成】人参、炒白术、炙甘草、干姜、制附子。

【功能】温中散寒。

【主治】寒客中焦，脾胃虚寒，腹痛泄泻等证。

19. 三黄石膏汤（何廉臣《温病辑》方）

【组成】黄连、黄柏、黄芩、生石膏、知母、粳米、甘草。

【功能】泻心胃之火。

【主治】心胃火盛之实热证。

20. 安宫牛黄丸

【组成】麝香、冰片、牛黄、犀角、黄连、黄芩、栀子、郁金、朱砂、雄黄、珍珠。

【功能】清热解毒，开窍安神。

【主治】热病邪入心包，症见高热、烦躁、神昏、谵语、抽搐，以及中风窍闭等证。

21. 清骨散

【组成】青蒿、鳖甲、地骨皮、秦艽、知母、银柴胡、胡黄连、甘草。

【功能】养阴清热。

【主治】肺痨潮热盗汗。

22. 青蒿鳖甲汤

【组成】青蒿、鳖甲、生地、知母、丹皮。

【功能】养阴退热。

【主治】热病后期阴液不足，虚热起伏，或夜热早凉，见舌红少苔、脉细数者。也适用于肺痨潮热、阴虚火旺之证。

23. 秦艽鳖甲汤

【组成】秦艽、鳖甲、柴胡、地骨皮、知母、当归、乌梅、青蒿。

【功能】清热除蒸，滋阴养血。

【主治】肺痨低热。

24. 补中益气汤

【组成】党参、黄芪、白术、甘草、当归、陈皮、升麻、柴胡。

【功能】调补脾胃，升阳益气。

【主治】中气不足、气虚下陷而致之胃下垂、子宫脱垂、肾下垂、脱肛等证；又治气虚发热，症见发热有汗，渴喜热饮，或头痛恶寒，少气懒言，舌嫩色淡，脉虚大等。

25. 四磨汤

【组成】人参、乌药、槟榔、沉香。

【功能】降逆破气。

【主治】七情气逆。气逆甚者，以枳壳易人参（体虚者用人参为宜，恐过于降逆破气而伤正气）。

26. 五磨饮

【组成】人参、乌药、槟榔、木香、炒枳壳。

【功能】理气降逆。

【主治】七情气逆、气厥。

27. 四七汤

【组成】姜半夏、姜汁炒厚朴、茯苓、紫苏、生姜、大枣。

【功能】理气解郁化痰。

【主治】情志不畅、气郁痰阻、胃痛呕吐痰涎等证。

28. 旋覆代赭汤

【组成】旋覆花、代赭石、党参、法半夏、炙甘草、生姜、大枣。

【功能】降逆祛痰，扶正益胃。

【主治】胃气不和、痰浊内阻而致之脘闷、呃逆、呕吐。

29. 越鞠丸（又名"解郁丸"）

【组成】香附、川芎、苍术、焦六曲、炒栀子。

【功能】行气解郁，健胃消滞。

【主治】气、血、痰、火、湿、食诸郁，症见胸膈痞闷、吞酸呕吐、饮食不消，或瘀滞经痛之属寒证者。

30. 四物汤

【组成】当归、白芍、熟地、川芎。

【功能】补血、调血。

【主治】血虚不足及妇女月经不调等证。

31. 人参养营汤

【组成】党参、白术、蜜炙黄芪、炙甘草、陈皮、肉桂心、当归、熟地、五味子、茯苓、远志、白芍、大枣、生姜。

【功能】补益气血，养心安神。

【主治】气血虚弱，症见面色萎黄、心悸、健忘、失眠或虚损劳热。

32. 八珍汤

【组成】当归、川芎、熟地、白芍、党参、白术、茯苓、甘草。

【功能】补气益血。

【主治】气血两虚证。

33. 十全大补汤

【组成】党参、白术、茯苓、甘草、川芎、当归、白芍、大熟地、黄芪、肉桂。

【功能】调补气血。

【主治】气血虚弱重证。

34. 桃核承气汤

【组成】桃仁、大黄、桂枝、芒硝（冲服）、甘草。

【功能】泻下瘀血。

【主治】下腹蓄瘀，见肿块疼痛、拒按，大便色黑，谵语烦躁，夜间发热及血瘀经闭、经痛。可用于胸、腰椎骨折早期出现疼痛、腹胀、便秘、尿闭者。

35. 萆薢分清饮

【组成】萆薢、乌药、益智仁、石菖蒲（一方加茯苓、甘草梢）。

【功能】分清去浊，温肾化气。

【主治】阳虚肾气不化，小便频数、混浊不清等证。

【按语】本方加芡实、金樱子、荠菜花、菟丝子、覆盆子等治疗乳糜尿有较好的效果。

三、治验病例简介

（一）表里实热证

病例 李某，女，38 岁，靖江人。

病史：周身散发风疹（荨麻疹）4 天，经用苯海拉明、非那根、葡萄糖酸钙等抗过敏药未奏显效。

刻诊：患处瘙痒异常，搔之隆起，色红，肤热，伴有发热，口渴，大便秘结，小便短赤，舌质红，苔黄，脉数实。

诊断：风疹块（荨麻疹）。由外感风邪、阳明郁热所致。

治疗：解表清里（表里双解）。防风通圣散加减。药用荆芥 9 克，防风 9 克，苏薄荷 9 克，栀子 9 克，黄芩 9 克，生石膏 30 克，大黄（后下）9 克，元明粉（冲服）9 克，茺蔚子 9 克，凌霄花 9 克，连翘 12 克，六一散 12 克。

疗效：上方服 1 剂后，大便通畅，发热渐退，风疹亦可。再进 2 剂，诸症悉退，风疹未起。

【**按语**】本病例属表里实热证，故用防风通圣散最为适宜。依据个人临床体会：风疹块色红而肤热者，属血分郁热，宜酌加凉血活血药，如丹皮、丹参、赤芍、生地、紫草、鲜茅根等；偏于湿热者，宜酌加黄柏或苦参、龙胆草、木通、车前子、泽泻等；偏于风湿者，宜酌加祛风止痛药，如苍耳子、白鲜皮、地肤子、海桐皮、野菊花、蝉蜕等；因食螃蟹、鱼、虾等过敏者，宜加解毒、抗过敏药，如紫苏、砂仁等。

（二）半表半里证

例 1 吴某，男，36 岁，靖江人。

病史：自述寒战方止，高热继起，汗出热退，隔日发作1次。如此发作已有2次，午饭时又发作。

刻诊：高热（39.5℃），头痛，周身酸痛，脘闷呕恶，舌苔黄而微腻，脉弦数。

诊断：疟疾。此乃邪伏少阳之候。

治疗：和解截疟。小柴胡汤加减。药用柴胡12克，黄芩9克，法半夏9克，槟榔12克，酒炒常山12克，煨草果6克，甜茶叶9克，乌梅肉6克，姜汁炒川朴6克，生姜3片、大枣4枚。

疗效：上方服3剂，已不发作。血涂片检查，未找到疟原虫。1个月后随访，服药后未复发。

例2 李某，女，34岁，江宁人。

病史：发作性右上腹痛已有年余。曾在南京某医院就诊，诊断为"胆囊炎，伴发胆结石"。经输液和使用抗菌素治疗，病情有所减轻。后又至南京某中医院诊治，服中药32帖，病情进一步好转，但右上腹依然时发隐痛。此后又到某公社医院就诊，服中药24帖，未见效。本周因食用油腻食品，疼痛加剧。

刻诊：右上腹疼较剧，且向右侧胁、肩、背部放射，伴胸脘痞闷，心烦欲呕，口苦，尿黄，食欲不振，大便干燥，舌质红，苔黄腻。

检查：墨菲征（＋），巩膜轻度黄染。

诊断：胆囊炎伴发胆结石。由肝胆气滞、湿热蕴结所致。

治疗：利胆排石，消炎止痛。小柴胡汤合胆道排石汤加减，结合针灸疗法以助治。药用醋柴胡9克，淡黄芩9克，姜半夏9克，川郁金9克，元胡索9克，金钱草6克，海金沙15克，块滑石15克，白芍15克，元明粉（冲）9克，川朴花9克，沉焦曲9克，炒鸡内金（研）9克，山豆根12克，板蓝根15克，虎杖30克，茵陈 15 克。穴取支沟、胆囊、至阳、胆俞、丘墟。另单针石关，中等刺激（即平补平泻法），留针 15 分钟。

疗效：上药服 2 剂并结合针灸治疗后，胆区疼痛大减，大便亦爽，食欲亦有好转。继服 3 剂仍结合针灸治疗后，胆区疼痛消失，以手按压亦无痛感，食欲振奋，巩膜黄染消退，小便转清。效不更方，上方再配 5 剂，隔日服 1 剂，以巩固疗效。3 个月后，其邻人来宁治病，询其病情如何，云愈后从未复发，早已下田劳动。

（三）里寒实证

病例　耿某，男，41 岁，句容人。

主诉：肚腹胀痛、大便不通 1 天。

病史：昨天下午在日间剧烈劳动后，突感腹部疼痛，继则腹胀，大便不通，亦无矢气。经当地医院诊治，诊为"肠梗阻"，用甘油灌肠，大便未通。服中药"大承气汤"以苦寒攻下，亦未见效。拟转往南京某医院治疗。际此危急情况下，由其邻人介绍邀余诊治。

刻诊：全腹胀满，胸闷气急，然腹痛较轻，无攻撑，无矢气，不能饮食，食之即吐。腹部膨隆，叩之如鼓，四肢厥冷，精神萎靡，呻吟不已，舌质淡，苔白腻，脉沉细。

诊断：腑气闭结证。亦名"肠结症"，实由于动力性肠梗阻而引起的肠麻痹。

治疗：温阳通便，理气降逆。温脾汤加减。药用潞党参 12 克，炒白术 9 克，炙甘草 9 克，炙黄芪 15 克，熟附片 9 克，炮干姜 9 克，炒枳实 12 克，生川军 12 克，元明粉（冲）9 克，番泻叶 9 克，姜半夏克，紫降香 9 克，推车客（粪蜣螂）2 只。

疗效：由于患者得食即吐，不能服药，遂针刺两侧内关，经强刺激捻针 5 分钟后留针，即刻服药，服之未吐。3 时后，腹部听诊已闻及肠鸣音，但仍无矢气和便意。继针内关、天枢、气海、足三里，再服上药二煎，药后 2 小时，矢气频转，大便立通，腹胀霍然消退。

【按语】

（1）肠梗阻的临床表现为"痛、胀、呕、闭"四大特征。其中以"闭"为主要矛盾，故治疗重在疏通肠道，便通气畅，则"痛""胀""呕"三症可随之消失。在治疗方面，当以攻下通便为主。同时，还须结合肠梗阻的不同原因（如血瘀、气滞、虫积等）进行辨证施治。

（2）本病例为动力性肠梗阻而引起的肠麻痹。从上述脉症来看，属于腑气闭结证。由于是寒凝气滞为患，治当温下理气为主，故取温脾汤加减。方中用附子、干姜以温中散寒；用参、芪、术、草以补气扶正；用枳实、降香、半夏以理气降逆而止呕；投以蜣螂、番泻叶、硝、黄，旨在泻实而通腑气。

（3）由于本病例寒伏中州，脾肾阳虚，腑气痞阻，邪实正虚，所以采用上方，以攻补兼施，寒热并行，扶正祛邪。

（4）腑气闭结证（肠麻痹），除用上方外，余还曾用"吸咽通气散"（取巴豆壳 3 克，研粗末，另用香烟一支，撕去卷纸，将烟丝与巴豆壳粗末拌匀，然后放于烟斗上，烧之吸气，吸后喉间有轻度辛辣刺激感，一般于 20 分钟左右即有肠鸣，随之出现嗳气和放屁现象，病情随后缓解而消失）治愈 2 例。兹不揣谫陋，特录于此，以供参考。

（四）里热证、里实证

例 1　汪某，女，45 岁，江宁人。

病史：自述素有习惯性便秘，口臭异常。近半个月来，牙齿经常出血，口服维生素C、维生素K、长效磺胺（S.M.P）以及果导等，并服中药犀角地黄汤等，均未奏效。

刻诊：身热，烦渴，口臭异常，牙龈溃烂出血，大便秘结4～5天一解，舌燥有裂纹，苔黄，脉数实。

辨证：阳明热盛，火毒上蒸。

治疗：清热解毒，泻实通腑。大承气汤合三黄石膏汤加减。药用生石膏30克，炙知母12克，生甘草5克，黄芩9克，黄柏9克，板蓝根15克，山豆根15克，丹皮5克，大黄9克，炒枳实9克，元明粉（冲）9克，鲜茅根30克。

疗效：上药3剂后，身热已退，大便日行一次、较软，口臭减，衄血亦止。继服3剂，诸症悉退。

【按语】

（1）治病必求于本。所谓"本"，此处指机体病证的主要方面。本病例的重点是肠胃郁热证，即《伤寒论》中所谓"阳明经病合并腑病"。病之"症结"在肠胃，这是"本"；肠胃郁热上攻而致牙龈溃烂出血，这是"标"。故治当以泻火通便为主，如单治牙龈出血，这是"扬汤止沸"之法，所以无济于事。投以大承气汤合三黄石膏汤以攻下泄热，这是"釜底抽薪"之法，所以应手取效。

（2）大承气汤合三黄石膏汤加减之剂，旨在用大承气汤苦寒攻下，利气通便，以荡涤肠腑燥实之邪（燥粪），用三黄石膏汤清热解毒，以泄肠胃之郁火。如此大便可通，燥粪可除，肠胃郁热可消，郁热既消，是以口臭、烦渴、衄血、舌燥等无不随之消失。

例2 高某，男，42岁，句容人。

主诉：右下腹痛伴发热、呕吐1天。

刻诊：脘腹胀闷，恶心呕吐，食欲差，腹痛，大便秘结，三日未解，发热（38.9℃），尿短赤，舌质红，苔黄腻。

检查：麦氏点压痛与反跳痛（+），肛门指检（+），阑尾穴压痛明显。

实验室检查：白细胞总数 $12 \times 10^9/L$，中性粒细胞占比82%。

诊断：急性阑尾炎。由气滞血瘀、热郁肠腑所致。

治疗：清热通腑，消炎散瘀。大黄牡丹皮汤加减。药用生川军9克，粉丹皮12克，桃仁泥10克，红藤30克，败酱草30克，金银花15克，连翘12克，紫花地丁30克，蒲公英30克，赤芍15克，生甘草6克。

疗效：服药2剂，身热渐退（37.6℃），大便通畅、较软，麦氏点压痛、反跳痛大减。继服2剂，体温降至37.4℃，麦氏点压痛与反跳痛轻微。再服2剂，体温正常（37℃），大便稀薄，麦氏点压痛与反跳痛已除。恐其炎症未除，乃以上方去大黄，加大黄叶10克，虎杖15克，再进2剂，诸恙全消，而告痊愈。

例3 赵某，男，36岁，淮阴人。

主诉：上腹部疼痛难忍伴有高热、呕吐2天。

病史：前日中午，暴饮暴食，遂感胃脘饱闷、隐痛不适，及至晡午，疼痛突然加剧，痛如刀割，且向腹部放射。当地某医院诊断为"急性胰腺炎"，予服四环素、氯霉素、颠茄酊，注射阿托品等，未获显效。

刻诊：上腹胀痛、拒按，痛向肠部牵引，高热（39.2℃），恶心呕吐，口渴欲饮，小便短赤，舌质红，苔黄腻，脉滑数。

诊断：急性胰腺炎。肝气横逆、肠胃郁热所致。

治疗：疏肝和胃，通腑泄热。大柴胡汤加减，并结合针刺以助治。药用柴胡9克，黄芩9克，炒枳实9克，法半夏9克，姜汁炒竹茹12克，生白芍12克，生川军9克，川楝子12克，延胡索9克，广木香9克，连翘12克，龙胆草9克，板蓝根12克，生甘草5克。针刺内关、足三里、中脘、内庭、公孙、合谷、大椎、太冲，用强刺激，留针20分钟。

疗效：针刺与服第一剂药后，脘痞腹痛减轻，发热渐退，已不呕吐。针刺与服第二剂药后，脘痞大减，疼痛轻微，发热已除。针刺与服第三剂药后，诸证皆退，宛如常人，但食欲不振，午后微有低烧，此炉烟未熄，颇有死灰复燃之象，以上方去大黄、竹茹、枳实、龙胆草，加乌梅、胡黄连、沉香曲各8克，炒鸡内金（研）6克，砂仁（后下）3克，以健脾消食、疏肝泻热，三剂后诸症悉除。

（五）里虚证、里寒证

例1 张某，男，62岁，江宁人。

主诉：每天黎明时肠鸣腹泻，已历3年余。

病史：2年前就因经常肠鸣、腹痛、泄泻在公社医院诊断为"慢性肠炎"，经服合霉素、黄连素片等未效。此后又至南京某中医院就诊，诊断为"脾虚泄泻"，经服资生健脾丸等，亦未见效。

刻诊：每日凌晨脐下作痛，继之肠鸣泄泻。腹部畏冷、喜暖、喜按，得温则舒。食欲不振，消化不良，四肢清冷，小便清长，舌质淡，苔白腻，脉沉细。

诊断：慢性肠炎。脾肾阳虚证。

治疗：温补脾肾。四神丸合附子理中汤加减，并结合针刺以助治。药用破故纸12克，益智仁12克，煨诃子9克，制附片10克，炮干姜6克，煨木香9克，砂仁（后下）4克，蔻仁（后下）4克，炒苡仁15克，炙鸡内金9克，炙甘草3克，罂粟壳9克，大枣4枚、生姜3片。针灸取天枢、十字灸（即水分、天枢、气海）、足三里、神阙，轻刺激，重灸，隔日施术一次。

疗效：上方共服6剂，针灸3次，疾病告愈。

第二节　脏腑经络辨证用药的规律性

依据脏腑辨证用药，即本草学上所谓的"分经用药"或者"归经"，是说把药物作用同人体的脏腑经络密切地结合起来，以说明某药对某些脏腑经络的作用最为显著。这种用药方式，也离不开阴阳五行和经络学说的指导。

脏腑用药在临证上有着很大的实用意义，因为用药治病，总是针对某些受病脏腑所呈现的一些主要证候进行施治的，所以就必须先明确哪些药物对罹病脏腑所呈现的证候奏效最捷，然后选方遣药，才能中的。这对于学习中医学时间不长，对药物性效略有所知，但欠熟稔和不能运用自如的人尤为必要。例如：见到一个肾虚病人，首先需辨别其为阴虚还是阳虚，这样才能决定在施治的时候是滋阴还是补阳。证候辨清了，那么有哪些滋阴药或补阳药可资运用呢？初学者对此往往颇感困惑。笔者把多个脏腑常用的补泻方药汇集起来（其中药物收集较多，至于方剂仅是案例，并不完备），以便检阅查考，希望对他们临证遣方用药有所裨助。

用药治病，目的不外扶偏救弊，使阴阳偏颇的病体重归平衡，从而达到"阴平阳秘"、恢复健康的目的。因此，脏腑用药，大要不越补虚、泻实二端。本节内容就以补、泻两项为中心试加讨论。

本节内容以临床实用为主，其中大部分内容虽与本草学著述中记载的"药物归经"相符，但也有不尽相合的，因此称为"脏腑病中药治疗的规律性"，而没有依照传统习惯名之为"药物归经"。

一般说来，五脏藏精气而不泻，不足者多，有余者少，故五脏为病（尤其是脾肾二脏）多虚证而少实证。所谓"实"，也常是指气有余或气机之窒滞而言。六腑主化物而不藏，以运输为专职，宜于活动不滞，功在走而不在守，是以先贤每谓六腑"以通为补"，殊少补益专剂，其中二肠、膀胱更是如此。

三焦系合人身胸腹中之全部脏腑言，故上、中、下三焦为病，无一非诸脏腑之病，其用药也就因各脏腑经络之病而定。因此，本节于《三焦》这一小节即略。心包络为心之卫护，平时代君行令，有病则代君受邪，其受病情状与用药宜忌几乎与心主相同，故《心包络》节亦从略。

辨证施治是祖国医学的最大特色，因此中医治病不恃特效药和特效方，而一定要先按四诊八纲的规律辨其证，然后再选药组方。虽说虚则补之、实则泻之、虚则补其母、实则泻其子为治疗之常道大法，但病因不同，病机各殊，各脏腑间又有着密切关联而又复杂的生克制化关系，因而常道中也有变道，大法中又有异法，莫明乎此，在治疗上就难以获效，因此，每小节于方药之后还附以"理""法"上的讨论。

一、手太阴肺

（一）补

1.补肺气

（1）药：黄芪、人参、党参、沙参、紫河车、鹿角胶、白及、蛤蚧、虫草、胡桃、百合、甘草。

　　（2）方：保元汤（李东垣）（人参、黄芪、肉桂、甘草）

　　2.敛肺气

　　（1）药：诃子、罂粟壳、乌梅、五味子、五倍子、白果。

　　（2）方：生脉散（《千金方》）（人参、麦冬、五味子）

人参饮子（生脉散加白芍、当归）

　　3.滋肺阴

　　（1）药：阿胶、山药、沙参、天冬、麦冬、石斛、玉竹、黄精、天花粉、蔗汁、梨汁、冰糖、百合、柿蒂、饴糖、川贝、地黄。

　　（2）方：麦门冬汤（仲景）（麦冬、半夏、人参、甘草、大枣、粳米）

养阴清肺汤（验方）（生地、麦冬、玄参、贝母、薄荷、丹皮、乌药、甘草）

百花膏（《济生方》）（百合、款冬花）

琼玉膏（人参、生地、茯苓、白蜜）

清燥救肺汤（喻嘉言）（石膏、枣仁、霜桑叶、枇杷叶、人参或沙参、麦冬、阿胶、胡麻仁、甘草）

（二）泻

　　1.泻肺火

　　（1）药：石膏、黄芩、知母、栀子、地骨皮、桑白皮、桔梗、浙贝、马兜铃、胆星、射干、苇茎、胖大海、竹沥、竹叶、竹茹、栝楼、天花粉、玄参、沙参、麦冬、天冬、白茅根。

　　（2）方：泻白散（钱乙）（桑白皮、地骨皮、甘草、粳米）

二母散（《局方》）（知母、贝母）

白虎汤（仲景）（石膏、知母、甘草、粳米）

麻杏石甘汤（仲景）（麻黄、杏仁、石膏、甘草）

2. 散肺寒

（1）药：麻黄、杏仁、陈皮、橘红、半夏、紫苏、生姜、干姜、白豆蔻、桂（包括肉桂、桂枝及桂心，下同）、紫菀、款冬花、旋覆花、白芥子。

（2）方：三拗汤（《局方》）（麻黄、杏仁、甘草、生姜）

小青龙汤（仲景）（麻黄、桂枝、芍药、甘草、半夏、干姜、细辛、五味子）

干姜汤（《外台》）（干姜、桂子、麻黄、杏仁、甘草、紫菀、五味子）

二陈汤（验方）（陈皮、半夏、茯苓、甘草、生姜）

3. 祛痰止嗽

（1）药：杏仁、桔梗、贝母、前胡、白前、苏子、白芥子、莱菔子、枇杷叶、紫菀、款冬花、旋覆花、马兜铃、百部、陈皮、橘红、天南星、皂角、栝楼、远志、车前草、蛤蚧、海蛤、半夏。

（2）方：射干麻黄汤（仲景）（射干、麻黄、紫菀、款冬花、半夏、细辛、五味子、生姜、大枣）

苏子降气汤（《局方》）（苏子、半夏、前胡、厚朴、陈皮、沉香、当归、甘草。一方无沉香有肉桂）

三子养亲汤（《韩氏医通》）（紫苏子、白芥子、莱菔子）

甘桔汤（仲景）（甘草、桔梗）

小陷胸汤（仲景）（半夏、栝楼、黄连）

杏苏散（吴鞠通）（杏仁、苏叶、陈皮、半夏、茯苓、甘草、桔梗、前胡、枳壳、生姜、大枣）

4. 泻肺利水

（1）药：甘遂、大戟、芫花、牵牛、大腹皮、葶苈子、桑白皮

（2）方：葶苈子大枣泻肺汤（仲景）（葶苈子、大枣）

控涎丹（《三因方》）（甘遂、大戟、白芥子）

肺属脏，合大肠，有里证亦有表证。

肺主气，司呼吸，受病后最主要和最常见的表现是咳嗽喘息。

肺开窍于鼻，又合皮毛，所以六淫之邪侵入多见犯肺。外感病时，流涕、鼻阻、喷嚏、咳嗽是最常见的病候。外感第一步，不论邪为风寒、风热，皆见肺家发病居多，治疗时也就多需从宣泄肺气着手，麻黄、杏仁、荆芥、薄荷、桔梗、牛蒡子、桑叶等俱是肺家药。

肺家实大要不外痰结与气窒，治当祛痰理气。但此中又有寒热，肺气郁塞内壅生热时，当用清泄肃降法以通肺之滞塞，桑白皮、桑叶、枇杷叶、白苏、浙贝、栝楼、枳壳、马兜铃、葶苈子等皆是治肺热气滞、郁结不宣证者；属寒者，多用麻黄、杏仁、苏子、陈皮、厚朴、紫菀、款冬花等。

肺病大体可分为实热、燥热与虚寒诸证型。实热证多由外感起，治当泻，用泻肺火剂是。燥热与虚寒证则多由内伤，成因失治、误治而成，燥热证治当清润，可选用滋肺阴药中之二冬、沙参、天花粉、石斛、玉竹、梨汁等，虚寒证治当温补，但补肺之品多清凉滋润，可治燥热而不可治虚寒，肺脾二脏子母相生，肺气虚寒时脾亦受累，但脾为湿土，喜燥恶湿，肺为燥金，喜润恶燥，二脏喜恶适反，因而润肺大过就可能伤及脾土，发生寒中泄泻诸病，此为子虚及母，是故古人治肺气虚寒时常用补土生金之法，培母荫子，多用健脾温胃之品，如白蔻、砂仁、干姜、丁香、益智仁、人参、党参、白术、甘草等。

肺病由于内伤者也不一致，有因脾胃伤损虚弱，饮食减少或运化失职，以致土虚不能生金成肺病者，又有因肾阴亏损而致者，因肾肺亦为子母脏，子虚即盗母气以自救，肺之气因而耗损，且肾为水脏，水虚不能制火，火即妄动而刑肺金。

短气不足以息也是肺病常见的一个症状，此可因肺气壅塞（属实）所致，也可由肺虚无权（属虚）所致，后者当用参、芪等补肺之品。又有的肾虚气不摄纳上冲于肺而致短气不足以息者，此时摄肾即所以敛肺，可用诃子、罂粟花、五味子等固摄收敛之品。

咯血亦为肺病，热盛者宜清肺火，燥者当润，但均需兼以宁肺止咳之品。

声之出入紧闭亦由肺司理，因此声闭音嘶者亦常以开提肺气入手，可用桂枝、胖大海、射干、牛蒡子、蝉蜕、玉蝴蝶等，至若久嗽失音者，多用诃子等敛肺之品治之。

《内经》云："心者君主之官……肺者相傅之官，治节出焉"，又谓"肺朝百脉"，说明肺佐心而主治节，后贤又有"气为血帅，气行则血行""血为气母，血至气亦至"等语，可知血（心）气（肺）关系至密，临证治疗属虚的出血证时，单从心治血往往不效，常需加入补气之剂，活血通经逐瘀时，除血分药外，也每需兼用行气之品。

肺合大肠，肺气清肃则大肠顺降得宜，二便通利，故又有"泻肺利水"一法。

肺为娇脏，质最柔嫩，畏寒亦畏热，应用大寒大热之剂时均应格外审慎。

二、手阳明大肠

（一）补

1. 涩大肠

（1）药：赤石脂、禹余粮、诃子、罂粟壳、五倍子、乌梅、龙骨、牡蛎、椿樗白皮、石榴皮。

（2）方：①桃花汤（仲景）（赤石脂、干姜、粳米）；②赤石脂禹余粮汤（仲景）（赤石脂、禹余粮）；③诃子散（李东垣）（诃子、罂粟花、干姜、橘红）。

2. 温大肠

（1）药：豆蔻、砂仁、荜拨、干姜、高良姜，并参见下节"温脾汤"剂。

（2）方：四神丸（《准绳》）（肉豆蔻、吴茱萸、破故纸、五味子）。

（二）泻

1. 调气

（1）药：枳壳、厚朴、木香、乌药、陈皮、苏梗、大腹皮。

（2）方：朴黄丸（《医学心悟》）（厚朴、大黄、木香、陈皮）。

2. 泻下

（1）药：甘遂、大戟、芫花、牵牛、商陆、巴豆、大黄、芒硝、枳实、续随子、鸡屎白、芦荟、槟榔、番泻叶。

（2）方：①大承气汤（仲景）（大黄、芒硝、枳实、厚朴）；②大黄牡丹汤（仲景）（大黄、丹皮、桃仁、冬瓜仁、松子仁）。

3. 泻热

（1）药：大黄、黄连、黄芩、黄柏、芒硝、白头翁、秦皮、马齿苋、龙胆草、槐实、槐花、地榆、胡黄连、知母、甘遂、大戟、商陆、牵牛、芦荟、番泻叶、胖大海。

（2）方：①白头翁汤（仲景）（白头翁、秦皮、黄连、黄柏）；②大陷胸汤（仲景）（大黄、芒硝、甘遂）；③凉膈散（《局方》）（大黄、芒硝、黄芩、栀子、薄荷、连翘、甘草）。

大肠属腑，合肺，无表证，皆属于里。

大肠为"传导之官"，主输泄糟粕，职司大便，所以有腹泻、滞下、便结等大便异常时，多需从大肠治。

大肠以通泄为顺，似无补涩之理，但若因不能固摄而致滑脱不禁时（久泻、久痢、脱肛等），即当以脱者固之、涩以收之、陷以举之诸法治之，所谓"涩大肠""补大肠""实大肠"，不外此义。又，大肠寒泻仅是标，其本在于脾或肾的虚寒，温补脾肾则大肠可固，故温养大肠专药不多。脾胃虚寒，大肠亦将受累，因而阳气不运、沉寒痼冷积于肠间所致的便结，不能专以攻下为能事，治当温脾阳以鼓其传导之力，则大便自行，即使用泻下药亦只居于辅佐地位，且大肠承脾胃之下源，肾又开窍于二阴，脾肾阳衰，大肠即可发生泄泻，是知脾肾阳虚为病之本，肠寒仅是标的表现，因而在滑脱虚候时，固涩仅是治标，治本当于温补脾肾中求之。若因中气虚或清阳下陷以致滑脱者，则东垣之补中益气汤最是对证。

大肠实热，治当泻。所谓泻大肠，大抵不外泻其结热与通其气滞而已。但有因津液不足或血气不行以致便秘者，治当益阴或补气。因知大肠燥结当分虚实，实证是火盛液枯，应用泻热药中的苦寒重剂以清火；虚证是因液干以致秘涩，治当滋阴养血，可用当归、桃仁、麻仁、郁李仁、杏仁、地黄、肉苁蓉、何首乌等。

大肠因热结实结而滞塞不通者，又多源于气滞不宣，但攻其结，不理其气，殊难奏效，甚至有愈攻愈滞者，所以泻热破结，还须以气药为宣导，即使虚证便秘，亦应于润下药中参以调气之品。又有尽人虚人，不任峻剂攻导，只用气药运行其气机即可通调者，亦不可不知。

大肠受湿，则现泄泻。大肠承脾胃之下流，大肠不可生湿，每因湿困脾土、脾失健运以致受脾胃之湿而为病，故治大肠湿每以治脾为先务。土生金，肺又与大肠相表里，故此亦合乎"虚则补其母"之义。用药当以砂仁、蔻仁、干姜、肉桂、附子、枳实、厚朴、二术、吴茱萸、半夏等为是。唯湿流大肠有湿热与寒湿之殊，施治方面就因而有了清与温的不同。上述仅指寒湿言，至若湿热为患，则需运用黄芩、黄连、栀子、黄柏、白头翁、秦皮、马齿苋诸味了。

大肠下血应分寒热虚实，实热者泻其热，虚寒者多用温补收涩之剂。

肺与大肠相表里，肺气虚则肠坠气陷，举也须补气，某些润肺生津药，如杏仁、栝楼仁、牛蒡子等也有滑肠通便的作用。再者，大便不通，热气可上蒸于肺而令肺热，以致某些痰浊壅肺的喘嗽证，此时可借泻下作用使肺气通利而助喘嗽向愈。

大肠和小肠的关系主要就是二便的关系。一般说来，受病后二者量的多少适呈反比例，即小便流利时大便秘，大便溏时则小溲短赤，所以在水泻病时也常用胃苓汤等"利小便以实大便"。

三、足太阴脾

（一）补

1. 温脾阳

（1）药：豆蔻、草果、砂仁、吴茱萸、小茴香、丁香、荜澄茄、川椒、胡椒、香附、乌药、高良姜、生姜、干姜、煨姜、附子、羊肉、益智仁、白芥子、藿香、佩兰、佛手、厚朴、半夏、苍术、白术、炙甘草。

（2）方：①理中汤（仲景）（人参、白术、干姜、炙甘草）；②附子理中汤（仲景）（即理中汤加附子）；③真武汤（仲景）（附子、白芍、白术、茯苓、生姜）；④香砂六君子汤（《局方》）（木香、砂仁、陈皮、半夏、人参、白术、茯苓、甘草）；⑤实脾饮（《济生方》）（白术、茯苓、厚朴、大腹皮、木香、草豆蔻、附子、黑姜、木瓜、甘草、生姜、大枣）。

2. 养脾阴

（1）药：山药、芡实、龙眼肉、黄精、扁豆、苡仁、阿胶、当归、熟地、藕、莲子、蜂蜜、饴糖、大枣、胡麻仁、柏子仁，并参见"养胃阴"剂。

（2）方：①归脾汤（《济生方》）（人参、黄芪、当归、白术、龙眼肉、酸枣仁、茯神、远志、木香、甘草、生姜、大枣）；②参苓白术散（《局方》）（人参、白术、茯苓、山药、扁豆、莲子、苡仁、砂仁、桔梗、甘草、陈皮）。

3. 补气及升举中陷

（1）药：黄芪、党参、紫河车、升麻、柴胡、葛根、白芷、桔梗、豆蔻、砂仁、苍术、白术、陈皮、炙甘草。

（2）方：①补中益气汤（李东垣）（升麻、柴胡、人参、黄芪、当归、白术、陈皮、甘草、生姜、大枣）；②七味白术散（钱乙）（人参、白术、茯苓、葛根、藿香、木香、甘草）；③黄芪建中汤（仲景）（黄芪、桂枝、白芍、饴糖、甘草、生姜、大枣）；④四君子汤（《局方》）（人参、白茯苓、白术、甘草、生姜、大枣）。

（二）泻

所谓"脾实"，系指其气滞窒不舒言。因脾以运行气化为职司，运行不健，即气化不宣，治当疏调或振作与鼓动之以通其壅滞利其运行，可用顺降开泄（枳实、厚朴、槟榔、腹皮、陈皮、莱菔子、郁金、栝楼、薤白等）与芳香鼓舞（砂仁、蔻仁、陈皮、桔梗等）之品。郁热壅遏者，可用丹皮、栀子、黄芩、黄连之属清泄。寒湿滞结者，可用干姜、茯苓、白术、藿梗、佩兰辈温化。母病及子以致痰涎积滞者，可用杏仁、贝母、二陈之类，实则泻其子，利肺即所以泻脾。脏病及腑致而令纳谷不化者，可用山楂、神曲、二芽、鸡内金之属，理脾亦所以健胃。可见治病当求其本，泻脾殊少专剂。

脾属脏，合胃，脾无表证，皆属于里。

脾为中土，灌溉四旁，主司运化。脾与各脏皆有关系，其中与胃相表里，其间关联尤切。脾胃均喜甘恶苦，喜香恶秽，喜利恶滞，故二者用药略同，临证上亦常相提并论。但脾胃的性能还是有区别的，要知胃主纳谷受食，脾主运化；胃为燥土，本性喜润喜凉而恶燥，脾为湿土，喜燥喜温而恶湿；且二者一降一升，故呕逆多从胃治，泄泻多从脾治。

脾主运化，"运"是运输，"化"是消化。食物入胃后，借着脾阳和命门之火的作用将五谷腐熟消化，然后将消化后所形成的津液精微输送至周身，以养育脏腑百骸，因之脾病证候，主要表现在运化失常方面，为饮食不化、腹及胃脘满胀、少气懒言、面白无华或萎黄以及二便失调等。

脾胃健运，则元气得以滋养而充沛，形体健而不病，即使偶为外邪所中，因正气充足，亦能抗邪而易于恢复。

脾不仅运化水谷精微，还能运化水湿，若脾虚不能运化水湿，就可能发生便溏、水肿、臌胀等证候。《黄帝内经》中的"脾恶湿""诸湿肿满皆属于脾"，以及后贤所说的"脾病生湿""脾虚湿肿"等，皆由此而来。在处理这些证候时，常用健脾以利湿之法。除湿外，他如气、血、痰、食等，也都和脾有着极其密切的关系。

人体内的气大致有三，即肾的先天之气、脾胃的后天之气与肺的呼吸之气。当脾气不足出现肺虚病候时，治当用参、芪、术、草之辈以补气；但脾以运化为职，必有吹嘘振作动荡之功，方能宣畅中州气化，输布津液以营养脏腑肢体，而且也只有为此才能达到补助脾气的目的，所以补脾必以理气为先。本节列举之"温脾"剂中即多芳香宣散理脾快胃之品。至若脾阳下陷者，则当用升、柴、葛、芷等并配伍参、芪等补气之品以升举中气。

脾又司统血。虽说"心生血"，但生血之源的津液却来自于脾，可知脾和血的生、统都有密切关系。因之补脾阳剂，如阿胶、当归、熟地、山药、芡实、龙眼肉、大枣等亦均是补血要药。"脾统血"是指脾气的功能而言，因"气为血帅"，所以在大失血或血溢久病不止时都需补气以摄血。血在健体所以能运行营间，也主要是由脾在司理。

食滞不化，是由于脾不健运，所以在遇到伤食及食滞病时，常要消食与健脾二法并用。至若因脾虚以致胃纳不多及发生积食不化时，更要从健脾入手。

脾健运即能使水津四布，不致凝痰积饮，所以在脾虚津液不能运化转输以致积聚而成痰饮时，也常从健脾方面着手，故先贤有"脾为生痰之源，肺为贮痰之器"之说。

脾主四肢肌肉。脾虚不能运湿时，可能发生肢肿，肌弱不包营肌肉时，则肌肉瘦弱或干枯消损。

脾开窍于唇。脾大虚时，可见唇色苍白。前已述及脾胃与五脏密切相关，则知调五脏即所以治脾胃；七情、六淫及饮食劳倦皆能伤脾，能去伤脾之因，亦即治脾胃，是知治脾胃之方药犹不局限本篇有关脾胃二节内所列举者。

四、足阳明胃

（一）补

1. 扶胃阳　同上节"温脾阳"剂。

2. 益胃阴

（1）药：石斛、玉竹、生地、玄参、沙参、麦冬、天冬、天花粉、白茅根、蔗汁、梨汁、藕汁、西瓜、山药、莲子、苡仁，并参见"养脾阴"剂。

（2）方：①益胃汤（叶天士）（沙参、生地、麦冬、扁豆、竹叶、贝母、桑叶）；②益胃汤（吴鞠通）（沙参、生地、麦冬、玉竹、天花粉）。

（二）泻

1. 清胃火

（1）药：石膏、黄连、黄芩、大黄、芒硝、寒水石、犀角、羚羊角、龙胆草、大枣、青黛、蚯蚓、柽柳、芦根、竹叶、竹茹、漏芦、巴蕉、紫花地丁、栀子、知母。

（2）方：①清胃汤（《金鉴》）（石膏、黄连、黄芩、生地、丹皮、升麻）；②化斑汤（吴鞠通）（石膏、知母、犀角、玄参、甘草、粳米）；③三黄泻心汤（仲景）（黄连、黄芩、大黄）；④泻黄散（石膏、栀子、防风、藿香、甘草）。

2. 泻积滞

（1）药：枳实、枳壳、厚朴、槟榔、大腹皮、三棱、莪术。

（2）方：枳实导滞丸（李东垣）（枳实、大黄、黄芩、黄连、白术、茯苓、神曲、泽泻）。

3. 和胃消食

（1）药：谷芽、麦芽、神曲、山楂、鸡内金、莱菔子、枳实、枳壳、厚朴、陈皮、生姜、香附、佛手、香橼、使君子、鱼腥草、苍术、白术。

（2）方：①平胃散（《局方》）（苍术、厚朴、陈皮、甘草）；②枳术丸（张洁古）（枳实、白术）；③保和丸（丹溪）（陈皮、半夏、茯苓、山楂、神曲、莱菔子、连翘）；④消食丸（《准绳》）（砂仁、香附、陈皮、三棱、神曲、麦芽）。

胃属腑，合脾，胃为阳明，有经有腑，故有表证亦有里证。

胃为水谷之海，主受纳，又能腐熟水谷，脾胃之间的关联及其区别已于上节详述。

《内经》论胃腑的重要性时曾说："实谷则安，绝谷则亡。"在论肺时，也有"有胃气生，无胃气死"之说。人不得谷食奉养，苟难延续其生命，更不论维持健康了。可知人禀先天肾气而成胎发育，至若后天的营养补给就要靠诸脾胃了，因而古人有"肾为先天之根，脾胃为后天之本"的说法。胃主纳，脾主化，二者分工合作，以共同完成后天营养补给的使命。

胃虚当分阴阳，阳虚主要是气滞，气不振则受纳浅少，输布无权，阴即阴液，液不足则输化无力，二者皆能使人食欲不振，饮食无味。

胃阴伤残要察其轻重，火盛灼阴者，可用寒凉滋阴之品，如石膏、知母、鲜生地、鲜石斛、沙参、玄参等，甘寒退热，以水折火；他如白茅根、蔗汁、梨汁、天花粉、二冬、西瓜汁等亦为甘能生液、润以胜燥的养胃良品。如因脾胃力薄不能生化以致津乏者，可用山药、石斛、玉竹、天花粉、二冬等甘平柔润之品以滋润胃阴。至若芩、连、知、柏等苦寒之品，因苦能化燥，用后可能更伤津液，殊不相当。

胃热也别虚实。壮火实热当泻，可酌用黄芩、黄连、犀角、龙胆草等苦寒药。虚热当清，可用"益胃阴"之品。

胃与大肠同属阳明。里实当下之，阳明承气证，不下肠结而化胃结。里热应清之，阳明白虎证，才是指清胃热言。

斑疹属阳明胃，系因热毒壅遏为患，治时常用泻火散毒解肌之品，可用石膏、犀角、羚角、青黛、葛根等。

五、足少阳胆

（一）补（摄纳）

（1）药：酸枣仁、龙骨、牡蛎、乌梅、山茱萸、白芍。

（2）方：①酸枣仁汤（仲景）（酸枣仁、知母、茯苓、川芎、甘草）；②二加龙骨牡蛎汤（《小品方》）（龙骨、牡蛎、白薇、生白芍、附子、甘草、生姜、大枣）。

（二）泻（泻胆火）

与下节"泻肝热"剂同。

胆属腑，合肝。胆为中正之官，主决断。胆盛则刚暴易怒，胆虚则怯弱或不眠。

胆盛亦即肝阳盛，胆虚是指阴虚相火浮动之证。补虚是补阴虚，不是补相火，治当滋养真阴，涵敛相火，如本节列举之"摄纳"剂，经方是有"胆冷无眠"的说法。《千金》有"温胆汤"方，但考诸方用药味（二陈加枳实、竹茹）全从化痰方面设想，则知"温胆"也云乃为痰，谓壅蒙以致眠卧不安者主清，殊与胆寒无涉。

肝胆互为表里，一主谋虑，一司决断，关系密切，其功能与所主病候亦复相近，且脏腑有病，熟铁相互引响，如泻火之剂即甚难截然划分。

六、足厥阴肝

（一）补

1. 养肝阴

（1）药：枸杞子、女贞子、旱莲草、白芍、山茱萸、何首乌、阿胶、当归、地黄、龟板、鳖甲、柏子仁、狗脊、杜仲、菊花、沙蒺藜、磁石、酸枣仁。

（2）方：①真珠丸（《本事方》）（珍珠、酸枣仁、龙齿、茯神、柏子仁、人参、熟地、当归、犀角、沉香）；②安神丸（李东桓）（朱砂、黄连、生地、当归、甘草）；③镇肝熄风汤（张锡纯）（代赭石、龙骨、牡蛎、龟板、白芍、玄参、麦冬、麦芽、牛膝、川楝子、茵陈、甘草）。

2. 敛肝

（1）药：白芍、乌梅、五味子、山茱萸、木瓜、龙骨、牡蛎。

（2）方：①芍药甘草汤（仲景）（白芍、甘草）；②建瓴汤（张锡纯）（代赭石、龙骨、牡蛎、白芍、柏子仁、山药、生地）。

3. 暖肝

（1）药：肉桂、吴茱萸、香附、乌药、艾叶、小茴香、山茱萸、木香、秦艽。

（2）方：暖肝煎（肉桂、小茴香、乌药、沉香、当归、枸杞子、茯苓、生姜）。

（二）泻

1. 泻肝热

（1）药：龙胆草、夏枯草、柴胡、青蒿、白薇、银柴胡、胡黄连、黄芩、栀子、青黛、芦荟、羚羊角、犀角、牛黄、熊胆、槐花、地榆、连翘、竹茹、青葙子、决明子、谷精草、天麻、菊花、车前子。

（2）方：①龙胆泻肝汤（《颜氏医镜》）（龙胆草、栀子、黄芩、白芍、生地、车前子、木通、泽泻、甘草）；②当归龙荟丸（丹溪）（当归、龙胆草、芦荟、黄连、黄柏、黄芩、大黄、栀子、青黛、木香、麝香）；③泻青丸（钱乙）（龙胆草、栀子、大黄、川芎、当归、羌活、防风）；④凉惊丸（钱乙）（龙胆草、青黛、钩藤、防风、黄连、牛黄、冰片、升麻）；⑤清胃散（《准绳》）（胡黄连、银柴胡、秦艽、知母、地骨皮、青蒿、鳖甲、甘草）。

2. 平肝阳

（1）平肝潜阳

①药：白芍、菊花、刺蒺藜、钩藤、天麻、龙骨、牡蛎、龟板、鳖甲、蚕砂、石决明、僵蚕、蝉蜕、琥珀、朱砂、珍珠、磁石、寒水石、青礞石、生铁落、紫石英、沉香。

②方：a.加味磁朱丸（张锡纯）（磁石、朱砂、代赭石、半夏、神曲）；b.二味龙骨牡蛎汤（《小品方》）；c.镇肝熄风汤（张锡纯）；d.建瓴汤（张锡纯）。

（2）熄风止痉

①药：钩藤、天麻、僵蚕、蝉蜕、蛇蜕、蜈蚣、白花蛇、玳瑁、犀角、牛黄、羚羊角、熊胆、琥珀、朱砂、生铁落、密陀僧、珍珠、麝香、全蝎、雄黄。

②方：a.抱龙丸（《局方》）（朱砂、雄黄、天竺黄、胆南星、

麝香、全蝎）；b.钩藤散（《医林集义》）（钩藤、天麻、全蝎、犀角、人参、甘草）；c.撮风散（《准绳》）（朱砂、钩藤、僵蚕、蜈蚣、全蝎梢、麝香）；d.定风散（朱砂、琥珀、全蝎、僵蚕、钩藤、黄芩）。

3. 疏肝

（1）药：柴胡、川芎、白芍、延胡、陈皮、香附、乌药、木香、郁金、姜黄、茵陈、夏枯草、川楝子、砂仁壳、佛手、香橼、连翘、荆芥、薄荷、菊花、苏梗、藿香梗、泽兰、益母草、丹皮、鸡血藤、丹参、紫草、大蓟、小蓟、紫檀香、降香、牛膝、萆薢、五加皮、虎骨、木瓜、荔枝核、橘核、橘络、丝瓜络、栀子。

（2）方：①逍遥散（《集成方》）（柴胡、当归、白芍、白术、茯苓、甘草、煨姜、薄荷）；②柴胡疏肝散（柴胡、香附、川芎、青皮、白芍、枳壳、甘草）；③橘核丸（《医学心悟》）（橘核、荔枝核、川楝子、小茴香、香附、山楂）；④香乌散（《韩氏医通》）（香附、乌药）；⑤金铃子散（《圣惠方》）（川楝子、延胡索）。

4. 伐肝

（1）药：青皮、乳香、没药、三棱、莪术、栀仁、红花、三七、苏木、五灵脂、夜明砂、瓦楞子、鳖甲、王不留行、水蛭、牛虻、蟅虫、自然铜。

（2）方：①手拈散（延胡、香附、没药、五灵脂）；②七圣散（乳香、没药、红花、苦茶、血竭、朱砂、乳香、冰片）。

肝属脏，合胆，肝无表证，皆属于里。

肝为将军之官，主谋虑，肝又藏魂，主筋，于五行中属木，五气中属风，肝性喜舒畅条达，所以情志的郁结忿怒是令肝发病的主要原因，神经精神的异常为其常见证候。

《内经》云："诸风掉眩，皆属于肝"，所以头昏、目眩以及抽搐、痉挛等所谓"风"的病象尤为肝病中一个突出且严重的证候。但这是内动之风，不是从外而入的外风。内风所以动，是因肝木有余，正治当泻。所谓"泻"者，是用白芍、钩藤、天麻、龙牡、磁石、代赭石、石决明之属，以摄纳涵脏，亦即用平肝潜阳熄风之法息之于内，以令其平静。断不可煽之扬之，抱薪救火，益张其势。因此，肝见病时不可妄投荆、防、升、柴等风药及升散之品。在潜阳熄风摄纳之同时，如配伍柔润之"养肝阴"剂以柔肝与涵藏肝木，效果益好。

一般言之，"平肝潜阳"药较"熄风止痉"药性平缓，二者虽都对肝阳有抑制作用，但前者多用于头痛目昏不眠等肝阳亢证，后者多用于惊及惊痫瘛疭等肝风动证，是药本具有镇惊与定惊作用，后者肝胆火升，可令人不安甚或惊厥狂乱，故"泻肝热"剂中亦有具平肝及止痉作用者。

肝胆互为表里，关系更为密切。药物中，泻肝热者亦能泻胆火，反之亦然。泻肝热与泻胆火二者常并提或互称，亦是由此。肝胆皆以相火用事，多火证，少寒证，但火有虚实之不同，实火泻之，虚火则直用龙骨、牡蛎、白芍、酸枣仁、乌梅、山萸肉等品以摄纳与滋润。

镇定风阳，不外抑降与摄纳二法。肝胆气升火逆，则神志昏蒙，痰涎壅塞，如能镇摄此升腾之火，则冲逆降息，诸证自已，是故平肝胆剂中颇多镇摄之品，如龙牡、磁石、代赭石、石决明、生铁落、琥珀、朱砂、沉香等俱是。

实则泻其子，肝子为心火，故泻心火剂亦能泻肝胆实火。

气有余便是火，故泻肝而不知理气，但用苦寒直折，有时仅有遏郁闭塞致令肝木益横之患，且肝木性喜条达，是以行气一项亦为治肝病所必备，疏肝药中，专于行气之品尤多。

肝主筋，疏肝剂中之五加皮、虎骨、牛膝、萆薢、木瓜等以舒筋镇痛及止拘挛见长。因气滞肝络不疏而疝痛或阴核肿痛者，可用橘核、荔枝核、丝瓜络、橘络、金铃子、延胡、香附、小茴香、乌药等疏肝理气通络之品投治。自两胁以下及少腹阴囊诸处皆为肝之经络循行所过之地，故此等部位动气作痛时亦常从疏肝治之。

肝又主藏血而开窍于目，临证时由暴怒引起的血溢证往往多在止血剂中加入平肝之品效果才好。另一方面，气为血帅，血随气行，故当肝郁气滞时，血行亦即不畅，是知行血也与治肝有关，因而在治肝药中也有不少行血之品。然所谓行血，谓其应疏通疏利，以复流其循行之常态而已，是以亦不必皆以破血逐瘀主论。"肝气通于目"，"肝受血而能视"，所以对肝火上升，目赤肿痛的急性暴发目病与昏花雀目青盲等慢性眼疾，都常从肝治或者要适当配伍肝经药，唯前者属热证，多用平肝泻火剂，后者由阴虚常用养血柔肝之品。

肝为刚脏，肝阳易于太过，常恐其横逆暴虐为患，故余四脏颇多补法，独治肝多用清泄、抑降、疏调诸法，通常所谓"补肝"皆系指补肝阴言，殊无补肝阳之药，但有因寒（寒主收引）以致肝结不疏而为疝瘕或筋脉挛缩关节不利者，可选用"暖肝之品"治之，此等药物皆以温化见长，则知此之"暖肝"亦非迳补肝阳意，阳盛阴必亏，且乙癸同源，肾又为肝母，肾水不足亦易导致肝阴阳偏亢，即所谓"水不涵木"。因此，临证上肝肾常同治，亦即是补母益子、壮水之源、木赖水营，这时一面平肝阳，同时还要滋养肝肾之阴，效果始著。肝又藏血为养生之资，且肝性刚，亦赖血以养，故养肝又需补血，唯养血之药，肝脾肾三脏殊无大差别。

肝性至刚，罹病后常侮其所胜，克伐脾土令脾胃发病，但肝喜条达，所以治肝常以散为补（所谓"散"，即疏散畅达意），但疏散常用，可能耗气伤血，又能损肾水以伤肝木之根，且肝喜润恶燥，脾则喜燥恶湿，故柔润肝木之药多用，可能阻碍脾胃，其法只能暂用而不宜长用。那么怎样来处理这种因肝木恶脾土而引起的治疗矛盾呢？《内经》云："厥阴不治，求之阳明"，《金匮》云："见肝之病，必先实脾"，这已经给我们作了明确指示。黄坤载解释说："肝气宜升（升即疏达之意），胆火宜降，然非脾气之上升，则肝气不升，非胃气之下行则胆火不降。"由此可知，肝病时亦当注意升脾降胃，培养中宫，俾中宫气化敦厚，脾胃不为所侮，肝木亦可自理，且肝胆为用亦能与脾胃相互助理，因五行之理，木能侮土，亦能疏土；治饮食不能消化，服健脾胃药多剂不效者，有时可因佐入疏肝之品而奏功。

七、足少阴肾

（一）补

1.温补肾阳

（1）药：鹿茸、鹿角、鹿胶、肉桂、附子、干姜、硫黄、吴茱萸、砂仁、小茴香、丁香、艾叶、益智仁、仙茅、淫羊藿、菟丝子、巴戟天、肉苁蓉、破故纸、骨碎补、冬虫夏草、葫芦巴、蛇床子、腽肭脐、阳起石、锁阳、覆盆子、乌药、沉香、沙蒺藜、狗脊。

（2）方：①桂附地黄丸（或名"金匮肾气丸""八味地黄丸"）（仲景）（肉桂、附子、山药、熟地、山茱萸、茯苓、丹皮、泽泻）；②右归丸（张景岳）（肉桂、附子、山药、熟地、山茱萸、当归、枸杞子、杜仲、菟丝子、鹿角胶）；③黑锡丹（《局方》）（黑锡、硫黄、阳起石、肉桂、附子、肉豆蔻、大小茴香、沉香、木香、葫芦巴、破故纸、川楝子）。

2. 滋养肾阴

（1）药：龟板、鳖甲、阿胶、山药、地黄、玄参、枸杞子、女贞子、旱莲草、何首乌、山茱萸、芡实、桑寄生、杜仲、石决明、龙骨、牡蛎、磁石、寒水石、食盐、天冬、石斛、柏子仁、胡麻仁、胡桃、黄柏、知母、地骨皮、麋鹿。

（2）方：①六味地黄丸（钱乙）（熟地、山药、山茱萸、茯苓、泽泻、丹皮）；②知柏地黄丸（即上方加知母、黄柏）；③左归丸（张景岳）（熟地、山药、山茱萸、枸杞子、菟丝子、牛膝、茯苓、鹿角胶、龟板胶）；④大补阴丸（丹溪）（黄柏、知母、熟地、龟板、猪脊髓）；⑤大造丸（《沈氏养生方》）（紫河车、龟板、黄柏、杜仲、牛膝、天冬、麦冬、地黄、人参）；⑥三才封髓丹（《拨萃方》）（人参、熟地、天冬、黄柏、砂仁、甘草）；⑦七宝美髯丹（邵元节）（当归、白茯苓、何首乌、枸杞子、破故纸、菟丝子、牛膝）。

3. 涩精固脱

（1）药：龙骨、牡蛎、五味子、五倍子、没食子、莲须、金樱子、桑螵蛸、益智仁、芡实、乌贼骨。

（2）方：①金锁固精丸（《局方》）（沙蒺藜、莲须、芡实、龙骨、牡蛎）；②桑螵蛸散（《本草衍义》）（桑螵蛸、远志、石菖蒲、茯神、龙骨、人参、当归、龟板）；③水陆二仙丹（金樱膏、芡实肉）。

（二）泻

肾为真阴，但虑不足，不嫌有余，故先贤有"肝（阳）但泻无补，肾则有补无泻"的话。但亦有寒水不驯，泛滥为患者，则是由于阴寒太过，当用温肾泻膀胱腑之法以治之。肾火为子火，可化贼火，贼火宜攻，子火宜养。肾火有余，是由于阴不能涵，致成水弱火强之势，治当滋阴，所谓"壮水之主，以制阳光"，是知滋肾阴即所以制肾火，亦若泻肾火法。

肾属脏，合膀胱，肾无表证，皆属于里。肾所藏之精有二：一为五脏六腑的精气。胃纳后的运化与肺的气化，其动力均源于肾，最后所形成的津、液、精也都贮之于肾，以为机体的供给补养。二指男女为媾精受胎繁衍种续的生殖能力的肾本身之气言。

先贤十分重视肾的功能，认为膀胱赖此得以化气通水道，脾胃赖此得熏腐水谷而养脏腑百骸，肝胆赖此得决断而出谋虑，大小肠赖此得气化而通二便，心主赖此得神应万事，并谓凡欲养身治病，均应以君命为重。

肾主骨、生髓、通于脑。肾又为作强之官，主伎巧。骨和髓充盛与否，取决于肾气的盛衰。肾之所居正当腰的部位，腹为肾之府和廓，因此对一些腰痛和阳痿无力的病人当从补肾治。《内经》中说："骨痿者生于大热"，因肾为水脏，水不胜火，即骨枯髓虚，这是因热致痿，然肾水不充，不能营养筋骨，也可致痿，是知骨痿可由热盛也可因阴亏而来，但二者皆有关于肾。肾合骨，骨生髓，髓又会于脑，人的智慧伎巧和体力精神的强弱盛衰，与脑及骨的关系极为密切，因而对头昏、健忘、失眠、乏力等证，也常可由补肾取效。

肾在上开窍于耳，在下开窍于二阴，所以耳鸣耳聋常从肾治。肾和二阴的关系，一指男女生殖，再则是就其和二便的关系言。尿的生化和排泄，需要借助于肾的气化作用，当肾阴不足时，可见小溲澄澈清冷，或不利，甚或发生浮肿，大便也可能秘结或泄泻。肾气不摄，关闸废弛，可致二便不禁。

肾为精宫所在，不仅是真阴的基源，其中也蕴藏着真阳，所以先哲有"心为君火""命门为相火""肾为坎水""水中有火"等说法。肾又主冬，宜蛰藏，凡此都说明肾是先天的根本，人体的精华，只宜固藏充盛，不可泄漏亏耗，因此肾病每属于虚，补多泻少。

精化于阳，阳不能固，精即不能藏，故精关不固，精液疏泄无度，小溲频数或不禁，多由于肾火（或称"命门相火"）不藏，是以温补肾阳剂亦多同时具有固精摄溺效，唯此与龙、牡、五味、金樱、莲须等只宜于滑脱不禁专以固涩见长之"以涩固脱"剂不同。

《难经》有左为肾、右为命门之说，嗣后又有由水（肾）火（命门）各居一宅者，或说两肾之间为命门。系相火（命门）所寄，实则肾体虽是属阴，真火（或谓命火、相火）亦萌寓于中，可知肾以水为体、以火为用，阴阳二气包涵孕育其间，所以为先天之根本，似无将一脏强分为肾与命门二部之必要。

八、足太阳膀胱

（一）补（温化）

（1）药：肉桂、桂枝、吴茱萸、小茴香、乌药、葫芦巴、荜澄茄，并参见"温补肾阳"剂。

（2）方：①五苓散（仲景）（桂枝、白术、茯苓、猪苓、泽泻）；②五苓倍桂小茴汤（《医学引泽录》）（药从方见）。

（二）泻

1. 泻湿热与利水

（1）药：茵陈、黄芩、黄柏、苦参、龙胆草、栀子、甘遂、大戟、芫花、商陆、葶苈子、地肤子、瞿麦、萹蓄、甘草梢、赤茯苓、车前、木通、泽泻、猪苓、防己、海金沙、滑石、萆薢、石苇、浮萍、琥珀。

（2）方：①五皮饮（《局方》）（五加皮、地骨皮、生姜皮、大腹皮、茯苓皮）；②茵陈蒿汤（仲景）（茵陈、栀子、大黄）；③六一散（刘河间）（滑石、甘草）；④桂苓甘露饮（刘河间）（滑石、甘草、石膏、寒水石、肉桂、白术、茯苓、猪苓、泽泻）；⑤琥珀散（《准绳》）（琥珀、滑石、萹蓄、木通、木香、郁金、当归）。

2. 泻太阳风

（1）药：麻黄、桂枝、羌活、独活、防己、细辛、藁木、蔓荆子。

（2）方：①麻黄汤（仲景）（麻黄、桂枝、杏仁、甘草）；②麻黄附子细辛汤（仲景）（药从方见）；③羌活胜湿汤（《局方》）（羌活、独活、防风、川芎、藁本、蔓荆子、甘草）。

膀胱属腑，合肾，膀胱为太阳腑，故有表证。

《内经》中说："膀胱者，州都之官，津液藏焉，气化则能出矣。"意谓膀胱主藏津液与司小便，但此之"津液"系指水液言，与脾肾运化固摄的津液精微不同。

由膀胱病引起的小便异常，不外失禁或不通及尿淋、尿血诸证。《内经》曾谓"膀胱不利为癃，不约为遗溺"，唯癃闭之证，但清热通利，未必皆效，时要开展肺气，以宣通气化之上源，然后上窍通则下窍可利，此属下病求上，亦即所谓隔一治法。至若尿淋血利，属热证者多。

膀胱与肾互为表里。水液所以能化成小便，主要赖诸肾阳的气化作用，故当肾气虚寒气化不利时，也可出现小溲不禁或癃闭，这时就当温肾，本节列举之膀胱温化剂，亦皆属温肾之品。因肾气足则化，不足则不化，入气不化，则水归大肠而为泄泻，出气不化，则闭塞下焦而为癃闭，故所谓膀胱主水，实即肾气主之，可知补膀胱药即补肾之药。

风寒之邪初感，于人必先在足太阳膀胱经，太阳证以恶寒头痛等为最主要，这时可运用麻、桂、羌、防等"泻太阳风寒邪"之辛温发表剂治之。

九、手太阳小肠

（一）补（温小肠）

（1）药：桂枝、豆蔻、砂仁、小茴香、乌药，并参见"扶胃阳剂"。

（2）方：缩脾饮（砂仁、草果、乌梅、葛根、扁豆、甘草）

（二）泻

1. 泻热

（1）药：黄连、黄芩、黄柏、大黄、栀子、生地、木通、赤茯苓、赤芍、白茅根、竹叶、海金沙。

（2）方：导赤散（钱乙）（生地、木通、竹叶、甘草）。参见"泻心火"与"清胃火"剂。

2. 利尿

（1）药：瞿麦、海金沙、木通、灯草、续随子、赤茯苓、苡仁。

（2）方：八正散（《局方》）（萹蓄、瞿麦、车前子、木通、甘草梢、滑石、栀子、大黄）。

小肠属腑，合心，小肠无表证，皆属于里。

《内经》谓小肠为"受盛之官，化物出焉"，说明小肠主司受盛与消化。小肠上接胃腑，其功能与证治亦与胃颇多共同处，温补与泻热之剂多同治胃腑。小肠腑气虚寒则运化失职，化纳不力，此时治当温化，用药与温补脾胃剂无异。

小肠上口即胃下口，在此盛受从胃而来的水谷进行消化，其下口即大肠上口，在此泌别清浊，将巡液转输膀胱，糟粕浑秽传入大肠。因此，小肠受病后，可能出现小溲不利、大便泄泻等二便失常的现象。

热入小肠血分，则津液干枯，使其转输迟滞，此时轻者用生地、丹皮、赤茯苓、栀子、竹叶等以导心与小肠血分之热（心与小肠相表里，故清心火剂亦多同时能泻小肠血热），重者要破结攻实，亦当如治胃家实热证，选用苦泄宣通之调胃承气辈。

十、手少阴心

（一）补

1. 补心气

（1）药：人参、黄芪、桂心、小麦、茯神、茯苓、远志、酸枣仁、龙眼肉、石菖蒲。

（2）方：①孔圣枕中丹（《千金方》）（龟板、龙骨、远志、石菖蒲）；②安神定志丸（人参、茯神、远志、龙齿、石菖蒲）。

2. 助心阳

（1）药：桂枝、附子、干姜、远志、炙甘草、小麦。

（2）方：①四逆汤（仲景）（附子、干姜、炙甘草）；②小建中汤（仲景）（桂枝、白芍、饴糖、炙甘草、生姜、大枣）。

3. 养心阴

（1）药：地黄、当归、丹参、酸枣仁、小麦、柏子仁、麦冬、玉竹、黄精、龙眼肉、大枣、蜂蜜、百合、莲子、茯神、合欢花、龟板、鳖甲。

（2）方：①归脾汤（《济生方》）（人参、黄芪、当归、白术、酸枣仁、龙眼肉、茯神、木香、甘草、生姜、大枣）；②甘麦大枣汤（仲景）（药从方见）；③天王补心丹（《世医得效方》）（人参、玄参、丹参、茯苓、生地、麦冬、天冬、当归、酸枣仁、柏子仁、五味子、远志、桔梗）；④加味补心丹（《颜氏医镜》）（酸枣仁、远志、茯苓、龙眼肉、生地、麦冬、石斛、丹皮、白芍、竹叶）。

（二）泻

1. 泻心火

（1）药：黄连、黄芩、羚羊角、犀角、牛黄、熊胆、朱砂、生地、玄参、丹参、连翘、莲心、芦根、麦冬、天竺黄、竹叶、竹茹、栀子、大黄、青黛、丹皮、木通、通草、车前子、紫草、地榆。

（2）方：①犀角地黄汤（《济生方》）（犀角、生地、丹皮、赤芍）；②万氏牛黄清心丸（牛黄、朱砂、黄连、黄芩、栀子、郁金）；③安宫牛黄丸（吴鞠通）（即万氏牛黄清心丸加犀角、麝香、冰片、真珠、雄黄、金箔）；④紫雪丹（《局方》）（羚羊角、犀角、麝香、朱砂、黄金、石膏、寒水石、滑石、磁石、硝石、朴硝、玄参、升麻、沉香、丁香、青木香、甘草）；⑤清营汤（吴鞠通）（犀角、黄连、丹参、玄参、银花、连翘、竹叶心、生地、麦冬）；⑥导赤散（钱乙）。

2. 镇心神

（1）药：琥珀、龙齿、牡蛎、朱砂、真珠、玳瑁、石英、代赭石、磁石、生铁落、石菖蒲、远志、钩藤、酸枣仁、茯神。

（2）方：①加味磁朱丸（张锡纯）（磁石、朱砂、代赭石、半夏、神曲）；②至宝丹（《局方》）（犀角、牛黄、麝香、朱砂、琥珀、玳瑁、安息香、金箔）；③安神定志丸。

3. 开心窍

（1）药：石菖蒲、远志、安息香、龙脑、苏合香、麝香。

（2）方：①孔圣枕中丹（《千金方》）；②苏合香丸（《局方》）（苏合香、龙脑香、熏陆香、安息香、丁香、青木香、沉香、香附、犀角、麝香、朱砂、白术）。

心属脏，合小肠，心无表证，皆属于里。

心为君主之官，主神明，为五脏六腑之主宰，其功能可以影响全身，各脏腑都是在心的统一领导下分工合作以实现机体的正常生理活动的。可知古人所谓的"心"，主要是指精神、意识、智慧、思维等高级神经中枢的脑功能而言。

心包络为心主之宫城，有卫护心的作用，因此有"心不受邪"（由心包络代受）之说，心的生理功能，平时也由心包络代行，所以无论在证候表现和治疗处理上，心包络和心都没有什么区别。

心受病后常出现以下证候：轻者烦乱、不眠、心悸、怔忡、健忘或多愁善感、喜怒无常，重者神昏、谵语、瘈疭。前者多由内伤起，属虚，治用"养心阴"（"养心阴"剂中亦颇多安心神之品）或"益心气"及"助心阳"剂；后者多从外来，属实，治用开心窍及泻心火辈。至若以潜降镇摄见长之"镇心神"剂，二者均可酌用。

心以阳刚用事，必阳和敷布，乃能合血行及心神健常，如阳气衰微，即失其勃动及清灵之机，甚者肢冷脉微，故有助心阳从而振动清阳以益助心气之法，补心血时亦需佐以助益心阳心气之品，方能鼓荡周旋。

心主血，心得血养，方能运智慧用才智。血虚神亦虚，故补心之法，以养血为主。先贤有"心生血、肝藏血、脾统血"之说，知血与心、肝、脾三脏均有密切关系，唯一般言之与肝有关的血证多属"热迫血妄行"的实热证，治用寒凉以泻肝火；与脾有关的则多属"脾虚不能统血"的虚寒证，治当温补；与心有关的，则实证虚证俱有。

心为君火。心病可分气分与血分。气清而性凉者属泻气分药，如栀子、连翘、竹叶、竹茹等。质浊而性寒者为凉血分之品，如黄连、黄芩、黄柏、生地、元参、丹参、丹皮等。心主血，心火炎亢，未有不入于血分者，故泻心火药亦多具凉血效能，如黄连、栀子、生地、丹参、玄参、紫草、地榆等。

"舌为心窍"，"汗为心液"，舌与汗的性状也与心有关。舌质绛红多属火气有余的心热，舌质淡红多为心气不足的血虚证，心神受病后又常现舌强运动不灵与舌謇不能语的证候，心虚时可能会出现自汗（阳虚）、盗汗（阴虚）。

对智钝、健忘及痰迷心窍、神昏不语等证，除用"益心气""养心阴"及"镇心神"剂外，亦常用芳香辛窜的"开心窍"之品，唯前者多用轻剂内服，后者则多选重剂，除内服外也常用以涂搽牙龈或吹入鼻中。

心受病后虽然寒、热、虚、实诸证皆可见，但以热证与虚证居多。

第三节　试论十二经脉和奇经八脉辨证归经用药的规范

汉代医学大家张仲景开创了辨证论治的先河，其所著的《伤寒论》就是以六经辨证为纲归经用药的典范。其后，历代医家在此基础上加以阐述和发展。如宋代寇宗奭在其《本草衍义》中说：
"泽泻之功长于行水……仲景八味丸用之者，亦不过引接桂附等
归就肾经，别无他意。"迨至金、元，诸家更发扬这一理论。张
元素（洁古）著《珍珠囊》一书，书中论药物性能便按脏腑经络
分类，其编著的《脏腑虚实标本用药式》，《本草纲目》中予以
转载。本节兹就十二经用药和奇经八脉用药的辨治规律并结合本
人的临床应用体会进行简要介绍。

一、十二经用药

（略）

二、奇经八脉用药

奇经八脉与肝肾的关系甚为密切，临床用药常结合这方面来
考虑。叶天士医案所选用的药物有枸杞子、沙苑蒺藜、小茴香、
桑寄生、杜仲、肉桂、牛膝、续断、生熟地黄、黑芝麻、绿豆衣、
桑椹、菟丝子、柏子仁、山萸肉、女贞子、旱莲草、锁阳、覆盆子、
磁石、龙骨、牡蛎、鹿茸、鹿角、龟板、鳖甲、阿胶等，这些药
都入肝、肾二经；另有巴戟天、肉苁蓉、补骨脂、莲子肉等药，
它们入肾经。叶天士通过调治肝肾来调理奇经，这样将肝肾与奇
经的关系从辨证和用药方面都结合了起来。上述药物中有些还能
直入奇经，如鹿茸、鹿角、龟板等，叶天士说："鹿性阳，入督脉；
龟体阴，走任脉。"

清代《得配本草》一书详载药物归经内容，并编集有关奇经
的用药，现录之如下，以供参考。

（1）督脉用药: 附子、苍耳子、细辛、羊脊骨、鹿角霜、鹿角胶、藁本、枸杞子、肉桂、鹿衔草、黄芪。

（2）任脉、冲脉用药: 龟板、王不留行、巴戟天、香附、川芎、鳖甲、木香、当归、白术、槟榔、苍术、吴茱萸、枸杞子、丹参、甘草、鹿衔草。

（3）带脉用药: 当归、白芍、川断、龙骨、艾叶、升麻、五味子。

（4）阴阳跷脉用药: 肉桂、防已、穿山甲、虎骨。

（5）阳维脉用药: 桂枝、白芍、黄芪。

（6）阴维脉用药: 当归、川芎。

第二章

中风与真心痛诊治经验

第一节　中风诊治经验

一、病因病机

中风的发病原因，历代医家见解不一。总而言之，有"外风"和"内风"两种学说。唐宋以前多从"外风"立论，《灵枢·刺节真邪》云："虚风之贼伤人也，其中入也深，不能自去。""虚邪偏客于身半……发为偏枯。"其后，汉·张仲景《金匮要略》认为中风是"络脉空虚"邪气乘虚入侵所致。迨至于隋，巢元方在《诸病源候论·中风候》中说中风偏枯由"血气偏虚，腠理开，受于风湿"而成。宋·严用和在《济生方·中风论治》中说："荣卫失和，腠理空疏，邪气乘虚而入。"

金元时代，医林诸家多从"内风"立论。如刘河间在《河间六书》中说："暴病暴死，火性疾速故也。"提出心火暴盛的看法。李东垣在《东垣十书》中说："中风者，非外来风邪，乃本气自病也。"提出气虚的观点。朱震亨《丹溪心法》则说："中风大率主血虚有痰。"并说："按《黄帝内经》以下，皆谓外中风邪，然地有南北之殊，不可一途而论……东南之人多是湿土生痰，痰生热，热生风也。"提出痰热的论点。张景岳在《景岳全书》更明确地说："非风一证，即时人所谓中风证也，此证多见卒倒，卒倒多由昏聩，本皆内伤积损而然，原非外感风寒所致。"以上诸家论述，尽管所持论点不一，但主张中风属于"内风"的观点是一致的。这一论点符合实际，后世医者多从之。

本病的发生由多种因素所引起，诸如：精神因素，如忧思恼怒；饮食因素，如嗜酒与多食肥美；生活因素，如房劳不节、劳累太过等。以致阴亏于下，肝阳内动，气血逆乱，挟痰挟火，上蒙清窍，横窜经络等，故见猝然昏仆、肢体瘫痪等症。

本病的病机可概括为风、火、痰、瘀四种：

（1）肝风内动，迫血上涌，阻塞清窍，以致神志昏迷。《素问·调经论》中说："气之与血，并走于上，则为大厥。"清·叶天士认为，本病"乃身中之阳气变动……此本体先虚，风阳挟痰火壅塞，以致营卫脉络失和。"

（2）心火暴盛，心神昏冒。诚如刘河间所言："所以中风瘫痪者，非谓肝木之风实甚而卒中之也，亦非中于风雨。由于将息失宜而心火暴甚，肾水虚衰，不能制之，则阴虚阳实，而热气拂郁，心神昏冒，筋骨不用而卒倒无知也。多因喜怒思悲恐之五志有所过极而卒中者，由五志过极皆为热甚故也。"本病在卒中期，火热征象最为多见。

（3）痰浊内蒙，湿痰阻络。正如《素问·通评虚实论》所谓："仆击偏枯……肥贵人则高粱之疾也"。中风病好发于素体肥胖、多湿多痰之体。风阳上扰或心火暴甚之时，挟痰湿上蒙清窍，则神志昏蒙；阻于廉泉，则喑不能言；窜入经络，则肢体瘫痪。朱丹溪主痰热者，乃本于此。

（4）血液瘀滞，阻于脉络。肝风内动，血菀于上，则使脑络血瘀，阻碍神明；瘀阻经络，则成半身不遂。如仅是肝风挟痰，横窜经络，影响经络的气血运行，其病位较浅，病情较轻，临床仅表现为半身不遂、语言不利等症，称为中经络。如风阳暴升，痰火相兼，气血逆乱上冲于脑，痰热内蒙，猝然昏倒，不省人事者，则称为中脏腑的闭证。如肝阳痰火炽盛，正气亏虚，正不胜邪，导致阴竭阳亡，则称为中脏腑的脱证。更有中风久延，耗伤气血，成为气血两虚之证。总之，中风急性期一般以标实为主，或本虚而标实。久病或严重者则由实转虚，甚至变为脱证。

现代医学认为，引起本病的原因主要有以下4种：

（1）脑出血：主要原因为高血压和动脉硬化，也可因脑动脉瘤破裂、脑血管畸形等引起。

（2）蛛网膜下腔出血：原发性者常见原因为先天性动脉瘤，其次为动脉硬化和血管畸形。其由脑栓塞、各种血液病、颅内肿瘤等所致者较少。如因脑出血破裂入脑室内或穿破皮层而至蛛网膜下腔者，属继发性蛛网膜下腔出血。

（3）脑血栓形成：最常见的原因为动脉硬化和高血压。可因心力衰竭、休克，出血、疲劳等引起血压降低，血流缓慢，血黏度增加，或血凝固性增高而形成血栓。

（4）脑栓塞：风湿性心脏病、心房颤动、心肌梗死所产生的附壁血栓，细菌性心内膜炎所产生的赘生物等，脱落后皆可成为栓子。一旦栓子进入血液循环，堵塞于脑动脉中，即发为本病。

二、临床表现

1. **脑出血**　初起有剧烈头痛、眩晕、呕吐和偏瘫，意识由模糊进入昏迷状态，面色潮红，呼吸深重带鼾声，口眼歪斜，脉搏缓慢有力，血压增高，瘫痪，肌张力减退。病情严重者呈深度昏迷，呼吸不规则，脉搏增快，血压降低，四肢运动能力完全丧失，并可发生消化道出血而呕吐咖啡色胃内容物，体温急剧升高为危候。出血不严重的患者昏迷数日至数周后，意识状态可逐渐好转，病情由稳定趋向进步。偏瘫肢体的运动功能渐见恢复。一般下肢较上肢恢复得早，近端比远端恢复得好。如经过半年至 2 年，则肢体瘫痪的恢复极其缓慢，并常见患肢营养障碍、挛缩等，智力亦明显减退。

2. **蛛网膜下腔出血** 病起多突然，头痛剧烈，颈项强直，恶心呕吐，烦躁不安，双目紧闭畏光，少语，或见谵妄和惊厥。严重者迅速进入昏迷状态。可见发热、血压升高、脉搏缓慢、呼吸不规则、颅内压增高等征象。一般无神经系统局部受损的表现。出血严重者死亡率较高，轻者经过几天后，病情稳定，症状转好。部分患者间隔一定时间后可再度发作。

3. **脑血栓形成** 常于休息或睡时发病。症状根据病变的部位和轻重的不同而各异。有的症状持续数分钟至 1 ~ 2 小时后完全消失，称为短暂发作型；有的神经损害症状于起病数小时至 1 ~ 2 天内逐渐恶化加重，称为进展型；也有的起病后迅速恶化成完全瘫痪甚至昏迷，称为完全型。其发生在大脑中动脉者，可见痉挛瘫痪、偏盲、失语或发癫痫，严重者可有昏迷。发生于颈内动脉者，可有精神症状，晚期出现痴呆。发生于椎基底动脉者，有眩晕、耳鸣、眼睑下垂、复视、发音不清、吞咽困难、共济失调，两侧肢体出现交叉瘫痪；严重者四肢瘫痪，延髓麻痹，瞳孔缩小如针。发生于小脑后动脉者，可见眩晕、呃逆、恶心呕吐、吞咽障碍、声音嘶哑、眼球震颤、共济失调、偏瘫等。一般脑血栓形成多数在起病后几天内病情趋向稳定，2 ~ 3 周后症状逐渐减轻。

4.**脑栓塞**　起病急骤,多数有短暂意识模糊。由于栓子的性质、大小、多少和阻塞部位的不同,可出现瘫痪、失语,或癫痫、烦躁、失眠、谵妄,或头痛、呕吐、视力障碍,甚至昏迷、惊厥等症。

三、病证分类

本病临床可分为出血性中风与缺血性中风两类,前者包括脑出血和蛛网膜下腔出血,后者包括脑血栓形成和脑栓塞。其中以脑血栓形成最为多见,脑出血次之,蛛网膜下腔出血和脑栓塞更次之。

(一)出血性中风

出血性中风是因风阳上窜,痰火内扰,气血逆乱,或因头颅受伤,内生脑瘤,使脑络破裂,血溢于脑所致,以突然昏仆、头痛、失语、偏瘫等为主要临床表现。

1.**诊断**

(1)患者多有风眩等病史。年龄较大,常在50岁左右,亦有见于中青年者。多因情绪激动、剧烈活动或用力大便等诱发,或有头颅损伤等病史。

(2)临床常见剧烈头痛、呕吐、猝然跌倒,大多迅速进入昏迷,或为神志朦胧、恍惚,出现偏瘫或全瘫、口眼歪斜、失语或语言謇涩不清、吞咽困难、二便失禁等症。

(3)常有鼾声,呼吸深而慢,喉间痰鸣,血压增高,瞳孔不等大。

2.**鉴别诊断**

(1)缺血性中风:其主要症状亦为头痛、偏瘫、失语等,但多在夜间或休息时发作，昏迷、鼾声等少见，血压一般不高。脑脊液检查和头部 CT 可资鉴别。

（2）厥（真）头痛：虽有突发剧烈头痛、恶心呕吐、血压增高等，但一般无昏迷，脑脊液检查不呈血性，头部 CT 检查无颅内出血情况。

（3）痫病：有反复发作病史，血压不高，以突然昏仆、口吐白沫、肢体抽搐、移时苏醒为主要表现，无瘫痪、口眼歪斜等后遗症。

（4）各种厥病：无血压高、口眼歪斜等症，脑脊液、头部超声、头部 CT 扫描等检查可以鉴别。

3. 辨证要点

（1）辨标本虚实：本病多发生于风眩者。风眩之人，脏腑功能失调，素体阳亢，痰热内蕴，或气血素虚，加之劳倦内伤、忧思恼怒、不慎喜怒、饮酒饱食、用力过度，而致阳亢风动，风火相煽，气血上逆于脑，或因外伤跌仆等损伤头颅，导致脑脉破损，血溢脑脉之外，闭阻脑神而为病。其病位在脑，与心、肾、肝、脾密切相关。其病理性质以肝肾阴虚、气血亏少为本，以火、风、痰、气、瘀为标，风火相煽，痰阻血溢。临床主要以突然昏仆、剧烈头痛、失语、偏瘫为辨证要点。

（2）辨闭证与脱证：本病病情重笃，极易发生闭、脱之证。闭证以邪实为主，症见牙关紧闭、口噤不开、两手握固、大小便闭塞、肢体强痉，多属实证；脱证是因阳气欲脱，见目张口开、鼻鼾息微、手撒遗尿，为五脏之气衰竭欲脱之象，多属虚证。闭证又分阳闭与阴闭，辨证以舌诊、脉诊有无热象为主要依据。阳闭为痰热郁闭清窍，舌质偏红，苔黄腻，脉数而弦滑，且偏瘫侧脉大而有力；阴闭为湿痰闭阻清窍，舌质偏淡，苔白腻，脉缓而沉滑。

（3）辨病势的顺逆与预后：患者神志逐渐转清，半身不遂未见加重或有所恢复者，病由中脏腑向中经络转变，病势为顺，预后较好。脱证转为闭证，是正气渐复，病情好转。闭证治疗不及时或误诊，或正不胜邪而转为脱证者，是病势加重，尤其是出现呃逆频频，或突然神昏，四肢抽搐，眼底检查可有视网膜出血与视乳头水肿等。躯体灼热而四肢发凉至手足厥逆，或见戴阳症及呕血者，均示病情恶化，预后较差。

4. 治疗

（1）传统辨证治疗

①风阳暴亢型

临床表现：突然剧烈头痛，眩晕呕吐，肢体瘫痪，震颤或抽搐，面部潮红，烦躁不安，甚则昏迷，舌质红，舌体震颤，苔黄，脉弦劲。

治法：镇肝潜阳熄风。

针灸：平肝潜阳熄风方。取百会、风池、太阳、合谷、大陵、神门、后溪、丰隆、太冲。针刺用泻法，留针30分钟，每隔10分钟捻转1次，每日针治1次。

随症加减：头痛剧烈者，加丝竹空透率谷、太冲透涌泉；眩晕呕吐者，加内关、足三里；神志昏迷者，加定神、虎边透劳宫；肢体偏瘫者，加肩髃、曲池、阳陵泉、悬钟。

方药：镇肝熄风汤。生龟板（打碎）15克，玄参15克，天冬15克，白芍15克，生龙牡（打碎）各15克，牛膝30克，生代赭石30克，川楝子10克，生麦芽12克，茵陈10克，甘草5克。每日1剂，水煎，早、晚各服1次。

加减：烦躁不安者，加栀子9克，黄芩8克，珍珠母30克；头痛甚者，加石决明20克，夏枯草15克；挟有痰热者，加猴枣散

（猴枣 0.9 克，仙半夏 6 克，沉香 6 克，天竺黄 4.5 克，川贝母 6 克，朱砂 0.9 克。共研极细末，每服 0.3～0.6 克，每日 1 次）；便秘者，加生川军 8 克，全栝楼 15 克，甚则加元明粉 6 克，分 2 次冲服。

②风痰闭神型

临床表现：突然昏仆，肢体瘫痪，鼾声痰鸣，甚则抽搐，舌苔白腻，脉弦滑。

治法：祛风化痰，醒脑开窍。

针灸：祛风化痰醒脑开窍方。取大椎、风池、定神、虎边透劳宫、内关、足三里、丰隆、太冲透涌泉。针用泻法，留针 30 分钟，每隔 10 分钟捻转提插 1 次，每日针治 1～2 次。

随症加穴：神志昏迷者，加神门、百会；鼾声痰鸣者，加五心穴、廉泉透三穴；四肢抽搐者，加后溪、曲池、阳陵泉、承山、昆仑，甚则加四弯穴刺出血。

方药：涤痰汤合二陈汤加减。制半夏 10 克，陈皮 6 克，茯苓 15 克，竹茹 12 克，枳实 8 克，甘草 5 克，制南星 10 克，九节菖蒲 10 克，人参 6 克，大枣 4 枚，生姜 3 片。每日 1 剂，水煎，早、晚各服 1 次。昏迷者，应鼻饲。

加减：神志昏聩、痰浊内盛者，加炙远志 9 克，抱木茯神 15 克（朱砂 0.9 克染），甚者加服苏合香丸 1 粒（每丸重 3 克），温开水送下或鼻饲；舌苔黄腻、脉滑数者，加天竺黄 12 克，陈胆星 8 克；四肢抽搐者，加钩藤 15 克，羚羊角粉 0.6 克，广地龙 10 克，甚者加服止痉散（全蝎、蜈蚣各等分，共研细末，每服 1～1.5 克，日服 2 次，温开水调送）。

③瘀阻脑络型

临床表现：头部刺痛，头晕目眩，口眼歪斜，舌强言謇，半身不遂，肢体硬瘫，舌质紫暗或有斑点，脉弦或涩。

治法：化瘀活血，疏通脑络。

针灸：散瘀活血疏通脑络方。取大椎、风池、脑空、百会、内关、合谷、足三里、三阴交。针用泻法，留针 30 分钟，每隔 10 分钟捻转提插 1 次，每日针治 1 次。

随症加穴：头部刺痛者，加太阳透率谷、天应穴；口眼歪斜者，加阳白透鱼腰、地仓透颊车；舌强语言不利者，加通里、金津玉液刺出血；半身不遂者，加上三才、下三才。

方药：通窍活血汤。赤芍 12 克，川芎 6 克，桃仁 10 克，红花 8 克，老葱 3 根，生姜 3 片，大枣 4 枚，麝香 1 克，黄酒少许。每日 1 剂，水煎，早、晚各服 1 次。

加减：头部刺痛、瘀血甚者，加水蛭 6 克，广地龙 15 克，紫丹参 20 克，三七粉 2 克；口眼歪斜者，加服牵正散（白附子、白僵蚕、全蝎各等分，共为细末。内服：每服 3 克，日服 2 次，热酒送服；外用：用生姜汁调敷患处。亦可改作汤剂：白附子 9 克，白僵蚕 10 克，炙全蝎 5 克。水煎服）；气短息弱者，加高丽参 10 克，富硒参 10 克，冬虫夏草 10 克。

④痰火闭窍型

临床表现：突然昏仆，不省人事，两手握固，牙关紧闭，面赤气粗，舌质红，苔黄腻，脉弦滑数。

治法：清热涤痰，启闭开窍。

针灸：清热涤痰开窍方。取大椎、风池、百会、定神、合谷、内关、曲池、颊车、足三里、太冲。针用泻法，留针 30 分钟，每隔 10 分钟捻转提插 1 次，每日针治 1 ~ 2 次。

随症加穴：不省人事者，加五心穴、十二井；牙关紧闭者，加下关、虎边；两手握固者，加后溪透三间、手三里、八邪；语言謇涩者，加哑门、廉泉、通里、关冲。

方药：导痰汤合至宝丹。制半夏 10 克，制南星 10 克，茯苓 15 克，枳实 9 克，橘红 6 克，甘草 4 克，生姜 3 片。每日 1 剂，水煎，送服至宝丹或安宫牛黄丸，日服 2 次。

加减：热重者，加黄芩 9 克，栀子 9 克，龙胆草 9 克；便秘者，加大黄 8 克，芒硝 6 克（分 2 次冲服）、栝楼 15 克；抽搐强直者，加羚羊角粉 0.6 克，珍珠母 30 克，僵蚕 9 克，全蝎 5 克。

⑤阳气外脱型

临床表现：中风之后，突然出现面色苍白，四肢厥冷，汗出淋漓，气微息弱，精神恍惚，舌质淡，脉微或浮大无根。

治法：温阳固脱。

针灸：回阳固脱方。取关元、气海、神阙（隔盐灸）。用大艾炷灸之，不拘壮数，以汗收、肢温、脉起为度。

随症加穴：脉微欲绝者，加内关、太渊针之；痰壅者，加丰隆针灸之；四肢逆冷者，加足三里针灸之；汗多者，加合谷、阴郄针灸之。

方药：参附汤。人参 20 克，炮附子 10 克，生姜 3 片，大枣 6 枚。水煎，分 2 次服或鼻饲。

加减：汗出不止者，加太子参 15 克，山萸肉 15 克，黄芪 30 克，煅龙牡各 20 克；有瘀血者，加桃仁 9 克，红花 8 克，紫丹参 15 克。

（2）西医对症治疗

①急性出血性中风时，应绝对卧床休息，头部抬高至 15°。头部可用冰敷冷却止血。

②迅速采取降血压措施。血压降至比平时低 4 千帕为宜。若平时血压不详，可将血压降至 20 千帕左右。具体措施：

25% 硫酸镁 10 毫克肌注，或 10 ~ 20 毫升加入液体中滴注。

利血平 1 ~ 2 毫克肌注。

六甲溴胺 10 毫克肌注。

待血压降至所要求的限度后,用口服(或鼻饲)降压药物维持。

③迅速降低颅内压。具体措施:

20% 甘露醇 250 毫升,静滴,每 6 ~ 8 小时 1 次。

速尿 20 ~ 40 毫克加入 50% 葡萄糖液 20 ~ 40 毫升中,静推,每日 2 次。

④其他处理:

补充足够的热量。每天总热量应达到 8400 千焦(2000 千卡)。

总液体输入量应达到 1500 ~ 2000 毫升。

注意电解质的平衡,尤应注意补钾。

保持呼吸道通畅,给予充足的氧气,及时吸痰,必要时气管切开。

加强护理,防止褥疮发生。

保持大便通畅,可使用通便药物,如开塞露、果导片等。

⑤积极预防和治疗并发症:

有上消化道出血者,可用甲氰咪胍,0.8 克/天,静滴;或口服、鼻饲云南白药,每次 0.4 克,日 3 次。

有感染时应及早、足量使用抗生素,以广谱抗生素为宜。

⑥外科治疗:头颅 CT 检查,估计出血量在 30 毫升以上者,根据条件可采取手术治疗。

(3)其他治疗

①清开灵注射液 40 ~ 60 毫升,加入 10% 葡萄糖 500 毫升中,静滴,每日 1 次;或用肌肉注射,每次 2 ~ 4 毫升,每日 2 次。

②水蛭粉,每服 2 ~ 3 克,每日 2 ~ 3 次。

③安宫牛黄丸,每服 1 丸,每日 2 次。

（二）缺血性中风

缺血性中风因瘀痰入脉、阻塞脑络所致，以半身不遂、口舌歪斜、偏盲、失语等为主要表现。

1. 诊断

（1）慢性起病者，好发于中老年人，男性较多，患者常有风眩、脑络痹、消渴等病史，多在夜间睡眠或休息等静态下发病。急性起病者，多见于青年人，患者常有心痹、心瘅、厥心痛、流注等病史，多在体力活动或情绪激动时发病。

（2）发病之前，少数患者有头痛眩晕等先兆症状。病发后表现为偏瘫、偏盲、失语或语言謇涩、口眼歪斜、感觉障碍等。病轻者仅动作笨拙、步态不稳，或为短暂性发作而不留后遗症。一般无意识障碍，或仅短暂神志不清，个别患者有昏迷。

（3）体温、呼吸、脉搏、血压等，一般无明显改变。

（4）脑脊液一般无色透明，压力正常；头部超声检查一般无中线波移位，CT 扫描可显示低密度的梗塞区。

2. 鉴别诊断

（1）出血性中风：血压明显增高，脑脊液压力增高，常呈血性，意识多有障碍，头部 CT 检查可见出血区密度增高。

（2）脑瘤：病情呈进行性而非发作性，有渐起头痛等症，并伴见呕吐、视乳头水肿等，头部 CT 可鉴别诊断。

（3）痫病：突发昏仆，移时自醒，醒后不留后遗症，反复发作，脑电图、超声、CT 等检查可以鉴别。

3. 辨证要点

（1）辨中络与中经：缺血性中风多发生于风眩、脑络痹、消渴、心痹等患者。由于将息失宜，肝肾阴亏于下，久病入络，脉络挛急，血行不畅，致使瘀痰阻塞脑络，气血不通，脑失所养，神气阻痹而发病。或因积劳正衰，气血不足，络脉空虚，风邪乘虚入中经络。中络以肌肤麻木、口眼歪斜为主，麻木多偏于一侧手足，病位浅，病情轻。中经以半身不遂、口眼歪斜、偏身麻木、言语謇涩为主，无昏仆，比中络为重。但二者皆由病邪阻滞经络而成，故统称为中经络。

（2）辨中经络与中脏腑：缺血性中风中经络者多，亦可兼中脏腑。中腑以半身不遂、口眼歪斜、偏身麻木、言语謇涩、神志不清为主，但神志障碍较轻，一般属意识朦胧、思睡或嗜睡。中脏以突然昏仆、半身不遂为主，神志障碍较重，甚至完全昏聩无知，病情重。因两者均有神志障碍，故统称为中脏腑。出血性中风中脏腑者多，亦可兼中经络，两者在临床上可相互转化，必须辨清病位之浅深、病情之轻重。

4. 治疗

（1）传统辨证治疗

①风痰阻络型

临床表现：头晕目眩，口眼歪斜，舌强言謇，半身不遂，肢体麻木，或手足拘挛，舌苔腻，脉弦滑。

治法：化痰熄风，疏经活络。

针灸：祛风化痰疏经活络方。取大椎、风池、百会、合谷、丰隆、太冲。毫针刺用泻法，留针30分钟，每隔10分钟行凤凰展翅手法1次，每日针治1次。

随症加穴：口眼歪斜者，加地仓透颊车、阳白透鱼腰、听会透翳风、散笑、迎香针之；舌强言謇者，加哑门、廉泉透三穴、通里针之；半身不遂者，加上三才、下三才针灸之；手足拘挛者，加手三里、后溪、承山、昆仑针之。

方药：羚角钩藤汤合牵正散。羚羊角粉 0.6 克，钩藤 15 克，霜桑叶 6 克，川贝母 9 克，生地 15 克，菊花 9 克，抱木茯神 10克（朱砂 0.6 克染），生白芍 15 克，生甘草 5 克，淡竹茹 12 克，白附子 10 克，白僵蚕 10 克，炙全蝎 5 克。每日 1 剂，水煎，早、晚各服 1 次。

加减：头晕目眩者，加明天麻 15 克，白术 9 克，潼蒺藜 12 克；舌苔黄腻、脉滑数者，加竹沥半夏 10 克，天竺黄 12 克，陈胆星 8 克；舌强言謇者，加炙远志 9 克，九节菖蒲 9 克，木蝴蝶 9 克。

②气虚血瘀型

临床表现：头晕而痛，神疲乏力，气短懒言，半身不遂，肢体麻木或痿软，舌质淡嫩，脉细而涩。

治法：补气行瘀。

针灸：补气行瘀方。取百会、内关、合谷、膻中、气海、膈俞、足三里、三阴交。毫针刺，平补平泻，留针 30 分钟，加灸，每日针治 1 次。

随症加穴：头晕头痛者，加风池、脑空、太阳针之；语言謇涩者，加廉泉透海泉、通里针之；脾虚泄泻者，加十字灸，施隔姜灸，每穴灸 3～5 壮；半身不遂者，加曲池、阳陵泉、悬钟针灸之。

方药：补阳还五汤。黄芪 30 克，当归 15 克，赤芍 10 克，广地龙 12 克，川芎 10 克，桃仁 10 克，红花 9 克。

加减：头晕且胀者，加蔓荆子 9 克，九节菖蒲 8 克，明天麻 12克；痰多流涎者，加制半夏 10 克，陈胆星 6 克，炒白术 10 克；半身不遂者，加淮牛膝 15 克，川续断 12 克，伸筋草 12 克，鸡血藤 15 克，鹿筋 10 克。

③血虚风动型

临床表现：口眼歪斜，口角流涎，言语不利，半身不遂，手足麻木，舌苔薄白，脉弦。

治法：养血熄风。

针灸：养血熄风方。取风池、百会、内关、合谷、膈俞、足三里、三阴交、中脘、章门、脾俞、太冲。针用平补平泻法，留针30分钟，每日针治1次。

随症加穴：口眼歪斜者，加地仓透颊车、阳白透鱼腰、散笑透颧髎、听会透翳风；口角流涎者，加承浆、廉泉针之；言语不利者，加哑门、廉泉透海泉、通里针之；半身不遂者，加肩髃、曲池、环跳、悬钟针之；手足麻木者，加八邪、三间透后溪、八风、昆仑透太溪针之。

方药：大秦艽汤。秦艽10克，防风8克，羌活10克，独活10克，白芷10克，细辛4克，黄芩9克，石膏（先煎）30克，生地15克，熟地10克，白芍15克，当归10克，川芎9克，炒白术10克，茯苓12克，炙甘草5克。每日1剂，水煎，早、晚各服1次。

加减：口眼歪斜者，加白附子9克，白僵蚕9克，金顶蜈蚣1条；言謇流涎者，加九节菖蒲10克，制半夏10克，陈胆星6克；头晕目眩、面色萎黄者，加阿胶10克，何首乌10克，紫丹参15克；无热者，去黄芩、石膏。

④阴虚风动型

临床表现：眩晕耳鸣，心烦失眠，舌强言謇，半身不遂，肢体麻木，手足拘急或蠕动，舌红苔少或光剥，脉细弦。

治法：滋阴熄风。

针灸：滋阴熄风方。取大椎、风池、百会、后溪、少府、阴郄透通里、三阴交、照海、太溪。针用平补平泻法，留针30分钟，每隔10分钟行凤凰展翅手法1次，每日针治1次。

随症加穴：眩晕耳鸣者，加听会透翳风、外关针之；心烦失眠者，加间使、心俞、肾俞针之；舌强言謇者，加哑门、廉泉透海泉针之；半身不遂者，加上三才、下三才针之。

方药：大定风珠。生白芍18克，阿胶9克，生龟板12克，干地黄15克，麻仁8克，五味子6克，生牡蛎15克，麦冬（连心）18克，炙甘草10克，生鳖甲12克。水煎去渣，再入鸡子黄2枚，搅匀温服。

加减：肝阳亢者，加淮牛膝20克，石决明20克，代赭石15克；口歪面瘫者，加白附子9克，白僵蚕9克，炙全蝎5克；言语謇涩者，加九节菖蒲9克，竹沥半夏9克，木蝴蝶8克；口渴咽干者，加炙知母9克，石斛15克，黄精15克，玉竹15克。

⑤瘀阻脑络型

临床表现：头晕目眩，头部刺痛，口眼歪斜，舌强言謇，半身不遂，舌质紫暗或有瘀点，脉弦涩。

治法：化瘀活血，通利脑络。

针灸：化瘀活血通利脑络方。取风池、风府、百会、内关、通里、合谷、曲池、廉泉透海泉、足三里、阳陵泉、三阴交、太冲。针用泻法，留针30分钟，每隔10分钟行针1次，每日针治1次。

随症加穴：头痛剧烈者，加太阳透率谷、脑空针之；口眼歪斜者，加阳白透鱼腰、地仓透颊车、牵正针之；舌强言謇者，加金津、玉液刺出血；半身不遂者，加大椎、肩髃、腰阳关、环跳、悬钟针之。

方药：通窍活血汤。赤芍10克，川芎9克，桃仁10克，红花9克，生姜3片，老葱3根，大枣6枚，麝香1克，黄酒少许。每日1剂，水煎，早、晚各服1次。

加减：头痛甚者，加三七粉2克，地龙10克，丹参15克；神疲气弱者，加人参15克，黄芪30克；半身不遂者，加川牛膝

20 克，川续断 12 克，伸筋草 15 克，鸡血藤 15 克。

（2）西医对症治疗

①急性期可适当进行脱水治疗，尚可用血液稀释疗法、血管扩张药、钙通道阻断剂等。

②症状严重者，需注意保持呼吸道通畅，给予吸氧、吸痰、导尿、定时翻身等，必要时气管切开。

③给予低盐低脂饮食。

④血栓通 200 毫克，加入 10% 葡萄糖渡注射液 250～500 毫升中，静滴，每日 1 次，15 次为 1 疗程。

（3）其他疗法

①中成药治疗：

川芎嗪注射液 150 毫克，或复方丹参注射液 20 毫升，加入 10% 葡萄糖液 500 毫升中，静滴，每日 1 次。适用于中经络证或中风后遗证。

益脑复健胶囊，每次 4 粒，每日 3 次。适应证同上。

清开灵注射液 40 毫升，加入 10% 的葡萄糖液 250～500 毫升中，静滴，每日 1 次。适用于中脏腑之闭证。

心脉灵注射液 20～40 毫升，加入 5% 葡萄糖液 250～500 毫升中，静滴，每日 1～2 次。适用于中风脱证。

华佗再造丸，每次 1 丸，每日 3 次。适应证同上。

中风回春丸，每次 1 丸，每日 3 次。适应证同上。

散风活络丸，每次 3 克，每日 3 次。适应证同上。

②头皮针疗法：选对侧运动区为主，可配合足运感区，失语者用语言区。

③推拿疗法：适用于中风恢复期的半身不遂。推拿手法包括推、滚、按、捻、搓、拿、擦。取穴有风池、肩井、天宗、肩贞、

曲池、手三里、合谷、环跳、阳陵泉、委中、承山。部位包括颜面部、背部及四肢,以患侧为重点。

④饮食疗法

黄芪炖南蛇肉:黄芪50克,南蛇肉200克,生姜3片,共放炖盅内,加水适量,隔水炖熟,油盐调味,饮汤吃蛇肉。

五指毛桃煲猪脊骨:五指毛桃50克,猪脊骨300克,加水适量,文火煲1小时以上,加盐调味服食。

以上二方适用于中风后遗证。

(5)预防调护:中年以上,经常头晕痛,血压偏高,肢麻肉跳者,此乃中风先兆,应戒除烟酒,忌肥甘厚味,避免精神刺激,保持情绪乐观,血压偏高者应进行适当的药物治疗。对中脏腑者,应注意观察患者的神志、瞳孔、脉搏、血压的变化。对肢体瘫痪者,应注意经常变换体位,注意局部保暖,按摩患肢,防止褥疮发生。对恢复期患者,在综合治疗的同时,鼓励病人积极进行功能锻炼,以促进瘫痪肢体的康复,防止肌肉萎缩、关节变形等。

四、临床治验举隅

笔者曾针刺治疗中风失语108例,其中男68例,女40例,年龄20~49岁者42例,50~82岁者66例;中经络者65例,中脏腑者43例。表现为脱证者,治以回阳固脱兼护真阴为主。表现为闭证者,治以平肝熄风、豁痰开窍为主。凡中经络者,则以平肝熄风、和营通络为主。

治疗取穴:

1.活利舌本、启喉解语,取廉泉透三穴(海泉、金津、玉液)、哑门、通里针之。

2.和营通络，用于口眼歪斜者，取地仓透颊车、阳白透鱼腰、散笑透颧髎、听会透翳风针之；用于半身不遂者，取上三才（肩髃、曲池、合谷，或肩髃、手三里、外关）、下三才（环跳、阳陵泉、绝骨，或髀关、足三里、解溪）针灸之。

3.回阳固脱，取气海、关元、神阙（隔盐）用大艾炷灸之；兼护真阴，取复溜、太溪、肾俞针之。

4.补中益气，取足三里、中脘、气海。

5.平肝熄风，取风池、百会、风府、太阳、太冲。

6.豁痰开窍，取水沟（或定神）、中脘、丰隆。

7.清火泄热，取少府、劳宫、大陵、合谷、曲池、十二井、十宣（刺出血）。

8.高热昏迷、不省人事者，取定神、五心穴，针而泻之。

疗效：108例中，基本治愈者48例，占44.4%；显效者40例，占37%；好转者16例，占14.8%；无效者4例，占3.7%。

通过临床观察提示，中经络者较中脏腑者疗效好；发病在30天以内者收效迅速；在偏瘫肢体的恢复上，下肢较上肢为快。

第二节　真心痛诊治经验

真心痛，古称"厥心痛""胸痹"，现代医学称之为"冠状动脉粥样硬化性心脏病"，简称"冠心病"。本病是因供给心脏血液的冠状动脉发生粥样硬化而产生了管腔狭窄或闭塞，导致心肌缺血缺氧而引起的。其临床表现以心绞痛、心肌梗死、心律不齐、心力衰竭、心脏扩大等为特征。同时，心电图可有相应的图像变化。

本病是中老年人心血管疾病中最常见的一种，其发生除与年龄因素相关外，还与精神、神经、内分泌、血液、遗传等因素有密切关系，同时还与生活环境、体力活动、饮食习惯、烟酒嗜好等有关。

本病的症状早在《黄帝内经》中就有较详细的记述。如《灵枢·厥病论》中说："真心痛，手足青至节，心痛甚，旦发夕死，夕发旦死。"又说："厥心病，痛如以锥针刺其心，心痛甚者，脾心痛也……。"汉·张仲景《金匮要略·胸痹心痛短气脉证并治》中说"胸痹之病，喘息咳唾，胸背痛，短气……。"又说："胸痹不得卧，心痛彻背者……"其描述的证候表现皆与冠心病心绞痛基本一致。唐·孙思邈在《千金要方·胸痹》中更明确地说："胸痹之病，令人心中坚满痞急痛，肌中若痹。绞急如刺，不得俯仰，其胸前皮皆痛，手足不得犯，胸中愊愊（音闭，郁结）而满，短气咳唾引痛，咽塞不利……烦闷自汗出，或彻引背痛，不治之，数日杀人。"这里将心绞痛和心肌梗死的临床症状描写得俨俨如绘，栩栩如生，颇为详细。

一、病因病机

本病的发生与心、肾的阳气（功能）盛衰有关。肾为元阳，心为君阳，心与肾是人体阳气生发和统摄的两个重要脏器。随着年龄的增长，心、肾之阳逐渐衰退，心阳衰则鼓动乏力，血运不利，渐至心脉闭阻，不通则痛。所以，冠心病好发于 40 岁以上的人。其发病的原因及机理有以下几个方面：

1. 七情过度　《三因极一病证方论·九痛叙论》中说："皆脏气不平，喜怒忧郁所致。"忧思恼怒，必心肝之气机逆乱，一旦气机逆乱于心脉，而致心脉气血运行受阻，脉逆不通则痛。而气机之所以逆乱，其因来自七情过度，临床常见精神情绪是冠心病心绞痛发作的诱发因素之一。

2. 饮食不节   饮食不节、膏粱厚味是发生本病的重要原因。膏粱厚味皆滋腻辛燥之品，滋腻生湿，辛燥动火助热，导致脾失健运，聚津为湿，湿热久酿而成痰浊，乘胸阳不足而上犯，使清旷之区阳气失展，气机受阻，心脉闭塞而成心痛。临床常见膏粱厚味之人，体质肥胖，血脂高而易患本病。

3. 感受寒邪   《素问·举痛论》云："经脉流行不止，环周不休，寒气入经而稽迟，泣而不行，客于脉外则血少，客于脉中则气不通，故猝然而痛。"《素问·调经论》也说："寒气积于胸中而不泄，不泄则温气去，寒独留则血凝泣，凝则脉不通。"患者若平素心阳不振，引起心脾气血两亏，心血不足，心络失养，以致拘急而痛。

本病的病位在心，其病理变化涉及脾肾两脏。本病的病因以年高心肾阳衰或思虑劳倦伤脾为其内在因素，以七情内伤、膏粱厚味、寒邪外侵为其诱发因素。本病的病机主要是心阳不振，鼓动乏力，血运不畅，心脉瘀阻，或平素心阳不振，寒邪袭于虚位，胸阳失展，心脉涩而不通；也可由中焦痰浊上犯，胸阳被遏，气机被阻，心脉不通，更可因忧思恼怒，气机逆乱心脉气血运行受阻，不通则痛。而心血不足，心脉失养，心脉拘急而痛，亦是冠心病常见病机之一。

现代医学认为，本病的病因和发病机理还未完全阐明，其原因是多方面的，其中脂质代谢失常、血流动力学的改变和动脉壁本身的变化是主要因素。神经内分泌系统调节着脂质代谢和血流动力，因此神经内分泌的失调，必然也在动脉粥样硬化的发病机理中具有重要作用。

二、辨证论治

本病有虚实之分。实证有寒凝心脉、痰浊痹阻和瘀血阻络，虚证有心肾阳虚和心脾两虚等。但临床上往往虚实夹杂，证型交织，临证时应详加辨析。

（一）寒凝心脉型

临床表现：心痛每因感寒而猝然发作，心痛如绞，疼痛彻背，形寒畏冷，甚则肢末不温，出冷汗，心悸气短，脉紧，苔薄白。

治法：温阳宣痹，活血祛瘀。

针灸：取用温阳宣痹活血祛瘀方。取心俞、厥阴俞、内关、通里、膻中、患门。

随症加穴：疼痛不止，加郗门；恐惧神烦，加神门、志室。

方药：栝楼薤白汤加味。栝楼30克，薤白10克，半夏15克，桂枝10克，茯苓15克，枳壳8克，橘皮6克，泽泻10克。

随症加减：心痛不止者，加速效救心丸，每服5～8粒，每日3次，或服麝香保心丸。

（二）痰浊痹阻型

临床表现：心胸疼痛骤作，时缓时急，胸中憋闷，心悸气短，恶心甚或呕吐，头重体倦，口气重浊，舌质淡，苔厚白腻，脉弦滑或沉弦。

治法：通阳宣痹，豁痰泄浊。

针灸：通阳宣痹豁痰泄浊方。取心俞、巨阙、膻中、丰隆、内关、患门。

随症加穴：恶心呕吐，加中脘、足三里；咳嗽痰多，加太渊、尺泽。

方药：导痰汤加减。半夏9克，陈皮9克，茯苓15克，生甘草6克，炒枳实9克，陈胆星6克，炙远志9克，栝楼15克。

随症加减：恶心欲吐者，加姜汁炒竹茹10克，伏龙肝8克；咳嗽痰多者，加半夏露一瓶，酌情服之。

（三）瘀血阻络型

临床表现：心胸疼痛，如刺如绞，痛有定处，胸闷短气，心悸不宁，唇舌紫暗或有瘀斑瘀点，舌下青筋怒张，脉细涩或结代。

治法：活血化瘀，通络止痛。

针灸：活血化瘀通络止痛方。取心俞、巨阙、膈俞、内关、郄门、患门。

随症加穴：因气机逆乱而致气滞血瘀者，加膻中；因痰瘀互阻者，加足三里、丰隆。

方药：丹参饮合金铃子散加减。丹参15克，丹皮15克，檀香（后下）3克，郁金10克，玄胡索10克，川楝子10克，川芎10克，桂枝10克，青皮6克。

随症加减：心痛频作、胸闷气短者，可加服麝香保心丸、冠心苏合香丸、丹参滴丸等开窍活血理气之剂；痰瘀互阻者，加川贝母10克，桔梗9克，桃仁10克，藏红花8克。

（四）心肾阳虚型

临床表现：心悸气短，心胸憋闷或虚里隐痛，稍动加剧，形寒畏冷，四肢不温，自汗神怯，甚则下肢浮肿，舌淡苔薄白，脉虚细或结代。

治法：温补心肾，益气利尿。

针灸：温补心肾益气利尿方。取心俞、肾俞、关元、气海、内关、足三里。

随症加穴：尿少、浮肿明显者，加阴陵泉；形寒怕冷、四肢不温者，加灸神阙；不思纳谷者，加中脘。

方药：参附汤合真武汤、生脉散等加减。人参 15 克，熟附片 10 克，玉竹 10 克，麦冬 10 克，五味子 6 克，葶苈子 10 克，连皮苓 15 克，紫丹参 15 克，酸枣仁 15 克。

随症加减：尿少浮肿者，加薏苡仁 15 克，玉米须 30 克；胃纳不馨者，加砂仁（后下）3 克。

（五）阳衰气脱型

临床表现：心前区剧烈疼痛，良久不能缓解，胸闷气憋欲脱；面色晦暗，惊恐不安，四肢厥冷，冷汗淋漓，鼻尖不温，甚则昏厥，口唇、舌质、指甲淡白或青紫，尿少浮肿，苔白滑，脉沉细欲绝或结代，血压下降。

治法：回阳救逆，益气复脉。

针灸：回阳救逆益气复脉方。取神阙、气海、关元、内关、郄门、百会、足三里。

随症加穴：昏迷休克者，加人中；呼吸微弱者，加素髎；心痛不能缓解者，加巨阙。

方药：参附汤合失笑散加味。潞党参 25 克，黄芪 30 克，制附片 10 克，桂枝 9～12 克，红花 9 克，丹参 15 克，失笑散 10 克，炙甘草 6 克。

随症加减：昏迷休克者，加冠心苏合丸；心痛不解者，加麝香救心丸。

（六）心脾两虚型

临床表现：心悸气短，心胸憋闷或心前区隐痛，头昏目眩，面色不华，倦怠乏力，健忘失眠，纳谷不香，舌淡苔薄白，脉细弱或结代。

治法：补心脾，益气血。

针灸：补心脾益气血方。取心俞、脾俞、膈俞、内关、足三里。

随症加穴：纳谷不香者，加中脘；脉结代者，加神门。

方药：生脉散加味。潞党参15克，麦冬10克，五味子6克，丹参15克，赤芍10克，柏子仁10克，川郁金10克，炒枣仁10克。

随症加减：心律失常（室性早搏、房性早搏等）者，宜配合服用炙甘草汤加减之剂，药用炙甘草12克，桂枝9～12克，麦冬15～30克，生地45克，党参24克，阿胶（烊化）6～9克，生姜9～15克，火麻仁9～15克，大枣30克，本方加黄酒60～90克；纳谷不香者，加焦楂曲各8克，砂仁（后下）3克。

三、治验医案举例

例1　张某，男，37岁，住南京市东山镇，2010年5月27日初诊。

自诉患阵发性胸闷气逆、心悸、肢体倦怠等症已5年，辗转多家医院就诊，均未能明其所属病证，故无有效方法治疗。每次发作无定时，每当发作时，患者自己或请别人用手掐其喉结两旁，可缓解症状。其父患高血压、心脏病，其兄因心肌梗死病故。脉数疾，舌质红，苔微腻。

诊断：胸痹证（阵发性心动过速）。

治法：宽胸理气，强心通脉，宁心安神。

针灸：宽胸理气方合强心通脉方、宁心安神方化裁。取内关、郄门、神门、天突、膻中、患门、心俞、阳陵泉、太冲透涌泉，针而补之，留针 30 分钟，每隔 10 分钟行凤凰展翅手法 1 次，每日治疗 1 次，10 次为 1 疗程。

效果：治疗 1 次后，患者顿觉心胸舒畅，双下肢行走有力，倦怠感明显减轻；治疗 5 次后，脉平如常，胸闷已除，精神振奋，下肢迈步更为有劲；又针灸 3 次以巩固之。共治疗 8 次，而告痊愈。

（摘自《临证治验医案》李宏大医案）

例 2 刘某，男，62 岁，2008 年 1 月 21 日初诊。

自诉于 1990 年因偶发胸闷心悸而就诊于江苏某医院心脏科，经检查诊断为"房颤"。一直服用多种西药治疗，但胸闷、心悸时重时轻。2007 年，因左眼不适、视物模糊，经某医院眼科检查诊断为"左眼静脉血栓栓塞，老年黄斑变性"，给予迈之灵服用。患者患过敏性结肠炎 30 余年，亦治之乏效。特来我科诊治。

刻诊：心悸频作，心胸憋闷，脉来结代，心律失常，舌质有紫气，苔厚微腻。胃纳不馨，大便日行 2 次，较为稀溏，小便欠爽。

辨证：综观证情，此乃正虚邪实体征。良由心肾亏虚、功能失调导致先天不足、脾失健运、胃失和降，是以消化不良、气血亏虚引起后天失调，由此滋生心悸、眼疾、腹泻等诸症。

治法：强心通脉，宁心安神，补肾壮阳，健脾和胃，祛风明目。

针灸：取强心通脉方合宁心安神方、补肾壮阳方、健脾和胃方、祛风明目方化裁为两个复方。方一取内关、神门、患门、命门、肾俞、攒竹、球后、养老、天柱、足三里、上巨虚。方二取郄门、心俞、风池、翳明、四白、中脘、神阙、天枢、气海、关元、太溪、太冲透涌泉。以上二方，隔日选用一方，轮换使用，每日施治1次，10次为1疗程。

效果：第3个疗程结束后，房颤基本消失，仰卧、下蹲时均无不适感，且觉心胸爽朗，精神亦佳。第6个疗程结束后，自觉左眼视野较前宽展，过敏性结肠炎之痼疾已告痊愈。

（摘自《临证治验医案》肖少卿医案）

例3　武某，女，67岁，住江苏省江浦县，2010年6月3日初诊。

自诉患冠心病，胸闷痛反复发作5年。曾就诊于江苏某医院心脏科，CT检查示心脏扩大75%，诊断为"心肌扩张病"。此外还患有干燥综合征等。经服用多种中西药物，但效不显。特来我科治疗。

刻诊：心胸塞闷，疼痛异常，左肘臂亦肿胀疼痛，且觉口、鼻、眼、咽部干涩无津液，舌质红绛，脉细弦。

诊断：胸痹（心肌扩张病）。

治法：宽胸理气，强心通脉，活血化瘀，滋补肾阴。

针灸：宽胸理气方和强心通脉方、活血化瘀方、滋补肾阴方化裁。取内关、神门、郄门、攒竹、四白、颊车、廉泉透海泉、金津、玉液、天突、膻中、肩髃、曲池、足三里、丰隆、三阴交、太溪，针用平补平泻法，留针30分钟，每隔10分钟行凤凰展翅手法1次，每日施治1次，10次为1疗程。

方药：生脉散、丹参饮、沙参麦冬汤等加味化裁。药用潞党参15克，太子参10克，丹参15克，丹皮10克，川芎10克，麦冬10克，北沙参10克，炒玉竹10克，制黄精10克，五味子5克，炒枣仁15克，黄芪20克，石菖蒲9克，煅龙牡（先煎）各20克，功劳叶10克，五加皮6克，刺五加10克，葶苈子20

克，法半夏 10 克，砂仁（后下）3 克。每日 1 剂，水煎，早、晚各服 1 次。兼服冠心苏合丸，每服 1 粒，每日 3 次。

效果：第 2 个疗程后，心胸痞闷感好转，左侧肘臂肿痛亦除；第 5 个疗程后，心胸转舒，已不疼痛，口、鼻、眼、咽亦不干燥；为了巩固疗效，又继续治疗 2 个疗程。共治 7 个疗程，诸症消失，而告痊愈。

（摘自《临证治验医案》肖少卿医案）

例 4 王某，男，48 岁，住南京市大厂区，2010 年 5 月 16 日初诊。

自诉患冠心病，胸闷痛反复发作已 4 年余，曾服用诸多中西药物治疗，但仍时发时止。2 个月前，因突然左侧心前区剧痛急赴江苏某医院急诊，诊断为"心肌梗死"，治疗后，症状缓解，但仍胸闷痞塞，气机不畅，刺痛时作，特来我科诊治。

刻诊：胸闷疼痛如刺如绞，心悸气短，舌唇紫暗，舌下瘀紫，脉细涩。

诊断：胸痹（厥心痛－心肌梗死）。

治疗：活血化瘀，通络止痛。

针灸：活血化瘀方合通络止痛方、宣痹镇痛方化裁。取心俞、巨阙、患门、内关、郄门、足三里、丰隆、三阴交、公孙，针用泻法，留针 30 分钟，每隔 10 分钟行凤凰展翅手法 1 次，每日施治 1 次，10 次为 1 疗程。

方药：丹参饮合金铃子散加减。药用丹参 20 克，丹皮 15 克，檀香（后下）5 克，郁金 10 克，川楝子 10 克，玄胡索 10 克，川芎 10 克，桂枝 10 克，青皮 8 克，藏红花 8 克。每日 1 剂，水煎，早、晚各服 1 次。并加服麝香保心丸，每服 2 丸，每日 3 次。

效果：治疗 1 次后，心胸宗气得畅，疼痛骤减；治疗 10 次后，心胸痞阻感消失，刺痛绞痛症状亦除。前方既效，仍守前方施治 10 次，诸症悉退。

（摘自《临证治验医案》肖少卿医案）

例 5　吴某，93 岁，住南京市汉中门外大街，1996 年 6 月 28 日初诊。

（其女代诉）突然昏倒，不省人事，住院治疗 18 天尚未苏醒。病起于 1996 年 6 月 11 日上午，发病后即送至南京某脑科医院急诊，CT 检查示"脑梗死伴脑萎缩"。住院治疗 18 天，仍深度昏迷，医院发出病危通知，嘱其家属料理后事。其子抱着万分之一的希望特来我科邀余前往救治。

刻诊：面色苍白，四肢厥冷，深度昏迷，不知人事，二便失禁，肢体软瘫，舌苔白腻，脉微欲绝。

辨证：中风脱证。由元阳暴脱（心力衰竭、呼吸衰竭）、心神散乱所致。

治法：开窍醒脑，强心升压，扶正固本，益气回阳。

针灸：开窍醒脑方合强心升压方、扶正固本方、益气回阳方化裁。取定神、内关、天枢、气海、关元、足三里，针灸用补法，留针 1 小时，每隔 10 分钟行凤凰展翅手法 1 次。

效果：先取定神穴常规消毒后，用 3 寸毫针斜向山根透刺 2.5 寸，施行捻转补法 3 分钟，患者顿即苏醒，随能讲话；继取内关针之，以强心升压、行气活血；更取天枢、气海、关元、足三里，针而灸之，以补中益气回阳固脱。留针 1 小时后，患者面部逐渐潮红，肢温脉起，转危为安。翌日下午复诊，患者神志清晰，语言如常，二便已正常，但觉神疲肢倦乏力。第 3 天复诊，患者言语更为清晰，食欲渐佳，二便调畅，精神有振，已下床行走。第 4 天，患者诸症消失，而告痊愈。

（摘自《肖少卿针灸精髓》肖少卿医案）

【按语】余 50 余年临床实践表明，针灸不但善治 300 多种常见病、多发病，而且能治疗中风失语、昏迷不醒、吞咽困难、耳鸣、聋哑以及癫、狂、痫等 50 多种疑难病证。例 5 中患者吴某已 93 岁高龄，本身就年老体弱，功能衰退，加因患中风（脑梗死伴脑萎缩），深度昏迷，二便失禁，南京某脑科医院虽多方治疗 18 天，但回天乏力，直至心衰、呼衰，乃嘱家属料理后事。余受其子之邀前往救治，采用针灸"单戈独战"。治疗 4 天，即化险为夷，转危为安。患者及其全家欢悦若狂，无不赞叹祖国医学之神奇！其子特向我赠送锦旗曰："母脑梗病危，神针挽回春"，以表谢意。值得一提的是，当时西医专家会诊一致认为：吴老太已 93 岁高龄，患脑梗塞伴脑萎缩，深度昏迷，二便失禁，经抢救 18 天而不能苏醒，即使苏醒过来也是痴呆植物人。吴老太经本人治疗苏醒后，并未发生痴呆、植物人之后遗症，且起居爽适，精神矍铄，语言清晰，活动正常，还活了 3 年。3 年后，因上感患老年性肺炎，经治疗无效而病故。

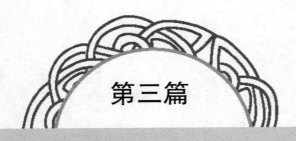

第三篇

外科篇

第一章

中医对痈疽的认识及治疗

中医对外科疾患的认识和治疗范围是相当广泛的，如痈、疽、发背、疔疮、对口、瘰疬、瘿瘤、疥、癣等。这些外科疾患，在我国历代的中医文献中均蕴藏着丰富的医学理论和宝贵的治疗经验，尤其对于痈疽的认识和治疗更是阐发颇多，故本章将痈疽作为探讨的重点，就管见所及，胪列于后。

第一节　痈疽病名的确立

痈疽系中医外科部分疮疡之总称，亦系外科中之大症。痈疽之症在古代医学文献中有着广泛的记载，如《黄帝内经》中就载有猛疽、夭疽、甘疽、米疽、锐疽、骨疽、肉疽、股胫疽、颈疽、疵疽、厉疽、脱疽等十余种；隋·巢元方《诸病源候论》载缓疽、瘭疽、行疽、风疽、水疽、肘疽、禽疽、杼疽、附骨疽及喉痈、肺痈、肠痈、石痈、悬痈、附骨痈等共15种；及至于宋，《窦氏外科全书》载枕疽、脑疽、中发疽、井疽、腕疽、肫骨疽、骨瘘疽及顶门痈、牙痈、乳痈、胃痈、肋痈、脾痈、胁痈、小肠痈、坐马痈等共30余种；至明，外科极为兴盛，王肯堂在《证治准绳》中载百会疽、太阳疽、百脉疽、夹喉疽、缺盆疽、腰疽、脱疽、甲疽及心痈、囊痈、胫阴痈等凡 65 种；迨至于清，吴谦等又详加整理，在编写《医宗金鉴》时，除汇集清代以前的外科病名外，又增入佛顶疽、透脑疽、玉枕疽、凤眉疽、龙泉疽、天柱疽、上石疽、中石疽、下石疽、阴阳二气疽、蜂窝疽、石榴疽、咬骨疽及黄瓜痈、箕门痈、黄鳅痈等共 79 种。

综观历代文献对痈疽之记载，医籍由少而多，病名由寡而繁，各家对本病之认识亦由浅入深。其命名虽异，但不外由病因、症状、形态、腧穴、部位五者而定。由病因而命名，如因骑马而致者，名为骑马痈、坐马痈、上马痈、下马痈等；由症状而命名，如溃烂过肩者名过肩疽，溃烂穿踝者名穿踝疽，阴囊烂脱者名脱壳囊痈等；由形态而命名，如状若石榴者名石榴疽，状若黄瓜者名黄瓜痈，状若佛顶者名佛顶疽，状若鱼肚者名鱼肚痈等；由腧穴而命名，如生于百会者名百会疽，生于箕门者名箕门痈，生于环跳者名环跳疽，生于伏兔者名伏兔疽等；由部位而命名，如生于喉部者名喉痈，生于肛门者名肛门痈，生于乳房者名乳痈，生于阴囊者名囊痈等；余可类推。由此足证，中医对痈疽病名之确立，是按照痈疽证候的性质与发病部位的特点而定名的。这丰富了祖国医学的内容，为后世从事外科者提供了研究和学习的资料。病名不同，治疗亦殊，肺痈多用千金苇茎汤、金鲤汤等，肠痈多用大黄牡丹皮汤、薏苡附子败酱散等，附骨疽多用阳和汤，囊痈则用龙胆泻肝汤之类。古人对痈疽病名之确立是有其客观依据的，从而奠定了辨证论证的基础。

第二节　对痈疽病因的认识

痈疽的致病因素颇多，关于这一点，历代医学文献均有详细记载。总的来讲，不外乎时气外感、七情内伤、饮食炙煿、酒与丹石等所致。兹择要分述如下：

1. **天行时气六淫外袭**　对此，《黄帝内经》有5种说法：第一种说法认为火热助心为疮。《内经》云："少阴所至为疮疹。"又云："少阴司天，热气下临，肺气上从……甚则疮疡燔灼，金烁石流。"又云："少阳所至为疮疡。"又云："太阳司天之政，初之气，气乃大温，肌腠疮疡，此皆常化，病之浅也。"又云："火太过曰赫曦，其病疮疽血流。"第二种说法认为寒邪伤心为疮疡。《内经》云："太阳司天之政……三之气……寒气行……民病寒，反热中，痈疽注下。"又云："太阳司天，寒淫所胜……血变于中，发为痈疡……病本于心。"又云："阳明司天之政……四之气，寒雨降，民病……痈肿疮疡。"第三种说法认为燥邪伤肝为疮。《内经》云："木不及，曰委和，上商与正商，同其病支，发痈肿疮疡，邪伤肝也。"又云："阳明司天，燥淫所胜，民病疮疡痤痈，病本于肝是也。"第四种说法认为湿邪成疮。《内经》云："太阴司天，湿气变物，甚则身后痈。"又云："太阴之胜，火气内郁，疮疡于中，流散于外。"第五种说法认为寒邪客于经络成疮。《灵枢·痈疽》云："血脉荣卫，周流不休……寒邪客于经络之中则血泣，血泣则不通，不通则卫气归之，不得复反，故痈肿。"《素问·生气通天论》云："阳气者……开阖不得，寒气从之，乃生大偻，营气不从，逆于肉理，乃生痈肿。"《内经》认为痈疽的发生是由天行时气所致，后世医家亦有这种说法，如《外科正宗》云："外因者皆起于六淫，依虚之人，夏秋露卧当风取凉，坐卧湿地，以致风寒湿气侵于经络，又有房事后得之，其寒毒乘虚深入骨髓，与气血相凝者尤重，或外感风邪，发散未尽，遂成肿痛。"

2. 七情内郁　《灵枢·玉版》云："病之生时，有喜怒不测，饮食不节，阴气不足，阳气有余，营气不行，乃发为痈疽。"陈无择《三因方》云："痈疽瘰疬，不问虚实寒热，皆由气郁而成。经云：气宿于经络与血俱涩而不行，壅结为痈疽。"《外科精要》云："愤郁不遂志欲之人，多有此疾。"

3. 膏粱厚味、房劳过度以及醇酒丹毒等　《素问·生气通天论》云："膏粱之变，足生大疔。"《外科启玄》云："不内外因者，或膏粱之人，受用太过，或素禀偏胜，或劳逸太过，致令津液稠黏，痰涎壅塞，隧道不通所致。"《内经》中还说："东方之域，鱼盐之地，其民食鱼嗜咸，安其处，美其食，鱼热中，咸胜血，故其民黑色疏理，其病为痈疽。"《证治准绳》云："又有服丹石法酒而致者，亦膏粱之类也。"

各家论述，几乎同出一辙，大概痈疽均由天行时气、七情内郁、膏粱厚味、房劳过度以及服用丹石法酒等所致。由此足见，外症的致病因素基本上与内科相似，一般可分为内因、外因、不内外因三种。

第三节　对痈疽病理的认识

痈疽的病理变化，历代医学文献中有不少记载。《内经》云："荣卫稽留于经脉之中，则血泣而不行，不行则卫气从之而不通，壅遏而不得行，故热，大热不止，热胜则肉腐，肉腐则为脓，然不能陷骨髓，不为焦枯，五脏不为伤，故名曰痈。"又云："热气淳盛，下陷肌肤，筋髓枯，内连五脏，血气竭，当其痈下筋骨，良肉皆无余，故命曰疽。疽者，上之皮夭以坚，上如牛领之皮。痈者，其皮上薄以泽，此其候也。"《诸病源候论》认为："痈由六腑不和所生，六腑主表，寒热不散，故积聚成痈，久则热胜于寒，热气蕴积，伤肉而败肌，故血肉腐坏化而为脓。疽为五脏不调所生，五脏主里，寒热不散，故积聚成疽。久则热胜于寒，热气淳盛，蕴结伤肉，血肉腐坏化而为脓。"《丹溪心法》云："血行脉内，气行脉外，周流不息，寒湿搏之则凝滞而行迟，火热搏之则沸腾而行速，气得邪而郁，津液稠黏为痰为饮，积久渗入脉中，血为之浊，此阴滞于阳而为痈。血得邪而郁，隧道阻隔，或溢或结，积久溢出脉外，气为之乱，此阳滞于阴而为疽。"

　　对痈疽病理变化的认识，《内经》与《诸病源候论》是一致的，都认为寒客经络致令气血壅滞而成，朱丹溪更补充经义，所说"阴滞于阳而为痈""阳滞于阴而为疽"，实开后世各家所论痈疽为阴阳两大证候的先河。

第四节　对痈疽症状的认识

一、辨阴阳证候

　　痈与疽的症状是有明显区别的，痈为阳证，故患部多红肿热痛，寒热交作，来势暴；疽属阴证，患部多木硬漫肿，根盘庞大，寒热微微，来势缓慢。此系痈疽症状之梗概。为了进一步辨别痈疽阴阳证候，故特列于表 3-1-4-1，以资鉴别。

表 3-1-4-1　痈疽辨证

比较项目	痈（阳证）	疽（阴证）
起势	暴急	缓慢
深浅	皮肉	筋骨
肿状	高肿提束	漫肿无垠
疼痛	剧烈	顽麻或微痛
颜色	红赤	皮色如常
热度	焮热	微热或不热
脓液	稠黏	稀薄
转归	易消易溃易敛	难消难溃难敛
预后	易治	难治

1. 可以明确疮疡的所生部位　《医学正传》云："肺痈手太阴经，心痈手少阴经，肝痈足厥阴经，脾痈足太阴经，肾痈足太阳经，胃脘痈足阳明经，肠痈手太阳经和手阳明经，脑痈督脉与足太阳经，背痈中属督脉，左右属太阳经，鬓痈手足少阳经，眉痈手足太阳经与手足少阳经，颐痈手足阳明经，腮颌痈手阳明经，髭痈手足阳明经，腋痈手太阳经，穿裆痈督冲任三脉，腿痈表足三阳经、里足三阴经，喉痈任脉与足阳明经。脐痈任脉与足阳明经，乳痈内足阳明经、外足少阳经，乳头痈足厥阴经，跟马痈足厥阴经，囊痈足厥阴经。"此系疮疡分属经络之梗概，历代文献多有记载，尤以医宗金鉴外科心法论之甚详，不但以经络路线而划清区域，而且还以经络穴位而定病名。

2. 可以掌握经络气血的虚实而进行补泻　《丹溪心法》云："六阳经，六阴经，分布周身，有多气少血者，有多血少气者，有气血俱多者，不可一概而论也。何则，诸经唯少阴厥阴经之生痈疽，理宜预防，以其多气少血也。其血本少，肌肉难长，疮久未合，必成危证。苟不知此，妄用驱毒利药，以伐其阴分之血，祸不旋踵。"

由于经络气血有多有少，有虚有实，医者必须掌握经络气血盛衰的特点而补泻，才能获得应有的疗效。

二、辨肿痛脓痒

肿、痛、脓、痒，是外科疾患的主要征象，由于发病之病因不同，所以出现之证候也各有不同。

1. **辨肿**　辨肿之法，主要是观察疮势的大小，肿块的硬软，患部的温度以及颜色的变态等情况而决定的。如漫肿者属虚，高肿者属实；火肿者则焮热僵硬，色红而皮光；寒肿者则如木硬，色紫而暗青；湿肿者则皮肉重坠；风肿者则肿热宣浮，微有热痛；痰肿者则柔软如绵，或硬如馒，不红不热，皮色如常；瘀血作肿者，则患部颜色微红或青紫，倘日久滞于经络，则肿而木硬，焮红不热，若脓成欲溃者，则必现紫色。

2. **辨痛**　辨痛之法，是以手指按触而诊察疮疡寒热虚实的一种方法。大凡虚痛者喜按，按之则痛减；实痛者拒按，按之则痛增；寒痛者定而不移，皮色不变，遇热则痛减；热痛者皮色焮红，遇冷则痛轻；因脓而痛者，则按之应指；因风而痛者，则走注疾速；因气而痛者，则游走不定。

3. **辨脓**　辨脓之法，是以两手食指置于患部轻轻按触，如疮内有波浪样而搏指者，即为脓熟之征，倘按之坚硬者，脓尚未成；轻按即痛者，为脓在浅表，重按始痛者，为脓在深部；皮剥如鳞者，其脓必浅，根盘平塌而皮色不变者，其脓必深。此系临床诊察脓之深浅与脓之有无的一般常规。至于辨别脓之颜色、气味、以及脓液之厚薄稠黏等，亦可判断疮疡之预后良否。凡气血旺盛者，则脓出稠黄；气血虚弱者，则脓出稀白；若脓如桐油，黄水淋滴者，易成瘘管；若脓如污水，或如粉浆者，此为败浆脓，是不治之症。若先出黄稠脓，次出绯红脓，后出稀红水，此系溃疡的正常状态，治之易愈。

4. 辨痒　肿痛瘙痒者，为风热互搏；溃后而痒者，多由脓水浸渍所致；疮现粟粒奇痒，抓之流水者，为脾经湿热为患；溃疡将愈而痒如虫行者，是气血渐充，新肌发生之征。

三、辨善恶

外科疾患的预后良否，除了明辨局部病灶的症状外，还要注意观察其伴发的全身证候，如此由点到面，综合分析，即可判断疮疡的顺逆吉凶。关于此点，历代医界先辈早在临床医疗中，通过无数次的实践和观察，已清晰地了解和掌握了疮疡的转归行径与疮疡的预后良否，并作出了疮疡五善七恶的鲜明定论。如宋·东轩居士《卫济宝》书云："问曰：五善七恶可得闻乎？答曰：饮食如常，一善也；实热而大小（指大小便）涩，二善也；内外病相应，三善也；肌肉好恶明，四善也；用药如所料，五善也。发渴而喘，睛明四角向鼻，大小反滑，一恶也；气绵绵而脉濡，与病相反，二恶也；目中不了了，睛明陷，三恶也；未溃肉黑以陷，四恶也；已溃青黑，筋腐骨黑，五恶也；发痉，六恶也；发吐，七恶也。"又如，元、齐德之外科精义云："烦躁时嗽，腹痛泻甚，或泄痢无度，或小便如淋者，一恶也；脓血既泄，肿焮尤甚，脓色败臭，痛不可近，二恶也；目视不正，黑睛紧小，白睛青赤，瞳子上看，三恶也；喘粗短气，恍惚嗜卧，四恶也；肩背不便，四肢沉重，五恶也；不能下食，服药而呕，食不知味，六恶也；声嘶色败，唇鼻青赤，面目四肢浮肿者，七恶也。无患自宁，饮食知味，一善也；便利调匀，二善也；脓溃肿消，水鲜不臭，三善也；神彩精明，语声清亮，四善也；体气和平，五善也。"以上所述，是从外科临床实践中观察患者的证候急变、转化、顺逆以及生死等过程，而得出的经验，是极为珍贵的。以后如明·陈实功《外科正宗》，清·吴谦《医宗金鉴外科心法》，对于五善七恶的说法，都根据五脏精气的盛衰来判断预后的生死，比较前人又更进一步，兹不赘述。为便于掌握起见，把它归纳于表 3-1-4-2。

表 3-1-4-2　痈疽善恶鉴别表

鉴别项目	好证	坏　证
神识	清楚	昏聩谵语，循衣摸床
言语	清响	语无伦次，声音嘶哑或自呢喃
动息	安宁	恍惚嗜卧，或烦躁不安
饮食	如常	口渴乏味，不思进食，或呕呃频作
大便	柔润	肠鸣腹痛，泄利无度
小便	清长	频数而混浊如淋
呼吸	正常	喘粗短气，或烦躁时嗽，鼻翼翕动而带煤烟
面色	光亮	面颜苍白，或青黑灰黯
舌质	润鲜	干燥起刺，状如沙皮或舌卷
目视	正常	两目紧小，白睛青赤，瞳子斜视
身体	健壮	项背难转，四肢沉重，或浮肿
指甲	红润	青紫
皮肤	滑润	甲错或枯槁
溃后	肿消	疮口黑腐，焮肿作痛
脓水	肥黄	色如败酱，臭秽难闻
痛觉	知痛	麻木不痛，或大痛不止
疮口	肉色红活	青黑溃陷，或筋腐骨黑
寒热	消失	午后热甚，两颧浅红
汗液	正常	盗汗或冷汗
脉证	相应	相反（气绵绵而脉濡）

第五节　对痈疽治疗的认识

中医对痈疽的治疗方法，主要分内治和外治两个方面。在内治方面，初起血滞瘀凝者，以活血散瘀为主；既成脓者，则以补托为主。在外治方面，初起肿痛者，则用敷贴，以消肿定痛消散为主；既溃脓者，则用开刀，以排脓泄毒为主。此系痈疽治疗之原则。然而痈疽起、溃之过程，并非一帆风顺，其中往往互见阴、阳、表、里、寒、热、虚、实等错综复杂的证候，医者必须明辨千变万化的证候，采取灵活善变的对策，或用内服，或用外治，或用内外兼施之法，如此辨证立法，处方用药，庶几药到病除。否则，不谙症情，孟浪妄投，足以误人。兹就管见所及，特将中医对痈疽的内外治法择要分述如下。

一、内治方面

1. **疏风解表法**　即祛风发汗的一种方法。凡痈疽初起，若出现寒热、头痛的表证，宜用解表之剂，如荆防败毒散、万灵丹之类，以疏风解表，使毒从汗解。此即张仲景所谓"汗之则疮已"。另有一种所谓"疮家忌汗"之说，系指溃后体虚者不可妄投，以防误汗痉厥。

2. **清热通里法**　即清热泻下的方法。凡痈疽初起，见患部肿硬木痛，伴有发热作呕、烦躁饮冷、六脉沉实、大便秘涩的里证，宜用清热通便之剂，如内疏黄连汤之类。

3. **表里双解法**　即汗下并行的治法。凡患者既出现寒热头痛之表证，又伴有大便燥结的里证，宜用解表通里之剂，如防风通圣散、神授卫生汤之类。此为发汗通便逐邪外出之妙法。

4. **清热消散法** 《内经》云："诸痛痒疮，皆属于心。"故清热为外科的主要疗法之一。所谓"清热"，即《内经》所谓"热者寒之"的治则，于清热药中佐以解毒之品。所谓"消散"，即以疏风活血之品而消肿散瘀也。凡痈疽初起，高肿色赤、焮热作痛者，此属阳证，宜用清热消散之剂，如真人活命饮、急消汤、加味消毒散之类。

5. **散瘀定痛法** 痛是外科疾患的征象之一。痛的主要原因，古人认为是气血不通或气血瘀滞所致，因此在治疗上应投以活血散瘀之品，使瘀散而痛止，如七厘散、黎洞丸、大活络丹之类。

6. **升阳清阳法** 即"寒者热之，热者寒之"的治法。如骨槽风初起微热而过敷寒凉以致患部肌肉坚硬、难消难溃者，宜用升阳散火汤温而散之；骨槽风肿痛热甚者，宜服清阳散火汤清而散之。

7. **攻下破瘀法** 即泻下排毒的一种方法。如肠痈初起，腹中作痛，脉迟紧而脓未成者，宜用攻下破瘀之剂，如大黄牡丹汤、活血散瘀汤之类。

8. **催吐祛毒法** 《内经》云："其在高者，因而越之。"。肺为华盖，居诸脏腑之上，故肺痈溃脓多用吐法。如肺痈咳嗽微热，胸中甲错，将欲溃脓者，宜用千金苇茎汤吐之；若兼咳而胸满者，宜用《外台》桔梗白散以开之。此皆为肺痈催吐之良方。

9. **利尿泄毒法** 《内经》云："其在下者，引而竭之。"湿热下注而致痈疽者，宜用利尿泄毒之剂，如化毒除湿汤、五苓散之类。

10. **行气消散法** 即行气消痰、和营通络的方法。肝痈初起，左胁肋痛，呼吸不利者，可服疏肝流气饮；流注由湿痰停滞而致者，宜服木香流气饮；黄鳅痈初起微红硬肿者，可服五香流气饮。

此皆行气消散的要法。

11. **温经通络法**　即温才寒邪而通经络的方法。凡阴疽色白漫肿、坚硬、不痛不痒者，是由阴寒阻络、营血枯衰所致，宜用温经通络之剂，如阳和汤之类。

12. **护膜解毒法**　即防止脓毒内陷而解除毒素的方法。凡患者出现呕恶、烦躁、神识昏聩者，此系痈疽毒气内攻，宜用护膜解毒之剂，如护心散、琥珀蜡矾丸之类。

13. **清营解毒法**　即清血解毒的一种方法。凡痈疽火毒炽甚，毒邪内陷，以致神识昏沉、状甚危急者，宜用清营解毒之剂，如犀角地黄汤、六神丸、紫雪丹、至宝丹之类。

14. **透脓托毒法**　即使痈疽移深居浅促其溃脓的一种方法。如患部按之半硬半软，酿脓未溃，宜用托里透脓汤、托里消毒散、透鲂散之类以透之；若脓势将成，而根盘庞大，涣漫不收，此为气血两虚之证，宜用托里养营汤以托之；若脓虽成，但因气血素亏而不能穿溃，可服四妙汤加山甲、皂刺、白芷以攻之。此为透脓托毒辨证施治的要法。

15. **补正祛邪法**　就是养胃的一种方法。古人谓"胃为水谷之海，资生之本，有胃气则生，无胃气则死"。因而，补正祛邪法实为固本治标、安内攘外的一种方法。凡痈疽溃后，脓出反痛，而呈现虚象者，宜服补正祛邪之剂，如内补黄芪汤之类；如因气虚作痛，则可服四君子汤加黄芪；血虚作痛者，宜服四物汤加参芪；肾水虚亏而作痛者，可用六味地黄丸治之。

16. **益气养营法**　即补气养血的方法。凡痈疽溃后而脾肺俱虚，营血不足，疮口不敛，宜服补气养血之剂，如益气养营汤、人参养营汤、神效黄芪汤、十全大补汤之类。

二、外治方面

1. **贴膏法** 古称"薄贴"。由于膏药的种类和性质各有不同，所以各有其适应范围。如太乙膏性偏寒凉，有清火消肿、提脓生新之功，适用于阳证及半阴半阳之证；阳和膏性偏温热，适用于已熟未溃的阴寒之证；黄连膏有清火润燥之功，故疗毒疮破溃而灼痛者为宜；千捶膏有攻坚消散之力，适用于痰核瘰疬、无名肿毒；象皮膏能生肌收湿，玉红膏能去腐生新，皆系外科生肌收敛的要药。

2. **围药法** 俗称"敷药"，凡漫肿无垠、根脚不清的痈疽肿毒，均宜用之，能使疮毒收束，不致扩散，轻者可消，重者易溃。如疮势属阳者，宜用如意金黄散之类；疮势属阴者，宜用回阳玉龙膏之类。

3. **掺药法** 用于消散，阳证可用阳消散及阳毒内消散之类；阴证可用桂射散及阴毒内消散之类。用于提毒去腐，可用五虎丹、九一丹、海浮散，甚则采用升、降二丹。用于生肌收口，可用八宝丹、桃花散、珊瑚散之类。

4. **止血法** 外科疾患引起出血的原因很多，如疮毒过盛溃伤血络，以及血痣、血箭、金疮、开刀不慎切断血管等均可造成出血。若不给予适当措施，往往因出血过多危及患者生命，故止血之法非常必要。常用的止血方法很多，除缚扎止血、冷凝止血、铁烙止血外，还有药物止血，如桃花散、花蕊石散、紫金丹、金刃独圣散等均可止血。

5. **洗涤法** 是用药物煎汤，乘热洗浴患处，以疏导腠理、通调血脉的一种方法。如痈疽初起肿痛或将溃之时，宜用葱归塌肿汤洗之；阴疽黑陷不痛难于起发者，宜用艾茸敷法敷之；痈疽溃后脓腐不尽者，宜用猪蹄汤渍之；皮肤瘙痒者（或因风癣疥癞等所致者），宜用苦参汤洗之。

6. **蜞针法**　是用水蛭（俗名蚂蝗）置于患部，然后以杯覆其上，使其吮吸毒血的一种方法。凡疮疡初起焮热肿痛（或因瘀血作痛）者，均可采用本法，往往吸之即可肿消痛除。此法相传已久，近代民间治疗目疾肿痛（如初起之胬肉攀睛及暴肿疼痛）亦采用此法，每收良效。

7. **刺血法**　古称"砭法"，是用三棱针（瓷锋或刀锋）浅刺患部皮肤，使出血少许，以泄热毒的一种方法。凡红肿范围过于扩散的疮疡均可用之，如痈疽、红丝疔、赤游丹等。但在施术时应轻手点刺，以出血为度，不可下手太重，刺入过深，以免刺伤脉络造成出血过多。

8. **灸疗法**　是用艾柱或药条为燃料，于患部上施灸，通经活络散瘀消肿的一种方法。凡痈疽疮疡硬而不溃难于起发者，宜用豆豉饼灸法或用隔蒜灸、神灯照法等；痈疽溃后，气血俱虚，疮口历久不敛者，宜用附子饼灸；风寒湿毒袭于经络，痈疽漫肿无头，皮色不变者，宜用雷火神针；阴痈坚硬不溃或溃而不腐、新肉不生、疼痛不止者，宜用桑木灸法。

9. **铁烙法**　是用瓜子样的烙铁于灯火上烧红灼烙疮口的一种方法。凡痈疽溃后，疮口恶肉僵硬或胬肉增生而绵延不愈者，宜用此法烙之，可去腐生肌。因创伤或割除瘤肿而引起出血者，用本法烙之，亦可止血。如果创面较大，或伤及动静脉血管引起大出血者，则必须施行结扎等手术，非本法所宜。

10. **火针疗法**　古称"燔针"，是用以泄毒引流的一种方法。火针有粗、细两种：粗针形状如筷，尖端锐滑，长约七寸，使用时于香油灯上烧红，当脓灶低处向上方针刺，脓即由针孔流出，如此疮口洞开，脓液畅流，不致蓄毒为患。凡附骨疽、咬骨疽、股阴疽、流注等肉厚脓深不易排除脓毒的疮疡，均可采用本法治之。细针状如锥形，施术如上法烧红，卒刺肿痛处，有消肿软坚温散之功，适用于肿硬不溃、难以消散之阴疽疮疡。至于焮热肿痛、火毒旺盛之疮疡，不可使用，用之往往肿溃加剧。头面皮肉既薄，又碍容颜，故亦不宜灼烙。胸背之疮疡，亦不宜深刺，以免伤及内脏。四肢筋骨关节之处，用之不当，往往有焦筋灼骨之虞，亦不可虚浪妄刺。

11. **药筒吸法**　是用竹筒于药汤内煮热而紧贴疮口以吸取脓水的一种方法，多用于阴疽、发背、脑疽等脓毒稠黏难于排出的疮疡，可以减轻挤压之痛苦。近代采用火罐拔法，施术更为简便，但使用时必须注意患部面积的大小而适当地选用大小竹筒，要使竹筒的口径笼罩于患野，才能吸尽脓毒。至于极度溃烂的疮疡，用之易于出血，不可不慎。

12. **开刀**　是用斜口刀或柳叶刀等切开患处进行排脓泄毒的一种方法。凡痈疽疮疡脓既成者，应及早开刀排脓，否则因循失治，则溃腐难敛。脓未成者，不可开刀，开之则气血骤泄，脓反难成，疼痛反剧。至于开刀之深浅，当视疮情而定。咬骨疽、附骨疽、臂痈、臀痈等生于肌肉肥厚而较深的部位，下刀宜深，创口宜大，如此才能排除脓毒。如系鱼口便毒、背痈、腹痈、脐痈等，因患部较浅，故不可深割，以免伤及好肉。凡胸腹内脏之部位及四肢关节筋脉之处，亦不可下刀过深。他如乳岩、失荣、石疽、血瘤等，亦不可任意开刀，否则可能引起出血和转移增生等问题。

13. **插药法**　是用药物为末，以糊作锭，插入疮口而达到去腐生肌目的的一种方法。凡痈疽溃后累月不愈，脓水浸淫而致瘘管者，宜用白降丹或三品一条枪插之。如因患肛门痈或海底瘘以及鹅口疳等，因治不得当，或因循失治而成肛门瘘管者，宜用黄蜡拈或碧霞锭子、辰砂挺子插之以腐蚀恶肉，然后再以生肌玉红膏搽之则愈。

第二章

民间治疗目疾经效秘方
——八宝推云散

"八宝推云散"是推云散翳的眼科要药。但笔者所介绍之药品，并非市上普通出售之一般眼药，本方由八宝推云散中加减而成，为友人徐君桂生所传授，数年来经笔者临床多次运用，确有卓效。兹将本人运用本方的肤浅体验介绍于下，以供同道参考。

一、药物简介

【**名称**】八宝推云散（又名"加减八宝推云散"）。

【**主治**】眼生云翳、胬肉攀睛（翼状胬肉）、暴赤肿痛以及槽珠（角膜溃疡）、羞明流泪等症。

【**功能**】推云散翳，行瘀消肿，清热止痛，化腐生肌。

【**处方**】九制甘石四分，细廉珠二分，明珊瑚一分，飞朱砂二分，麝香一分，西牛黄二分，真熊胆二分，青鱼胆四分，明琥珀六分，煅石蟹四分，煅石燕四分，煅磁石二分，煅西月石二分，煅石决明二分，京头梅四分，孩儿茶二分，野荠粉四分。

【**制法**】将珊瑚、廉珠、石蟹、石燕、磁石、石决明等共研细末放置一边，再研麝香、熊胆、鱼胆、儿茶，继下月石、琥珀、甘石、牛黄、荠粉、朱砂，后与上方所研之珊瑚、廉珠等药混合共研，后下冰片，研至无声为度，以瓷罐收贮，勿令泄气。

用法：取银针一枝擦光（以象牙针为最佳），以针尖蘸新鲜乳汁（人乳）少许，再蘸取八宝推云散少许点入眼角。轻症一日三次，重症一日四至六次。

二、病例介绍

患者徐某，女，37岁，住南京市林园区，1959年2月3日初诊。

主诉：左眼疼痛已有十余日，怕见亮光，流眼泪，看物模糊，如入云雾中，朝轻夜重，有时牵引左侧头而作痛。

症状：左眼内眦部生一白色云片，向瞳孔部伸延，外眦胬肉崛起，结合膜充血异常，头痛目胀，入夜尤剧，视物昏糊，如入云雾，心烦口渴而粪燥溺黄，脉弦数，舌质紫绛。

辨证：肝胆二经之热邪升腾而导致外障。

治疗：

（1）外用：八宝推云散三分，入乳汁三滴，置于洁白之杯中调如糊状，用粗银针头蘸之点于眼角，一日四次。

（2）内服：平肝泻胆疏风散云之剂。药用九孔决明五钱，鲜生地四钱，白蒺藜三钱，木贼草三钱，杭菊花三钱，密蒙花三钱，青葙子三钱，谷精珠四钱，乌元参三钱，夜明砂三钱，京赤芍三钱，当归尾三钱，细川连一钱，净蝉蜕三钱，蔓荆子三钱，广厢黄三钱，龙胆草三钱，黑栀子三钱。四帖，每日晨服头煎，晚服二煎。

1959年2月8日二诊

内服与外治兼施，颇合病机，口渴、心烦已除，目痛、头疼大减，云片渐散，胬肉已消，视物较前清楚，饮食倍增，二便正常，脉弦数，舌质红润。宗前方加减治之，处方：珍珠母四钱、决明子三钱、甘菊花三钱、密蒙花三钱、京赤芍三钱、当归尾三钱、白蒺藜三钱、净蝉蜕二钱、细生地三钱、谷精珠三钱、木贼草三钱、润元参三钱、朱染灯芯四分。五帖。外点八宝推云散。

患者经内服、外用药物治疗，未及旬日而愈。

三、临床体验

1. 八宝推云散不但对外障之云翳、胬肉攀睛有推散之功，而且对角膜溃疡亦有生肌修复之效。

2. 八宝推云散的用法为点于患部，患者无需受针刺或手术疼痛之苦，无误伤健康组织之弊。

3. 八宝推云散药效佳良，无任何不良反应，其气馨香而性辛凉，点后眼顿觉冰凉舒爽，继而泪珠滔滔溢出，眼睛随得安和。

4. 八宝推云散药物组合谨严，理法精妙。本方修合药品凡十七味，用珍珠、珊瑚、石决明以清热凉血；用牛黄、鱼胆、冰片、荸粉以凉血解毒；用石蟹、石燕、月石、熊胆、麝香以破瘀消胬、推云逐翳；用朱砂、琥珀以镇痛而安神；用甘石、儿茶以散涩而生肌；独用磁石以吸引五脏之精液而上朝于目。如此，清热解毒，消肿定痛，祛瘀生新，精液充沛，目疾自除而复明矣，实为眼科之良药。

5. 八宝推云散疗效甚佳，若结合全身症状给予内服药助治，则收效更捷。泻心火，可用川连、栀子；泻肝火，可用石决明、龙胆草；滋肾水（滋水涵木），可用元参、生地；疏风散云，可用蒺藜、木贼草、甘菊、密蒙花、蝉蜕、精珠；破瘀消肿，可用赤芍、丹皮、归尾；头痛，可用蔓荆子；大便燥结，可加大黄；溺赤，可加车前草、朱染灯芯；角膜溃疡以及内障视物昏花，可兼服磁珠丸与石斛夜光丸。如此辨证用药，内外兼施，每收良效。

6. 八宝推云散对内障目疾（白内障、视网膜炎等）效果较差。内障目疾必须舍标从本而治之。水亏不能涵木者，可服六味地黄丸、明目地黄丸以及石斛夜光丸等，以壮水而制阳光；木衰不能生火者，可用千金磁珠丸、羊肝丸以及八味地黄丸等，以益火而消阴翳。

7. 八宝推云散对云翳外障及角膜溃疡等症均有显效，但对某些特殊原因导致者，则又必须消除其病因，从治本着手。因淋病而起者，需兼服清淋丸、萆薢分清饮等；因梅毒而伴发目疾者，需兼服三仙丹、祛梅汤等。如此标本兼施，内外调治，病自速愈。

8. 倘遇急性目疾，除点八宝推云散外，可配合金针助治，则奏效更捷。如目赤肿痛、头而胀痛者，可取睛明、肝俞、合谷、光明针之，以泻胆与阳明之热邪，继取攒竹、太阳、瞳子髎、内迎香等刺之出血，引热外达。倘顽翳崛起不消，可用 28 号之毫针刺之出血，再点八宝推云散，无不应手而愈。

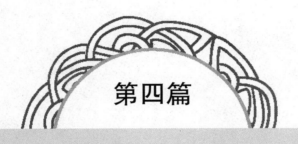

第四篇

治验医案医话选萃

第一章

治验医案医话选萃

第一节　肖少卿医案选辑

例1　赵某，男，54 岁，教师，1984 年 8 月 15 日初诊。

主诉：患高血压 3 年余，加重月余。

病史：患者 3 年前突感头晕目眩、烦躁，去医院诊断为"高血压"。自此以后，屡犯不愈。月余前因生气加重。

刻诊：头昏目眩，面赤，神疲，急躁易怒，心烦不寐，饮食尚可，舌质红，苔薄黄，脉弦而有力。

检查：神志清晰，反应敏捷，双侧瞳孔等大等圆，对光反射存在。血压 24/14.7 千帕（180/110 毫米汞柱）。

诊断：眩晕（高血压），肝阳上亢型。

治法：平肝潜阳，滋水涵木。

取穴：百会、肝俞、风池、神门、三阴交、太溪、太冲、涌泉。

操作：上述腧穴均用泻法，隔日针刺 1 次，每次留针 30 分钟。

疗效：针刺 2 次后，头晕目眩减轻。针刺 4 次后，已不头晕，心亦不烦，睡眠较佳。继针 4 次后，诸症消失，精神佳，血压 18.7/12 千帕（140/90 毫米汞柱）。前后共针刺 10 次而获痊愈。

【按语】眩晕一证，多归属于现代医学的高血压病。祖国医学认为，该病的主要病机是由于情志失调、饮食失节、内伤虚损等导致肝肾功能失调而引起。肝肾同源，性情急躁，忧思恼怒，肝气郁结，郁久化火，火灼肝肾之阴，阴不能敛阳而致肝阳上亢，引起眩晕。所以，肝肾阴亏、肝阳上亢是该病病机所在。方用百会、肝俞、太冲、涌泉以平肝潜阳，三阴交、太溪、风池、神门以滋补肝肾、宁心安神。诸穴合用，共奏滋补肝肾之阴、平潜上浮之阳的功效，使阴平阳秘，而病告痊愈。

例2　朱某，女，44岁，1980年5月16日初诊。

主诉：每日清晨腹中作痛继而肠鸣泄泻1年余。

病史：患者于1年多前即有泄泻之证，经某医院诊断为"慢性肠炎"，予服黄连素片、养脏汤、四神丸及参苓白术散等均未见效。故求治于余，要求针灸治疗。

刻诊：每日清晨之际，开始腹中微微作痛，继则肠鸣，去厕后症状消失。伴有腰、腹及下肢冷，畏寒，食欲不振。

检查：神志清楚，面色萎黄，腹部平坦，按之柔软，肝脾未触及。

诊断：肾虚泄泻（慢性肠炎），肾虚火衰、脾阳不振型。

治法：温补肾阳，健脾止泻。

取穴：章门、脾俞、肾俞、命门、十字灸（水分、神阙、气海、天枢）。

操作：以上腧穴，除十字灸用大艾炷灸3～7壮外，其余各穴均用针刺补法加灸，隔日施术1次。

疗效：治疗3次后，腹痛肠鸣大减。再针4次，肠鸣泄泻已止，腹痛亦除。继针5次，诸症悉退，腰、腹及下肢俱觉温暖，精神振，食欲增。共针灸12次而获痊愈。

【按语】肾虚泄泻又称"五更泄""鸡鸣泄"，属于现代医学的慢性肠炎。祖国医学认为，该病的主要病位在肾。肾为先天之本，元气之根，人体的功能活动有赖于元气的推动和激发。如果肾阳不足，命门火衰，或脾虚久泄伤及肾阳，使火不能生土，脾失温煦而致运化失司，则发为泄泻。因此，温补肾阳、健运脾胃为该病的主要治疗方法。方中脾之募穴章门与脾之俞穴脾俞相配，可健脾培土而振脾阳；命门、肾俞可壮肾阳而益命火；十字灸可以温补中气、升阳益胃而助运化。诸穴合用，针灸并施，使肾阳壮、脾阳复，故患者诸症皆除，病获痊愈。

例3 郭某，女，26岁，农民，1975年8月16日初诊。

主诉：不自主摇头1年余。

病史：患者1年多前的某夜因墙壁倒塌突受惊吓，当时自觉背部有一股凉气上冲头部，旋即引起摇头，至今已1年余，呈阵发性发作。经某医院诊断为"颈肌痉挛"，治之未效。求治于余。

刻诊：旋转性摇头，阵发性发作，日发50余次，语言困难，饮食减少，心如悬若饥状，朝轻暮重，入睡方休，头晕目眩。

诊断：摇头风（颈肌痉挛），惊恐伤肾、水火失济、风阳上扰型。

治法：宁心益肾，熄风安神。

取穴：心俞、肾俞、神门、太溪、百会、风池、大椎、后溪、太冲。

操作：上穴用平补平泻法，每日施术1次，每次留针30分钟。

疗效：针刺2次后，摇头发作次数减少，日发30余次。继针3次后，摇头发作次数已减至日发10余次，头晕目眩好转。再针5次后，摇头已止，头晕目眩亦除，语言清晰，饮食如常，心宁而睡眠佳。共针10次，1年之痼疾痊愈。3年后随访，未再复发。

【按语】旋转性摇头风，证属现代医学的颈肌痉挛，临床较为少见。患者素体阳虚，又遭惊恐伤及心肾，故而发病。心为五脏六腑之大主，主神明，病始于惊，惊则伤心，心伤则神不守舍，神离则心气虚，心气虚则颤；肾为水火之脏，内藏真阴真阳，本例恙起于恐，恐则伤肾，肾伤则水不能涵木，以致风阳上扰。又，督脉主一身之阳，为阳脉之海，其脉贯脊上循巅顶，该例患者得之于惊恐，惊则气乱，恐则气下，必致督脉之阳气受戕，是以督脉失衡，"虚则头重，高摇之"。方取百会、风池、太冲，以平肝潜阳、熄风舒筋；因头之气街止之于脑，督脉通于脑，故取大椎、后溪，以疏调督脉之阳气，振奋阳脉之海，使其总督有职，平衡有权；更加心俞、肾俞与神门、太溪配用，旨在补北泻南，交通心肾，使水升火降，水火既济，如此天地始可交泰。诸穴合用，共奏宁心益肾、熄风安神、平肝舒筋之功。

例4　刘某，男，4岁，1981年11月8日初诊。

主诉：左侧腮肿2天，左耳下肿1天，伴发热、疼痛。

病史：患者2天前左腮突然肿大，按之疼痛，发热。1天前发觉左耳下亦肿，发热疼痛，按之加剧，局部焮红而灼热，咀嚼食物困难。

检查：发育良好，营养中等，左腮腺肿大，约5厘米×6厘米，按之痛甚，体温38.6℃，心肺（-），肝脾未触及。舌质红，苔薄黄，脉细数。

诊断：痄腮（流行性腮腺炎），属外感时行瘟毒，兼挟痰火积热，热结少阳经脉。

治法：清热解毒，消肿止痛。

取穴：角孙、翳风、颊车、外关、合谷。

操作：上穴除角孙外，均用毫针刺，用泻法，每日1次，每次留针 15 分钟。角孙用灯心草灸（取 3 寸长灯心草一根，在食油内蘸 5 分长一段，用火点燃后对准角孙穴处的皮肤一点即起，一般可出现绿豆样大的小泡）。

疗效：治疗 1 次后，患部肿痛减轻，但咀嚼食物时仍感疼痛。治疗 2 次后，肿痛全消，局部已不焮肿，体温 36.8℃，咀嚼食物稍觉疼痛。治疗 3 次后，诸症悉除。

【按语】痄腮属现代医学的流行性腮腺炎。该病是由流行性腮腺病毒引起的急性呼吸道传染病，以发热、单侧或双侧腮腺肿大疼痛为特征，多发于儿童。祖国医学认为，该病是因外感风热、温毒之邪，或外感风寒之邪化热，加之体内积热，由外邪引动内热，内外热邪交结上窜于少阳、阳明经而引起经气不利、气血运行痹阻而发。针灸治疗该病，疗效肯定。用灯心草灸角孙，此为古代灸治痄腮行之有效的方法，能疏散手少阳之郁滞，起到清热解毒、消肿止痛之效。翳风为手、足少阳经交会穴，刺之能宣散局部气血的壅滞，疏通气血。合谷、颊车，可疏解邪热而解毒。

例 5 王某，男，28 岁，教师，1980 年 3 月 6 日初诊。

主诉：遗精、滑精 1 年余，加重 3 个月。

病史：患者患遗精之证已历年余，经服金锁固精丸、封髓丹、桑螵蛸散、水陆二仙丹等药物，均未获效。病初之时，睡眠不安，阳事易举，入梦遗泄。近 3 个月来，遗精频繁，每周 3～5 次，且白天思念即下，夜间无梦自遗，伴腰膝酸软，头晕耳鸣，形体消瘦，神疲乏力，食欲不振，记忆力明显减退。

检查：神志清楚，面色㿠白无华，形体消瘦，甲状腺无肿大，心肺正常，舌质红，少苔，脉细数。

诊断：遗精、滑精，肾精亏耗、心肾不交型。

治法：补北泻南，益肾固精。

取穴：心俞、肾俞、神门、太溪、气海、关元、三阴交、志室。

操作：上穴用毫针刺，施以平补平泻法，隔日治疗 1 次。

疗效：治疗 5 次后，梦遗已止，但仍思念滑泄。治疗 10 次后，无梦自泄 1 次，思念滑泄如故。加取会阴穴，用毫针直刺 2 寸深，亦用平补平泻法。再针 2 次后，梦遗已止，滑精亦停。又针 4 次，以巩固疗效。先后共针 16 次，诸症皆消而获痊愈。

【按语】对于遗精、滑精的病机，各家论述不尽相同。一般认为，有梦而遗者，多为君相之火偏旺所致，属于实证；无梦而遗者称为滑精，为肾虚、肾不固摄而致，属于虚证。但如果梦遗迁延日久，出现腰膝酸软、腰困腰痛、头昏疲乏等症，则属肝肾亏虚之象。临证时，应具体分析患者的情况进行治疗。该例患者遗精、滑精日久，必致肾精亏耗，肝肾亏虚。治宜补精填髓、滋补肝肾。方中肾俞、心俞、神门、太溪，交通心肾，固精填髓，宁心益智；气海、关元、三阴交、志室，滋阴降火，培元摄精；更取会阴以通调任督，使其阴平阳秘，固摄精关。诸穴合用，补肾填髓，滋补心肾，梦遗、滑精之沉疴自可霍然而愈。

例 6　张某，男，52 岁，农民，1979 年 8 月 2 日初诊。

主诉：食后腹胀兼嗳气 10 年余。

病史：患者食后脘腹胀满，兼有嗳气、消化不良，恙延 10 余年。某医院钡透检查，示"胃底在两髂连线下 3 厘米"，诊断为"胃下垂"。服用补中益气丸等，未见效果。今来求治于余。

刻诊：形体消瘦，面色萎黄，食欲不振，食后胃部感到沉重、下坠，脘腹痞闷，舌淡，苔薄白，脉细缓。

检查：神志清楚，心肺正常，腹部平坦，肝脾未触及。

诊断：胃下（胃下垂），脾胃虚弱、中气下陷型。

治法：补中益气，升提举陷。

取穴：提胃三点［水突（右）、滑肉门透梁门（双）］、中脘、气海。

操作：提胃三点，毫针刺，用平补平泻法，隔日 1 次，每次留针 30 分钟；中脘、气海用大艾炷灸 5 ~ 7 壮。

疗效：治疗 4 次后，胃胀及下坠感大减。治疗 10 次后，胃胀、下坠感消除，食欲渐佳。用超声波胃空腹饮水试验，饮水 500 毫升后，胃上线平剑突下 3 厘米，胃下线平脐上 5 厘米。为了巩固疗效，又按上述针灸方法治疗 10 次，痊愈。

【按语】胃下垂一证，现代医学认为是由于腹内脏器韧带松弛所致。祖国医学认为，该病的发生皆因脾胃虚弱、中气下陷所致。脾为生化之源而主升清，脾气旺健则气血化生充足而脏器升举。如因各种原因导致脾胃虚弱、中气下陷，日久可致脾气不升，脏器不举而致下垂。提胃三点是治疗胃下垂的经验效穴。所胃"三点"，是指足阳明经的水突（右）和滑肉门透梁门（双侧）而言。刺此三点，有疏通胃经经气、升提胃体、健运脾胃的作用。中脘为胃之募穴，又为腑之会穴；气海为足三阴经与任脉的交会穴，为强壮要穴，取此二穴用大艾炷灸，具有强壮脏腑的功能，可补气益胃。以上诸穴，针灸并用，以收补中益气、升提举陷之功。

例7 翟某，女，28 岁，工人，1958 年 3 月 17 日初诊。

主诉：（其父代诉）精神失常 4 年余，近日因情志不遂而病情加重。

病史：4 年前因婚姻不顺遭受刺激，致使精神失常，或哭或笑，躁忧不宁。某医院诊断为"精神分裂症"。经服用中西药物，病情有所好转，但未根治。近日又因所愿不遂致使病情加重，求治于针灸。

刻诊：形体瘦弱，表情呆滞，哭笑无常，语无伦次，神志不清，舌质红，苔黄腻，脉弦滑。

检查：心肺正常，甲状腺无肿大。

诊断：癫证（精神分裂症），痰蒙心窍、扰乱神明型。

治法：开窍化痰，宁心安神。

取穴：十三鬼穴（人中、上星、承浆、颊车、风府、少商、大陵、劳宫、曲池、隐白、申脉、舌下中缝、会阴）、间使、后溪。

操作：上穴每次选用 7 穴，施以泻法，留针 30 分钟，每日针刺 1 次。

疗效：治疗 4 次后，症状无缓解。治疗 10 次后，烦躁不宁稍减，每日能睡 3 小时，但醒后精神依然失常。治疗 15 次后，每日能睡 4 小时，神志较清，已不哭笑。治疗 25 次后，每日能睡 5 ~ 7 小时，神志清楚，饮食倍增，烦闷、躁扰已消。又针 5 次，诸症全消，精神正常，能与人正常交谈。

【按语】癫证属于现代医学的精神分裂症，以基本个性的改变，思维、情感、行为具有不现实性、不易理解性和彼此分离、不相协调为特点。祖国医学认为，本病是因内伤七情，所愿不遂，或由于突然的强烈刺激，或长时间的、反复的恶性刺激，导致气、痰、火等病理产物蒙蔽心窍，引起神志错乱。《席弘赋》云："人中治癫功最高，十三鬼穴不须绕。"十三鬼穴是治疗癫证的要穴。十三鬼穴由战国时期名医扁鹊所创。唐孙思邈又在其基础上加间使、后溪两穴，共计十五穴。十三鬼穴已成为历代医家治癫、狂证的主要处方。方中人中、风府、上星、后溪，泻督脉之阳邪而醒脑清神；大陵、间使，泻心包络之火邪而宁心益智；曲池、颊车，疏导阳明之经而通腑泄热；少商、隐白，清肺健脾而化痰浊；承浆、会阴，宣阴脉之海而滋阴降火；舌下中缝，泄心经之火邪而开窍醒神。诸穴合用，共奏开窍化痰、醒脑清神、宁心益智之效。

例8 马某，男，35岁，教师，1971年4月13日初诊。

主诉：婚后8年未育。

病史：患者结婚8年，其妻未孕。女方做过多方检查，结果均正常。该患去医院做精液化验检查，确诊为无精子症。服用大量中西药物，均无效果。求治于余。

刻诊：腰膝酸软，心悸少寐，头晕目眩，面色㿠白，健忘，食欲不振，舌质淡嫩，脉沉细。

检查：神志清楚，面色无华，语言流利，腹部平坦、柔软。

诊断：男性不育症，肾阳衰微、精液耗竭型。

治法：补肾壮阳，益精安神。

取穴：第一组：神门、太溪、肾俞、志室、石关、肝俞、太冲、蠡沟。

第二组：足三里、三阴交、血海、气海、关元、中极、命门。

操作：以上两组穴位，隔日选用一组，采用徐疾补泻法，以深刺久留、轻刺重灸为原则，10次为1疗程，并嘱戒房事。

疗效：经过4个疗程的治疗，患者诸症悉除，食欲转佳，睡眠好，身体健康。复查精液计数，达1亿/毫升以上，活动力正常。1972年6月，生一男婴。

【按语】该例患者由于教务繁杂，脑劳过度，导致神经衰弱，加之恣情纵欲，房事过度，导致精液耗竭。据此情况，嘱其劳逸适度，加强锻炼，慎戒房事，密切配合治疗。心藏神，肾藏志，心肾不交则水火不济，以致神志不宁、健忘失眠，故取手、足少

治验医案医话选萃

阴之原穴神门、太溪，以补北泻南，使水升火降，水火既济，如此天地始可交泰。肝肾是人体阴精生化之源，肝属木而藏血，肾属水而藏精，水能生木，乙癸同源，取肾俞、志室配肝俞、太冲、蠡沟，以使曲折调畅，阴阳和谐，精血自生。脾胃为后天之本，均属坤土，胃主腐熟水谷，脾主运化精微，共为气血生化之源，故取胃经之合穴足三里，脾经与肝经、肾经的交会穴三阴交，以健脾益胃、补气生血而愈诸虚百损。血海为百虫窝，血海调畅则精子必然兴旺。督脉行于背脊，总督一身之阳经，为阳经之海。任脉行于腹里，主任一身之阴经，为阴经之海。两者均起于胞中，分循身之前后，阴根于阳，阳根于阴，犹天地有子午、阴阳、坎离、水火交媾之乡，故取任脉气海、关元、中极配督脉之命门，以补气而壮阳，济阴而生精，使阴阳运行达于调和、气充精盛，如此则种子有望。石关为肾经之穴，是生精种子的经验要穴，《百症赋》云："无子搜阴交、石关之乡"。以上各穴分组使用，共收补肾壮阳、益精安神之功。

例9　金某，男，34岁，教师，1983年3月13日初诊。

主诉：阴茎痿软不能勃起3年余。

病史：患者于3年前开始自觉腰膝酸软，头晕目眩，健忘失眠，逐渐导致阴茎痿软，不能勃起，不能过正常的性生活。曾服用大量中西药物，均未收效。

刻诊：神志清楚，面色萎黄而憔悴，精神萎靡，不欲言语，舌淡，脉细弱。

诊断：阳痿，心肾两亏、肾阳虚弱型。

治法：滋补心肾，益精壮阳。

取穴：心俞、肾俞、命门、神门、气海、关元、足三里、三阴交、太溪。

操作：毫针刺，用补法，留针 30 分钟，重灸气海、关元、肾俞、命门，隔日治疗 1 次。

方药：归脾汤合桂附八味丸加减。药用全当归 10 克，潞党参 9 克，炙黄芪 12 克，炙甘草 4 克，炙远志 9 克，炒枣仁 10 克，朱茯神 15 克，琥珀粉（冲服）3 克，山萸肉 12 克，大熟地 9 克，上赤桂 3 克，制附片 12 克，仙灵脾 30 克，阳起石 15 克，肉苁蓉 12 克，巴戟天 10 克，海狗肾 9 克，补骨脂 10 克。隔日 1 剂，水煎服。

疗效：治疗 3 次后，阳事能举，但为时短暂。治疗 10 次后，阴茎能随意勃起，但举而不坚。治疗 15 次后，阴茎健举如常，诸症全消。为巩固疗效，又治疗 5 次。

【按语】阳痿是指阴茎不能正常勃起，或举而不坚，不能进行正常的性生活而言。其主要表现为阴茎痿软，故又称之为"阴痿"。《中医内科全书》中说："阴痿，后世每多称之为阳痿者，盖谓阳物萎缩而不举，不能性交也。"其主要病位在肾，乃由肾之阴阳不足、肾精亏耗所致。上方，足三里、三阴交、气海、神门、太溪，滋补心肾，宁神益智，益精壮阳；关元，温补元阳而疗诸虚百损；命门轻刺重灸，鼓舞命门之火，温肾而壮阳。更配以温肾壮阳、滋补心肾阴血、补中益气之中药煎剂，增强针灸之功效。针药并用，使肾得补、阳得壮、心得宁、痿得起，故能在较短时间内收到全功。

例 10 耿某，男，41 岁，农民，1980 年 6 月 18 日初诊。

主诉：肚腹胀满疼痛、大便不通、无矢气 1 天余。

病史：患者 1 天前在田间剧烈劳动后，突感腹部疼痛，继则腹胀，大便不通，矢气亦无。去某医院诊断为"肠梗阻"，用甘油灌肠，大便未通。又服大承气汤以苦寒攻下，亦未见效。遂邀余诊治。

刻诊：全腹胀满，胸闷气急，然腹痛较轻，无攻撑感，无矢气，不能饮食，食之旋即呕吐，舌质淡，苔白腻，脉沉细。

检查：神志尚清，精神萎靡，呻吟不已，腹部膨隆，叩之如鼓，按之疼痛，四肢厥冷，麦氏点压痛（-）。

诊断：肠结症（肠梗阻并发肠麻痹），腑气闭结型。

治法：温阳通便，理气降逆。

取穴：天枢、关元、气海、足三里、上巨虚、支沟。

操作：以上腧穴，毫针刺，用泻法，加灸。留针30分钟，每隔10分钟行针1次。

方药：温脾汤加减。药用潞党参12克，炒白术10克，炙甘草5克，炙黄芪15克，炒枳实12克，姜半夏9克，番泻叶15克，降香9克，推车客（粪蜣螂）2双、元明粉（冲服）9克。水煎服。

疗效：针灸1次后，腹胀痛减轻，服上药，下咽即吐，难以饮之，随取双侧内关穴针刺，施以捻转泻法5分钟，再次服药，即能频频饮下，20分钟后出针，未吐。3小时后，腹部听诊已闻及肠鸣音，然仍无矢气及便意。续取天枢、气海、关元、足三里、上巨虚等穴针灸之，并服前药两煎。针药并施2小时后，患者矢气频转，大便遂通，腹胀霍然消退。此患者仅针2次、服药1剂而愈。后因病后体虚，食欲不振，嘱服香砂六君子丸，每日早晚各服6克，未及1周，恢复健康。

【按语】肠结症属现代医学肠梗阻的范畴。该例为动力性肠梗阻引起的肠麻痹。从上述脉证来盾，属于腑气闭结型。由于寒伏中州，脾肾阳虚，以致寒凝气滞，腑气痞阻。证属邪实正虚。治当攻补兼施，寒热并行，扶正祛邪为主。天枢为大肠募穴，针之可疏通肠腑以泄邪；三阴交可健脾理气除湿；气海、关元可行气止痛、疏通下腹气机；足三里、上巨虚可消食导滞、通腑行气；支沟可通腑泄热、通调气机。配合中药以温中散寒，补气扶正，理气降逆，疏通腑气。针药并用，共奏温阳通便、理气降逆之功。

第二节　针灸临证验案四则

一、中风失语

患者，男，56岁，工人，素有高血压病史，常头晕头胀，手指麻。半年前，突然昏仆，不省人事，口眼向右歪斜，不能讲话，左半身不遂。经诊断，为"脑血管意外（脑血栓形成）"。服中药和针灸治疗后，左侧上下肢活动渐渐恢复，唯言语困难已历年半。刻诊：面容憔悴，舌缓不语，痰吐稠黏，舌质偏红，苔黄腻，脉弦劲而滑。属中风失语之候，即《金匮翼》谓："唇缓失音……则为中脏，病之最深者也。"综观症情，良由肝阳挟痰，痰热互结，蒙蔽心包，袭于心窍。乃取百会、太冲以平肝潜阳，脾俞、丰隆以健脾胃而化痰湿；继取心俞、神门、哑门、廉泉，以宁心安神而开窍发音。均施以强刺激（泻法），留针30分钟，每日针治1次。经针3次后，患者心胸豁然开朗，诸恙若失，喉间遂能发音，语言如常。患者及其家属无不欢悦。3年后追访，患者语言正常，上班工作颇感爽适。

二、癫证

患者王某，女，25岁。病者于14年前，因受惊吓而致精神失常，初起如癫，每遇高声喧哗则惊恐，近5年更不避亲疏，或哭或笑，蓬头垢面，秽洁不知。曾服中药并经医院治疗无效。刻诊：发育中等，营养不良，疑神疑鬼，胡言乱语，不思饮食，苔微腻，脉弦细。证属癫证。惊伤心，恐伤肾，心肾失主，则神志不清而成斯疾。治当宁心安神，醒脑益智。方用扁鹊与孙真人所运用的"十三鬼穴"，分为两组处方：处方一取人中、上星、承浆、大陵、曲池、申脉、后溪；处方二取风府、颊车、舌下中缝、间使、劳宫、少商、隐白、会阴（女针玉门头）。以上两组穴位，每日用一组，交替使用，施强刺泻法，留针30分钟。经针1次后，未见效果，哭笑依然，神志昏聩如故。二诊施术留针时，患者即能熟睡20分钟，但回家后又发作2次。三诊时，按照孙真人"十三鬼穴"的操作程序施术，取人中、少商、隐白、大陵、申脉、风府、颊车、承浆、间使、上星、玉门头、曲池、舌下中缝针之，此次施术时患者熟睡一时许，回家后仅于黄昏时有片刻的轻度笑骂。四诊施术同上，针后神志清晰，精神安静，自觉针后疲劳，时时欲睡，饮食益增，唯间有头晕现象。五诊改用处方一，针后头晕已除，饮食大增，经水亦通，谈笑自如。六诊后，患者精神恢复正常，症状全部消失，每日能睡8小时，食欲振奋，表情愉快。

【按语】"十三鬼穴"为春秋战国时扁鹊所创。迨至唐，孙思邈又在其基础上加间使、后溪两穴，共计十五穴。这些穴位，为历代医家治癫、狂的重要腧穴。其中，人中、风府、上星、后溪可泻督脉之阳邪而醒脑清神，大陵、间使可泻心包络之火而宁心益智，曲池、颊车可疏导阳明之经气而通腑泄热，少商、隐白可清肺健脾化痰浊，承浆、会阴可宣通阴脉之海而滋阴降火，舌下中缝可泻心经之火而开窍。诸穴合用，共奏开窍化痰、醒脑清神、宁心益智之效。

三、热入血室

患者，女，35岁，农民。发热一周，月经方来，来而即止，两胁胀痛，少腹急结，神昏谵语，惊悸，舌有瘀斑，苔黄腻，脉弦数而兼涩象。诊为热入血室。治当疏肝清热、散瘀活血。取肝之募穴期门配肝经原穴太冲，以疏肝解郁、清热调脉；气海、血海、三阴交、地机，以理气活血、散瘀定痛。均用针刺泻法，留针30分钟，每日1次。经针1次后，患者神识转清，语言如常，腹部急结缓解，胁痛亦除。经针2次后，诸症悉除。

【按语】考"热入血室"之病出自《伤寒论》和《金匮要略》，指妇女经期或产后感受外邪，邪热乘虚入血室，与血相搏所致病证。症见少腹或胁下硬满，寒热往来，白天神志清醒，夜间神志异常。《金匮要略》中说："妇人伤寒发热，经水适来，昼日明了，暮则谵语，如见鬼状者，此为热入血室。"后世医家对"血室"之名有三种解释：一指肝脏。《伤寒来苏集·阳明脉证上》中说："血室者，肝也。肝为藏血之脏，故称血室。"二指冲脉。《妇科经纶》中说："王太仆曰：冲为血海，诸经朝会，男子则运而行之，女子则停而止之，谓之血室。"三指子宫。《类经附翼》中说："故子宫者，医家以冲任之脉盛于此，则月经以时下，故名曰血室。"归纳以上观点，血室有两个含义：一指肝脏，二指胞宫（子宫）。凡肝郁化火之证，每多导致冲任失调，月经异常。本病例就是如此，故取期门、太冲以疏肝清热，取气海、血海、三阴交以理气活血、散瘀定痛。

四、精竭症（无精虫症）

患者，男，39岁，教师。自述婚后14年未育，患神经衰弱，伴有阳痿。医院进行精液化验，确诊为"无精虫症"。刻诊：面色㿠白，头晕目眩，心悸失眠，神疲腰酸，睾丸胀痛，阳痿，食饮不振，记忆力减退，舌淡红，脉沉细无力。证属精竭症。由思虑过度，心脾损抑，房劳过度，肾阳衰微，精液耗竭所致。治当宁心益智，补肾壮阳。

处方一：神门、太溪、肾俞、志室、石关、肝俞、太冲、蠡沟；处方二：足三里、三阴交、血海、气海、关元、中极、命门。以上两组处方，交替使用，隔日针灸1次，10次为1疗程，采用徐疾补泻法，以深刺久留（留针30～50分钟）、轻刺重灸为原则。3个疗程后，患者不仅诸恙消退，身体健康，而且精液化验已找到精虫。愈后3个月，其爱人怀孕，后生一男孩。

【按语】心藏神，肾藏志，心肾不交则水火不济，是以神志不宁、健忘、梦遗，故取手少阴心经之原穴神门配足少阴肾经之原穴太溪，以补北泻南，俾水升火下，水火既济，如此则天地始可交泰。肝肾是人身阴精生化之源泉，肝属木而藏血，肾属水而藏精，水能生木，乙癸同源，故取肾俞、志室配肝俞、太冲、蠡沟，以使曲直调畅，阴阳和谐，如此则精血自生。脾胃为后天之本，均属坤土，胃为水谷之海，主熟腐水谷，脾为仓廪之官，主运化水液，为气血生化之源，故取胃经之合穴足三里、脾经之交会穴三阴交，以健脾益胃、补气益血而愈诸虚百损。血海穴又名百虫窝，血海调畅，则精旺。督脉行于背脊，总督一身之阳经，为阳脉之海，任脉循于腹里，统任一身之阴经，为阴脉之海，两者均起于胞中，一源二岐，分循于身之前后，阳根于阴，阴根于阳，如午、阴阳、坎离、水火、交媾之乡，故取任脉之气海、关元、中极配督脉之命门，以补气而壮阳，济阴而生精，俾阴阳运行达于太和，气充精盛，如此则种子有望。石关为足少阴经与冲脉之交会穴，本穴乃生精种子的经验要穴，正如《百症赋》中所说："无子搜阴交、石关之乡。"

第三节　针灸验案

一、偏头痛伴眼睑下垂

桂某，男，46 岁，住泰兴县广陵公社，干部，1930 年 9 月 15 日诊。自述左侧偏头痛已半年多，呈阵发性抽痛，每因劳累、精神紧张辄发。近两月来，左眼睑逐渐下垂，不能睁开，经当地医院诊断为：①神经性头痛；②重症肌无力症。注射新斯的明、维生素 B 等药品及针刺阳白、攒竹、太阳、合谷等穴，均未获效。处方一：太阳透率谷、攒竹透鱼尾、脑空、风池、外关（均取左侧）、三阴交、太冲（均取双侧）。处方二：阳白透鱼腰、睛明、提睑、四白（均取左侧）、足三里、太溪（均取双侧）。以上二方，每日一方，交替选用，针刺施以平补平泻法，留针 20 分钟。经针 5 次后，头痛止，眼睑已能上提，但肌张力仍很差。经针 10 次后，诸恙消失。继针 3 次，以巩固疗效。

【按语】本案系肝风上扰、脉络失和所致之偏头抽掣疼痛，故取太阳、风池、脑空、外关、太冲以平肝熄风、和络镇痛。《眼科锦囊》谓:"上睑低垂轻证者,灸三阴交。"故取三阴交配合太溪、足三里对症治疗,并用睛明、攒竹、阳白、四白、鱼腰、提睑诸穴,以调节眼区之经气,促使眼睑开合有力,目视有权。

注:提睑穴:取穴时,令患者目正视,瞳孔直上,当眶上缘与眼球之间是穴。主治目视不明、眼睑下垂。操作时,以左手食指向下轻压眼球,紧靠眶上缘缓慢刺入 0.8 ~ 1.5 寸。

二、暴崩昏厥

张某,女,38 岁,住常熟县白茆公社,农民。其夫代述:素有月经超前、量多史,近一周来经行未尽,日前势如泉涌,头晕昏仆。中医诊为"暴崩昏厥",服药未效,随即抬至当地医院急诊,诊断为"功能性子宫出血性休克",迭经注射麦角、仙鹤草素、尼可刹米等,同时进行输血,症状未得控制。邀余会诊时,患者肢冷昏厥,面色苍白,脉象微弱、芤不任按。血压为 80/40 毫米汞柱。乃急取隐白(温针灸)、三阴交(强刺激),调胞宫而止血;继取百会(艾条灸)、关元、气海(用大艾炷灸之),补气固脱,回阳救逆;更取内关、太渊(持续运针 5 分钟),以强心通脉而升压。经治 10 分钟后下血即止,30 分钟后肢温脉起,神志转清。随投参附汤(党参 30 克,制附片 15 克),送服十灰散 12 克。此患者仅针 1 次,服药 5 剂,而告痊愈。

【按语】本例血崩昏厥,采用隐白、关元、气海等穴进行针灸急救,颇有卓效。更师扁鹊治"尸厥"法,取三阳五会(百会穴),以升清阳而醒脑。诸穴合用,共奏回阳固脱、止崩清神之功。

三、口眼歪斜

王某，女，71 岁，住南京市江苏路，1980 年 10 月 25 日诊。自述于 10 月 20 日凌晨起床洗脸时发现口角向右歪斜。以牵正散加减，四剂未效。现左侧面部表情肌瘫痪，前额纹消失，眉毛下垂，眼不能闭，鼻唇沟平坦，口角向右歪斜，不能作皱额、蹙眉、闭目、露齿、鼓腮和吹哨等动作。证属口眼歪斜。处方一：风池（双）、阳白透鱼腰、太阳透颧髎、地仓透颊车（均取左侧）、合谷、太冲（双）；处方二：攒竹透鱼腰、迎香透颐中、听会透翳风（均取左侧）、列缺、合谷（双）。隔日选用一方，用平补平泻法，留针 30 分钟。经针 5 次后，口已不歪，眼能闭合，额纹出现，能鼓腮，鼻唇沟亦呈现。继针 5 次，诸羔全消而告痊愈。

【按语】自 1956 年以来，笔者采用局部与循经相结合的配穴处方，施以病部浅刺透穴、远道循经深刺的对应方法，先后共治疗本病 326 例，计痊愈者 260 例，占 79.8%；显效者 45 例，占 13.8%；无效者 21 例，占 6.4%。

第四节　谈谈用"一根针"治疗农村　常见病、多发病的体会

一、体针、足针治疗急性痛证

（一）胸壁外伤两例

病例 1　伍某，女，32 岁，农民，1974 年 5 月 4 日诊。今

日下午 4 时左右在田间弯腰铲土，由于使劲过猛，闪挫左侧胸胁，当时突感左胸部疼痛，后逐渐加剧，呼吸颇感困难，吸气时犹如针刺，牵及左半身胸部，呼气时稍好，疼痛难受，先至内科急诊，未经治疗转来本室针灸。诊断为"闪挫性胸痛"。取内关（双）、丰隆（双），下针后均用深刺泻法。当针刺丰隆施行激烈捻转 3 分钟时，胸痛即减。经针内关透外关激烈捻转 2 分钟，胸宇豁然，呼吸随之通畅。留针 15 分钟，其痛全失。

病例 2　严某，女，54 岁，农民，1974 年 5 月 6 日诊。患者自述 5 天前由于眼睛不好，早上拿米桶走路时不慎跌仆着地，右胸部压在米桶上，当时稍感疼痛但能忍受。第二天疼痛加剧，不敢咳嗽和深呼吸。第三天，自买狗皮膏药一张贴于患处，但未能取效。诊断为"挫伤性胸痛"。治宜理气和络。取丰隆（双）、内关透外关（双）。先针双侧丰隆，用深刺泻法，3 分钟后痛即减轻，继针双侧内关透外关，2 分钟左右疼痛停止。留针 20 分钟，令患者用力作深呼吸和咳嗽动作，毫无痛感。后请该大队赤脚医生访问多次，未见复发。

（二）急性腿扭伤一例

王某，男，59 岁，农民，1974 年 4 月 29 日诊。自述于 4 天前在种田铲秧时不慎将大腿扭伤，当时稍感疼痛，但能坚持。第二天抬油劳动，由于过度劳累，疼痛加剧，并觉畏寒。第三天疼痛更甚，左腿伸屈受限，不能站立和行走，连大小便也无法自理。诊断为"急性腿扭伤"。取左侧气冲、阳陵泉、环中，均用深刺泻法，留针 10 分钟，当时疼痛减轻，回家休息。第二天，上述症状大有改善，不用拐杖前来针灸，继取上穴再针。第三天前来复诊时，已行走如常，再取上穴巩固之。

（三）急性胃痛三例

病例1　马某，女，37岁，会计，1974年5月2日诊。自述胃痛已十余年，每因受寒或食生冷食物而发作。疼痛阵作，胃部发冷，泛吐清水，用热水袋温敷后较舒服。检查：腹肌不紧张，脘腹与四肢较冷。舌质淡红，苔薄白，脉细弱而迟。证属脾胃虚寒。寒凝气滞，不通则痛。诊断为"胃脘痛"。治宜温中散寒。取胃区（双）、里内庭（双），均针刺八分深，用平补平泻法，5分钟后，肢体较温，胃痛颇减，留针15分钟，其痛若失。

病例2　王某，女，20岁，农民，1974年5月1日诊。自述心窝部疼痛已8年，每逢精神不愉快时容易发作，今晨忽又发作，痛势剧烈，涉及胁肋及后背部。就诊时脘痞胁胀，按之气窜攻痛，嗳气频作，泛吐酸水，脉弦紧，舌质淡红，苔薄白罩黄。证属肝气犯胃，胃失和降，气逆作痛。诊断为"急性胃脘痛（胃神经官能症）"。治宜疏肝和胃。取足胃区、肝区、里内庭。上穴均取双侧，施行强刺泻法，交替捻转5分钟，针感向上腹放射，疼痛旋即缓解，留针15分钟，诸症悉退。

病例3　刘某，男，41岁，农民，1974年5月2日诊。自述心窝部疼痛经常发作已有3年，近五六天来发作较甚，疼痛牵连胸胁后背，嗳气吞酸，饮食减少。检查：剑突下方有明显压痛及胀闷感，嗳气时作，脉小弦，舌苔白微腻。证属肝胃不和，胃失和降，气滞则痛。诊断为"急性胃痛（慢性胃炎急性发作）"。治宜疏肝和胃。取足胃区（双）、肝区（双）、里内庭（双）。

针刺胃区穴 5 分钟后，疼痛减轻；10 分钟后，仍有轻度疼痛，并伴有嗳气。继针肝区、里内庭，施以深刺泻法，捻转 3 分钟左右。针后嗳气立止，疼痛消失。

二、水针穴封治慢性疾患

（一）顽固性面瘫一例

曹某，女，58 岁，农民，1974 年 4 月 29 日诊。自诉于去年年三十晚，突然感觉脸部肿胀，嘴歪，眼肿，头晕作胀牵及颈项，吃饭不利，自行口角流出。年初六由公社医院转往某医院门诊，病历记载曾用强的松片、维生素 B_1 以及针灸、理疗等处理，共门诊 3 次。还到某公社医院门诊治疗，给予内服中草药。上述治疗都未见效。后一直在大队赤脚医生处针灸治疗，至今未愈。检查：慢性痛苦病容，左前额平坦，皱纹消失，肌肤肿胀，鼻唇沟消失，鼻尖、人中和口角向右侧牵拉，令病人鼓腮、吹哨，左侧漏气。此因风中经络，经脉失养所致。诊断为"顽固性面瘫"。治疗：①水针疗法。用红当注射液 2 毫升加维生素 B_{12} 100 微克，混合后穴封左侧翳风、下关、颊车，隔日一次。②针灸疗法。取地仓透颊车、太阳透颧髎、合谷、下关，隔日一次。先予针刺治疗 3 天，患者感觉头晕作肿减轻，但口眼歪斜未见改善。第四天加水针疗法，穴封 4 次后，头脑昏胀减轻，面肿消退，额纹重现，鼻唇沟恢复，鼻尖、人中亦随之复位。

（二）下颌关节炎二例

病例 1　王某，男，52 岁，工人，1974 年 5 月 4 日诊。自述于 1971 年三四月份感觉右边嘴角酸痛，接着出现嘴不能张，舌不能伸，吃饭困难，只能一粒粒慢慢送入，右侧下颌关节处疼痛并牵及后脑。经常在公社医院针灸、吃药治疗。病历记载曾用维生素 B_1、保太松片等。1974 年，某医院来此地开展新针疗法时也曾用针刺治疗，但未见效。检查：慢性痛苦病容，嘴张不开，舌伸不出，吃饭困难，张口时感觉疼痛，右侧下颌关节处压痛明显。此由风、寒、湿邪袭于阳明、少阳经脉，脉络痹阻，壅滞颊车而成痛痹之证。诊断为"右侧下颌关节炎"。治疗：①水针疗法。红当注射液 2 毫升加维生素 B_{12} 100 微克，混合后穴封右侧翳风、下关、颊车，隔日一次。②针灸疗法。取太阳透颧髎、下关透颊车、合谷。经水针结合针灸治疗 1 次后，其口稍能张开，舌头亦能伸出一些。继用水针穴封 4 次，其口全能张开，舌头随能伸缩，嘴嚼食物方便。共治 5 次而愈。

病例 2　尹某，女，56 岁，工人，1974 年 5 月 2 日诊。自述于去年 10 月开始左侧头痛，口不能张大，吃饭、讲话困难。到公社医院门诊，由公社医院转往南京，在某医院诊断为"下颌关节炎"，动员手术治疗，病人未接受，一直至当地中医处治疗，略有好转，但仍不能张嘴，咀嚼困难，下颌关节处触痛。检查：慢性痛苦病容，嘴不能张开，舌伸出受限，左侧下颌关节处触痛明显。此由风、寒、湿邪袭入阳明、少阳经络，脉络痹阻，气血瘀滞于下颌关节，邪恋不去而成痛痹之候。诊断为"左下颌关节炎"。治疗：①水针疗法。红当注射液 2 毫升加维生素 B_{12} 100 微克，混合后穴封左侧翳风、下关、颊车，隔日一次。②针灸疗法。取太阳透颧髎、下关透颊车、合谷，隔日一次。经用水针结合针刺治疗 2 次后，疼痛大减，咀嚼亦感方便。继续治疗 5 次后，其痛若失，咀嚼顺利，而告痊愈。

三、针灸、草药治疗顽固性尿潴留

余某，女，72岁，农民，1974年5月8日诊。自述排尿困难已10天。10天前因小便困难曾在公社医院和某医院多次行导尿术，曾做过膀胱穿刺排尿，今又因排尿困难前来诊治。检查：小腹膨胀隆起，叩诊呈浊音，膀胱内有尿潴留。处理：①行导尿术。导出深黄色尿液三碗半。②服用942 4片。③观察。第三天继续尿潴留又行导尿术，并置导尿管一日，同时服中药与针灸治疗。

医案：两天来排尿困难，尿黄赤，灼痛，口干不欲饮，舌尖微红，苔薄白腻，中间斑剥，大便尚可。此湿热下注膀胱，气化不利，治以清热利湿，化气利水，导赤散加减。处方：生地三钱，通草一钱，路路通三钱，泽泻三钱，车前子（包）三钱，茯苓四钱，六一散（包）四钱，桂枝一钱，黄柏一钱，金钱草四钱，党参三钱，蒲公英一两。针刺：气海、中极、三阴交。强刺激留针二十分钟。

复诊：症状如上所述，其小便黄赤色深，臊气甚浓。方取萆薢分清饮合导赤散加减，并以针刺助治。处方：川萆薢四钱，福泽泻四钱，木通三钱，瞿麦三钱，猪苓三钱，茯苓三钱，黑白丑各三钱，车前子三钱，川黄柏三钱，蒲公英一两，甘草梢一钱，金钱草八钱，赤小豆四钱，台乌药三钱，升麻三钱，朱灯芯三尺。二剂。

针刺：中极透曲骨，阴陵泉，太冲透行间，三阴交。均用深刺泻法，激烈捻转五分钟，留针20分钟。针后15分钟，小便立通，接服中药二帖而愈。

四、几点认识和体会

1.针灸疗法对急性痛证的疗效是相当显著的，尤其对一些胸、腹、内脏痛，包括头面、躯干部的急性痛证，效果相当好。在四肢肘、膝以下进行"循经取穴"治疗，奏效更捷。如上述的胸痛案，其痛是相当剧烈的，患者均感到呼吸时刺痛，咳嗽痛增。笔者使用"循经取穴"法，取内关、丰隆二穴，施行针刺疗法，往往捻转三五分钟，其痛便可缓解，留针 10～15 分钟，疼痛便可消失。此二穴之所以如此之效，是因为手厥阴心包经从胸走手，取其络穴内关，有宽胸利膈、理气止痛之效；足阳明胃经从头面经过胸腹走向足部，取其络穴丰隆，可以舒畅胸膈、化痰散结、降逆镇痛。所以，胸痛（急性）取内关与丰隆治之，每多应手取效。唐·孙思邈在《千金方》中说："丰隆主治全胸痛如刺，腰若刀切痛。"金·窦汉卿在《标幽赋》中说："胸腹满痛刺内关。"二穴不仅为历代针灸家所重视，即使现代针刺麻醉亦乐于采用，如肺切除、胃切除等。

2. 足针治疗急性痛证的效果也是相当显著的。如上述急性胃痛三例：一为虚寒胃痛，一为肝气犯胃，一为肝胃不和。取用足底部胃区、肝区和里内庭，往往针刺三五分钟后疼痛即可缓解，留针 10～15 分钟，其痛若失。经络学说认为："经络所过，主治所及"。足三阴经（肝经、脾经、肾经）和足三阳经（胃经、胆经、膀胱经）以及奇经八脉中的阴跷脉和阳跷脉均分布于足部，所以在足底部与胃、肝相应的区域进行针刺，能舒肝理气、和胃镇痛。

3. 顽固性面瘫和慢性下颌关节炎都是比较难治之证。上述顽固性面瘫案，笔者起初用针刺泻法，以疏通经络、调和气血，经治疗 5 次后，患者头晕及头部肿胀减轻，但口眼歪斜症状依然如故。遂改用水针疗法，穴封患侧翳风、颊车、下关三穴，以起行瘀活血、和营通络、濡养经脉的作用。患者共计注射 4 次，而告痊愈。上述慢性下颌关节炎案，患者经好多医院治疗，均未见效果。笔者采用水针疗法，封闭翳风、下关两穴，仅治四五次即愈。由此可见，水针疗法具有疗程短（6～8天）、花钱少、疗效高等优点。这种疗法符合"多、快、好、省"的要求，应予推广。

4.针灸与中草药结合治疗顽固性尿潴留可获得较满意的效果。初起笔者认为这一病例，患者年事已高，中气不足，气虚下陷，湿热下注膀胱，气化不利，应采用清热利湿、化气利水之法，方取导赤散合五苓散加减，佐以党参补气，同时针刺气海以理气，针中极、三阴交以疏调任脉与足三阴经之经络而通利湿邪。如此论治，理应合局。然针刺与服药并治后未见效。因此，转以湿热之邪蕴于下焦，膀胱积热，致使气化不利、开合失司而成闭之候着眼。不拘泥于古之成法，亦不墨守古之成方，除去参、桂二味，增加萆薢、瞿麦、黑白丑之类而利湿，佐以蒲公英、黄柏、赤小豆以清热解毒，用升麻以提气，使清升而浊自降，亦即所谓"提壶揭盖"之意。在针法上先刺气海透曲骨，以调节膀胱之气化，再针刺阴陵泉、三阴交以疏通足三阴经气而利湿，并独取太冲透行间以强刺激而泻肝经之湿热。针后15分钟左右，小便即通，随服上方2剂而告痊愈。

第五节　门诊治验医案15则

例1　张某，女，45岁，工人，1998年11月26日初诊。

主诉：患高血压2年，加重3个月。

病史：近2年来时发头胀头昏，心悸，于当地医院测血压165/120毫米汞柱，服开博通治疗，但病状控制不住。

刻诊：头昏且胀，心悸不宁，性情急躁，易出汗，二便尚调，脉细数，舌质偏红，苔薄白。

检查：甲状腺肿大Ⅰ度。

诊断：①肝阳上亢（高血压病）；②甲状腺肿大Ⅰ度；③心悸（窦性心动过速）。

治法：平肝潜阳，强心通脉，理气散结。

取穴：①大椎、风池、内关、阳陵泉、三阴交、气瘿；②百会、印堂、太阳透率谷、天突、间使、泽前、足三里。

操作：以上二方，每日一方，交替使用，施以平补平泻法，留针20分钟，每日1次，10次为1疗程。

疗效：本例患者自1998年11月26日至12月27日在我科共针灸28次，获得了满意的效果。经针1次后，头昏、心悸顿平，精神有振，能做一些家务，12月1日在当地医院检测血压140/85毫米汞柱。经针10次后，头昏、心悸大减，心胸豁然开朗，出汗较少。经针灸20次后，甲状腺显著缩小，宛如常人。又针灸8次以巩固疗效。越半年，电话询问其健康状况，患者云：经针灸治愈后，身体很好，从未复发，一直上班工作。

【按语】本例患者素有高血压病史，其肝阳上亢可知矣，故取大椎、风池、百会、太冲、三阴交、太溪，以平肝熄风、滋阴降火。由于性情急躁，心悸不宁，故取神门、内关、间使针而补之，以强心通脉，安神镇悸。其甲状腺肿大之证，中医学称之为"气瘿"，多由肝郁气滞，痰瘀互结，搏于颈间所致，治宜疏肝理气、化痰散结，故取天突、气瘿（奇穴，位于甲状腺肿大处，亦即阿是穴）、足三里、阳陵泉针而泻之，以疏肝解郁，散瘀活血，化痰散结。更取印堂、太阳透率谷，针而泻之，以助于平肝熄风而疗头昏头晕之疾。

例2　张某，男，70 岁，工人，1999 年 6 月 14 日初诊。

主诉：中风左半身不遂、语言不清楚 1 月余。

病史：患者素有高血压史，1999 年 5 月 11 日下午突感语言困难，左侧上下肢乏力。翌日去江苏省人民医院就诊，CT 检查示"右侧脑梗塞"。住院治疗 1 个月，未获显效。

刻诊：左侧上肢瘫痪，不能活动，五指麻木不能任用，手腕浮肿，左下肢乏力，步履蹒跚，迈步不稳，不能下蹲，面容憔悴，语言謇涩不清，左侧面颊麻木、板滞，口角向右侧歪斜，时流口水，胃纳尚可，小便调，有习惯性便秘史，舌苔白腻，脉弦滑。

诊断：①中风（右侧脑梗塞），左侧半身不遂；②高血压病；③习惯性便秘。

治法：平肝潜阳，活血通络，开窍解语。

针灸：①大椎、风池、哑门、廉泉透三穴、天突、左上三才、太冲、肾俞、腰阳关。②百会、印堂、左肩井、肩三针、手三里、臂中、八邪、天枢、气海透关元、髀关、伏兔、阴市、足三里、上巨虚、太溪。以上 2 组穴位，每日选用 1 组，轮流使用，施以平补平泻手法，留针 20 分钟，每天针治 1 次，1 个月为 1 疗程。

电针：左肩髃—曲池，手三里—合谷，环跳—悬钟，髀关—足三里或阳陵泉—丘墟等。隔日通电 1 次，每次 10 ~ 15 分钟。

疗效：本例患者自 1999 年 6 月 14 日至 1999 年 8 月 30 日在我科针灸两个半疗程，共计针灸 75 次，取得了较好的效果。经针灸、拔罐、电针综合施治 1 个疗程后，语言已清楚，左侧面颊板滞、麻木感大减，已不流口水，口歪渐平，左上肢已有力，手臂能抬至胸前，五指麻木感大减，左下肢也较前有力，步履较稳，并可作蹲和站起动作。继续施治 1 个疗程后，症情更为好转，讲话口齿已清晰，左面颊板滞、麻木感消失，口歪已平，人中沟居中，左手五指麻木感消除，已能握物，并能将手臂上举至头顶，左下肢已能抬起，并能自由蹲下和站起，行走迈步已稳健，胃纳振奋，大便通畅。

【按语】本例患者素有高血压病史，中风以来血压仍较高（150～160/90～95毫米汞柱）。治以平肝潜阳为急务，故取大椎、风池、肩井、印堂、百会、太冲，针而泻之，以平熄肝火而除上扰之风阳；继取肾俞、三阴交、太溪，针而补之，以滋阴降火；取上三才（肩髃、曲池、合谷）、下三才（环跳、阳陵泉、悬钟），针用平补平泻法，以活血舒筋、宣痹通络；并隔日取用肩三针（肩内陵、肩髎、臑腧）、髀关、伏兔、阴市、足三里、上巨虚诸穴针之，以加强活血舒筋和通腑泄热之作用；更取哑门、天突、廉泉透三穴（海泉、金津、玉液），施以平补平泻法，以醒脑清心、开窍解语。诸穴协用，相辅相成，故获卓效。

例3　冯某，女，5岁，1999年3月6日初诊。

主诉：（其母代述）鼻塞流涕、哮喘4年余。

病史：患儿于4年前因患肺炎未能及时治愈，此后易于上感，继发支气管炎而哮喘。

刻诊：咳嗽痰多，呈白沫状，喉间痰鸣，发作时以下半夜为甚，晨起时痰多，易出汗，食欲差，形体较瘦，鼻塞流涕不已，晨起时喷嚏频作，易于上感，舌质淡，苔薄白，脉细滑。

诊断：①哮喘（支气管哮喘）；②鼻渊（两上颌窦炎）；③疳疾（消化不良）。

治法：宣肺化痰，通窍定喘，健脾消食，扶正固本。

取穴：①大椎、风池、天突、膻中、内关、定喘、风门、肺俞、合谷、足三里、太溪；②身柱、膏肓、肾俞、上星、迎香、尺泽、

治验医案医话选萃

鱼际、中脘、气海透关元、四缝（每隔 5 天针 1 次）。

操作：以上 2 组穴位，每日选用 1 组，轮换使用，施以平补平泻法，留针 10 分钟，每天针灸 1 次，1 个月为 1 疗程。

疗效：本例患者自 1999 年 3 月 6 日至 1999 年 6 月 5 日在我科针灸治疗 2 个疗程。第 1 疗程为每天治疗 1 次，第 2 疗程为隔天治疗 1 次，共针灸 59 次，其疗效令人十分满意。经上述针灸、拔罐结合刺四缝等综合施治 1 个疗程后，鼻塞已通，流涕已止，晨起也不打喷嚏，呼吸通畅，可辨出香臭气味，食欲渐振，已不厌食，哮喘已平，未见发作。为了巩固疗效，改为隔日针灸 1 次，继续治疗 1 个疗程。

【按语】本例患者于童稚之时即罹患肺炎，因失治而继发哮喘。4 年以来，偶感风寒时邪则鼻塞流涕，喷嚏频作，哮喘骤起，喘促不安，加因脾失健运，消化不良，甚则厌食，由此而又伴发鼻渊、疳疾。治宜宣肺化痰、通窍定喘、健脾消食、扶正固本。督脉属阳，为阳脉之海，取其六阳经之会穴大椎，针而灸之，可振奋诸阳经之经气，以通阳达表，抵御外邪。风池为手足少阳、阳维之会穴，针而泻之，可平扫内外诸风，疗头面五官诸疾。《行针指要歌》指出："或针嗽，肺俞、风门须用灸。"故取肺俞、风门、膏肓俞、鱼际、尺泽，针而灸之，以调整肺脏之治节功能而宣肺化痰。取气会膻中、手厥阴心包经之络穴内关与奇穴定喘相配，针而灸之，以宣发气机，理气定喘。取上星、迎香、合谷，针而泻之，以通利鼻窍而消炎祛邪。更取身柱、肾俞、太溪、气海透关元，针而灸之，以振奋阳气、补肾纳气而固先天之本。取中脘、足三里，针而灸之，并取四缝刺出黏液，以激发脾胃功能、健运消积而强壮后天之本。诸穴协用，标本兼治，扶正固本，使"正气存内，邪不可干"，是以邪去正安，诸恙悉退，而告痊愈。

例4 王某，女，11岁，1998年10月24日初诊。

主诉：（父母代述）自幼哮喘，加重3个月。

症状：咳嗽哮喘，痰多呈白浓黏痰，鼻塞、鼻痒、喷嚏流涕，以晨起为甚，咽部充血，左侧扁桃体肿大Ⅰ度，舌苔薄白，脉细数而滑。证属：①哮喘（慢性支气管炎）；②鼻鼽（过敏性鼻炎）。

治疗：祛风通窍，宣肺化痰，止咳定喘，兼补脾肾扶正固本。

取穴：①风池、上星、迎香、合谷、天突、膻中、尺泽、足三里、太溪；②定喘、风门、肺俞、膏肓俞、脾俞、鼻通、太渊、丰隆、少商。

操作：以上两组穴位，每日选用1组，轮流使用，施平补平泻手法，留针20分钟，背俞针后拔罐10分钟，每天针灸1次，10次为1疗程。

效果：本例患者自1998年10月24日—11月12日在我科针灸治疗3个疗程计30次，取得了很好效果。经针灸治疗10次后，鼻塞已通，咳嗽大减，唾痰亦爽，鼻痒、喷嚏流涕已止，经针灸20次后，鼻窍呼吸通畅，嗅觉恢复能辨别香臭气味。咳嗽唾痰已平，听诊呼吸音清晰，未闻及湿性啰音。经针灸30次后，鼻炎已愈，右侧扁桃体已消退，哮喘未发作，食欲振奋，体重增加3市斤，而告痊愈。

【按语】哮喘的发生，痰浊内伏为主因，感受外邪，饮食不当等为诱因。正如清·沈金鳌《沈氏尊生书》指出：哮喘"大都盛于童稚之时，容犯盐醋，渗透气脘，一遇风寒，便窒塞道路，气息喘促，故多发于冬初……"关于本病的治法，历代先贤均有明训，诸如金元四大家之一的朱丹溪先生曾提出：哮喘"未发以扶正气为主，既发以攻邪气为急"就揭示了"急则治其标，缓则治其本"的施治原则。

本例患者自幼就患哮喘之症，是见其赋不足，肺脾肾虚之象欠矣。此次发病为慢性支气管哮喘急性发作的临床表现，治以祛邪为主，扶正为辅。故首取风池、上星、鼻通、迎香、合谷、少商（点刺出血）针而泻之，以祛风热、通鼻窍、清泄咽喉炎症；继取风门、肺俞、膏肓俞、丰隆诸穴针而灸之，以宣肺化痰；取天突、膻中、定喘、尺泽、太渊针而补之，以止咳定喘；更取脾俞、肾俞、太溪、足三里针而补之，以健脾益肾，扶正固本。如此标本兼治，而获捷效。

例5　面瘫（颜面神经麻痹）

陈某，男，53岁，南京工业品公司干部。1999年8月26日初诊。

主诉：左侧面瘫1天

病史：有高血压病史，今晨起床洗漱时，发现左侧面部板滞、麻木，口角向右侧歪斜，流口水，特来就诊。

症状：左侧面部板滞、麻木，瘫痪，额纹消失，鼻唇沟变浅，不能蹙额、露齿、鼓颊等动作，口角向右侧歪斜，露睛流泪，耳后乳突部疼痛，压痛尤显，吃饭时食物残渣易嵌在齿颊间，非用筷子剔拨不可；胃纳可，二便调，舌质偏红，苔薄黄，脉弦滑，血压145/85毫米汞柱。证属：面瘫（颜面神经麻痹）。

治疗：祛风舒筋，活血通络。

取穴：①风池、阳白、四白、巨髎、地仓透颊车、合谷、太冲；②攒竹、迎香、人中、散笑、牵正、翳风。

操作：以上2方，隔日轮换使用，施平补平泻手法，留针20分钟，10次为1疗程。

效果：本例患者自 1999 年 8 月 26 日至 9 月 29 日在我科针灸治疗 3 个疗程计 30 次，获得满意效果。经针灸 1 疗程后，左侧面瘫、板滞、麻木、耳后乳突压痛等症状大减，左眼睑闭合尚无力，仍流口水，经针灸第 2 疗程后，左侧面颊部漫肿渐消，板滞、麻木感更为好转，左眼睑已能闭合，并能蹙额，额纹已展现，鼻唇沟亦呈现，口水已止。经针灸第 3 疗程后，左侧面瘫症状消失，其表情肌之展现活动自如，与健康者无异，而告痊愈。

【按语】面瘫之症，古称"歪僻"，俗称"口眼歪斜"，现代医学称之为"颜面神经麻痹"或称"面神经麻痹"。本病为颅神经病中最常见的疾患，可发生于任何年龄。本病有中枢性和周围性两种，中枢性面神经瘫痪，可因脑血管疾患和脑肿瘤等产生，周围性面神经麻痹，多由急性和化脓性面神经炎以及面部受风吹或着凉引起。一般认为可能是局部营养神经的血管因受风寒而痉挛，导致该神经缺血、水肿而致病；亦有因局部的病毒感染有关。此外，慢性中耳炎、乳突炎等亦可继发本病。本例患病原因则与乳突炎有关，因乳突部为面神经根之所在，此处发炎即可导致面神经炎继则面瘫。

祖国医学认为，本病是由外感风寒侵袭面部经络（阳明、少阳等经）以致经气流行失常，气血不和，经筋失于濡养，纵缓不收而发病。

本病治法，以祛风舒筋，活血通络为法。取风池、翳风有疏解风邪之效，尤其是翳风针之可祛风止痛，适用于耳后乳突疼痛；由于皱眉肌、额肌、皮轮匝肌和颊肌瘫痪，而出现眼不能闭合、流泪、不能皱额感眉者，则取阳白、攒竹、四白针而泻之，以疏调太阳、少阳、阳明之经气，以激发罹患之经筋功能得以恢复，因病侧的肌张力减低而使口角牵向健侧、鼻唇沟变浅或歪斜者，则取地仓、颊车、迎香、巨髎针而泻之，以疏通手足阳明经之经气，可以正歪纠偏。正如《玉龙歌》所说："口眼歪斜最可嗟，地仓妙穴透颊车。"合谷为手阳明经之原穴，善治头面、五官诸疾。正如《四总穴歌》说："面口合谷收。"太冲为足厥阴经之原穴，除治疗肝胆疾患外，还善治头面、五官病，如《百症赋》说："太冲泻歪以速愈"。并取用奇穴散笑、牵正者，旨在舒筋活血，祛风通络，则更有利于口唇功能之恢复。

例6　面瘫（面神经麻痹）

吴某，女，30岁，南京中医学院药厂工人。1980年12月9日初诊。

主诉：面神经麻痹9天。

病史：曾于南京医学院附属医院诊治未效。现将病历摘要于下：患者于1980年12月1日始觉左面部发麻、紧张感，病前不发热，病后未治疗。检查：神清，颈软，左眼睑下垂，不能皱额、蹙眉、鼓颊、吹哨、露齿，显示左面神经核下瘫。瞳孔等大，眼球外展运动充分，余颅神经正常，眼底无异常。诊断：面神经炎。处方：TTFD一片，一日服三次；维生素B_{12} 0.1毫克肌肉注射，每日一次。12月6日2诊：左侧周围性面瘫一周，经治尚未好转。处方：强的松10毫克，每日服三次，维生素B_1 100毫克、维生素B_{12} 100毫克均肌肉注射，一日一次。地巴唑10毫克，日服三次。并请理疗科会诊，做过理疗三次。诸治罔效症情如故。

症状：刻诊其左侧眼睑不能闭合，口角向右（健侧）歪斜，脉象浮紧，舌质淡，苔薄白。证属：面瘫。良由外感风寒侵袭面部经络，以致经气流行失常，气血违和，经筋失于濡养，纵缓不收而发病。

治疗: 祛风散寒,舒筋通络,乃取祛风通络方加减: 风池、阳白、攒竹、四白、地仓透颊车、合谷、太冲,用平补平泻法,留针20分钟,每日一次。

效果: 经针治 4 次后,左眼睑渐能闭合,左口角也逐渐恢复;经针治 6 天后,左眼睑启闭如常,左口角也恢复正常。继针治 2 次以巩固疗效,共针 8 次而告痊愈。[详见肖少卿编著《中国针灸处方学》(修订本)280 页治验举例 1. 面瘫]

例 7　呃逆(膈肌痉挛)

周某,女,41 岁,仪化驻宁办事处招待所干部。1998 年 7 月 18 日初诊。

主诉: 呃逆频频 8 年余。

病史: 病史于 1980 年无明显诱因出现呃逆呃声频作,不能自制,在江苏省中医院诊断为"呃逆"(膈肌痉挛),胃镜检查: 无明显异常。经服中药疏肝理气和胃止呃之剂 40 余付未见效果;后就诊于省人民医院,服卡马西平、天麻丸等中西药物仍未见效。

症状: 呃逆频作,呃声宏亮有力,每于精神紧张或情绪激动时发作尤甚,饮食与二便如常,舌质淡。苔薄白,脉弦细。证属: 呃逆(膈肌痉挛)。良由肝气郁逆,胃失和降所致。

治疗: 疏肝理气,和胃降逆。

1. **针灸疗法**　①肝俞、期门、内关、中脘、足三里、太冲;②膈俞、水突、天突、膻中、支沟、阳陵泉。以上两方每日选用 1 方,施平补平泻法,留针 20 分钟,10 次为一疗程。并结合推拿腋笑穴,每日 1 次,以促其心胸开朗,加速康复。

2. **耳针疗法**　膈、神门、交感施耳压术,每隔 4 日换 1 次。

3. **中药汤液疗法**　柴胡 10 克,炒白芍 15 克,灸甘草 8 克,潞党参10克，广木香9克，姜川朴9克，焦六曲9克，佛手片9克，滇南子10克，开心果12克，绿桑梅6克，淡吴茱萸5克，丁香6克，柿蒂七枚，生苡仁15克，紫降香6克，砂仁4克（打后下）沉香片3克（后下）。

每日1剂，清水煎服（分早、中、晚各服1次）。

效果：本例患膈肌痉挛宿疾8年之久，平均每日打呃50余次，经我科针灸40次，服中药28帖，呃逆逐渐消失，而告痊愈。

【按语】呃逆又称"哕症"，俗称"打呃"，现代医学称之为"隔肌痉挛"，是一种不自主膈肌间歇性收缩而致的疾病。呃逆的发病原因，多由空气突然吸入呼吸道内，同时因声带关闭所引起。正常人在吸入冷空气时往往见之，其他如胃膨满、胃癌、癔病、妊娠、赤痢等重症阶段和某些疾病末期出现恶病质的患者，因隔肌受到刺激，有时也可发生本症。

本例患者发病原因，经细询病情，得知其丈夫在伊拉克工作，正处于海湾战争爆发之际，深虑其夫生命安危，故终日寝食不安，闷闷不乐，以致肝郁气逆，胃失和降，则呃逆作矣。

治以疏肝理气，和胃降逆为法，以取足阳明、足厥阴、任脉和手厥阴经穴为主，取肝俞与期门俞募相配，针而泻之，以疏肝理气；取膈俞、膻中针而补之，以舒畅胸膈，行气活血；取胃募穴中脘与合穴足三里相伍，以调整胃腑和胃降逆；更取水突、天突二穴施平补平泻手法，以起利咽喉、降逆气，舒畅胸膈的作用。如此诸穴协用，各奏其效，则呃逆之痼疾，故而康复。

例8　颈椎病伴偏头痛、心悸、失眠

陈某，男，44岁，南京土壤仪器厂干部。

主诉：颈椎病伴偏头痛、心悸、失眠 9 个多月。

病史：病始于 1998 年 11 月 15 日，突患头痛颈项酸痛，胸中闷气，心悸不宁而就诊于江苏省人民医院。经 X 线胸透摄片报告无异常，心电图报告亦正常。服用脑力静、脑安、西比灵、丹参片等，未见效果。于 1999 年 1 月去南京鼓楼医院做心电图，报告正常。于 1999 年 2 月去南京军区总医院做 X 线胸透摄片，报告：无异常。又作颈椎摄片，报告："C4～6 椎体相对缘有骨质增生，生理曲度反弓。"于 1999 年 3～4 月份在玄武医院采用电兴奋疗法，治疗两周未效，又进行推拿疗法半个月，亦未见效。于 1999 年 5 月去脑科医院做脑 CT 检查，报告示："脑部无异常"。服用百花草片、安定片、脑力康片、阿替洛尔片等也未见效，于 1999 年 8 月由于胸中闷气，心悸心慌，又去南京军区总医院就诊，经 X 线胸透摄片报告："无异常。"服用谷维素片、木瓜片、复方丹参片等，均未获效，病情依然如故。

症状：颈项强痛、发麻、发重，每日下午 4～5 点钟加重，左侧偏头痛，胸闷嗳气，心悸不宁，失眠梦幻，胃纳佳，二便调，舌质红，苔薄腻，脉细数。证属：①颈颈椎病（C4～6 椎体相对缘有骨质增生，生理曲度反弓）；②左侧偏头痛；③心悸（阵发性心动过速）；④失眠梦纭（神经衰弱）。

治疗：活血通络，宣痹镇痛，宁心安神。

1. 针灸：①大椎、风池、百会、内关、膻中、足三里、左太阳透率谷；②崇骨、风府、间使、印堂、神门、三阴交、太冲、太溪。

2. 推拿：风池、天柱、肩井、天宗，以揉、压和提捏手法为主，隔日施术 1 次。

效果：本例患者自 1999 年 8 月 3 日～9 月 2 日在我科针灸治疗 1 个月为 3 个疗程，共针 30 次，而取得满意效果。

经上述针灸结合穴位推拿及旋颈术 10 次后，颈项强痛、偏头痛、胸闷、心悸症情显著好转，睡眠较好；经治疗 20 次后，头痛、颈项强痛消失，胸闷心悸已除，睡眠甚佳，做梦也少；经治疗 30 次后，诸症悉退，精神振奋，起居如常，并能正常上班开展销售工作，而告痊愈。

【按语】本例患颈椎病伴偏头痛、心悸、失眠已 9 个月，曾经多院诊治服药等均未获效。余用辨证与辨病相结合，施以活血通络，宣痹镇痛，宁心安神之法，治之甚效。《素问·骨空论》云："督脉为病，脊强反折。"本例颈椎病病患于督脉，其病发为"C4～6 椎体相对缘有骨质增生，生理曲度反张。"是以督脉经气受阻，气血不通，不通则痛，因而导致颈项强痛、偏头痛。正由于疼痛不适，引起心神不宁，失眠梦纭而诸病峰起。其治疗之关键，首先必须活血通络，宣痹镇痛以通调督脉之经气。因督脉属阳为阳脉之海，取其六阳之交会穴大椎，针灸、拔罐，可以振奋督脉和诸阳经之经气，通阳达表、宣痹镇痛；取风池、风府针之，以搜风祛风，取百会、印堂、太冲针之，以平肝熄风，取奇穴崇骨针而泻之，则有助于活血通络，宣痹镇痛之功。取左侧太阳透率谷，以疏通手足太阳之经气，可活血通络，祛风定痛；取神门、间使，以宁心安神；取膻中、内关，以宽胸理气；更取足三里、三阴交，以健脾益胃，俾气血生化有源，而固后天之本。如此标本兼顾，扶正祛邪，而获痊愈。

例 9　左侧偏瘫（右侧脑外伤颅骨骨折）

李某，男，江苏省军区司令部机关食堂采购员。1999 年 5 月 24 日初诊。

主诉：右侧脑外伤伴左侧偏瘫 1 个月。

病史：于 1 个月前因骑三轮车快速行驶，突然急转弯而摔倒，当时头破血流、昏迷不醒，后经南京铁道医学院抢救而苏醒。CT 检查示："右侧脑外伤颅骨骨折"，导致左侧偏瘫。

症状：神志清晰，无头昏头痛，左侧上肢肌肉显著萎缩，活动功能障碍，手腕下垂，手指握物无力；左下肢肌肉明显萎缩，行走乏力，步履维艰，作蹲不能站起，步态跛行欠稳，胃纳差，小便欠利，大便失控，舌质淡有瘀点，脉细弱。由两人扶持前来就诊。

治疗：活血通络，补中益气，健脾养血，扶正固本。

1. 针灸：（1）大椎、风池、肩髃、曲池、合谷、中脘、天枢、气海透关元、中极、髀关、伏兔、阴市、足三里、阳陵泉、上巨虚、解溪、三阴交、太冲；（2）肩髎、手三里、臂中、中泉、八邪、肾俞、命门、腰阳关、大肠俞、次髎、承扶、殷门、委中、承山、昆仑、大色。

操作：以上两组穴位，每日使用 1 组，轮流运用。凡穴在四肢者，均取患侧（左侧）；穴在躯干者，均取双侧，施平补平泻法，留针 30 分钟，每天针治次，1 个月为一疗程。

2. 电针：左肩髃—曲池；手三里—合谷；髀关—阴市；足三里—解溪。

操作：经上两组穴位，每日使用 1 组，轮流运用，针刺后通电 15 分钟，每天 1 次，亦为一个月为一疗程。

效果：本例患者自 1999 年 5 月 24 日～9 月 18 日在我科治疗三个疗程，共针灸 84 次，取得了较为满意的效果。

针灸结合电针与拔罐综合施治一个疗程后，左侧上下肢活动功能逐渐恢复，且有力，作蹲站立活动已自如，大便失禁感亦显著好转，并能骑三轮车前来门诊。继续治疗一个疗程后，症情更

治验医案医话选萃

为好转，左侧上下肢逐渐力大，萎缩之肌肉也逐渐有所丰满，大便已能自控，食欲甚佳，精神有振。经治疗三个疗程后，左侧肢体功能恢复如常，步履爽适，胃纳振奋，二便俱调，而告痊愈。

【按语】本例由于骑车迅猛，不慎摔跌而致右侧颅骨骨折。这不仅头颅、脑络受伤，而且肢体骨节筋肉亦同时受损，是以气滞血瘀，脉络痹阻，不通则痛。故取大椎、风池、大色针而泻之，以通阳达表，活血祛风，宣痹通络；取肩髎、臑腧、臂中、八邪诸穴针用平补平泻法，以疏调局部气血，则有助于活血通络，宣痹镇痛之功。由于跌伤严重，胃肠功能紊乱，中气下陷，以致胃纳不振，大便失禁、小便欠利，故取中脘、天枢、气海、关元、上巨虚、大肠俞诸穴，施行针刺补法，以补中益气，调理肠胃功能，取中极、肾俞、命门、腰阳关、次髎针而灸之，以温补肾阳，既有利于调节膀胱气化而利小便，又有利于扶正固本，培养先天之本。关于痿证之治法，自古就有明训，如《素问·痿论》指出："痿证独取阳明。"因手足阳明经为多气多血之经，取其相应之经穴针而则有利于萎缩之肌肉得以恢复。故上肢取肩髃、曲池、手三里、解溪诸穴针而之，则有利于活血舒筋，旺畅气血，使肌肉得以濡养。因胃为水谷之海，脾为仓廪之官，为后天之本，气血生化之源，故取胃经之合穴足三里与脾经之交会穴三阴交针而补之，以健脾养血而固后天之本。金·窦汉卿《标幽赋》云："悬钟、环跳，华佗刺躄足而立行。"故取此经验效穴针矣之。更配承扶、命门、委中、承山、昆仑诸穴，以疏调足太阳之经筋而增强腰脚之力。如此标本兼治，扶正固本，而获佳效。

例10　顽固性风疹（荨麻疹）

杨某，女，38岁，石头城饭店营业员。

主诉：风疹块遍发周身已余年。

病史：一年前每于春天发风疹，服息斯敏等抗过敏药后有好转，此后不分季节而发作，服用克敏、息斯敏等药物可以控制，然而药停即发风疹，近日来发作甚剧，服用上药亦不能控制。

症状：风疹散发周身，搔之即起，成团成块，状如拱云，色似锦文，此起彼伏，奇痒异常，狂搔莫解。胃纳佳，口渴，咽干，大便秘结3～4日一行，粪块如栗，小便如常，舌质红光而有裂纹，脉浮而数。证属：风疹（荨麻疹）。良由风邪侵袭与胃肠积热郁于肌表所致。

治疗：清热祛风，通腑泄热。

针灸：（1）大椎、风池、灵台、合谷、曲池、天枢、上巨虚、百虫窝、三阴交、内庭；（2）风府、上星、迎香、少府、止痒、风市、血海、足三里、委中、照海、太溪、太冲。

操作：以上两组穴位，每日使用1组，施平补平泻手法，留针30分钟，每隔10分钟行针1次，每天针刺1次，10次为一疗程。

效果：本例患者自1998年6月22日～7月29日在我科治疗一个月，共计针灸30次，取得了满意疗效。

经针灸5次后，周身风疹瘙痒大减，经针灸10次后，风疹瘙痒更为减轻，大便2日1行，较通畅；经针灸20次后，风疹散发颇为稀疏，不甚瘙痒，大便更为通畅日行1次；经针灸30次后，风疹全部消失，不再瘙痒而告痊愈。

【按语】风疹，现代医学称之为"荨麻疹"，以皮肤瘙痒异常、成块成片为主证。其发病原因，多由腠理疏泄，为风邪侵袭遏于肌表而成；或因胃肠积热，内不得泄，外不得达，郁于肌表所致；也有因食虾、蟹、鱼腥食品，由于异性蛋白过敏而发者。

本例患者素有习惯性便秘宿疾，粪便干结如栗，是以肠胃积热则难以发泄，因而郁于肌肤而致风疹；又因汗出当风腠理疏泄，风邪乘虚侵袭，郁于肌表而发风疹。据此二因，治当内外兼治，表里双解为善。故取大椎、风府、风池、合谷、曲池，针而泻之，以清热祛风；取上星、迎香针而泻之，以清头面之风热；取血海、百虫窠、风市、止痒穴针而泻之，以祛风止痒；配督脉之灵台、膀胱之合穴、血郄委中刺出血，以泻血中之热毒。"诸痛痒疮，皆属于心。"（《素问·至真要大论》病机十九条）因血主血脉，血热者，多因风邪入侵，易于发生风团、丘疹、瘙痒之症，故取心经荥穴少府针而泻之，则瘙痒得除。继配大肠之募穴天枢与下合穴上巨虚、胃经之合穴足三里、荥穴内庭针而泻之，以通腑泄热；更取太溪、照海、三阴交、太冲针而平补平泻之以滋阴降火。如此诸穴协用，而获捷效。

例 11　崩漏（功能性子宫出血）

黄某，女，24 岁，东南大学教师，1998 年 5 月 19 日初诊。

主诉：月经不调伴崩漏 7 年。

病史：月经初潮为 15 岁，周期为 37 天，行经为 5～7 天，经量、色、质等方面较正常。自 1992 年始，月经 1 个月或 2～3 个月来潮 1 次，最长 6 个月来潮 1 次，正常为 5～7 天，但 7 天以后量多而淋漓不尽，且大血块甚多，曾在江苏省中医院、妇幼保健医院服中药数百帖，然奏效不显，并用乙黄周期疗法多次，计鼓楼医院施行 2 次，南京军区总医院 1 次。由于出血不止，曾注射苯甲酸雌二醇 6 小时 1 次，日 4 次，以血止为止，然后减次注射以巩固之。但施行激素药后仍不能止血，并施行净宫术 3 次，现出院 1 周，由净宫术而干净。

症状：面色萎黄，头昏头痛，心悸不宁。月经延后，量少色黯，小腹胀痛，经行 7 天以后仍淋漓不尽，且大血块迭出，血流如注而成崩漏。脉细数，舌苔黄腻。证属：①月经不调；②崩漏（功能性子宫出血）。良由情志抑郁，肝郁气滞，疏泄失职，脾失健运，冲任失调而致月经愆期，由于血海蓄溢失常造成崩漏。

治疗：以疏肝理气，健脾养血，调整冲任为主。

针灸处方：（1）百会、内关、中脘、天枢、气海透关元、气冲、血海、地机、三阴交、太冲；（2）上星、合谷、神阙、关元、足三里、公孙、隐白、太溪、水道、期门。

操作：以上两方，每日使用 1 方，轮换使用，留针 30 分钟，每天施治 1 次，1 个月为一疗程。

效果：本例患者自 1998 年 5 月 19 日～1999 年 5 月 19 日在我科共计针灸治 210 次，在针灸临床观察中，其疗效令人满意。患者月经周期基本稳定在 40 天左右来潮 1 次，虽说月经愆期，但从未超过患者以往 2～3 个月来潮 1 次，或 6 个月来潮 1 次者。同时在经量、色质等方面也颇有改善，以往 5～7 天以后便量多而淋漓不尽，成为"漏症"，且出现血块和大血块，继则血流如注势成"崩症"自来本科以来，其行经期调整在 5～8 天之间，量中等色鲜红，小血块为黯红色，从未出现以往之崩漏现象。

【按语】本例患者月经不调体崩漏 7 年之久。中医所论月经不调是指月经的周期或经量出现异常而言。正如《妇玉尺》云："经贵乎如期，若来时或前或后，或多或少，或月二三至，或数月一至，皆为不调。"至于崩漏，又称"崩中漏下"，现代医学称之为"功能性子宫出血"，简称"功血"。认为"功血"是由垂体前叶或卵巢功能异常所引起。

本例患者性格内向，情志忧郁，久则肝气逆乱，疏泄失调，血海蓄溢失常。由于肝郁疏泄不及则月经后期而至，因而导致月经愆期。正如《万病回春》云："经水过期而来,紫黑成块者,气郁血滞也。"治以疏肝理气,活血调经。《百症赋》云:"妇人经事改常,自有地机、血海。"地机是足太阴脾经之郄穴,与足太阴脾经之血海相伍,素为活血调经,理气镇痛的经验效穴。期门、太冲、水道、归来针而泻之以起疏肝理气,活血调经之效。如此疏肝和胃,以俾月经应期来潮。冲为血海,任主胞胎。由于冲任失调,血海蓄溢失常而致成崩漏,故取中脘、神阙、气海、关元、气冲、足三里、三阴交、隐白诸穴针而灸之,而奏调整冲任,补中益气,健脾统血之功。针对崩漏之疾,其每针到崩停,灸至漏止,辄获卓效。由于患者崩漏日久,气血亏虚,心脑失于荣养,是以头昏、头痛,心悸不宁。因头为诸阳之会面为阳明之乡,故取督脉之三阳五会、百会穴与手阳明大肠经之原穴合穴相配,针而补之以升清阳而祛风镇痛,内关通阴维脉,公孙通冲脉,二穴相配,针而补之,对心悸不宁,神不守舍者验之颇效。更取足少阴肾经之原穴太溪针而补之,以滋补肾阴而降虚火;取督脉之上星针而泻之以振奋督脉之阳气,有助于百会祛风镇痛之作用。如此诸穴协用,共奏疏肝理气,健脾养血,补中益气,调整冲任之效,终使此月经不调伴崩漏 7 载之痼疾,得以转危为安,步入愈途!

例 12 　不孕

吴某,女 33 岁 南京市六十中学校医 1997 年 11 月 8 日初诊。

主诉:已婚 5 年多不孕伴发多发性子宫肌瘤 4 年。

病史:婚后 5 载有余不孕,月经周期为 28 天来潮 1 次,经行 5 天,色红,量中等,夹有血块,小腹胀而频痛。1994 年体检,B 超示:"子宫肌瘤为多发性。"曾在市中医院就诊,服用中药汤剂等 200 多帖,治未获效。

症状：月经周期为28天来潮1次，经行5天，经色红，量中等，夹有暗红色血块，小腹胀痛，腰酸，白带正常。B超检查示："子宫肌瘤为多发性。大若3.7厘米×3.8厘米，类似者较多，无压痛，无坠胀感。"饮食与二便如常，口干，舌质红而少苔，脉弦细而数。

证属：（1）不孕症；（2）子宫肌瘤为多发性。良由肝郁气滞，瘀阻胞脉，冲任失调所致。

治疗：治拟疏肝理气，活血化瘀，软坚散结，调整冲任，以冀育麟为法。予以针灸与服药相结合，以观其效再议。

1. 针灸疗法：

（1）体针：①期门、肝俞、石关、阴交、关元、中极、子宫、气冲、血海、地机；②中脘、气海、水道、阿是（肿块处）、足三里、三阴交、太溪、太冲、痞根、肾俞、次髎。

操作：以上两方，每日1方，轮换使用，施平补平泻法，留针30分钟，每天针治1次，一个月为一疗程。

（2）耳针：子宫、卵巢、内分泌、肾上腺、皮质下施行耳压术，每隔4日换1次。

（3）电针：①气海—关元—子宫（双）；②阿是—气冲（双）。以上两组穴位，每组通电10分钟，隔日施术1次，15次为1疗程。

2. 中药汤液疗法：

（1）疏肝理气，活血化瘀，软坚散结方：

柴胡10克，赤白芍各15克，丹皮参各15克，黑栀子6克，土茯苓20克，炒白术9克，桃仁泥15克，当归15克，生地10克，红花9克，地鳖虫10克，制大黄6克，炮甲片9克，制乳没6克，棱莪术各10克，王不留行9克，台乌药9克，甘草8克，益母草20克。

隔日1剂，清水煎，分早、中、晚各服1次。

（2）补益肾气，调整冲任，消炎散结方：

山萸肉 15 克，淮山药 15 克，丹皮参各 15 克，鹿角片 15 克，土茯苓 20 克，败酱草 30 克，炒苡仁 20 克，虎杖 20 克，赤白芍各 15 克，黄芪 15 克，太子参 15 克，红花 15 克，地鳖虫 10 克，制川军 6 克，制乳没各 6 克，五灵脂 10 克，木馒头 15 克，鬼箭羽 10 克，蒲公英 15 克，生甘草 8 克，白花蛇舌草 15 克。

隔日 1 剂，清水煎，分早、中、晚各服 1 次。

效果：患者自 1997 年 11 月 8 日至 1998 年 8 月 20 日在我科诊治共 9 个半月，计针灸 203 次，服中药汤剂 90 帖（计服①方 40 帖；②方 50 帖），患者于 1998 年 7 月 20 日怀孕，计怀胎 252 天，至 1999 年 4 月 9 日临产时在南京妇幼保健院分娩，产 1 男婴，体重为 6 斤 7 两，出生 3 个月时体重为 13 斤 4 两，4 个月时体重为 14 斤 6 两。患者产后身体很好，哺乳时乳汁旺盛，于产后两个月，月经又应时来潮，子宫肌瘤有所缩小，小腹无胀痛不适感，又因正在哺乳期间，考虑到服药对婴儿的生长发育有影响，故暂停针灸和服药。

本例患者全家及其亲友都知道患者婚后 5 年多不孕，曾服中药数百付未见效果，如今在我科采用针灸结合中药治疗 9 个半月即怀孕，并产一男婴，大家都为患者感到无比喜悦和幸运，同时也认识到祖国医学的瑰宝——针灸学说对人类的防病保健和治疗疾病方面有着无比的优越性，其针到病除，灸至病消的神奇疗效令人叹为观止！

【按语】凡婚后夫妇同居三年以上，未避孕而不怀孕者，称为"原发性不孕。"

不孕症与男女双方全身健康状况及局部生殖器官病变均有密切关系。因为妇女受孕之机理，主要在于肾气旺盛，精血充沛，任通冲盛，月事如期，两精相搏，方能成孕。本例患者婚后 5 年之久不孕，性格内向，沉默寡言，情志不畅，加因公婆及丈夫望子心切，说什么我家母鸡不生蛋，咄咄怪事！如此冷讽嘲热使其埋在脑海的压力极大，久之闷闷不乐，肝气郁结，疏泄失常，瘀阻胞脉形成子宫肌瘤，导致冲任不能相资，是以不孕。治以疏肝解郁，活血化瘀，软坚散结，调整冲任为法。予以针灸与服中药汤剂相结合，经期左右逢源，相辅相成而冀育麟。取肝之俞穴与肝之募穴期门相配，以疏肝解郁；取血海、地机、气冲、水道、足三里、三阴交以健脾和胃，活血调经，取痞根针而灸之，阿是穴（肿块处）针而泻之，并通电刺激 10 分钟，以软坚散结。继取气海、关元、子宫（奇穴，位于中极旁开 3 寸处）针而补之，并通电 10 分钟，以补中益气而调整冲任。并结合耳针取用子宫、内分泌、肾上腺、皮质下施行耳压术，隔 4 日换 1 次，以进一步加强和振奋子宫、内分泌的功能复常。更取任脉之阴交和足少阴肾经、石关、针而灸之调经种子的经验效穴。正如《百症赋》云："无子搜阴交、石关之乡。"如此体针与耳针结合，电针与拔罐并用，相辅相成，共奏疏肝解郁，活血化瘀，软坚散结，调整冲任之功。

在中药汤液疗法方面，也按上述之治则，取用丹栀逍遥散为主，参合桃红四物汤、失笑散、大黄䗪虫丸等方药，佐以活血化瘀、软坚散结之品而组合成方（详见上述第 1 方之服用方法）。经服半年之久，症情有所改善，经行腹痛减轻，子宫肌瘤较前缩小。再从扶正固本，标本兼治着手，以补益肾气，佐以消炎化瘀散结之品而治之。方用六味地黄汤参合薏苡附子败酱散、红藤等方药而组全成方（详见上述第 2 方之服用方法），又服用半年之久，以起疏肝解郁，活血化瘀，软坚散结之效。如此标本同治，扶正祛邪，邪去正安，则"正气存内，邪不可干"。因冲为血海，任之胞胎，冲任既调，故而育麟矣。

本例婚后不孕之症，已历五载有余，且伴有子宫肌瘤之品质性病变，欲想求子，并非易事。然而"世上无难事，只要肯攀登。"只要明察患者的病因、病机、证候表现而明确诊断，从而确立治则，运用针灸的理、法、方、药的辨证施治规律，临证时，每多针到病除，药至病消，这并不是我夸张，实属临床司空见惯之事。正如《百症赋》所云："夫医乃人之司命，犯志立而莫为，针乃理之渊源，须至人指发，先究其病源，后攻其穴道，随手见功，应针取效，方知玄里之玄，始达妙中之妙。"此虽廖廖数语，却言简而意赅，实为实战经验现实写照。

例13　突发性耳聋

范某，男，60岁，南京大学物理系教授。1994年10月25日初诊。

主诉：右耳丧失听力2年。

病史：于2年前，患者因妻子亡故，精神抑郁悲伤，思虑过度致突发眩晕，右耳鸣响伴听力下降，继则听力丧失。经南京鼓楼医院诊断为"突发性耳聋"，曾经中西药物治疗无效。

症状：右耳听力完全丧失，且有堵塞感，阴雨天气尤甚，堵塞感重时即感烦躁不安，夜寐、胃纳及二便均正常。舌淡红，苔白腻，脉弦滑。证属：耳聋（右耳突发性耳聋）。良由肝气挟痰，上聋耳窍使然。

治疗：以疏肝理气，健脾化痰，通窍复聪为法。

取穴：听会（右）、翳风、中渚、合谷（双）、足三里、三明交、太冲。

操作：施平补平泻手法，留针20分钟，每10分钟行针1次，起针后在听会穴处用隔姜灸法，取小艾炷5壮，灸至皮肤潮红，1日1次。

效果：经2次后，患者诉右耳有暂短耳鸣，堵塞感亦减轻。此乃听神经复苏之征，遂改用泻法，加大刺激以兴奋听神经，并教患者作"自家吹气法"。具体方法是：于每晨洗漱后，先行深呼吸10余次，稍停一二分钟，即行1次深呼吸，随即将口闭紧，以右手拇、食二指捏闭鼻孔，将气从耳咽管吹入耳中，如觉鼓膜"沙咯"作响，即可停吹。如此经针灸11次后，患者戴上耳机听收音机时可分辨音乐与讲话之声。经针灸30次，一般讲话患者均能听清。

【按语】本例患者因丧妻而精神抑郁，思虑过度。抑郁伤肝致肝气郁结，思虑伤脾致脾失健运而痰浊内生，肝气挟痰，上蒙耳窍故而耳聋。所取穴位以局部与循经取穴相结合，局部取听会、翳风。《百症赋》云："耳聋、气闭全凭听会、翳风。"因此二穴可疏利三焦、少阳气机，继则循经取之，合谷、太冲为四关穴，可行气活血，疏肝解郁；足三里、三阴交可健运脾胃，化痰复聪。在针灸手法上局部穴当深刺，否则为隔靴瘙痒，无济于事，故而听会、翳风二穴针刺须达1.5寸深；局部用小艾炷隔姜灸可以温通经气，即"陷下则灸之"，对久病、虚证者效佳；在针灸同时，配合"自家吹气法"能平衡耳中的内外压，对鼓膜内陷者尤为适宜。如此综合施治而获良效。

例14　失音（声带麻痹）

王某，男，67岁，南京分析仪器厂工人。1998年4月28日初诊。

主诉：咳嗽声音嘶哑1个半月。

病史：病起于1998年3月5日，因感冒咳嗽、咽痛发热，经服感冒冲剂等治疗未效。于 3 月 23 日就诊于江苏省人民医院五官科，检查报告："双侧声带下 1/3 处见粗糙、突起，以左侧明显，闭合差。印象：声带新生物。"并经复查食道钡透，未见异常，诊断为右侧声带麻痹。服用全明片、黄氏响声丸以及中药汤剂数十帖，治皆无效。

症状：喉痒咳嗽，声音嘶哑，痰黏色淡黄，语言不清，语气无力，久咳难愈，口舌干燥，咽干而病，胃纳差，大便干结，小便频数舌质红少苔，脉象细数。证属：失音（声带麻痹）。良由风感外热，热伤肺气，火灼肺阴，而致清肃失职，声道燥涩造成声音嘶哑。

治疗：以祛风清热，清肺化痰，启喉扬音，消炎利咽，扶正固本为法。

1.针灸疗法：（1）大椎、风池、中府、肺俞、哑门、天突、天鼎、鱼际、少商、太溪、三阴交；（2）扁桃、增音、廉泉透三穴（海泉、金津、玉液）、尺泽、孔最、合谷、足三里、丰隆、内庭、照海。

操作：以上两组穴位，每日选用 1 组，轮流运用，除哑门、风府、天突、廉泉、扁桃、增音施以针刺补法，不留针外，其余各穴均施以平补平泻外留针 20 分钟，每天针治 1 次，1 个月为一疗程。

2.汤液疗法：

荆防风各 9 克，金银花 10 克，连翘 12 克，牛蒡子 10 克，山豆根 10 克，板蓝根 10 克，白芷片 10 克，天花粉 12 克，白僵蚕 10 克，土茯苓 20 克，天麦冬各 9 克，木蝴蝶 10 克，蝉蜕 6 克，川贝母 9 克，桔梗 6 克，生甘草 8 克。

7 帖，每日 1 帖，清水煎，分早、中、晚服之。

效果：经针灸 10 次服药三帖后，喉痒咳嗽大减，咽干喉痛亦轻，声音嘶哑显著好转，食欲有振，二便调畅。继针 10 次服药 4 帖后，咳嗽已止，咽痛亦除，语言清晰，诸症消失而告痊愈。越二月追访，患者愈后语言正常，未复发。

【按语】失音，又称声音嘶哑，现代医学称之为声带麻痹或声带瘫痪。本例患者年逾花甲，肾气素虚，加因受风热之邪，热伤肺气，肺阴受邪，清肃无权，是以声道燥涩而声音嘶哑。故取大椎、风池、风府、合谷以清风祛热；取中府、肺俞以俞募相配而调节肺脏之功能；取肺经之合穴尺泽、郄穴孔最与胃经之络穴丰隆相伍，针而泻之以奏宣通肺气，清肺化痰之功；继取督脉之哑门，任脉之天突、廉泉透海泉、金津、玉液诸穴，以激发任督阴阳脉之海的脉气，俾阴平而阳秘，得以鼓舞舌本，启喉扬音，更取肺经之井穴少商（刺出血），荥穴鱼际与胃经之荥穴内庭，大肠经之天鼎针而泻之，以清泄肺、胃、大肠火邪，而蠲除咽喉之热毒。脾胃为后天之本，气血生化之源，由于患者久病脾胃虚弱，则气血不足，故取胃经之合穴足三里，脾经之交会穴三阴交针而补之，旨在健脾益胃，俾气血生化有源，肾为先天之本，内藏真阴真阳，为生命之根本，由于患者禀赋素虚，肾阴不足，故取肾阴之原穴太溪与阴跷脉之照海针而补之，以激发肾经之经气，而起滋养肾阴，增强先天之本，使"正气存内，邪不可干。"如此扶正固本，标本兼治，相辅相成，相得益彰而获佳效。

【注意事项】

1.哑门、天突、廉泉透三穴（海泉、金津、玉液），是治疗中风失语（由脑血管意外所引起者）、癔病性失语、暴喑、言謇、嘶哑（声带麻痹或瘫痪）等症的特效穴位。

2.针刺哑门穴时必须向结喉（廉泉）方向针刺，切不可向枕骨大孔进针，以防刺伤延髓。其针刺深度，儿童宜刺1.2寸深；成人宜刺2～2.5寸深，施行捻转补法10秒钟，不留针，取天突穴用3寸长毫针沿胸骨椎内缘向下直刺1.5～2.5寸深，施行平补平泻法5秒钟，不留针；继取廉泉穴用3寸长毫针向海泉、金津、玉液间透刺2～2.8寸深，施行平补平泻法8秒钟，亦不留针。

3. 我自50年代以来，一直应用上述哑门、廉泉透三穴的针刺方法，曾治愈好多少中风失语和声带麻痹性失音等患者，诸如金庆华、苏经明等（详见肖少卿编著《中国针灸处方学》1. 中风失语患者金庆华：35页治验举例，2. 脑炎后遗症聋哑患者苏经明：522页治验举例。宁夏人民出版社，1998年10月第2版）。

4. 关于针刺治疗中风失语等有关病证的具体针法，可参见本人创制的《针刺透刺术治疗疑难杂症》录像电视片。本片已于1999年9月由中央卫生部和国家中医管理局主持鉴定，并由中华医学音像出版公司与骏纬视听医学器材股份有限公司出版发行。

例15 声嘶（声带小结）

戴某，女，39岁，南京手帕厂工人，1997年7月8日初诊。

主诉：声嘶半年余。

病史：患者于1997年1月因持续性声嘶而去江苏省人民医院诊治，诊断为："声带小结。"经用弗莱莫星0.5克1盒，地塞米松0.75毫克，Tid，计5天，华素片3袋等以口服，并用庆大霉素4万U与氢化可的松25毫克混和作雾化（即喷雾剂）吸入5天，未见显效。迄至1997年6月21日就诊于江苏省中医院服用中药（昆布10克，海藻10克，元参10克，夏枯草10克，蝉蜕6克，山楂10克，苡仁10克）7帖，并服黄氏响声丸4瓶，每服4片，1日3次，均未获效。

症状：声音嘶哑，讲话费力，间接喉镜下见："会厌喉面充血，双侧声带中段边缘有结节，发音时闭合欠佳。"口干咽干，舌质偏红少苔，脉细数。证属：声音嘶哑（声带结节）。

治疗：以滋阴降火，消炎散结，启喉扬音为法。

针灸：（1）天突、扶突、合谷、鱼际、照海、支沟；（2）扁桃、廉泉透海泉、少商、液门、太溪。

操作：以上两组穴位，每日选用1组，轮流使用，施行平补平泻手法，其中少商穴宜用三棱针点刺出血，每天1次。10次为一疗程。

效果：本例患者自1997年7月8日—8月22日在我科治疗4个疗程，共计针灸40次，取得了满意效果。

经针灸10次后，声音嘶哑好转，口干、咽燥亦有改善；经针灸20次后，嘶哑声渐消，语言清楚，且口舌咽喉有津液，无干燥不适感。经针灸30次后，语言清晰，声音洪亮无嗝声。为了巩固疗效，又继续针灸10次，诸病消失，语言正常。后经省人民医院复查，在间接喉镜下窥视："会厌喉面无充血，双侧声带中段边缘结节已消失，发音时闭合良好"。

【按语】关于声音嘶哑的发病原因与针灸治疗早在《黄帝内经》等书中就有记载。如《灵枢·忧恚无言》云："人猝然无音者，寒气客于厌，则厌不能发，发不能下至，其开阖不致，故无音。黄帝曰刺之奈何？岐伯曰：足之少阴，上系于舌，络于横骨，终于会厌。两泻其血脉，浊气乃辟。会厌之脉，上络任脉，取之天突，其厌乃发也。"又如《针灸甲乙经·寒气客于厌发喑不能言》说："暴喑气硬，刺扶突与舌本出血……暴喑不能言，支沟主之。"尤其是在《针灸资生经》对喑哑的针灸治疗收集更为丰富，既有一般喑症的针灸取穴，又有暴喑的取穴，暴喑咽肿喉瘅取穴，以及中风失音取穴等。近代针灸治疗声音嘶哑、声带结节、喉麻痹、癔病性失音以及喉肌疲劳等文献报道，均取得较好的效果。

　　本例患者病起于1997年1月，时值严冬，外感风寒，肺气失宣，会厌开合不利，音不能发，而致猝然声嘶，久则致邪化火，且外感风热，热伤肺气，火灼肺阴而致清肃失职，声道燥涩，痰瘀互结搏于声带，是以发音时会厌闭合欠佳，故而声音嘶哑。治以滋阴降火，消炎散结，启喉扬音为法。肺属金，肾属水，取金水相生之意，乃取肺经之荣穴鱼际与肾经之原穴太溪、经穴照海相配，针而补之以滋阴降火；取肺经之井穴少商刺出血，奇穴扁桃针而泻之，以消炎散结；继取三焦经之荣穴液门、经穴支沟与廉泉透海泉相伍，针而泻之以行气活血，化痰散瘀；更取天突、扶突、合谷针而泻之，以祛风清热，启喉扬言。如此诸穴合用，相辅相成而获佳效。

第二章

临证治验集粹

第一节　内科疾病医案医话

一、中风案（面瘫、偏瘫、言语功能障碍等）

例 1　黎某，女，46 岁，2001 年 11 月 28 日初诊。

主诉：中风伴左侧面瘫、左上肢乏力已月余。

病史：2001 年 10 月 22 日，CT 检查示：①右顶叶梗塞；②右基底节腔隙性梗塞。

刻诊：左侧面瘫，口角向右倾斜，食之无味，左上肢乏力，手腕下垂，不能翘起，五指麻木不能握物，伸舌向左歪斜，舌苔黄腻，二便调，脉弦滑。

诊断：中风伴左侧面瘫（脑梗塞）。

治法：平肝化痰，舒筋活络，扶正纠偏。

针灸：大椎、风池、左侧地仓透颊车、左侧阳白透鱼腰、迎香、颧髎、下关、合谷、肩髃、曲池、手三里、足三里、丰隆、三阴交、太冲。针用平补平泻法，留针 20 分钟，每日针治 1 次，10 次为 1 疗程。

疗效：共针治 60 次，功能完全恢复而告痊愈。

（摘自《临证治验集粹·肖少卿医案》）

例2　张某，男，73岁，2002年9月9日初诊。

主诉：中风伴左侧半身不遂三年半。

刻诊：咀嚼无力，吞咽困难，语言不清，胃纳一般，食之无味，左手握物无力，步履蹒跚。大便秘结，小便调，脉弦滑，舌苔白腻。

诊断：①中风伴左侧半身不遂（右侧脑梗塞）；②吞咽困难（吞咽神经麻痹）。

治法：活血祛瘀，化痰通络，启喉解语。

针灸：大椎、风池、哑门、颊车、天突、廉泉透海泉、膻中、中脘、天枢、气海、足三里、上巨虚、三阴交、太溪。针用平补平泻法，留针30分钟，每隔10分钟行针1次，每日针治1次，10次为1疗程。

疗效：针治1次时，症情好转，左手握物较有力。共针治10次，功能恢复较好。

（摘自《临证治验集粹·肖少卿医案》）

例3　吴某，男，67岁，2002年9月9日初诊。

主诉：中风伴左侧半身不遂2年余。

病史：2000年8月27日，患者晨起时觉头重脚轻，行走飘浮，次日行CT检查，示"脑梗塞"。

刻诊：头昏，失眠，右耳耳鸣（检查其为骨膜内陷），听力下降，左侧上肢麻木，4、5指尤甚；左下肢膝关节屈伸不利，行走不无力，足跟疼痛，迈步不大；脉弦滑，舌苔白腻。

诊断：①中风伴左侧半身不遂（右侧脑梗塞）；②双耳听力下降，右耳骨膜内陷，耳鸣；③右侧肩周炎；④失眠。

治法：平肝潜阳，活血通络，宁心安神，启闭复聪。

针灸：大椎、风池、四神聪、耳门透三穴、印堂（或听会、翳风）、肩髃、曲池、合谷、中渚、外关、左后溪、八邪（4、5）、髀关、伏兔、阴市、膝中、膝眼、足三里、阴陵泉、三阴交、太冲、足临泣、照海。针用平补平泻法，留针30分钟，每隔10分钟行针1次，每日针治1次，10次为1疗程。

疗效：共治6个疗程而获痊愈。

（摘自《临证治验集粹·肖少卿医案》）

例4 都某，男，67岁，2003年7月21日初诊。

主诉：中风右侧偏瘫3个月。

病史：病始于3个月前，因中风右侧偏瘫、不能讲话住入江苏省某中医院，CT检查诊断示"左侧脑梗塞"。经服中药、针灸等未获显效。特来我科求治。

刻诊：右侧面瘫，口角向左歪斜，不能言语，右侧上肢软瘫，不能活动，肌张力0级，右下肢亦难以活动，不能伸屈及抬高。胃纳可，二便调，神志略迟钝。脉弦滑，苔腻微黄。

诊断：中风失语伴右侧偏瘫（左侧脑梗塞）。

治法：开窍解语，舒筋活血，宣痹镇痛。

针灸：大椎、风池、四神聪、哑门、廉泉透三穴（海泉、金津、玉液）、天突、地仓透颊车、散笑、牵正、翳风、合谷、神门透灵道、肩髃、曲池、手三里、八邪、髀关、伏兔、阴市、足三里、三阴交、环跳、阳陵泉、悬钟、昆仑、太冲透涌泉、足临泣、太溪。针用平补平泻法，留针20分钟，使用电针通电15分钟，隔日针治1次，10次为1疗程。

疗效：共治6个疗程而获痊愈。

（摘自《临证治验集粹·肖少卿医案》）

例5　陈某，男，53 岁，2003 年 8 月 12 日初诊。

主诉：（家人代述）中风伴右侧半身不遂及复视、言语不清 52 天。

病史：患者素有高血压病史。2003 年 6 月 21 日凌晨 3 时，患者感口麻，右侧手脚乏力，不能行走，且有呕吐，去江苏省某医院行 CT 检查，示"脑干出血 2 毫升"。住院 28 天，病情好转。后去某中医院进行康复治疗 20 天。

刻诊：右眼复视，面颊板滞、麻木，右上肩肢可活动，但从肩部至手指麻木，五指发胀，能握拳。右下肢乏力，行走蹒跚，不能蹲起。胃纳佳，二便调，舌苔白腻，脉弦滑。

诊断：中风伴右侧半身不遂（脑干出血）。

治法：开窍解语，舒筋活络，醒脑清神。

针灸：大椎、风池、翳明、攒竹、承泣或四白、哑门、曲池、合谷、肩髃、髀关、伏兔、阴市、阳陵泉、足三里、三阴交、太冲透涌泉、环跳、悬钟、肾俞、肝俞、命门。针用平补平泻法，留针 30 分钟，每隔 10 分钟施凤凰展翅手法 1 次，其间使用电针，通电 15 分钟，每日施术 1 次，10 次为 1 疗程。

疗效：针治 12 次后，症情好转，复视渐消，语言有所恢复。针治 30 次后，诸症消失而获痊愈。

（摘自《临证治验集粹·肖少卿医案》）

例6　赵某，女，71 岁，2004 年 1 月 2 日初诊。

主诉：中风伴左侧半身不遂。

刻诊：左上肢不能举物，握物乏力。左下肢乏力，不能蹲起。右侧上下肢颤抖时作。睡眠可，大便干结 3 日一行，小便多，脉细数，舌绛红，苔少。

诊断：①中风（右侧脑梗塞）；②消渴（糖尿病）；③右侧上下肢颤抖（帕金森综合征）。

治法：平肝熄风，宣痹通络，滋阴降火。

针灸：大椎、风池、肩髃、曲池、合谷、中脘、天枢、气海、百会、足三里、三阴交、太溪、太冲。针用平补平泻法，留针25分钟，每日针治1次，10次为1疗程。

疗效：共针治16次，诸症消失而告痊愈。

（摘自《临证治验集粹·肖少卿医案》）

例7 陈某，男，69岁，2004年4月24日初诊。

主诉：中风伴左侧肢体麻木乏力3月余。

病史：患者素有糖尿病。2004年1月20日，感左侧肢体麻木乏力，就诊于南京某医院，CT检查示"右侧脑梗塞"，住院治疗12天，病情未见好转。

刻诊：左侧面颊麻木、板滞，左侧上下肢麻木乏力，胁肋部似有捆绑感，胃纳可，二便尚调，口渴咽干，舌质红有紫气，苔黄腻，脉弦滑。

治法：平肝潜阳，活血化瘀，滋阴降火，宣痹通络。

针灸：大椎、风池、百会、地仓透颊车、攒竹、颧髎、支沟、合谷、阳陵泉、足三里、丰隆、三阴交、太溪、太冲透涌泉、照海。针用平补平泻法，留针30分钟，每隔10分钟行针1次，每日针治1次，10次为1疗程。

疗效：共针治12次，症情消失而获痊愈。

（摘自《临证治验集粹·肖少卿医案》）

例8 徐某，男，52岁，2005年4月5日初诊。

主诉：中风伴右侧半身不遂已 4 个月。

病史：患者素有高血压。2005 年 1 月 9 日，突感右侧上下肢活动障碍，语言謇涩，医院诊断为"左侧脑梗塞"。治疗月余出院。

刻诊：右上肢不能上举，右下肢乏力，行走划步不稳，足内翻，抬腿困难，语言不清楚，口角向左歪斜，流涎，人中偏左。胃纳可，二便调。脉弦滑，舌质偏红，苔少微黄。

诊断：中风伴右侧偏瘫（左侧脑梗塞）。

治法：平肝熄风，舒筋活血，宣痹活络。

针灸：大椎、风池、哑门、天突、肩髃、曲池、手三里、八邪、三间透后溪、髀关、伏兔、阳陵泉、膝眼、膝中、足三里、面三针、三阴交、太冲、悬钟、昆仑。针用平补平泻法，留针 30 分钟，每隔 10 分钟行针 1 次，每日针治 1 次，1 个月为 1 疗程。

疗效：共针治 3 个疗程而获痊愈。

（摘自《临证治验集粹·肖少卿医案》）

例 9　范某，男，75 岁，2005 年 10 月 8 日初诊。

主诉：（其妻代述）语言謇涩不清伴右下肢不遂 2 年余。

病史：2003 年 8 月 25 日，患者突感语言困难，书写、阅读均差，复述尚可，但謇涩不清。头部 CT 示"基底节脑梗死"。经针灸、中药、西药、手术、抽血等治疗，病情未见明显好转，特来我科诊治。

刻诊：神志迟钝，精神紧张，言语謇涩，声音低微，左侧上下肢乏力，步态欠稳，胃纳可，二便调，舌苔白腻，脉弦滑。

诊断：①中风伴右下肢不遂（脑梗死）；②左侧青光眼。

治法：开窍解语，宁心安神，活血化瘀，宣痹通络。

针灸：大椎、风池、哑门、脑空、百会、攒竹、太阳、四白、天突、廉泉透三穴、神门透灵道、虎边透劳宫、肩髃、曲池、手三里、内关、肺俞、风门、膏肓、髀关、伏兔、足三里、阳陵泉、悬钟、昆仑、三阴交、太冲、丰隆、太溪。针用平补平泻法，留针30分钟，每隔10分钟施凤凰展翅手法1次，每日针治1次，1个月为1疗程。

疗效：本例患者共针治3个疗程（90次）而获痊愈。针治30次后，神志转清，语言较清楚，左下肢较为有力。继针30次后，语言更清楚，但记忆力尚差，行走步态较稳健。再针30次后，诸症更有改善。

（摘自《临证治验集粹·肖少卿医案》）

例10 奚某，男，48岁，2005年2月19日初诊。

主诉：中风右侧偏瘫18天。

病史：患者素有高血压病史。2005年2月2日上午10时，自觉语言不利，右侧上下肢乏力不能任用，至南京某中医院诊治，CT检查示"左侧脑梗塞"。住院治疗15天，挂用辅血通、甘露醇、维生素B_1、维生素B_{12}、葡萄糖盐水和胰岛素等，效果不显。

刻诊：口角向左侧倾斜，语言含糊不清。右侧上肢无力，不能上举及内收，手指不能任用。下肢乏力，迈步维艰，抬腿无力。胃纳一般，二便尚调。脉弦滑，舌质有紫气，苔白腻，燥黄。

诊断：中风伴右侧偏瘫（左侧脑梗塞）。中经络型。

治法：平肝潜阳，活血化瘀，宣痹通络。

1. 针灸：大椎、风池、百会、哑门、廉泉透三穴、天突、面三针、上三才（右）、下三才（右）。施以平补平泻法，留针30分钟，每隔10分钟施凤凰展翅手法1次，每日针治1次，10次为1疗程。

2. 推拿+电针+拔罐：每日治疗1次，10次为1疗程。

3. 中药：开窍活血汤合补阳还五汤加减。明天麻15克，钩藤15克，石决明20克，马兜铃15克，杜仲15克，潼白蒺藜各

15克，怀牛膝15克，广地龙15克，水蛭9克，当归15克，川芎12克，桃仁10克，葛根20克，生地15克，赤白芍各15克，伸筋草15克，土鳖虫15克，黄芪20克，砂仁（打、后下）3克，法半夏10克，天竺黄10克，炒枳壳8克，红花9克，炙全蝎6克，鸡血藤15克，水煎服，每日1剂，早、晚各服1次。

疗效：综合施治5个疗程而告痊愈。

（摘自《临证治验集粹·肖少卿医案》）

例11　赵某，男，56岁，2005年4月15日初诊。

主诉：（其妻代述）右侧半身不遂伴语言障碍1年零11个月。

病史：患者素有高血压病史，发病前血压很高（180～190/110毫米汞柱），因前服药而维持在120/80毫米汞柱上下。

刻诊：语言涩滞不清，右侧半身不遂，上肢肌张力较高，呈挛缩状，肌肉稍有萎缩。脉沉细，舌苔薄白。

诊断：中风（脑出血）。

治法：开窍解语，散瘀通络，扶正固本。

1. 针灸：大椎、风池、百会、哑门、廉泉透三穴、右肩髃、曲池、手三里、后溪透三间、外关、髀关、足三里、三阴交、太冲、神庭、印堂、通里、丰隆、定神。施以平补平泻法，留针30分钟，每隔10分钟施凤凰展翅手法1次，每日针治1次，1个月为1疗程。

2. 中药：开窍活血汤合补阳还五汤加减。明天麻15克，白芍15克，潼蒺藜15克，黄芪30克，丹皮15克，丹参15克，羌独活各10克，怀牛膝15克，当归15克，炙全蝎6克，水蛭10克，伸筋草15克，鸡血藤15克，砂仁（打、后下）3克，水煎服，每日1剂，早、晚各服1次。

疗效：讲话已清楚，右半身不遂亦有改善，除上肢陈旧性的拘挛外，下肢行走有力，较稳健。共针灸 2 个疗程（60 次）、服用中药 60 剂，疾病向愈。

（摘自《临证治验集粹·肖少卿医案》）

例12 孙某，女，56 岁，2005 年 5 月 11 日初诊。

主诉：患中风伴右侧半身不遂 3 个月。

病史：2005 年 1 月 24 日凌晨，突发右侧上下肢乏力，不能活动。上午 11 时去某医院就诊，CT 检查示"左侧顶叶深部稍低，密度减低，影像性质待定，早期梗塞不除外，建议观察复查"。翌日，MRI 检查示"左侧基底节区新鲜梗塞；左侧大脑中动脉水平段明显狭窄"。住院治疗 46 天，病情好转出院。

刻诊：右侧面颊麻木，口角向左侧倾斜，右眼睑闭合不紧，右手臂可上举至胸前，五指拘挛，不能握物及伸展，左下肢乏力，行走划步不稳，蹲起困难，股四头肌无力，胃纳可，二便尚调，语言謇涩，舌苔白腻，脉细弦而滑。

诊断：①右侧半身不遂（左侧基底节区新鲜梗塞、左侧大脑中动脉水平段明显狭窄）；②言语謇涩（语言障碍）。良由肝风挟痰上扰脑络阻于廉泉而喑不能言，脉络瘀阻、气血违和而致面瘫及半身不遂。

治法：平肝化痰，宣痹通络，活血化瘀，启喉扬音。

1. **针灸：**大椎、风池、哑门、廉泉透三穴、天突、通里、阳白透鱼腰、地仓透颊车、迎香、颧髎、颊车或牵正、上下三才。针用平补平泻法，留针 30 分钟，每隔 10 分钟行针 1 次，期间拔罐 10 分钟，电针 15 分钟，并用经穴推拿术综合。每日治疗 1 次，10 次为 1 疗程。

2. **中药：**伸筋草 15 克，白僵蚕 8 克，白附子 8 克，炙全蝎 4 克，桃仁泥9克，广地龙10克，丹皮15克，丹参15克，葛根20克，红花6克，当归15克，生炙黄芪各15克，川芎12克，参三七粉1.5克，川牛膝9克，炙水蛭6克，川断10克，太子参10克，砂仁（打、后下）3克，白蒺藜12克，赤白芍各10克，陈皮5克，炙甘草8克，生地10克，天花粉10克，鸡血藤10克，水煎服，每日1剂，早、晚各服1次。

疗效：2005年6月25日二诊，病情好转，面瘫、口歪症状显著改善，讲话亦较清楚，右侧上肢活动已有力，下肢行走较稳健。2005年7月8日三诊，症情更为好转，原方继进30剂。2005年7月16日四诊，症情较前更有进步。共针灸6个疗程（60次）、服中药60剂而渐入愈途。

（摘自《临证治验集粹·肖少卿医案》）

例13　徐某，男，34岁，2005年5月12日初诊。

主诉：中风伴左侧半身不遂1年余。

病史：2003年12月30日，患者突感左侧肢体无力，口角向右歪斜、流涎，言语不清，无抽搐。既往有高血压病史5年，血压220/140毫米汞柱。至江苏省某医院就诊，头颅CT示"脑溢血约40毫升"。住院治疗2个月，幸而脱险，但偏瘫肢体尚未复常。

刻诊：口角向右歪斜，言语欠清，左上肢拘挛，仅能上举时至胸前，五指难以伸展；下肢拘挛，足内翻，步态不稳；胃纳可，二便调；舌苔白腻，脉弦滑。血压140/90毫米汞柱。

诊断：出血性中风（脑溢血），左侧半身不遂。

治法：平肝化痰，活血通络。

1.针灸：大椎、风池、肩井、臑腧、肩髃、曲池、手三里、中泉、合谷、阳白透鱼腰、地仓透颊车、迎香、颧髎、下关、髀关、伏兔、髋骨、阳陵泉透阴陵泉、悬钟、三阴交、太溪透昆仑、解溪、太冲透涌泉。针用平补平泻法，留针30分钟，每隔10分钟行针1次，期间拔罐10分钟，电针15分钟，并用经穴推拿术综合。每日治疗1次，10次为1疗程。

2.中药：羚角钩藤汤合牵正散加减。天麻15克，钩藤15克，夏枯草15克，牛膝15克，石决明（先煎）20克，炙全蝎5克，陈皮5克，地龙20克，杜仲15克，木瓜8克，生地15克，葛根20克，土鳖虫8克，决明子10克，丹皮15克，丹参15克，菊花6克，伸筋草15克，僵蚕8克，三七粉1.5克，炙水蛭10克，砂仁（打、后下）4克，水煎服，每日1剂，早、晚各服1次。

疗效：2005年6月25日复诊，症情好转，原方加甘草5克，姜黄8克，黄芪15克。2005年7月11日复诊，诸恙悉退。针灸＋电针＋拔罐＋经穴推拿综合治疗60次，服用中药58剂，而告痊愈。

（摘自《临证治验集粹·肖少卿医案》）

例14 陈某，男53岁，2005年9月26日初诊。

主诉：（其妻代述）中风伴右下肢不遂、言语不清、左眼睑下垂、复视26天。

病史：2005年8月29日，患者因复视、言语不清住院。入院检查：血压120/80毫米汞柱；神清，左眼睑下垂，复视，颈软，心肺无异常，四肢肌力5级，肌张力正常，双巴彬斯基征阳性。头颅CT示"脑梗塞"，头颅MRI示"左侧脑干片状影；双侧基底节区腔梗；蝶窦炎"。经用活血化瘀、改善脑细胞功能等对症治疗，症情未见显著改善。特来我科诊治。

刻诊：神志较迟钝，言语含糊不清，双目复视，左眼睑下垂遮睛，头震摇，右下肢乏力，步履蹒跚，胃纳可，二便尚调，舌质有紫气，苔黄腻，脉弦滑。

诊断：中风（脑梗塞）；语言謇涩不清；左眼睑下垂，复视；吞咽呛咳不利（吞咽神经麻痹）。良由肝肾阴虚，风阳上扰，痰瘀互结，阻于脑络与廉泉使然。

治法：平肝潜阳，宣痹通络，滋阴潜阳，化痰散瘀，开窍解语。

1. 针灸：大椎、风池、百会、上明、攒竹、合谷、内关、膻中、神门透通里、天突、定神、哑门、廉泉透三穴、足三里、三阴交、太冲透涌泉、丰隆、太溪。施以平补平泻法，留针30分钟，每隔10分钟施凤凰展翅手法1次，每日针治1次，1个月为1疗程。

2. 中药：①大活络丸3盒，每日1粒，每日2次。②明天麻15克，钩藤15克，潼白蒺藜各15克，丹皮15克，丹参15克，川芎12克，白僵蚕12克，炙全蝎5克，土鳖虫8克，大蜈蚣1条，赤白芍各12克，天竺黄12克，葛根20克，石菖蒲9克，广地龙10克，怀牛膝15克，木瓜10克，羌独活各9克，炙远志9克，浙贝母8克，川贝母9克，生熟地各8克，砂仁（打、后下）4克，伸筋草13克，山萸肉15克，黄芪20克，云茯苓15克，炒白术9克，鸡血藤15克，炙甘草5克，炒苡仁15克，水煎服，每日1剂，早、晚各服1次。③杞菊地黄丸3瓶，每次8粒，每日3次。

疗效：2005年11月9日复诊，近来行走有力，并能自行上下楼梯，左眼视力有改善，用石斛夜光丸以助治。共针灸35次，服用中药34剂，诸症悉退，而告痊愈。

（摘自《临证治验集粹·肖少卿医案》）

例15　宗某，男，70岁，2006年1月10日初诊。

主诉：中风伴左侧偏瘫1个月。

病史：患者原有高血压，有长期大量饮酒史，曾因胃穿孔行手术治疗。2005年11月25日，患者突觉言语不清、左侧肢体无力，至南京某医院就诊，CT检查示"右侧基底节区脑出血（出血量14.5毫升左右）；蛛网膜囊肿；老年性脑萎缩"。2005年12月16日住进南京某脑科医院，诊断为"脑出血；高血压病"。治疗20天，症情好转出院。现特来我科要求继续康复治疗。

刻诊：血压140/80毫米汞柱，神志清，时而吵闹，左侧鼻唇沟浅，口角偏右，伸舌偏左，左上肢肌力0级，左下肢肌力0～2级，肌张力增高，腱反射及左半身痛觉减退。饮食与二便尚属如常，舌苔微腻黄，脉弦滑。

诊断：①出血性中风伴左侧偏瘫；②肝阳上亢（高血压病）；③心神不宁（精神障碍）。

治法：平肝熄风，宁心安神，活血化瘀，宣痹通络。

1.针灸：大椎、风池、百会、风府、四神聪、定神、神门、内关、左肩髃、曲池、合谷、髀关、阴市、足三里、阳陵泉、三阴交、太冲、环跳、悬钟。针用平补平泻法，留针30分钟，每隔10分钟行针1次，每日施术1次，10次为1疗程。

2.中药：①大活络丸10盒，每日1粒，每日2次。②2006年6月22日复诊，左侧瘫痪肢体逐渐恢复，已能独立行走，并能自己开残疾车活动，予以中药汤剂助治：天麻15克，狗脊20克，威灵仙15克，丹皮15克，丹参15克，当归15克，黄芪30克，防己15克，牛膝15克，川断12克，炙全蝎6克，大蜈蚣1条，土鳖虫8克，姜黄8克，甘草8克，山萸肉15克，山药15克，木瓜10克，川芎12克，桃仁10克，砂仁（打、后下）3克，熟地12克，虎杖30克，白术10克，赤白芍各10克，地龙15克，红花8克，仙灵脾30克，肉苁蓉12克，仙茅15克，鸡血藤15克，葛根 20 克，水煎服，每日 1 剂，早、晚各服 1 次。③ 2006 年 7 月 8 日三诊，血压偏高，夜寐不酣，左侧肢体行走更稳健。原方加罗布麻叶 25 克，炒枣仁 20 克，炙远志 10 克，合欢皮 15 克，夜交藤 15 克，炙水蛭 8 克，鹿筋 10 克，伸筋草 15 克。并兼服大活络丸。

疗效：本例患者为出血性中风伴左侧偏瘫见精神障碍之重症。针灸与服药并施 5 个月后，肢体恢复如常，且更为稳健有劲，睡眠亦佳，经常开车游览祖国各地。

（摘自《临证治验集粹·肖少卿医案》）

例 16 杨某，男，80 岁，2006 年 5 月 15 日初诊。

病史：2006 年 3 月 28 日晨，患者突然大汗淋漓，伴不语，右侧偏瘫。至江苏某医院就诊，CT 检查示"两侧基底节区脑梗塞，脑干梗塞；老年性脑萎缩；皮层下动脉硬化性脑改变"，胸部正位 X 线摄像示"两肺纹理增粗"。

刻诊：神志昏糊，痰声漉漉，不能言语，胃纳可，二便失禁，右侧偏瘫，脉细数，舌卷缩。

诊断：①中风伴右侧偏瘫（脑梗塞）；②失语（语言障碍）。良由肝风挟痰上扰脑络阻于廉泉而喑不能言，脉络瘀阻气血违和而致偏瘫。

治法：平肝化痰，宣痹通络，活血化瘀，启喉扬音。

1. 针灸：大椎、风池、百会、定神透山根、哑门、廉泉透海泉、金津、玉液、天突、膻中、中脘、天枢、气海透关元、气冲、髀关、伏兔、阳陵泉、足三里、丰隆、三阴交、肩髃、手三里、曲池、四神聪、委中、环跳、环中、居髎、悬钟、解溪、昆仑、太冲。2 组穴位，轮流使用。施以平补平泻法，留针 30 分钟，每隔 10 分钟施凤凰展翅手法 1 次，针刺后通电 15 分钟，每日针治 1 次，10 次为 1 疗程。

2. 中药：潞党参 10 克，厚朴 6 克，天麻 15 克，川芎 10 克，怀牛膝 10 克，炒黄芩 10 克，豨莶草 10 克，石菖蒲 6 克，炒六曲 10 克，炒白术 6 克，苍术 10 克，法半夏 10 克，桑寄生 15 克，葛根 12 克，潼白蒺藜各 10 克，陈胆星 10 克，夏枯草 10 克，制首乌 10 克，炒杜仲 10 克，千年健 12 克。水煎服，日 1 剂，早、晚各服 1 次。复方鲜竹沥口服液，1 支 / 次，每日 3 次。

疗效：2006 年 7 月 25 日复诊，症情略有好转，原方加炮山甲 10 克，苍白术各 4 克。2006 年 8 月 12 日复诊，症情好转，右足已能轻轻抬起，拟以补气活血通络方治之，方用补阳还五汤加减：生黄芪 80 克，当归 15 克，赤白芍各 15 克，川芎 12 克，广地龙 12 克，桃仁（打）9 克，红花 6 克，天麻 15 克，石菖蒲 8 克，川郁金 8 克，怀牛膝 15 克，茯神（朱染）15 克，云茯苓 15 克，太子参 12 克，天竺葵 12 克，法半夏 10 克，陈胆星 10 克，川贝母 6 克，炙水蛭 6 克，葛根 20 克，鱼腥草 15 克，川朴花 6 克，炒白术 10 克，炙甘草 6 克，炙全蝎 6 克，沉香 5 克，炒六曲各 10 克，砂仁（打、后下）3 克，生地 10 克。2006 年 8 月 20 日复诊，症情好转，已能学讲和自诉，语音较清楚，右足已能抬起，迈步较稳健。针灸 + 电针 + 拔罐综合施治 3 个月，服用中药 86 剂，基本痊愈。

（摘自《临证治验集粹·肖少卿医案》）

例 17 钟某，女，67 岁，2006 年 6 月 29 日初诊。

主诉：患脑梗塞、脑萎缩、脑动脉硬化多年。

病史：患者有轻度脑梗塞病史 3 年，胆囊炎病史 3 年，急性胰腺炎两年半，肾结石病史 30 多年，肠胃炎病史 3 年多。上周体检，发现"多发腔隙性脑梗死；两侧大脑半球皮层下脑萎缩；脑动脉硬化"。

刻诊：头昏，心慌胸闷，纳少便溏，形体消瘦，肢倦乏力。胆区隐痛，消化不良。脉细而数，舌质有瘀点，苔腻微黄。

治法：散瘀通络，清热解毒，健脾化湿，扶正固本。

（1）针灸：大椎、风池、百会、内关、合谷、足三里、三阴交、天枢、中脘、气海、关元。施以平补平泻法，留针 30 分钟，每隔 10 分钟施凤凰展翅手法 1 次，每日针治 1 次，10 次为 1 疗程。

（2）中药：①钩藤 15 克，僵蚕 8 克，炙全蝎 4 克，丹皮 15 克，丹参 15 克，当归 15 克，川芎 8 克，木香 9 克，砂蔻仁（打、后下）各 3 克，焦苍白术各 8 克，炒鸡内金 8 克，炙甘草 6 克，五味子 5 克，太子参 15 克，炙黄芪 30 克，云茯苓 15 克，潞党参 10 克，南北沙参各 10 克，徐长卿 10 克，连翘 10 克，胡黄连 3 克，百合 15 克，淮山药 20 克，玄参 12 克，银花 12 克，紫石英 10 克，葛根 20 克，藿苏梗各 6 克，佩兰 6 克，黄精 15 克。水煎服，日 1 剂，早、晚各服 1 次。②六神丸，每次 10 粒，每日 3 次。③锡类散，每用 1/3 支吹入口中，每日 3 次。

例 18　刘某，女，57 岁，2007 年 1 月 12 日初诊。

主诉：中风伴左侧偏瘫一年半。

病史：2005 年 4 月，患者突发左侧肢体瘫痪，CT 检查示"右侧脑梗死"。经针灸、服药等治疗，乏效。

刻诊：面部呈中枢性瘫痪态，口角向左歪斜，流涎，左鼻唇沟变浅，左上肢硬瘫，拘挛不能上举，五指不能活动，左下肢僵硬，划步不稳，持杖而行，不能蹲起。胃纳可，二便调。脉弦滑，苔白微腻。

治法：疏经活血，宣痹通络，扶正固本。

（1）针灸：大椎、风池、百会、肩髃、曲池、手三里、内关、合谷、髀关、伏兔、阳陵泉、阴陵泉、足三里、三阴交、太冲、环跳、悬钟、委中。施以平补平泻法，留针 30 分钟，每隔 10 分钟行针1 次，每日针治 1 次，1 个月为 1 疗程。

（2）华陀再造丸，每服 1 粒，每日 2 次

疗效：治疗 3 个疗程，面瘫得愈，左侧上下肢体已松展活动，并能迈步而行，较有劲。

（摘自《临证治验集粹·肖少卿医案》）

二、中风失语吞咽困难（高血压、吞咽神经麻痹）案

例 1 赵某，男，48 岁，农民。素有高血压病史，1 周前突然跌仆，不省人事。送南京某医院救治，检查：血压 210/110 毫米汞柱；胸部 X 线透视示"主动脉弓扩大"。诊断为"高血压，吞咽神经麻痹"。经治后，血压有所下降（190/90 毫米汞柱），唯不能语言，神志欠清，饮食点滴难下，全赖输葡萄糖液维持。

刻诊：神志昏沉，面容苦闷，语言謇涩，喉间哽塞，饮水则呛咳不已，脉弦滑，舌苔黄腻。此由肝阳挟痰，痰热互结，阻于廉泉所致。治宜平肝潜阳，化痰开窍。乃取百会、太冲、涌泉以平肝潜阳；取天突、通里、内关、廉泉、丰隆以祛痰开窍；继取少商、阙上（印堂上 0.5 寸）、合谷以启喉扬音。上述诸穴，除天突、廉泉施以平补平泻法而不留针外，其余各穴均施以泻法，留针 1小时，每隔 10 分钟行针 1 次。出针后，患者神志立清，喉间哽塞感大减，舌窍展转灵活，言语清楚，当即饮糖水半碗，晚间吃

稀粥两碗。翌日复诊,喉间哽塞感已消除,血压亦趋于正常(140/80 毫米汞柱)。为了巩固疗效,又针 1 次。

(摘自《中国针灸处方学》)

例2 贾某,女,72 岁,1997 年 6 月 28 日初诊。其女代诉:病起于 8 天前,突然昏倒,不省人事,两手握固,牙关紧闭,不能言语。至省人民医院诊治,CT 检查示"右侧脑梗死"。住院治疗 1 周,病情好转。

刻诊:神志欠清,牙关较紧,吞咽困难,语言障碍,大便秘结,小便黄热,左侧肢体瘫痪,脉弦滑(血压 160/100 毫米汞柱)。此中风闭证之候。治宜平肝熄风,清火豁痰,开窍解语。取天突以利吞咽功能恢复;更取左侧肩髃、曲池、合谷、环跳、阳陵泉、悬钟诸穴,以舒筋活血、宣痹通络。每日针治 1 次,10 次为 1 疗程。治疗 1 次后,患者神志转清,能开口讲话、吞咽饮食。治疗 5 次后,左侧肢体活动有力。共治 3 个疗程,诸症悉退,而告痊愈。

例3 金某,男,56 岁。家属代述:患者素有高血压病史,经常头晕脑胀,手指发麻。一年半前,突然昏仆,不省人事,口眼向左侧歪斜,不能讲话,左半身瘫痪。当地医院诊为"中风(脑血栓形成)",通过服中药结合针灸治疗,左侧上下肢运动功能逐渐恢复,唯暴喑难言,已历年半。

刻诊:面容憔悴,舌缓不语,咳痰稠黏,舌质偏红,苔黄腻,脉弦滑。此中风失语之候。治当平肝化痰,宁心开窍。取百会、太冲、三阴交以平肝潜阳,脾俞、丰隆以健脾胃而化痰湿;继取心俞、神门(通里)、哑门、廉泉,以宁心安神而开窍发音。以上诸穴,或深刺、或透穴、或用泻法,留针 30 分钟,每日针治 1

次。治疗3次后，患者心胸豁然开朗，诸恙若失，喉间遂能发音，语言恢复如常。3年后随访，患者语言正常，上班工作颇感爽适。

（摘自《针灸临证指南·肖少卿医案》）

例4 张某，男，70岁，1999年7月19日初诊。中风左半身不遂、言语不清1月余。患者素有高血压病史，1999年6月14日下午突觉言语困难，左侧上下肢乏力。翌日去江苏某医院就诊，CT检查示"右侧脑梗死"。住院治疗1个月，未获显效。

刻诊：面容憔悴，言语謇涩不清，左侧面颊麻木、板滞，口角向右侧歪斜，时流口水，左侧上肢瘫痪，不能活动，五指麻木，不能任用，手腕浮肿，左下肢乏力，步履蹒跚，迈步不稳，不能蹲起，胃纳及二便如常，舌质红，苔白腻，脉弦滑。此由肝阳挟痰阻于廉泉所致。治宜平肝潜阳，化痰解语，活血通络。取穴：①大椎、风池、哑门、廉泉透三穴（海泉、金津、玉液）、天突、左上三才（肩髃、曲池、合谷）、左下三才（环跳、阳陵泉、悬钟）、太冲、肾俞、腰阳关；②百会、肩三针（肩内陵、肩髎、臑腧）、手三里、臂中、八邪、髀关、伏兔、阴市、足三里、三阴交、丰隆、太溪。以上2组穴位，每日1组，轮流使用，施以平补平泻法，除哑门、廉泉、天突疾刺速出不留针外，其余各穴均留针30分钟，每天针治1次，1个月为1疗程。治疗1个疗程后，语言较清晰，左侧面颊板滞、麻木感大减，不流口水，口歪渐平，左上肢已有力，手臂能抬至胸前，五指麻木感大减，左下肢也较前有力，步履较稳，可做蹲起动作。治疗2个疗程后，语言清晰，左面颊板滞、麻木感消失，口歪已平，人中沟居中，左手五指麻木感渐消除，能握物，并能将手臂上举至头顶部，左侧下肢能抬起，并能自由蹲起，行走稳健。

【按语】本例患者素有高血压病史，中风（右侧脑梗死）以来，血压仍较高（20～21/12～12.5千帕），治宜平肝潜阳为急务，故取大椎、风池、百会、三阴交、太溪、太冲，针而泻之，以平肝熄风、滋阴潜阳；继取哑门、天突、廉泉透三穴、丰隆，施以平补平泻法，以醒脑清心、开窍解语；更取上三才、下三才、肩三针、髀关、伏兔、足三里诸穴，针用平补平泻法，以活血舒筋、宣痹通络。诸穴协用，相辅相成，故获佳效。

（摘自《肖少卿教授验案三则》，载《南京中医药大学学报》，

2000年第4期）

例5　朱某，男，63岁，2006年9月6日初诊。

主诉：中风伴右侧偏瘫失语1年。

病史：右侧半身不遂伴失语1年，CT检查示"左侧基底节区反半卵圆形中心梗塞"。经多家医院治疗乏效，特来我科诊治。

刻诊：右侧偏瘫，上肢肌力3级，下肢肌力3级，右手不能握拳，右脚行走划步，足内翻，上下肢常痉挛，肌张力高；言语謇涩，只能讲单音节的字，反应迟钝，近期记忆力差，远期记忆力尚好，平素性情急躁，大便秘结，舌有紫气，苔腻，脉涩而不齐。

诊断：①右侧偏瘫；②失语症。

治法：活血化瘀，舒经通络，开窍解语，扶正固本。①大椎、风池、哑门、天突、廉泉、内关、三阴交、膝眼；②百会、神门透灵道、后溪、地仓透颊车、肩髃、曲池、手三里、合谷、八邪、天枢、髀关、伏兔、足三里、阳陵泉、悬钟、丘墟、足临泣。施以平补平泻法，留针30分钟，每隔10分钟施凤凰展翅手法1次，每日针治1次，10次为1疗程。

疗效：1个疗程后，患者随能讲话，语言较清楚。5个疗程后，

语言更为清晰，右手可握拳、拿汤匙吃饭，右足内翻已恢复，行走较稳健。

（摘自《临证治验集粹·肖少卿医案》）

例6 刘某，男，56 岁，2006 年 9 月 28 日初诊。

主诉：中风伴语言謇涩、行走乏力 1 年余。

刻诊：语言欠流利，喉间似有痰滞不适，下肢乏力，步履蹒跚，脉弦滑，舌质有紫气，苔微腻。

诊断：中风挟痰上蒙廉泉，故喑不能言。

治法：平肝潜阳，宣痹通络，化痰熄风。大椎、风池、百会、四神聪、内关、合谷、足三里、丰隆、三阴交、太冲、髀关、伏兔。针用泻法，留针 30 分钟，每隔 10 分钟行针 1 次，每日针治 1 次，10 次为 1 疗程。

疗效：治疗 15 次后，喉间痰滞若失，随能流利讲话。治疗 30 次后，下肢迈步有力，较稳健，而告痊愈。

（摘自《临证治验集粹·肖少卿医案》）

例7 赵某，女，84 岁，2003 年 4 月 23 日初诊。

主诉：（其孙代述）中风失语一个半月。

病史：2003 年 3 月 10 日晨起时，患者发现口角向左歪斜，下肢乏力，行走不便。CT 检查示"双侧基底节区多发性腔梗；脑萎缩"。静滴脉络宁、口服藏药"雪域正坤宝"等。

刻诊：舌强，言语謇涩，语言障碍，情绪急躁，双耳听力尚可，二便调，胃纳可，喜食肥甘，恶吃蔬菜，有偏头疼史，行走欠稳健，脉弦滑，苔薄微腻。

诊断：中风（脑干梗塞）。

治法：平肝化痰，开窍解语，宁心益智。大椎、风池、四神聪、哑门、廉泉透海泉、金津玉液、地仓透颊车、百会、定神、神门透灵道、天突、丰隆、太冲。针用平补平泻法，留针20分钟，隔日针治1次，10次为1疗程。

疗效：针治1次，症情有所好转，语音清晰，自觉心胸豁然开朗。共针治6次而获痊愈。

（摘自《临证治验集粹·肖少卿医案》）

例8 余某，男，69岁，2003年7月29日初诊。

主诉：（家人代述）神志不清，不能言语。

病史：于1998年9月23日晚送急诊行心脏搭桥手术，术中大出血，导致脑缺血缺氧，神志不清，对外界无反应。

刻诊：两手紧握，牙关紧闭，神志不清，无法言语，两耳鼓膜内陷，两目白内障，四肢肌张力紧张，插管喂食，气管切开留有抽痰口，大小便尚正常，脉细弱。

诊断：中风闭证。

治法：开窍解语，舒筋活络，醒脑清神。大椎、风池、印堂、太阳透率谷、四神聪、哑门、定神透山根、天突、廉泉透三穴、下关、颊车、听宫、翳风、神门透灵道、内关、虎边透劳宫、阳陵泉、足三里、三阴交、太冲透涌泉、气海、关元、气冲。针用平补平泻法，留针30分钟，每隔10分钟施凤凰展翅手法1次，每周针治3次，10次为1疗程。

疗效：针治3次后，症情好转，神志有所恢复。针治10次后，神志完全恢复而获痊愈。

（摘自《临证治验集粹·肖少卿医案》）

例9　王某，女，59 岁，2004 年 4 月 23 日初诊。

主诉：（其夫代述）中风伴右侧偏瘫、失语 1 年余。

病史：患者素有高血压、冠心病病史。1998 年 10 月，由于遇事心情激动而发"脑溢血"。2003 年 2 月 7 日，突然失语伴左侧偏瘫，CT 检查示"脑溢血"。

刻诊：面容憔悴，不能言语，伴右侧肢体瘫痪，扶拐拖步，手臂拘急，五指痉挛，不能任用。胃纳一般，二便尚调。脉弦滑，舌质有紫气，苔薄黄。

诊断：中风（脑溢血）。

治法：开窍解语，活血化瘀，宣痹通络，扶正固本。大椎、风池、百会、哑门、廉泉透三穴、上三才、下三才、天突、膻中、神门透灵道、内关、足三里、人中、三阴交、太冲透涌泉。针用平补平泻法，留针 30 分钟，每隔 10 分钟行针 1 次，每日针治 1 次，10 次为 1 疗程。

疗效：针治 5 次后，症情好转，能开口学话。针治 10 次后，手指痉挛渐消，能够慢慢讲话。共针治 20 次，功能恢复较好。

（摘自《临证治验集粹·肖少卿医案》）

三、面风（面肌抽搐）案

鲁某，女，40 岁，1995 年 6 月 20 日初诊。

主诉：左侧面肌抽动 3 年。

病史：3 年前，因见其母遭遇车祸，惊恐致左侧面肌抽动，后日益加剧。曾去某西医院诊治，诊断为"左侧面肌痉挛"，经用维生素、镇静剂等药物治疗无效。后又去某中医院诊治 2 个月，服中药平肝熄风方 50 剂，针灸治疗 40 多次，亦未见效。故来我科诊治。

刻诊：形体较瘦，面容憔悴，面肌抽动牵涉口眼，有时持续，有时间断，抽止无时，不能自控。性情急躁，心烦易怒，失眠梦纭，甚则惊悸，情志波动或突然开灯光线刺激则抽搐加剧，二便尚调，胃纳较佳。舌质偏红，苔薄，脉细弦。

诊断：面风（左侧面肌抽搐）。肝风型。

治法：平肝熄风，滋阴潜阳，养心安神。

1. 针灸：熄风定痉方加减。四白、迎香、地仓、百会、风池、风府、合谷、太冲、定神、肝俞、肾俞、三阴交、太溪。针用平补平泻法，留针 30 分钟，每隔 10 分钟行凤凰展翅手法 1 次，每日治疗 1 次。

2. 中药：羚角钩藤汤合牵正散加减。羚羊角粉（冲服）0.6 克，钩藤 15 克，明天麻 15 克，白附子 6 克，白僵蚕 9 克，炙全蝎 3 克，制蜈蚣 1 条、白蒺藜 15 克，潼蒺藜 15 克，青龙齿 10 克，茯神（朱砂 0.5 克染）15 克，夜交藤 9 克，紫丹参 15 克，当归 12 克，大白芍 15 克，炙甘草 5 克，生地 9 克，熟地黄 9 克，灵磁石（先煎）20 克，柏子仁 6 克，沉香曲 9 克，淮小麦 15 克。隔日 1 剂，水煎，早、晚各服 1 次。另服归脾丸，每次 3 克，每日 2 次。

疗效：经治 1 个月，左侧面肌抽搐显著好转，不但抽动时间缩短，而且间隔时间延长，睡眠甚佳，食欲亦振。经治 2 个月，左侧面肌抽搐消失，临床治愈。

【按语】面风，又称"面肌瞤动"，现代医学称之为"面肌抽搐"。本病为临床常见病，但治疗颇为棘手。本例患者形体较瘦，素体阳虚，又遭惊恐伤及心肾而发病。心为五脏六腑之大主，主神明，病始于惊，惊则伤心，心伤则神不守舍，神离而心气虚，"心气虚则颤"；肾为水火之脏，内藏真阴真阳，今患者恙起于恐，恐则伤肾，肾伤则水不涵木，以致风阳上扰而面肌抽搐。治疗当以平肝熄风、滋阴潜阳、养心安神为法。针灸用熄风定痉方。盖面为阳明之乡，且阳明多气多血，是以面容华丽，今病气血亏虚，经脉失养，因而血虚风生，故取手足阳明经之迎香、四白、合谷、地仓，以疏调阳明经之经气，俾气血运行旺畅，以达"血行风自灭"的效果；脾胃为后天之本，气血生化之源，故取血之会穴膈俞以补血，取脾之背俞脾俞与胃之合穴足三里以健脾益胃，俾气血生化有源；肝属木，肾属水，乙癸同源，今肝肾阴虚，水不涵木，是以风阳上扰而致面肌抽动、痉挛，故取督脉之百会、风府和胆经之风池以健脑、祛风而定痉，取足三阴经之交会穴三阴交、肾经之原穴太溪以滋养肝肾之阴而潜阳，以冀阴平而阳秘；更取肝之背俞肝俞配肝之原穴太冲以疏调足厥阴经之经气，而奏平肝熄风之功。

（摘自《针药结合治疗疑难病证举隅·治验医案》，载《南京中医药大学学报》，2004 年第 1 期）

四、面瘫（面神经麻痹）案

例 1 王某，女，48 岁，教师。自诉患左侧面瘫（面神经麻痹）已有年半，多家医院治疗均无效。

刻诊：痛苦面容，口角向右侧歪斜，左侧额纹消失，鼻唇沟平坦，眼睑闭合不全，流泪，同侧面颊板滞，麻木不用，不能做露齿、鼓腮、吹口哨、蹙额、皱眉等动作。口角流涎，说话漏风，脉弦细，舌苔薄白，二便尚调。属面瘫痼疾。治宜祛风通络、疏调经筋。患侧取穴：①眉冲透攒竹、头临泣透鱼腰、头维透丝竹空；②太阳透颧髎、太阳透颊车、地仓透颊车；

③水沟透颧髎、承浆透大迎、合谷、太冲。毫针刺用泻法，留针30 分钟，每隔 10 分钟行针 1 次，隔日施术 1 次。2 个疗程后，面瘫好转，咀嚼食物较便，口角已不流涎，但眼睑仍闭合不全，上方加承泣、风池。再针 3 个疗程，疾病告愈。

（摘自《针灸临证指南·肖少卿医案》）

例 2　吴某，女，30 岁，1980 年 12 月 9 日初诊。自述患面神经麻痹已 9 天，曾在南京某医院诊治，未效。患者于 1980 年 12 月 1 日始觉左面部发麻、紧张，24 小时病前不发热，病后未治疗。

检查：神清颈软，左眼睑下垂，皱额、蹙眉、鼓腮、吹哨、露齿示左面神经核下瘫，瞳孔等大，眼球外展运动充分，余颅神经正常，眼底无异常。诊断：面神经炎。处方：TTFD，每次 1 片，每日 3 次；维生素 B_1 100 毫克，维生素 B_{12} 10 毫克，肌肉注射，每日 1 次。12 月 6 日二诊：左侧周围性面瘫 1 周，经治尚未好转。处方：泼尼松，每次 10 毫克，每日 3 次；地巴唑，每次 10 毫克，每日 3 次；维生素 B_1 100 毫克，维生素 B_{12} 10 毫克，肌肉注射，每日 1 次。并请理疗科会诊，做过 3 次理疗。然诸治罔效，病情如故。刻诊：左侧眼睑不能闭合，口角向右歪斜，脉浮紧，舌质淡，苔薄白。证属面瘫，乃由外感风寒侵袭面部经络，以致经气流行失常，气血违和，经筋失于濡养，纵缓不收而发病。治宜祛风散寒、舒经通络为法，取祛风通络方加减。风池、阳白、攒竹、四白、地仓透颊车、合谷、太冲，针用平补平泻法，留针 20 分钟，每日 1 次。经针 4 次后，左眼睑渐能闭合，左口角亦逐渐恢复。经针 6 次后，左眼睑启闭如常，左口角亦恢复正常。继针 2 次以巩固疗效。共针 8 次而告痊愈。

例3　王某，女，71岁，1980年10月25日初诊。自述于10月20日早晨觉口向右歪，左眼睑不能闭合，当即去某医院，诊断为"周围性面神经麻痹"，服药未效。

刻诊：右侧面部肌肉松弛，额纹消失，左眼睑不能闭合，鼻唇沟浅平，口向右歪斜，说话或笑时尤为明显，口角流涎，说话漏风，脉浮迟，舌苔薄白，二便调。证属面瘫。治宜祛风通络。取风池、翳风，以疏解手足少阳经之风邪；取地仓透颊车、太阳透颧髎、攒竹、四白，以疏调阳明、少阳、太阳之经气而活血通络；更取合谷、太冲，以搜蹶头面之风邪。针用平补平泻法，施以缪刺术（先刺健侧，后刺患侧），每日施术1次，留针20分钟。配合服用牵正散以助治：白附子、僵蚕、全蝎各等份，研细末，每次3克，每日2次，温酒调服。二诊：面瘫好转，咀嚼较便，但口角流涎依然。三诊：面瘫逐渐减轻，口角流涎亦少，但不能吹口哨。四诊：口眼歪斜已次第恢复，咀嚼亦便，口角已不流涎，且能吹口哨。五诊：面瘫渐入愈途，右眼睑闭合如常，口亦张合正常。六诊：诸症消退，疾病告愈。

例4　金某，男，25岁，2002年8月27日初诊。

主诉：左侧面瘫8天。曾服牵正散加减之剂及针灸六次未获显效。

刻诊：左侧鼻唇沟变浅，左侧额纹消失，左眼睑闭合失灵、流泪，口角明显右歪，鼓腮漏气，左侧乳突部压痛明显。胃纳与二便如常，耳鸣头昏，脉浮数而滑，舌质红有瘀点，苔白腻。

诊断：面瘫（风热血瘀型）。

治法：舒筋活血，祛风通络。

1.针灸：大椎、风池、百会、攒竹、阳白透鱼腰、地仓透颊车、颧髎、下关、迎香、四白、散笑、太阳、合谷。针用平补平泻法，留针 20 分钟，每日针治 1 次，10 次为 1 疗程。

2.中药：钩藤 15 克，明天麻 10 克，关防风 9 克，白蒺藜 15 克，白附子 10 克，陈胆星 6 克，白芍 10 克，白僵蚕 10 克，炙全蝎 4 克，生甘草 5 克，紫丹参 15 克，金银花 10 克。每日 1 剂，水煎，早、晚各服 1 次。

疗效：2002 年 9 月 17 日复诊，针药并施后症情转转，额纹渐向患侧延伸，头不痛，尚耳鸣，余如常，原方加川芎 10 克，苡仁 15 克，荆芥 9 克，潼蒺藜 15 克。2002 年 9 月 30 日复诊，诸症悉除，疾病告愈。

（摘自《临证治验集粹·肖少卿医案》）

例 5　连某，女，66 岁，2002 年 9 月 30 日初诊。

主诉：右侧面瘫 4 天。

刻诊：右侧耳后乳突部压痛明显，额纹变浅，鼻唇沟变浅；右眼闭合欠紧，伸舌居中，口角偏左，鼓腮右口角漏气，口唇麻木，脉细数，舌苔薄白。

诊断：面瘫（右侧面神经麻痹）。

治法：祛风疏经，活血化瘀，消炎。

1.针灸：大椎、风池、百会、攒竹、阳白透鱼腰、四白、颧髎、迎香、地仓透颊车、太阳、翳风、合谷、足三里、太冲。针用平补平泻法，留针 20 分钟，每日针治 1 次，10 次为 1 疗程。

2.中药：牵正散合银翘散加减。荆芥 9 克，防风 9 克，白僵蚕 10 克，钩藤 15 克，明天麻 15 克，金银花 10 克，白蒺藜 15 克，连翘 12 克，炒牛蒡子 10 克，白附子 10 克，陈胆星 6 克，白芍 15 克，制蜈蚣（打碎）1 条，炙全蝎 4 克，生甘草 5 克，黄芪 15 克，生地（拌砂仁 3 克同打）10 克。每日 1 剂，水煎，早、晚各服 1 次。

疗效：针药并施 20 次，疾病获愈。

例 6 吴某，男，2006 年 5 月 23 日初诊。

主诉：左眼睑下垂不能上抬、眼球垂直活动受限 1 月余。

病史：因头昏头痛 1 周伴左眼睑不能上抬 3 天，于 2006 年 4 月 24 日就诊于江苏某医院，CT 检查示"小脑梗塞；左侧动眼神经麻痹（不排除枕神经麻痹，炎症可能）"，经用拜阿司匹林、强的松、弥可保治疗，症状有所改善，2006 年 5 月 15 日出院。

刻诊：头昏头痛，左眼睑下垂，左眼球垂直活动受限。

诊断：左侧眼睑下垂（动眼神经麻痹）。

治法：舒筋活络，调节经筋。大椎、风池、陷谷、攒竹、球后、承泣、合谷、上明、四白、太阳。针用平补平泻法，留针 30 分钟，每隔 10 分钟行凤凰展翅手法 1 次，每日针治 1 次，10 次为 1 疗程。

疗效：经针 5 次后，头昏头痛大减，左眼睑已能上抬，眼球略能转动。经针 10 次后，左眼睑闭合如常，眼球辗转活动自如，疾病告愈。

（摘自《临证治验集粹·肖少卿医案》）

例 7 夏某，女，42 岁，2003 年 10 月 29 日初诊。

主诉：左侧面瘫虽愈而遗留面肌厥宁，面颊部板滞不适已历十三年，胃纳可，二便如常，脉小弦而滑。

治法：祛风舒筋，活血通络。

1. 针灸：大椎、风池、百会、攒竹、太阳透率谷、颧髎、颊车、地仓、散笑、合谷。针用平补平泻法，留针 20 分钟，隔日针治 1

次，10 次为 1 疗程。

2.穴位推拿：隔日 1 次。

3.中药：羚角钩藤汤合牵正散加减。白附子 8 克，僵蚕 10 克，炙全蝎 5 克，钩藤 15 克，大蜈蚣 2 条，生熟地各 10 克，玄参 12 克，五味子 4 克，石决明 20 克，龟板 12 克，炙甘草 6 克，广地龙 12 克，丹皮 15 克，丹参 15 克，潼白蒺藜各 15 克，当归 15 克，砂仁（打、后下）3 克，蝉蜕 6 克，天麻 15 克，赤白芍各 10 克。每日 1 剂，水煎，早、晚各服 1 次。

疗效：2003 年 12 月 27 日复诊：针药并施后，症情消失而告痊愈。为巩固疗效，患者要求继针 5 次。

例8　赵某，女，2008 年 7 月 26 日初诊。

主诉：右侧面瘫 26 天，曾经针灸二 10 次。

刻诊：右侧面瘫板滞、麻木，右眼睑闭合无力，口角左歪，鼓腮漏风，咀嚼食物残渣堵塞于齿颊间，鼻唇沟变浅，右侧额纹消失。

诊断：面瘫（面神经麻痹）。

治法：舒筋活络，祛风平歪。

（1）针灸：大椎、风池、百会、攒竹、阳白透鱼腰、地仓透颊车、人中透颧髎、听会、颧髎、颊车透下关（或听会透翳风）、廉泉透大迎、四白、迎香、合谷。针用平补平泻法，留针 20 分钟，每日针治 1 次，10 次为 1 疗程。

（2）中药：羚角钩藤汤合牵正散加减。碧升麻 6 克，明天麻 15 克，双钩藤 15 克，白僵蚕 10 克，炙全蝎 6 克，大蜈蚣 1 条，土鳖虫 8 克，丹皮 15 克，丹参 15 克，全当归 15 克，金银花 12 克，生地 15 克，白附子 8 克，广地龙 12 克，鸡血藤 15 克，鱼腥草

20 克，炒牛蒡子 12 克，生甘草 5 克，川芎 10 克。每日 1 剂，水煎，早、晚各服 1 次。

（3）弥可保，每服 2 片，每日 3 次。

疗效：综合治疗 5 次后，鼻唇沟纹渐显，人中位置复常。综合治疗 30 次后，诸症消失而告痊愈。

（摘自《临证治验集粹·肖少卿医案》）

例9 赵某，女，58 岁，2005 年 1 月 27 日初诊。

主诉：右侧面瘫五个半月。

病史：患者素有高血压病史。恙起于 2004 年 8 月 16 日，患者晨起喝水时觉口歪漏水，即去某医院神经科诊治，认为是由面神经炎导致的面瘫。曾用抗炎药、弥可保等治疗 17 天，效果不明显。后于 12 月 18 日就诊于江苏某中医院针灸科，针药结合治疗近 1 个月，亦收效甚微。特来我科就诊。

刻诊：右侧面瘫，右侧额纹消失，同侧鼻唇沟平坦，鼓腮不能，咀嚼食物有食物残渣堵塞齿颊间，流口水，眼睑闭和不全，呈现鳄鱼泪，面颊板滞，头昏，耳鸣，伴眩晕不适，舌强语謇，胃纳可，二便调。脉弦滑，舌质有紫气，苔白而腻。

诊断：右侧面瘫（肝风上扰伴风邪入络所致）。

治法：平肝熄风，活血散瘀，舒筋通络，宣痹镇痛。

1.针灸：大椎、风池、百会、攒竹、阳白透鱼腰、地仓透颊车、太阳透颧髎、牵正、听会透翳风、散笑、四白、廉泉透海泉、神门透灵道、内关、虎边、足三里、三阴交、太冲。每次选用 8 个穴位，针用平补平泻法，留针 30 分钟，每隔 10 分钟行凤凰展翅手法 1 次，每日施术 1 次，10 次为 1 疗程。

2.推拿按摩：每日施术 1 次，10 次为 1 疗程。

3.中药：羚角钩藤汤合牵正散加减。羚羊角粉 0.6 克，明天麻 15 克，双钩藤 15 克，杭菊花 6 克，冬桑叶 10 克，川贝母 6 克，生熟地各 10 克，砂仁（打、后下）3 克，抱木茯神（朱砂 0.5 克染）15 克，赤白芍各 15 克，生甘草 6 克，淡竹茹 10 克，白附子 10 克，石决明 24 克，益母草 12 克，炙全蝎 5 克，白僵蚕 10 克，蜈蚣 2 条，夜交藤 10 克，白蒺藜 15 克，蝉蜕 6 克，沉香曲 9 克，炒枳壳 6 克，丹皮 15 克，丹参 15 克，怀牛膝 15 克。每日 1 剂，水煎，早、晚各服 1 次。

疗效：综合施治 30 次后，诸症消失而告痊愈。

（摘自《临证治验集粹·肖少卿医案》）

例 10 李某，男，74 岁，2006 年 10 月 16 日初诊。

主诉：右侧面瘫 40 天。

刻诊：右额纹消失，鼻唇沟平坦，右眼睑闭合乏力，口角向左歪斜，鼓腮漏风，饮食不利，食物残渣堵塞于患侧齿颊间，胃纳可，二便如常。脉弦滑，苔薄白。

诊断：面瘫（面神经麻痹）。

治法：祛风舒筋，活血通络。

1.针灸：大椎、风池、地仓透颊车、人中透颧髎、承浆透大迎、散笑透颐中、四白、鱼腰透阳白、牵正、颊车透下关、合谷。针用平补平泻法，留针 30 分钟，每隔 10 分钟行针 1 次，每日针治 1 次，10 次为 1 疗程。

2.电针：刺激 15 分钟，隔日 1 次。

3.中药：天麻 15 克，钩藤 15 克，白附子 8 克，土鳖虫 8 克，炙全蝎 5 克，僵蚕 10 克，赤白芍各 15 克，当归 15 克，白芷 10 克，红花 6 克，虎杖 30 克，川芎 9 克，桃仁（打）8 克，生地 10 克，炒牛蒡子 10 克，丹皮 15 克，丹参 15 克，姜黄 10 克，夏枯草 15 克，羌独活各 8 克。每日 1 剂，水煎，早、晚各服 1 次。

疗效：针灸 4 个疗程，服用中药 30 剂，疾病告愈。

（摘自《临证治验集粹·肖少卿医案》）

例 11 时某，男，30 岁，2006 年 3 月 14 日初诊。

主诉： 口角向右歪斜 4 天。

刻诊： 左眼不可闭合，左耳后压痛，无耳鸣，左侧额纹消失，鼻唇沟平坦，吃饭时有食物残渣堵塞于齿颊间。

诊断： 面瘫（左侧面神经麻痹）。

治法： 舒筋活络，祛风纠偏。

1. 针灸：大椎、风池、左太阳透率谷、翳风、合谷、地仓透颊车、鱼腰透阳白、迎香、颧髎、下关、牵正、面三针。针用平补平泻法，留针 30 分钟，每隔 10 分钟行针 1 次，每日针治 1 次，10 次为 1 疗程。

2. 弥可保，每次 2 粒，每日 3 次。

3. 中药：明天麻 15 克，双钩藤 15 克，川芎 8 克，当归 15 克，丹皮 15 克，丹参 15 克，赤白芍各 15 克，白僵蚕 10 克，白芷 10 克，炙甘草 4 克，土鳖虫 9 克，炒牛蒡子 10 克，忍冬藤 15 克，虎杖 20 克，片姜黄 10 克，炙全蝎 6 克，桃仁（打）9 克，天花粉 15 克，红花 6 克，白附子 3 克，土茯苓 15 克，羌独活各 10 克。每日 1 剂，水煎，早、晚各服 1 次。

疗效：针灸治疗 26 次，服用中药 14 剂、弥可保 2 盒，疾病获愈。

（摘自《临证治验集粹·肖少卿医案》）

例12　李某，女，28岁，2005年1月22日初诊。

主诉：右眼睑闭合无力，口角左歪，舌尖发麻，味觉失灵，鼻唇沟变浅，右侧额纹消失已历5天。胃纳与二便如常，有过敏性鼻炎，易喷嚏流清涕，脉弦细数，舌质偏红而苔黄腻。

诊断：面瘫（面神经麻痹）。

治法：祛风舒筋，宣痹通络。

1.针灸：大椎、风池、百会、攒竹、阳白透鱼腰、地仓透颊车、翳风、颧髎、牵正、迎香、四白、合谷、廉泉透海泉、承浆、足三里、太冲。针用平补平泻法，留针30分钟，每隔10分钟行凤凰展翅手法1次，每日针治1次，10次为1疗程。

2.中药：羚角钩藤汤合牵正散加减。白附子10克，白僵蚕10克，炙全蝎3克，钩藤15克，大蜈蚣1条、生甘草6克，广地龙8克，桃仁泥10克，川芎10克，丹皮15克，丹参12克，炒牛蒡子12克，金银花12克，连翘10克，荆芥6克，防风6克，明天麻15克，羚羊角粉0.6克，土鳖虫8克，赤白芍各10克，白芷10克，白蒺藜15克，当归12克。每日1剂，水煎，早、晚各服1次。

2005年1月31日复诊

针药并施后症情好转，原方炙全蝎加至5克，另加葛根20克，升麻3克，桂枝6克，炒白术10克，黄芪20克，生地10克。

2005年2月17日复诊

症情更为好转，原方去白术、升麻、荆芥、防风，加苏薄荷5克，潼蒺藜10克，砂仁（打、后下）3克。

疗效：针灸3个疗程，服药27剂，诸症消失，而告痊愈。

（摘自《临证治验集粹·肖少卿医案》）

五、左眼突出症（甲状腺相关眼病）案

周某，男，47岁，2002年9月10日初诊。

主诉：左眼突出、肿胀疼痛5个月。

病史：病始于2002年2月，由于公务繁忙，疲劳过度，觉左眼外突、发胀疼痛，且伴情绪急躁易怒、心悸易于出汗等症。先就诊于眼科，予注射抗生素、内服消炎药、外用眼药水，连续治疗2周无效。继就诊于内科，由于眼突剧痛不减，医生考虑可能存在脑内占位病变，遂做颅脑CT检查，报告示"颅脑清晰，无异常"。后就诊于内分泌科，医生考虑与甲亢有关，然患者甲状腺正常，不肿大，行生化检查，提示"基础代谢率正常"。5个月内，患者几乎走遍了南京各大医院，进行过多种治疗，但均未获效。经人介绍，特来我科诊治。

刻诊：左眼突出，大似田螺，颜面赤色，呻吟不已而欲哭无泪，朝轻暮重，通宵难眠，情绪急躁易怒，心悸不宁汗多，胃纳不馨，大便秘结，小便黄热，舌质红绛少津，苔腻而黄，脉弦数而滑。

诊断：左眼突出症（甲状腺相关眼病）。由肝风挟痰上扰眼窍，复加肝郁气滞血瘀，如此痰瘀互结为患，因而左眼泪管阻塞，房水难以运行，势必导致眼区软组织肿胀而剧痛。

治法：平肝化痰，通腑泻热，清热解毒，散瘀消肿，祛风明目，滋阴降火。

1. 针刺疗法

（1）体针：大椎、风池、合谷、养老、泽前、瘿气（甲状腺肿胀处）、翳明、上明（或承泣）、足三里、丰隆、光明、太冲、太溪、肝俞、肾俞、四白、攒竹透鱼腰、太阳透率谷、内庭。以上各穴除合谷、内庭、太冲、太溪、肝俞、肾俞取用双侧外，

其余诸穴均取患侧。针用平补平泻法,留针30分钟,每隔10分钟行凤凰展翅手法1次,每日针治1次,10次为1疗程。

（2）耳针:神门、交感、皮质下,施以针刺泻法,留针30分钟;耳尖、眼穴针刺放血。每日1次。

2.中药疗法

（1）汤剂:荆防败毒散合银翘散加减。荆芥9克,防风9克,杭菊花6克,密蒙花9克,潼白蒺藜各15克,炒牛蒡子9克,板蓝根15克,金银花15克,连翘12克,鸡苏散（包）10克,谷精珠15克,车前子10克,珍珠母30克,石决明20克,决明子9克,黄药子10克,昆布6克,海藻6克,龙胆草9克,黑栀子9克,川雅连3克,生地15克,蝉蜕6克,赤芍15克,丹皮15克,当归尾12克,土茯苓20克,白花蛇舌草15克,蚤休15克,槟榔9克,沉香曲9克。随症加减:便秘难排,加生川军6克,玄明粉（分冲）4克,炒枳实9克;眼肌肿痛坚硬不消,加制乳没各6克,炮甲片6克,皂角刺9克,白芷9克;口渴咽干,加知母9克,黄柏9克,鲜石斛15克。每日1剂,水煎,早、晚各服1次。

（2）中成药:六神丸,每服10粒,每日3次,温开水送服。

疗效:经针1次后,眼痛大减,夜间已能入睡4小时。针药并施5次后,眼部肿胀渐消,疼痛较轻,已有眼泪,白天午睡1小时,夜间入睡6小时。针药并施10次后,眼肿大消,仅有微胀感觉而不疼痛,夜间可睡8小时。针药并施20次后,眼部肿痛全消,眼睑启闭如常。为了巩固疗效,又针5次,服药10剂,以善其后。

【按语】本例左眼突出症（甲状腺相关眼病）,病势较重,病情复杂。对于本病的诊治,中西医各有特点。西医重视物理诊断、生化检测,明确诊断后方可对症用药。本例患者虽经诸多检测，但结果均属正常，故西医对此眼疾无法可施。而中医临床重视辨证论治，笔者尤其重视辨证与辨病相结合，亦借鉴物理诊断和生化检测。辨证论治是中医诊治疾病的基本原则和独特方法。临床中掌握了辨证方法，熟谙各个穴位的归经和药物归经及其主治特点，在施治中才能有的放矢。因此，临证时明确辨证是关键，辨证准确，论治自然妥当。关于此点，《黄帝内经》早有明训："大实有羸状，误补益疾；至虚有盛候，反泻含冤。"这就告诫为医者必须明确诊断，辨证归经而取穴、遣药，始可获效。否则孟浪妄投岂能取效！

　　本例患者病位在眼，病根在肝。依据何在？可从以下脏腑、经络、生理病理三个方面来论证：①肝藏血，开窍于目，目得血而能视。②肝足厥阴之脉，属肝，络胆，上贯膈，布胁肋，循喉咙之后，上入颃颡，连目系。肝火升腾，循经上炎，从而导致暴发眼疾。③肝属木，主疏泄，喜调达。一旦肝气郁结，则气滞血瘀；肝火升腾则面红目赤，甚则急躁易怒等。

　　关于针灸选穴，因督脉属阳，诸阳经均来交会，故取其六阳经之会穴大椎与足少阳胆经的祛风要穴风池相配，以通阳达表、清热祛风、明目；合谷为手阳明大肠经之原穴，功能行气镇痛、疏风清热，善治头面、五官诸疾，太冲为足厥阴肝经之原穴，功能疏肝理气、平肝熄风，善疗肝胆疾患又治肝阳上亢，二穴配用，名曰"四关"，针而泻之，善治寒热痹痛、目赤暴痛；取肝俞、光明、丰隆、养老者，意在疏肝利胆、化痰散结而明目；取四白、上明（或承泣）、攒竹透鱼腰、太阳透率谷者，意在疏调阳明、少阳、太阳诸经经气，而起散瘀活血、祛风明目、宣痹镇痛之效；足三里为胃经之合穴，"合治内腑"，内庭系胃经之荥穴，"荥主身热"，二穴配用，针而泻之，可清泻胃火、通腑泻热；泽前、瘿气（甲状腺肿胀处）是主治甲亢的经验效穴，针而补之，可补益肾气、滋阴降火，且能明目。诸穴协用，共奏平肝化痰、通腑泻热、清热解毒、散瘀消肿、祛风明目、滋阴降火之功。

至于中药的应用，方中荆芥、防风、密蒙花、菊花、潼白蒺藜、蝉蜕诸药，可祛风明目，且能抗过敏；银花、连翘、牛蒡子、板蓝根、蚤休、白花蛇舌草、车前子、鸡苏散之属，可清热解毒、辛凉解表、清利湿热；珍珠母、石决明、决明子、谷精珠，可平肝熄风、祛风明目；龙胆草、黑栀子、川雅连，可清泻肝、心之火邪，又能消炎解毒；赤芍、丹皮、当归尾，可散瘀活血消肿；昆布、海藻、黄药子、槟榔、沉香曲，可疏肝解郁、散瘿破气、化痰消积；生地、石斛、知母、黄柏，可滋阴降火、生津止渴；生军、玄明粉、炒枳实，可通腑泻热；乳香、没药、炮甲片、皂刺、白芷，可散瘀消肿、软坚止痛。诸药合用，共奏平肝化痰、清热解毒、散瘀消肿、祛风明目、滋阴降火之功。佐以六神丸，可清热解毒、消炎止痛。

如此针药并施，大方、大药、多穴，意在集中优势兵力打歼灭战。病重药轻，犹如杯水车薪，无济于事。

（摘自《针刺镇痛作用机理及其临床应用简介》，载《南京中医药大学学报》，2003年第4期）

六、顽固性呃逆（膈肌痉挛）案

周某，女，41岁，1998年7月12日初诊。

主诉：呃逆频频8年余。

病史：1990年，患者无明显诱因出现呃逆，呃声频作，不能自制，在某中医院诊断为"呃逆（膈肌痉挛）"。胃镜检查，无明显异常。经服中药疏肝理气、和胃止呃之剂40余帖，未见效果。

后就诊于某西医院，亦诊断为"膈肌痉挛"，服用卡马西平、天麻丸等中西药物，亦未获效。

刻诊：呃逆频作，呃声洪亮有力，每于精神紧张或情绪激动时发作尤甚，饮食与二便如常。舌质淡，苔薄白，脉弦细。

诊断：呃逆（膈肌痉挛）。由肝气不疏，横逆犯胃，胃失和降所致。

治法：疏肝理气，和胃降逆。

1. 针灸：①肝俞、期门、内关、中脘、足三里、太冲；②膈俞、水突、天突、膻中、支沟、阳陵泉。以上2方，每日1方，轮换使用，施以平补平泻法，留针20分钟，10次为1疗程。并结合推按腋笑穴（极泉下2寸），每日1次，以促其心胸开朗，加速康复。

2. 中药：柴胡10克，白芍10克，炙甘草8克，党参10克，木香9克，厚朴9克，开心果12克，绿萼梅6克，吴茱萸5克，丁香6克，柿蒂7枚，薏苡仁5克，砂蔻仁（打、后下）各4克，沉香3克，佛手9克，降香6克。每日1剂，水煎，早、中、晚各服1次。

疗效：针灸治疗40次，服用中药28剂，呃逆消失，疾病痊愈。1年后随访，未再复发。

【按语】呃逆，俗称"打呃"，现代医学称之为"膈肌痉挛"，是一种膈肌不自主歇性收缩而致的疾病。呃逆的发病原因很多，正常人在吸入冷空气时也往往见之，胃膨满、癥症、妊娠、伤寒、赤痢等病的重症阶段和某些疾病末期出现恶病质时，因膈肌受到刺激，也可发生本症。

本例的发病原因，细询病情，乃得知其丈夫在伊拉克工作，正处于海湾战争爆发之际，深虑其夫遭受生命危险，故终日寝食不安，闷闷不乐，以致肝郁气逆，胃失和降，则癔症性之呃逆作矣。治宜疏肝理气，和胃降逆。以取足阳明、足厥阴、任脉和手厥阴经穴为主。取肝俞与期门俞募相配，针而泻之，以舒畅胸膈，行气活血，取胃之募穴中脘与胃经之合穴足三里相伍，以调整胃腑、和胃降逆。更取水突、天突二穴施以平补平泻手法，以起利咽喉、降逆气、舒畅胸膈的作用。如此数穴协用，各奏其效，则呃逆之痼疾，得以康复。

七、胃下（胃下垂）案

例1　孟某，女，38岁，营业员，2001年6月8日初诊。

主诉：食后腹胀、胃部沉重下坠不适8年余。

病史：1994年5月在某医院做钡餐检查，示"胃底在两髂嵴连线下3厘米"，诊断为"胃下垂"。经服补中益气丸等未见效果，特来我科就诊。

刻诊：身高形瘦，面色萎黄，食欲不振，食后胃部沉重、下坠，脘腹痞闷。舌质淡，苔薄白，脉细而缓。

诊断：胃下（胃下垂）。脾胃虚弱、中气下陷型。

治法：补中益气，升提举陷。

1.针灸：补中益气提胃方。胃三点（水突右、滑肉门透梁门双）、中脘、气海、关元、足三里、三阴交。提胃三点，毫针刺，平补平泻，并于滑肉门透梁门之双侧通电10分钟；中脘、气海、关元，用大艾炷灸3～5壮；足三里、三阴交，毫针刺用补法。留针30分钟，隔日施治1次，10次为1疗程。

2.中药：四逆散合四君子汤加减。柴胡9克，炒白术12克，大白芍15克，云茯苓12克，炒枳实12克，潞党参15克，怀山药 20 克，炙黄芪 25 克，生麦芽 20 克，炒葛根 18 克，桂枝 6 克，炙甘草 5 克。隔日 1 剂，水煎，早、晚各服 1 次。

疗效：经治 5 次后，胃胀及下坠感大减。经治 10 次后，胃胀及下坠感消除，食欲渐振。经治 15 次后，胃脘舒展，食欲大振，饮食倍增，超声波空腹饮水试验，饮水 500 毫升后，胃上平剑突 3 厘米，胃下平脐 5 厘米。为了巩固疗效，继续针、药并治 10 次。

【按语】胃下垂，古称"胃下"。本病多由脾胃虚弱、中气下陷所致。本例患者为中气不足型，故针灸用补中益气提胃方。胃为水谷之海，脾为仓廪之官，为后天之本，气血生化之源，故取胃之募穴中脘与胃经合穴足三里，以补益胃气，取脾经之交会穴三阴交，以疏调肝、脾、肾三经之气，益脾气，使气血生化有权；胃为阳土，脾为阴土，脾主升，胃主降，二者共司中焦气机之升降浮沉，一旦脾胃升降功能失常，中气不足，胃降太过，则致胃脘下垂，故取提胃三点以通调阳明经气，促进胃体收缩，使陷者得以升举。更取气海、关元，以补中益气，培元固本。诸穴合用，标本兼治，胃下垂病自可复常。

药用四逆散合四君子汤加减。方中四逆散可调畅气机，四君子汤可补气健脾而治气虚之本，二方合用，变通化裁，共奏疏肝解郁、健脾和胃、升阳举陷之功。

（摘自《针药结合治疗疑难病证举隅》，载《南京中医药大学学报》，2004 年第 1 期）

例 2　蒋某，男，71 岁，农民，1981 年 7 月 26 日初诊。

病史： 患者素有胃病，曾于 1978 年春做钡餐检查，诊断为"胃下垂"。经中西药物治疗，未见显效。

刻诊： 形体消瘦，面色萎黄，食欲不振，食后胃部牵引沉重，消化延缓，脘腹痞闷，甚则呕吐，脉弱无力，舌质淡，苔薄微腻。

X 线检查：胃下极在髂嵴连线下 5 厘米。

诊断：胃下垂。脾胃虚弱、中气下陷所致。

治法：补中益气，提胃举陷。补中益气提胃方。提胃三点（水突、滑肉门透梁门）、中脘、气海、关元、足三里、三阴交。其中水突用 1.5 寸毫针直刺 1 寸深，施以平补平泻法；用 3 寸毫针从滑肉门向梁门透刺，亦施以平补平泻法，留针 30 分钟，每隔 10 分钟行针 1 次；用艾条温和灸中脘、气海，至皮肤潮红为度。隔日治疗 1 次。

疗效：经治 3 次后，胃部沉重感减轻，呕吐止。经治 9 次后，诸症消失，饮食倍增，精神矍铄，钡餐复查已正常。随访 2 年，未见复发。

例 3　张某，男，52 岁，农民，1979 年 8 月 2 日初诊。

主诉：食后腹胀兼有嗳气 10 年余。

病史：曾在某医院做钡餐检查，示"胃底在两髂嵴连线下 3 厘米"，诊断为"胃下垂"。服用补中益气丸等，未见效果。今来求治于余。

刻诊：形体消瘦，面色萎黄，食欲不振，食后胃部沉重、下坠，脘腹痞闷。舌淡，苔薄白，脉细而缓。

诊断：胃下（胃下垂）。脾胃虚弱、中气下陷型。

治法：补中益气，升提举陷。提胃三点（水突右、滑肉门透梁门双）、中脘、气海。提胃三点用毫针刺，施以平补平泻法，隔日 1 次，每次留针 30 分钟。中脘、气海用大艾炷灸 5～7 壮。

疗效：治疗 4 次后，胃胀及下坠感大减。治疗 10 次后，胃胀及下坠感消除，食欲渐佳，超声波空腹饮水试验，饮水 500 毫升后，胃上线平剑突下 3 厘米，胃下线平脐上 5 厘米。为了巩固疗效，又按上方治疗 10 次。

【按语】胃下一症，现代医学认为是由于腹内脏器韧带松弛所致。中医学认为，该病的发生皆因脾胃虚弱、中气下陷所致。脾为气血生化之源，主升清，脾气健旺则气血化生充足而脏器升举，如因各种原因导致脾胃虚弱、中气下陷，日久则脾气不升、脏器不举而致下垂。

提胃三点是治疗胃下垂的经验效穴。所谓"三点"，是指足阳明经的水突（右）和滑肉门透梁门（双）而言。取此三点，有疏通胃经经气、升提胃体、健运脾胃的作用。中脘为胃之募穴，又为腑之会穴，气海为足三阴经与任脉的交会穴，为强壮要穴，取此二穴，用大艾炷灸，具有强壮脏腑功能、补气益胃的功效。以上诸穴，针灸并用，共奏补中益气、升提举陷之功。

（摘自《中国针灸处方学·肖少卿医案》）

八、肠结症（肠梗阻）案

耿某，男，41 岁，农民，1966 年 6 月 15 日初诊。

主诉：肚腹胀满疼痛、大便不通 1 天。

病史：病起于在田间剧烈劳动后，突然腹部疼痛，继则腹胀、大便不通，亦无矢气，经当地医院诊治，诊为"肠梗阻"。用甘油灌肠，大便未通，并服中药"大承气汤"，以苦寒攻下，亦未见效。后邀余诊治。

刻诊：全腹胀满，胸闷气急，然腹痛较轻，无攻撑、无矢气、不能饮食。食之旋即呕吐，腹部膨隆，叩之如鼓，四肢厥冷，精神萎靡，呻吟不已，舌质淡，苔白腻，脉沉细。按脉察证，此系腑气闭结之候，亦名"肠结症"。

治法：温阳通便，理气降逆。

1.针灸：导滞通腑方加减。天枢、气海、关元、足三里、上巨虚、支沟。毫针刺用泻法，加灸。留针30分钟，每隔10分钟施凤凰展翅行针术1次，以加强针刺效应。

2.中药：温脾汤加减。潞党参12克，炒白术10克，炙甘草5克，炙黄芪15克，熟附片9克，炮干姜9克，生大黄12克，炒枳实12克，芒硝（分2次冲服）9克，姜半夏9克，番泻叶15克，紫降香9克，蜣螂2只。2剂。

疗效：经针灸1次后，腹痛得减；继则服用上药头煎，然下咽即吐，遂取两侧内关穴针之，施以捻转泻法5分钟，旋即服药，即能频频饮下，20分钟后出针，服后未吐。3小时后，腹部听诊已闻及肠鸣音，但仍无矢气及便意。继取上述天枢、气海、关元、足三里、上巨虚等穴针灸之，并服上药2煎。针药并施。2小时后，患者矢气频转，大便遂通，粪便盈盂，臭秽异常，腹胀霍然消退。仅针2次，服药1剂而愈。后因病后体虚，食欲不振，嘱服香砂六君丸，每服6克，1日2次，未及1周，而恢复健康。

【按语】本病例为动力性肠梗阻引起的肠麻痹。从上述脉症来看，属于腑气闭结证，由于寒伏中州，脾肾阳虚，以致寒凝气滞，腑气痞阻，邪实正虚。治当攻补兼施，寒热并行，扶正祛邪为主。针用导滞通腑方加减，取气海、关元针而重灸，以温中散寒，扶正固本，理气降逆；取大肠募穴天枢与大肠之下合穴上巨虚相配针而灸之，以激发和调整大肠腑气，促其传导功能复常；内关为手厥阴心包经之络穴，有协调心、胸、胃气之功能，尤能止呕；足三里为足阳明胃经之合穴，"合治内腑"，功能和胃降逆，更有助于大肠传导功能的复常。药用温脾汤加减之剂，方中用附子、干姜以温中散寒；用参、芪、术、草以补气扶正；用枳实、降香、半夏以理气降逆而止呕，投以硝、黄、蜣螂、番泻叶，旨在泻实而通腑气。如此标本兼顾，针药并施，致使这一重症，得以化险为夷、转危为安。

九、尿频尿急（膀胱炎——湿热下注型）案

孙某，女，48 岁，2003 年 8 月 10 日初诊。

主诉： 小腹胀痛、尿频尿急 2 年。

病史： 曾在某医院检查，诊断为"膀胱炎"。经服西药，治疗未效。

刻诊： 尿频尿急，小便滴沥难排，且有灼热感，脉细数，舌苔黄腻。

诊断： 下焦湿热（膀胱炎）。良由下焦湿热，蕴郁膀胱，气化失司，而致小便不利。

治法： 补肾强胱，清热利湿，通利州都。

（1）针灸：列缺、合谷、内关、气海透关元、中极、气冲、肾俞、次髎、命门、委中、足三里、阴陵泉、三阴交、行间透太冲、太溪。针用平补平泻法，留针 30 分钟，每隔 10 分钟行针 1 次，其间拔罐 10 分钟，每日治疗 1 次，10 次为 1 疗程。

（2）中药：益母草 20 克，川萆薢 15 克，细木通 9 克，砂仁（打、后下）4 克，泽泻 15 克，车前子 10 克，金钱草 30 克，海金沙 20 克，茵陈 15 克，广木香 10 克，石苇 15 克，黄柏 9 克，土茯苓 20 克，瞿麦 12 克，金银花 9 克，炒白术 10 克，炙甘草 8 克，黄芪 20 克，紫丹参 15 克，山萸肉 15 克，石菖蒲 9 克，白花蛇舌草 15 克，蚤休 10 克，野菊花 9 克。每日 1 剂，水煎，早、晚各服 1 次。

疗效：针药并治 11 次，诸症消失而告痊愈。

（摘自《临证治验集粹·肖少卿医案》）

十、小便失禁（功能性小便失控——肾气亏虚，膀胱失约型）案

黎某，女，73 岁，2006 年 3 月 20 日初诊。

主诉：有高血压病史四十年，多发性脑梗塞二十余年。近几年来有尿频尿急小便失控史，曾经鼓楼医院诊断为"功能性小便失控"，建议手术治疗。患慢性鼻炎，曾做手术二次，仍鼻塞流涕，嗅觉失灵，还有胆结石。胃纳尚可，大便干结，下肢浮肿，按压陷指，舌质红，苔黄微腻。

诊断：①肝阳上亢；②中风（多发性脑梗塞）；③慢性鼻洲（慢性鼻窦炎）；④小便失禁（功能性小便失控）；⑤胆结石。

治法：散瘀活血，利胆排石，健脾益肾，清热利湿，润肠通便。

1. 针灸：百会、迎香、合谷、内关、膻中、中脘、神阙、天枢、气海透关元、中极、气冲、足三里、阳陵泉、阴陵泉、三阴交、太冲。针用平补平泻法，留针 30 分钟，每隔 10 分钟行针 1 次，其间拔罐 10 分钟，每日针治 1 次，10 次为 1 疗程。另嘱每晚（9 ～ 10 点钟）自灸神阙、气海、关元 10 分钟左右，以使局部皮肤充血、起红晕为度，以强壮机体，提高免疫功能。

2. 中药：金钱草 20 克，海金沙 15 克，石苇 13 克，桑螵蛸 10 克，石菖蒲 10 克，黄柏 6 克，瞿麦 10 克，茯苓 15 克，丹皮 15 克，丹参 15 克，山萸肉 15 克，炒山药 20 克，金樱子 10 克，火麻仁 8 克，郁李仁 9 克，乌药 6 克，黄芪 20 克，葛根 20 克，炒白术 10 克，炙甘草 5 克，砂仁（打、后下）3 克，车前子 10 克，茨

实 15 克，肉苁蓉 15 克，冬瓜皮 15 克，宣木瓜 10 克，当归 15 克，茵陈 20 克。每日 1 剂，水煎，早、晚各服 1 次。

2006 年 3 月 27 日复诊

有尿意，能控制，小便正常。拟以茵陈五苓散合黄芪防己汤加味。茯苓 15 克，猪茯苓 10 克，泽泻 15 克，炒白术 12 克，桂枝 6 克，金钱草 20 克，海金沙 15 克，山萸肉 15 克，丹皮 15 克，丹参 15 克，黄芪 20 克，防己 15 克，当归 15 克，肉苁蓉 15 克，茵陈 20 克，山药 15 克，砂仁（打、后下）3 克，车前子 10 克，桑螵蛸 10 克，石菖蒲 10 克。每日 1 剂，水煎，早、晚各服 1 次。

2006 年 3 月 31 日复诊

小便完全正常，然其视物模糊，兼顾。方用六味地黄汤加黄芪 20 克，防己 15 克，当归 15 克，肉苁蓉 15 克，炒白术 10 克，砂仁（打、后下）3 克，桑螵蛸 10 克，石菖蒲 10 克，生甘草 5 克，炒苡仁 15 克，车前子 10 克，杭菊花 6 克，枸杞子 9 克。每日 1 剂，水煎，早、晚各服 1 次。

疗效：针灸 2 个疗程（60 次），兼服中药 60 剂，膀胱气化有度，功能恢复；并发之鼻渊、胆结石等症，亦相继得解。

（摘自《临证治验集粹·肖少卿医案》）

十一、癃闭（尿潴留）案

胡某，男，46 岁，工人，2002 年 8 月 23 日初诊。

主诉：小便潴留、排尿困难 14 天。

病史：腰椎（L1）压缩性骨折。近期患急性尿路感染。近 2 周，小便点滴不爽，继而点滴不通。曾在某西医院急诊注射抗生素、服用利尿剂等，治疗无效。施行导尿术 5 次，但小便依然滞留不能排出。特来邀余前往诊治。

刻诊：小腹胀满，膀胱区尤为膨隆，呻吟不已，口干苦而欲饮，舌质红而苔黄腻，脉数。

诊断：癃闭（尿滞留）。湿热下注，膀胱气化失司。

治法：清热利湿，通利州都。

1.针灸：清热利湿方合通利州都方加减。中极、膀胱俞、三阴交、阴陵泉、气海、委阳、行间、八髎。施以针刺泻法，留针30分钟，每隔10分钟行针1次，每日针治1次。

2.中药：八正散合萆薢分清饮加减。川萆薢12克，瞿麦15克，石韦15克，土茯苓20克，木通10克，石菖蒲8克，黄柏10克，猪茯苓各10克，赤茯苓10克，泽泻15克，乌药10克，琥珀（研、分冲）4克，黑白丑（打碎）各8克，金钱草30克，海金沙15克，栀子8克，车前子10克，六一散（包煎）12克，鲜荷梗7寸。每日1剂，水煎，早、中、晚各服1次。

疗效：针药并施1次后，小便立通，尿液浑浊，色如浓茶，臊味异常，小腹胀痛随之消除。针药并施3次后，小便通畅，尿液淡黄，小腹平坦而无不适感。继续针药并施3次，以善其后。

【按语】癃闭多由湿热、气结、瘀血、脾虚、肾亏等因素导致膀胱气化不利而引起，常见于老年男性或产后妇女以及手术后患者，症见小便不利，点滴而短少，甚或小便闭塞，点滴不通，少腹拘急，胀满疼痛，烦躁不安等。膀胱镜、B超、腹部X线检查有助于诊断。本病类似西医的尿潴留及无尿症，可见于神经性尿闭、膀胱括约肌痉挛、尿路结石、尿路肿瘤、尿路损伤、尿道狭窄、老年前列腺增生、脊髓炎和尿毒症等。中医辨证主要分湿热下注、中气亏虚、肝郁气滞3型。

本例患者原有第1腰椎压缩性骨折，由此导致泌尿系统功能失常，常有残余尿不能排尽；复加尿路感染，排尿困难、小便不通而施行导尿术，反复导尿势必导致尿道受损、发炎，以致小便更为困难。细察脉证，乃湿热下注使然。治宜清热利湿，通利州都。膀胱为州都之官，由于外伤，膀胱气机阻滞，以致尿闭，故取膀胱募穴中极与膀胱俞相配针之，以调节膀胱之经气，促其化气利尿；肝脾二经湿热之邪移注下焦膀胱，故取脾经合穴阴陵泉与肝经荥穴行间相配，针而泻之，以清利肝脾湿热；三焦主气，通利水道，故取三焦经之下合穴委阳针之，以宣通三焦气机而通利水道；足三阴经脉均循行于少腹或阴器，故取其交会穴三阴交，以通利下焦膀胱之气机，使小便趋于正常；气海可补中益气，有助于膀胱气化；八髎为治疗尿闭的经验效穴（每次取用 1～2 穴，上髎、次髎或中髎、下髎），针而泻之，有助于膀胱气化利尿功能的复常。诸穴合用，共奏清热利湿、通利州都之效。

药用萆薢、车前子、茯苓、黄柏、栀子、石菖蒲，以清热利湿、分清蠲浊；用金钱草、海金沙、石韦、六一散，旨在清热导湿、化石排石；用木通、泽泻、瞿麦、土茯苓、乌药，重在清热解毒、行气利尿；用琥珀、黑白丑、鲜荷梗，意在宁心安神，缓解膀胱括约肌痉挛，且能通便消肿而疏理尿道。如此针药并施，湿热既清，州都津液藏泻有度，尿道得以通利，则癃闭之痼疾霍然而愈。

十二、消化系统疾病案（直肠部位术后泄泻、反流性食管炎、胃溃疡、十二指肠球部炎等、慢性肠炎、过敏性结肠炎）案

例1　朱某，女，44岁。自诉每日清晨，始腹中作痛，继则

肠鸣泄泻已 1 年余。患者于 1 年前即有泄泻之证。经某医院诊断为慢性肠炎，服用黄连素片、养脏汤、四神丸及参苓白术散均未见效，故求针灸治疗。每日清晨之际，开始腹中微微作痛，继则肠鸣，去厕后症状消失。伴有腰、腹及下肢冷，畏寒，食欲不振。

刻诊：神志清楚，面色萎黄，腹部平坦，按之柔软，肝脾未触及。诊断为肾虚泄泻（慢性肠炎），肾虚火衰、脾阳不振型。治宜温补肾阳，健脾止泻。乃取章门、脾俞、肾俞、命门、十字灸（水分、神阙、气海、天枢）。以上腧穴，除十字灸用大艾炷灸 3～7 壮外，其余各穴均用针刺补法加灸，隔日施术 1 次。经 3 次治疗后，腹痛肠鸣大减；再针 4 次后，肠鸣泄泻已止，腹痛亦除；继针 5 次后，诸症悉退，腰、腹及下肢俱觉温暖，精神振奋，食欲倍增，共针灸 12 次而获痊愈。

（摘自《中国当代针灸名家医案·肖少卿医案》）

例 2 盛某，男，46 岁，2004 年 11 月 11 日初诊。

主诉：直肠癌术后 2 个月，放疗 1 个月。

刻诊：直肠手术部位疼痛，腹胀泄泻，夹有黏膜白冻样物质，日行十余次，胃纳不馨，面色萎黄，脉滑数，舌质偏红有紫气。

诊断：邪实正虚，气滞血瘀，热毒内蕴，肠腑大伤，慎防传变。

治法：扶正祛邪，行气活血，化瘀散结，清热解毒。

1. 针灸：内关、中脘、梁门、肓俞、天枢、足三里、上巨虚、三阴交。针用平补平泻法，留针 30 分钟，每隔 10 分钟行针 1 次，每日针治 1 次，10 次为 1 疗程。

2. 中药：潞党参 15 克，炒白术 10 克，云茯苓 15 克，川芎 10 克，炙甘草 5 克，当归 15 克，赤白芍各 15 克，炙水蛭 6 克，田三七粉（分冲）3 克，青木香 8 克，白花蛇舌草 20 克，徐长卿 10 克，七叶一枝花 15 克，败酱草 20 克，土茯苓 20 克，丹参 15 克，生地 10 克，砂仁（打、后下）3 克，煨木香 10 克，姜川朴 9 克，北苦参 9 克，炒枳实 8 克，生黄芪 20 克，煨诃子 6 克。每日 1 剂，水煎，早、晚各服 1 次。

疗效：针药结合治疗 30 次，诸症消失而获痊愈。

（摘自《临证治验集粹·肖少卿医案》）

例3 王某，女，60 岁，2005 年 3 月 28 日初诊。

主诉：患反流性食管炎 9 年余。

病史：病始于 9 年前，因胃有灼烧感去医院做胃镜检查，示"慢性球炎，慢性萎缩—浅表性胃炎、食管炎、胃下垂"，曾服养胃汤 4 个月，未见显效。后服胃炎宁、多酶片、维酶片、复合维生素片等，亦未见显效。

刻诊：神清，眠差，烧心感，胃纳一般，二便调，喉间有异物感，舌质有紫气，舌苔白腻，脉弦滑。

诊断：肝脾失和，胃失和降（慢性球炎、慢性浅表萎缩性胃炎，食管炎）。

治法：疏肝健脾，和胃降逆。

1. 针灸：大椎、风池、百会、太阳透率谷、内关、合谷、虎边、天突、膻中、中脘、神阙、气海、关元、肓俞、天枢、足三里、上巨虚、三阴交、太冲、太溪、患门、华佗夹脊（胸椎 3 ~ 7）。针用平补平泻法，留针 30 分钟，每隔 10 分钟行针 1 次，每日针治 1 次，10 次为 1 疗程。

2. 中药：香砂六君丸合金铃子散、乌芍散加减。潞党参 12 克，太子参 10 克，砂仁（打、后下）3 克，当归 15 克，广木香 9 克，徐长卿 10 克，大白芍 15 克，煨川楝子 12 克，乌贼骨 9 克，白及粉13克，淡吴萸4克，黄连3克，炙甘草5克，九香虫6克，佛手6克，柴胡9克，炙黄芪20克，炒枳壳6克，川朴花6克，延胡索9克，生地15克，丹皮15克，丹参15克，紫降香6克。每日1剂，水煎，早、晚各服1次。

疗效：2005年3月31日复诊，咽喉炎症、梅核气有好转，予六神丸、六味地黄丸。共诊治11次而获痊愈。

（摘自《临证治验集粹·肖少卿医案》）

例4 李某，男，45岁，2006年7月10日初诊。

主诉：患过敏性结肠炎8年。

病史：大便痛已经八年，小便少黄，平时腰酸畏寒，两足寒冷殊甚，久泻肝肾两虚，小便分利失司（泻后身上黑斑增多，无痛痒）。

治法：温补肝肾，分利小便。

1. 针灸：百会、内关、中脘、天枢、气海、关元、足三里、上巨虚、阴陵泉、三阴交、太溪、太冲。针用平补平泻法，留针30分钟，每隔10分钟施凤凰展翅手法1次，每日1次，10次为1疗程。

2. 中药：焦白术10克，焦苍术10克，焦苡仁15克，炒白芍10克，炒防风10克，补骨脂10克，益智仁10克，川连2克，炒车前子30克，云茯苓15克，焦神曲12克，陈皮6克，鸡内金6克，炒谷麦芽各20克。每日1剂，水煎，早、晚各服1次。

2006年7月24日复诊。

针药并施后，腹痛泄泻依然，腹腰膝酸软乏力，畏寒。方取附子理中汤合参苓白术散加减。制附子10克，赤桂3克，云茯苓15克，炮干姜3克，焦苍白术各10克，砂蔻仁各4克，煨木香 10 克, 黄连 3 克, 白花蛇舌草 20 克, 徐长卿 10 克, 虎杖 30 克, 丹皮 15 克, 丹参 15 克, 藿苏梗各 9 克, 土茯苓 20 克, 乌梅炭 8 克, 石榴皮 8 克, 蚤休 10 克, 炒白芍 20 克, 防风 10 克, 炒苡仁 15 克, 潞党参 15 克, 太子参 15 克, 煨诃子 9 克, 黄芪 20 克, 炒枳实 6 克, 川楝子 9 克, 延胡索 10 克, 炙甘草 8 克, 焦六曲 10 克, 姜川朴 10 克, 陈皮 6 克, 车前子 10 克, 炒谷麦芽各 10 克。每日 1 剂, 水煎, 早、晚各服 1 次。

2006 年 8 月 20 日复诊

腰足畏冷已除, 腹痛泄泻已止。效不更方, 继服 15 剂, 以巩固之。

疗效: 本例患者, 经针灸 + 拔罐施治 4 个疗程 (40 次), 兼服中药 40 付, 而告痊愈。

(摘自《临证治验集粹·肖少卿医案》)

例 5　徐某, 男, 2005 年 12 月 29 日初诊。

主诉: 呃逆频作, 客岁 10 月发作 8 天, 近又频发 6 天。现经江宁医院影像检查, 诊断印象: "肝脏多发性水囊肿"。2005 年 12 月 30 日电子胃镜检查, 诊断为"慢性胃炎, 十二指肠球部炎症"。

刻诊: 胸闷脘痞, 嗳气呃逆, 胃纳可, 二便调, 时有泛酸, 舌苔黄腻, 脉弦滑。

诊断: 肝郁气滞, 胃失和降 (慢性胃炎, 十二指肠球部炎症)。

治法: 疏肝理气, 和胃降逆, 制酸消炎。

1. 针灸: 天突、水突 (右)、膻中、内关、中脘、足三里、三阴交、太冲、丘墟、支沟、阳陵泉。针用平补平泻法, 留针 30 分钟, 每隔 10 分钟行针 1 次, 每日施术 1 次, 10 次为 1 疗程。

2. 中药汤剂: 春柴胡 9 克, 沉香 6 克, 焦楂曲各 6 克, 砂蔻仁各 3 克, 丁香 14 克, 柿蒂 5 克, 徐长卿 10 克, 太子参 10 克, 丹皮 15 克, 丹参 15 克, 白及 15 克, 炒白术 10 克, 云茯苓 15 克, 姜半夏 10 克, 浙贝母 6 克, 黄连 4 克, 淡吴萸 4 克, 姜川朴 9 克, 炙甘草 6 克, 绿萼梅 4 克, 紫降香 6 克。每日 1 剂, 水煎, 早、晚各服 1 次。

3. 六神丸, 每次 10 粒, 每日 3 次。

疗效: 本例患者经针灸 + 拔罐施治 3 个疗程 (30 次), 兼服中药汤剂 30 付、六神丸 10 支, 诸恙渐消, 而告痊愈。

（摘自《临证治验集粹·肖少卿医案》）

十三、癫证（精神分裂症）案

例 1　翟某, 女, 28 岁, 工人。其父代诉精神失常 4 年余, 近又因情志不遂而病情加重。患者于 4 年前因结婚未遂, 遭受刺激, 致使精神失常, 或哭或笑, 躁扰不宁。经某医院诊断为精神分裂症。经服用中、西药物, 病情有所好转, 但未根治。近日又因所愿不遂使病情加重, 求治于针灸。

刻诊: 形体瘦弱, 表情呆滞, 哭笑无常, 语无伦次, 神志不清。心肺正常, 甲状腺无肿大。舌质红, 苔黄腻, 脉弦滑。诊断为癫证（精神分裂症）, 痰迷心窍、扰乱神明型。治宜开窍化痰, 宁心安神。乃取十三鬼穴（即: 人中、上星、承浆、颊车、风府、少商、大陵、劳宫、曲池、隐白、申脉、舌下中缝、会阴）、间使、后溪。以上穴位每次选用 7 穴, 施以泻法, 留针 30 分钟, 每日针治 1 次。

经针刺 4 次后, 症状无缓解; 10 次后, 烦躁不宁稍减, 每日能睡眠 3 小时, 但醒后精神依然失常, 针刺 15 次后, 能睡眠 4 小时, 神志较清, 已不哭笑; 经按上法针刺 25 次后, 能睡眠 5 ~ 7 小时,神志清楚，饮食倍增，烦闷、躁扰已消。又针5次，诸症全消，精神已正常，能正常与人交谈。共针刺30次，而获痊愈。

【按语】癫证，属于现代医学的精神分裂症。现代医学认为该病以基本个性的改变，思维、情感、行为具有不现实性、不易理解性和彼此分离、不相协调为特点的精神性疾病。

中医学认为该病的病因主要是内伤七情，所愿不遂，或由于突然的强烈刺激，或长时间的、反复的恶性刺激，而导致气、痰、火等病理产物蒙蔽心窍，引起神志错乱的一种病证。据《席弘赋》所载："人中治癫功最高，十三鬼穴不须饶。"可见十三鬼穴是治疗癫证的要穴。十三鬼穴是由战国时期的名医扁鹊所创的。唐朝孙思邈又在此基础上"更加间使、后溪尤妙"，共计15穴，已成为历代医家主治癫、狂证的主要处方。方中人中、风府、上星、后溪，以泻督脉之阳邪而醒脑清神；取手厥阴经之原穴大陵、经穴间使，以泻心包络之火邪而宁心益智；取手、足太阴经的井穴少商、隐白，以清肺健脾而化痰浊；更取任脉之承浆、会阴，以宣通阴脉之海而滋阴降火，独取舌下中缝，以泻心经之火邪而开窍醒神。以上诸穴合用，共奏开窍化痰，醒脑清神，宁心益智之效。

（摘自《中国针灸名家医案·肖少卿医案》）

例2 郁某，女，17岁，营业员。其父代诉：患者3月下旬因工作繁重，加之婚姻与工资等问题，引起精神沉闷不舒，致轻度失眠，神志失常，或哭或笑，不辨人事，当地医院诊为"歇斯底里"（癔症）。内服镇静药无效。

刻诊：体格、营养中等，面部表情痴呆，或哭或笑，神志昏沉，脉弦滑，舌苔黄腻。属脏燥（癔症）。由思虑太过，所求不遂，以致肝气郁滞，脾气不运，津液凝聚为痰，痰邪上逆，神明失常使然。治当开郁化痰，宁心安神。乃取孙真人十三鬼穴（即人中、上星、承浆、颊车、风府、少商、大陵、劳宫、曲池、隐白、申脉、舌下中缝、会阴），并加间使、后溪等。每次选用 6～8 穴，予以捻转提插泻法，留针 30 分钟，每日针治 1 次。经针 1 次后，仍哭骂不得眠；2 次后，能睡 2 小时，醒后精神仍然失常，但哭泣比以前减少；4 次后，神识较清，已不哭笑；5 次后，晚上睡眠 7 小时，神志清楚，饮食亦增；6 次后，精神正常，诸症消失，食欲振奋，而告痊愈。

（摘自《中国针灸处方学·肖少卿医案》）

例 3 张某，女，65 岁，2006 年 5 月 11 日初诊。

主诉：（其女代述）脑梗塞伴精神分裂症及周身关节疼痛，脘腹发胀，消化不良，烦躁不安，失眠、心神不宁。脉弦滑，舌质红，苔微黄而腻。

治法：平肝熄风，宁心安神，活血通络，健脾和胃，宣痹镇痛。大椎、风池、百会、四神聪、脑空、太阳透率谷、膻中、中脘、天枢、气海、关元、神阙、神门、内关、合谷、足三里、阳陵泉透阴陵泉、上巨虚、丰隆、三阴交、太冲、腰阳关、大肠俞、命门、肾俞、次髎、环跳、环中、殷门、委中、承山、昆仑。针用平补平泻法，留针 30 分钟，每隔 10 分钟行凤凰展翅手法 1 次，其间拔罐 15 分钟，或隔日电针刺激 15 分钟，每日施术 1 次，10 次为 1 疗程。

疗效：经针 5 次后，症情好转，脘腹舒爽，周身疼痛减轻。经针 15 次后，睡眠好转。经针 24 次后，诸症悉退而获痊愈。

（摘自《临证治验集粹·肖少卿医案》）

十四、狂证（精神分裂症）案

杨某，男，22 岁，2001 年 2 月 9 日初诊。

主诉：（其父代诉）狂躁毁物 2 日。

病史：患者平素性格内向，沉默寡言。2 天前，由于事与愿违，情志不遂，精神忧郁，渐起心烦失眠，疑人作对，狂躁毁物。入住精神病院，邀余会诊。

刻诊：面红耳赤，怒目视人，精神恍惚，幻听幻视，胸闷太息，神情淡漠，性情孤僻，饮食少思，狂躁不宁，终日不眠，大便秘结，4 日未解，脉滑数，舌质偏红，苔黄而腻。

诊断：狂证（精神分裂症，狂躁型）。由情志抑郁，肝胆火炽，痰浊交阻，阳明郁热，扰乱神明所致。

治法：开窍醒脑，清热化痰，宁心安神，通腑泻热。

1. 针灸：清心化痰醒脑方加减。大椎、定神、间使、虎边、神门、四神聪、膻中、中脘、天枢、气海、中极、足三里、上巨虚、丰隆、三阴交、太冲透涌泉。毫针刺，用泻法，留针 30 分钟，隔日 1 次，10 次为 1 疗程。

2. 中药汤剂：羚羊角粉 0.6 克，钩藤 20 克，天竺黄 12 克，九节菖蒲 9 克，竹沥 10 克，半夏 9 克，沉香曲 9 克，炙全蝎 3 克，川郁金 9 克，石决明（先煎）20 克，炙远志 9 克，生地 15 克，麦冬 15 克，陈胆星 6 克，抱木茯神（朱砂 0.1 克染）15 克，琥珀粉（2 次冲服）4 克，开心果 9 克，生大黄（后下）6 克，炒枳实 15 克，芒硝（2 次冲服）6 克，炙甘草 8 克，淮小麦 10 克，大白芍 20 克，大枣 6 枚。每日 1 剂，水煎，分 3 次服。

3. 中成药：①礞石滚痰丸，每服 3 克，每日 2 次。②安宫牛黄丸，每服 1 粒，每日 1 次。

疗效：针药并治1次后，神志清醒，狂躁大减，夜间已能睡眠4小时。针药并治3次后，神志已清晰，讲话有礼貌，语言有条理，食欲已如常，能睡6小时。针药并治4次后，神志更为清晰，谈笑自若，起居爽适，能睡8小时。共针8次，服中药7剂，诸症消失，而告痊愈。

【按语】狂证多见躁狂兴奋症状，俗称"武痴"。《难经·二十难》云："重阳则狂，重阴则癫。"患者素体阳盛，加之火热阳邪，火性升腾上炎，阳之躁动，则发为狂证。

本例患者由于事与愿违，情志抑郁，肝胆火炽，痰浊交阻，蒙蔽清窍，加因阳明腑证，郁热而扰乱神明，发为狂证。治宜开窍醒脑，清热化痰，宁心安神，通腑泻热。予以针药结合治疗。针用清心化痰方加减。取定神、四神聪，针而泻之，以醒脑开窍；取神门、间使、虎边、大椎、丰隆，以清火化痰、宁心益智；取膻中、气海，以宽胸理气、调畅胸膈而扫除苦闷；取胃之募穴中脘与胃之合穴足三里，平补平泻，以和胃降逆；取大肠之募穴天枢与大肠之下合穴上巨虚，针而泻之，以通便泻热；更取太冲透涌泉，以疏肝解郁，滋阴降火。诸穴合，则上有清、下有泻，郁火得除，痰浊自化，神明有主，狂躁自止。

药用羚角钩藤汤合甘麦大枣汤及大承气汤加减。羚角、钩藤、全蝎、天竺黄、九节菖蒲、竹沥、半夏、陈胆星、石决明，平肝熄风，清火豁痰，芳香开窍；郁金、开心果、沉香曲，疏肝解郁，舒畅心胸，理气降逆；琥珀粉、朱茯神、炙远志，宁心益智，镇静安神；生地、熟地黄、枳实、麦冬、白芍、甘草、小麦，滋阴降火，和中缓急；大黄、芒硝、枳实，通便泻热。如此复方协用，共奏开窍醒脑、清热化痰、宁心安神、通腑泻热之效。更佐以礞石滚痰丸、安宫牛黄丸，以助开窍醒脑，熄风化痰，宁心益智。

十五、痫证

例1 鲍某，男，29 岁，2003 年 8 月 20 日初诊。

主诉：患癫痫病已历二载，发作频繁，2 个月前每日发作3～5 次。6 月 3 日，癫痫发作跌伤脑部（顶叶、额叶、颞叶均有出血点），输液治疗 42 天，病情好转。近来每日发作 1 次，伴小便失禁，发作时间多为 1 分钟。其性情急躁易怒，发作时头颈摇动，意识障碍，两眼上翻，四肢抽搐，苔薄黄，脉细弦滑。

诊断：痫证（癫痫病）。肝火炽盛，痰瘀内闭，心神不宁。

治法：平肝熄风，化痰散瘀，宁心安神。

1. 针灸：大椎、风池、四神聪、定神透山根、五心穴（虎边、太冲透涌泉）、内关、神门、膻中、中脘、足三里、丰隆、三阴交、太溪、申脉、照海、腰奇、鸠尾、肾俞、命门、肝俞、委中、承山、昆仑。上述穴位分为前后两组，每天 1 组，轮换使用，针用平补平泻法，留针 30 分钟，每隔 10 分钟行针 1 次，每日针治 1 次，10 次为 1 疗程。

2. 中药：明天麻 10 克，山萸肉 15 克，生地 15 克，熟地 15克，天麦冬各 12 克，制僵蚕 10 克，炙全蝎（研末冲服）6 克，广地龙 10 克，天竺黄 15 克，陈胆星 10 克，法半夏 10 克，矾郁金 10 克，太子参 20 克，丹皮 15 克，丹参 15 克，龙胆草 15 克，黑栀子 9 克，石决明 20 克，炙甘草 5 克，砂仁（打、后下）4 克，石菖蒲 10 克。每日 1 剂，水煎，早、中、晚各服 1 次。

3. 西药：卡马西平，每日 3 次，每次 3 片；氯硝安定，每日 2 次，每次 1 片；苯妥英钠，每日 2 次，每次 1 片。

疗效：共诊治 50 次而获痊愈。

（摘自《临证治验集粹·肖少卿医案》）

例2　陈某，男，16岁，2007年2月7日初诊。

主诉：（其母代述）患癫痫病由出生四个月而起，于2006年12月在军区总院检查诊断为"脑发育不良"。听力可，但不会讲话。心神不宁，坐立不安，胃纳一般，二便调，脉细弦而滑。

诊断：癫痫。

治法：平肝熄风，开窍醒脑，宁心益智。

1.针灸：大椎、风池、百会、印堂、定神、虎边、神门、劳宫、足三里、三阴交、丰隆、太冲、太溪、廉泉透三穴、哑门、腰奇、腰阳关、肾俞、命门。针用平补平泻法，留针30分钟，每隔10分钟行针1次，每日针治1次，10次为1疗程。

2.西药：卡马西平，每日3次，每次3片；妥泰（托吡酯片），每日2次，每次1片。

3.中药：羚角钩藤汤合止痉散、桃红四物汤等加减。明天麻75克，羚羊角粉6克，陈胆星30克，炙全蝎30克，金顶蜈蚣15条，九节菖蒲50克，广地龙40克，白僵蚕50克，炙远志40克，琥珀粉20克，青龙齿50克，紫丹60克，抱木茯神（朱砂3克染）75克，丹皮40克，当归60克，青礞石（煅）50克，灵磁石120克，葛根100克，黄芪150克，钩藤75克，炒白术50克，大熟地60克，砂仁20克，潞党参60克，炒白芍90克，炙甘草30克，天竺黄60克，云茯苓60克，太子参60克，川芎50克，桃仁30克，红花30克。共研为末，炼蜜为丸如豌豆大。每服6克，每日3次。

[附注] 2006年12月14日南京军区总医院MRI显示：脑组织发育不良伴胼胝体部分缺如。

疗效：诊治5次后，情绪较稳定，能自行上床睡觉。共诊治20次，症情稳定，而告痊愈。

（摘自《临证治验集粹·肖少卿医案》）

例3 姚某，女，22岁，2014年7月28日初诊。

主诉：（其母代述）出生后75天将其兔唇手术缝合，8岁时因发高烧抽搐，经治已愈。10岁时出现癫痫小发作，其症为一时性目瞪口呆，意识欠清，持续约6秒钟时间，多在劳累后发作，发作无规律，有时一天发数次，有时数天发1次。胃纳可，二便调，形体丰腴，脉小弦而滑。自2013年3月起服用桂芍镇痫片、丙戊酸镁缓释片、复方苯巴比妥等，可以控制平时发作，但劳累后依然发作。今特来我科请予诊治。综观症情，良由体态肥胖，痰湿中阻，上蒙清窍使然。

治法：平肝化痰，开窍醒脑，宁心安神，减肥。

1.针灸：大椎、风池、脑空、四神聪、印堂、太阳透率谷、定神、合谷、神门、间使、曲池、中脘、天枢、气海、关元、足三里、丰隆、三阴交、太冲透涌泉、照海、公孙、神阙。操作：针用平补平泻法，留针30分钟，每隔10分钟行凤凰展翅1次，其中中脘、神阙、气海、天枢均拔罐10分钟，每日施术1次，10次为1疗程。

2.中药：羚角钩藤汤合磁朱丸、止痉散、温胆汤等加减。明天麻15克，双钩藤15克，制半夏10克，广陈皮8克，姜汁炒竹茹9克，炒枳实9克，云茯苓15克，天竺黄10克，九节菖蒲10克，灵磁石（先煎）30克，煅青礞石10克，炙全蝎6克，金顶蜈蚣1条，炒枣仁15克，炙远志10克，焦楂曲各10克，炒白芍15克，炙甘草5克，抱木茯神（朱砂0.1克染）15克，郁金（矾水炒）10克，浙贝母10克，广地龙15克，全栝楼15克，大熟地15克，黄精（蒸制）15克，大腹皮15克，冬瓜皮15克，白僵蚕10克，川萆薢10克，佛手8克，砂仁（打、后下）3克。每日1剂，水煎，早、晚各服1次。

疗效：3个疗程后，症情好转，每周只发作1～2次，每次

2～4秒钟。6个疗程后，症情稳定，已不发作。为了巩固疗效，又针药结合治疗9个疗程，治疗结束，患者精神有振，再未发作，体重减轻30公斤，体形优化，神彩飞扬，而告痊愈。

（摘自《临证治验集粹·肖少卿医案》）

例4　王某，男，13岁，2005年9月23日初诊。

主诉：（其母代述）癫痫时愈时发6年。

病史：早产，8岁时出现短暂（1～2秒钟）的抽搐跌仆，在南京某医院行磁共振检查，印象为"癫痫"。治用妥泰25毫克，早、晚各服2片半，以控制发作。但因感冒发热，或因学习紧张疲劳过度，仍有小发作。

刻诊：面容憔悴，神识呆钝，脉小弦而滑，舌质偏红而苔腻。

诊断：癫痫。良由痰浊中阻、上蒙清窍使然。

治法：平肝熄风，豁痰开窍，宁心安神。

1.针灸：大椎、风池、百会、合谷、定神、神门、内关、足三里、太冲、阴陵泉、风府、腰奇、腰阳关、肾俞、命门、阴阳二蹻。针用平补平泻法，留针30分钟，每隔10分钟行针1次，每日针治1次，10次为1疗程。

2.西药：卡马西平，每日3次，每次3片；妥泰（托吡酯片），每日2次，每次1片。

3.中药：羚角钩藤汤合止痉散、桃红四物汤等加减。明天麻15克，钩藤15克，白僵蚕10克，生铁落15克，天竺黄10克，竹沥半夏10克，灵磁石（先煎）30克，炙全蝎6克，蜈蚣1条，炙甘草8克，矾水炒郁金9克，琥珀粉4克（二次合），炙远志9克，云茯苓15克，白芍20克，炒白术10克，砂仁（打、后下）3克，九节菖蒲10克，陈胆星5克，煅礞石10克，炒枳实5克，黄芪

20 克，生地 9 克，防风 6 克。每日 1 剂，水煎，早、晚各服 1 次。

疗效：2006 年 1 月 19 日复诊：西药已减成一半，然症情已明显好转。原方加葛根 20 克，广地龙 10 克。10 剂，每日 1 剂，水煎服，每日 2 次。

2006 年 2 月 5 日三诊：西药已减成一半，然症情稳定。原方加丹皮 15 克，丹参 10 克。15 剂，每日 1 剂，水煎服，每日 2 次。

2006 年 3 月 16 日四诊：原方加广地龙 15 克，丹皮 15 克，丹参 15 克，怀山药 15 克，葛根 20 克，青龙齿 10 克，抱木茯神（朱砂 0.1 克染）15 克，百合 15 克，浙贝母 15 克。15 剂，每日 1 剂，水煎服，每日 2 次。嘱其停服西药，以观其效再议！

2006 年 3 月 29 日五诊：症情稳定。未发作。上方 15 剂，每日 1 剂，水煎服，每日 2 次。

2006 年 4 月 12 日六诊：症情稳定。再宗前方（3 月 16 日方）继进之。15 剂，每日 1 剂，水煎服，每日 2 次。

本例患儿，其癫痫之痼疾已历六载，曾用多种西药以控制其发作，但因久服而乏效。后经我科采用针灸＋拔罐兼服中药综合施治，共计治疗 8 个疗程（80 次），疾病告愈。

（摘自《临证治验集粹·肖少卿医案》）

十六、摇头风（颈肌痉挛）案

郭某，女，26 岁，农民。自诉不自主头摇 1 年余。病始于 1 年前某夜因墙壁倒塌突受惊吓，当时自觉背部有一股凉气上冲头部，旋即引起摇头，至今已 1 年多，呈阵发性发作。经某医院诊断为"颈肌痉挛"，治之未效。今求治于余。

症见：旋转性摇头，阵发性发作，日发 50 余次，语言困难，饮食减少，心如悬若饥状，朝轻暮重，入睡方休，头晕目眩。诊断为摇头风（颈肌痉挛），惊恐伤肾，水火失济，风阳上扰型。治宜宁心益肾，熄风安神。乃取心俞、肾俞、神门、太溪、百会、风池、大椎、后溪、太冲。操作：上穴用平补平泻法，每日施术1次，每次留针30分钟。针刺2次后，摇头发作次数减少，日发30余次。继针3次后，摇头发作次数已减至日发10余次，头晕目眩好转；再针5次后，摇头发作已止，头晕目眩亦除。语言清晰，饮食如常，心宁而睡眠佳。共针10次，1年之痼疾痊愈。3年后随访，未见复发。

【按语】该病为旋转性摇头风，属现代医学的颈肌痉挛，临床较为少见。由于患者素体阳虚，又遭惊恐伤及心肾而发病。盖心为五脏六腑之大主，主神明，病始于惊，惊则伤心，心伤则神不守舍，神离则心气虚，"心气虚则颤"，肾为水火之脏，内藏真阴真阳，本例恙起于恐，恐则伤肾，肾伤则水不能涵木，以致风阳上扰；又因督脉主一身之阳，为阳脉之海，其脉贯背上循巅顶，该例患者得之惊恐，由于惊则气乱，恐则气下，必致督脉之阳气受戕，是以督脉失衡，"虚则头重，高摇之"。方取百会、风池、太冲，以平肝潜阳，熄风舒筋；因"头有气冲，止之于脑"，督脉通于脑，故取大椎、后溪，以疏调督脉之阳气，而振奋阳脉之海，使其总督有职，平衡有权。更加心俞、肾俞与神门、太溪配用，旨在补北泻南，交通心肾，使水升火降，水火既济，天地交泰。诸穴合用，共奏宁心益肾，熄风安神，平肝舒筋之功。

（摘自《中国当代针灸名家医案·肖少卿医案》）

十七、震颤麻痹（帕金森氏病）案

例1 陈某，男，77岁，2006年10月4日初诊。

主诉：颈椎病 5 年，帕金森氏病 1 年余。

病史：颈椎 C3、4、5、6、7 突出，硬膜囊受压。于 2005 年 5 月在脑科医院诊断为帕金森病。

刻诊：颈项强直，手抖头颤，步履拘急，迈步不开，大便秘结，前列腺肥大，小便困难。

治法：平肝熄风，宁心安神，通便利尿。

1.针灸：崇骨、大椎、风池、身柱、患门、百会、中脘、天枢、气海、关元、中极、阳陵泉、足三里、上巨虚、阴陵泉、髀关、四强、膝眼、膝中、太冲、太溪、曲池。针用平补平泻法，留针 30 分钟，每隔 10 分钟行针 1 次，每日针治 1 次，10 次为 1 疗程。

2.中药：天麻 15 克，钩藤 20 克，羚羊角粉（冲服）0.6 克，僵蚕 10 克，炙全蝎 6 克，丹皮 15 克，丹参 15 克，地龙 10 克，土鳖虫 8 克，川芎 12 克，灵磁石（先煎）30 克，桃仁（打）10 克，生地 15 克，全栝楼 15 克，肉苁蓉 15 克，五味子 5 克，生苡仁 15 克，白芍 15 克，砂仁（打、后下）3 克，焦楂曲 10 克，炙甘草 6 克，大蜈蚣 1 条，潼白蒺藜各 10 克，番泻叶 5 克，泽泻 15 克，黄精 12 克。每日 1 剂，水煎，早、中、晚各服 1 次。

疗效：针灸治疗 7 个疗程，兼服中药 70 剂后，颈项强直已松解，手抖头颤亦平，大便通畅，小便较顺利，步行较稳健，临床症状较前大为改善。

（摘自《临证治验集粹·肖少卿医案》）

例 2　曹某，女，66 岁，2006 年 9 月 28 日初诊。

主诉：右手颤抖 20 余年，加重 2 年。

病史：2005 年 11 月在北京某中医院诊断为"帕金森病"，服用震颤丸、天麻杜仲丸半年，效果不显。

刻诊：右手平伸时颤抖不休，颈项欠利不适，脉弦滑，舌质偏红，胃纳差，二便调。

治法：平肝熄风，滋阴降火，健脾和胃。

1. 针灸：大椎、风池、百会、虎边、内关、神门、命门、肾俞、腰阳关、马尾。针用平补平泻法，留针 30 分钟，每隔 10 分钟行针 1 次，每日针治 1 次，10 次为 1 疗程。

2. 中药：羚角钩藤汤加减。天麻 15 克，钩藤 15 克，僵蚕 10 克，炙全蝎 6 克，丹皮 15 克，丹参 15 克，地龙 10 克，土鳖虫 8 克，川芎 10 克，磁石 20 克，炒白术 10 克，陈皮 4 克，砂仁 4 克，生地 12 克，炙甘草 6 克，红花 6 克，葛根 20 克，生熟苡仁各 8 克，络石藤 13 克，桑寄生 15 克，石斛 15 克，萆薢 10 克，当归 15 克，赤白芍各 10 克，鸡血藤 15 克，焦六曲 10 克。每日 1 剂，水煎，早、晚各服 1 次。

例3　焦某，男，50 岁，2005 年 3 月 25 日初诊。

主诉：左侧上下肢活动不利、手指震颤、步态欠稳 1 年余，加重 3 个多月。

病史：于 2005 年 3 月 9 日去南京军区总医院核磁共振检查：正常。初步印象：疑似帕金森病。服安坦片每次 1 片，每日 2 次；金刚烷胺片，每次 1 片，每日 2 次。舌光苔少，中有裂纹，脉细而缓，手足心热。

治法：平肝熄风，滋阴降火，宁心安神，补气活血，扶正固本。

1. 针灸：大椎、风池、四神聪、合谷、手三里、肩髃、足三里、阳陵泉、太冲透涌泉、太溪、内关、三阴交、神门。针用平补平泻法，留针 30 分钟，每隔 10 分钟行针 1 次，每日针治 1 次，10 次为 1 疗程。

2.中药：羚角钩藤汤合牵正散、六味地黄汤加减。羚羊角粉0.6克，钩藤15克，潼白蒺藜各15克，白僵蚕9克，白附子8克，炙全蝎5克，金顶蜈蚣1条，炙甘草5克，生熟地各12克，黄精（蒸制）15克，广地龙15克，南北沙参各12克，桑椹15克，甘杞子10克，葛根20克，枸杞子12克，当归15克，川石斛15克，玉竹12克，淮山药15克，赤白芍各15克，山萸肉15克，丹皮15克，丹参15克，百合15克，云茯苓12克，砂仁（打、后下）3克，杭白菊6克，炒枳壳8克，炒白术10克，生炙黄芪各15克。每日1剂，水煎，早、晚各服1次。

疗效：针灸6各疗程（60次）兼服中药58剂后，诸症悉退，恢复如常，而告痊愈。

（摘自《临证治验集粹·肖少卿医案》）

例4　谢某，女，40岁，2006年11月24日初诊。

主诉：左下肢颤抖1年余。

病史：2005年8月左腿肚抽筋不适，随即急伸而致颤抖不休，曾经当地医院针灸3个月，但治疗乏效。有室性早搏史、高血压病史。

刻诊：左下肢颤抖不停，自述入睡时不颤抖，胃纳可，二便调，脉弦滑。

诊断：颤抖症（震颤麻痹）。良由肝阳上亢，风阳扰动，心室早搏，缺血缺氧，反致心神不宁，而患斯疾。

治法：平肝熄风，滋阴潜阳，宁心安神。

1.针灸：大椎、风池、患门、天突、百会、内关、神门、定神、伏兔、阳陵泉、委中、承山、昆仑、三阴交、太冲。针用平补平泻法，留针30分钟，每隔10分钟行针1次，每日针治1次，10次为1

疗程。

2.中药：天麻15克，钩藤20克，潼白蒺藜各15克，丹皮15克，丹参15克，炙全蝎6克，罗布麻叶25克，杜仲15克，川断12克，伸筋草15克，鸡血藤15克，地龙10克，炒白术10克，土鳖虫8克，大蜈蚣1条，赤白芍各12克，黄芪30克，白僵蚕10克，炙甘草6克，陈胆星10克，磁石30克，生地15克，云茯苓15克，炙远志9克，石菖蒲9克，当归15克，全栝楼15克，桑寄生15克，络石藤15克。每日1剂，水煎，早、晚各服1次。

疗效：针灸8疗程（80次）、服用中药80剂后，血压正常（135/80毫米汞柱左右），室早之宿疾亦随之而愈，左下肢腓肠肌痉挛颤抖之顽疾消除，而告痊愈。

（摘自《临证治验集粹·肖少卿医案》）

十八、哮喘（支气管哮喘）案

例1 王某，65某，2005年9月14日初诊。

主诉：患咳喘病30余年，加重18天。

病史：患者于1968年患气管炎，咳嗽气喘，经注射青霉素而愈。1986年因发热咳喘伴发肺炎，亦注射青霉素而愈。近18天来，咳喘发作甚剧，应用先锋Ⅳ、茶新那敏片，咳喘得到控制。今来我科要求针灸治疗。

刻诊：喉间哮鸣，喘促不安，不能平卧，端坐呼吸，胃纳一般，二便尚调，有时脘痞不适，舌有紫气苔白腻，脉浮而滑。

诊断：哮喘（支气管炎、支气管哮喘）。

治法：止咳定喘，宣肺化痰，扶正祛邪。

1.针灸：大椎、风池、风门、肺俞、膏肓、内关、尺泽、神门、合谷、膻中、华盖、天突、太溪、足三里、丰隆。针用平补平泻法，留针30分钟，每隔10分钟施凤凰展翅手法1次，每日针治1次，10次为1疗程。

2.中药：射干麻黄汤合三子养心汤加减。射干12克，蜜炙麻黄6克，细辛3克，制半夏9克，杏仁8克，炙紫菀10克，款冬花10克，炙百部6克，五味子4克，苏子6克，南北沙参各10克，金沸花10克，炒牛蒡子8克，金银花10克，炒白术6克，浙贝母6克，黄芪20克，枇杷叶（去毛）3克，鱼腥草15克，防风9克，金荞麦15克，炙甘草5克，生姜3片。每日1剂，水煎，早、晚各服1次。

2005年10月10日复诊

症情好转，然睡眠欠佳。原方加生地15克，栝楼15克，银杏6克，炒枣仁25克，丹皮15克，丹参10克，炙远志9克，合欢皮15克，麻黄加至7克，五味子加至5克，白芥子加至7克。每日1剂，水煎，早、晚各服1次。

疗效：本例患者经针灸＋拔罐治疗3个疗程（30次），兼服中药25剂，而告痊愈。

（摘自《临证治验集粹·肖少卿医案》）

例2　姚某，女，60岁，2007年1月5日初诊。

主诉：患慢性支管炎20余年。

刻诊：咳嗽痰多，痰黏不易咯出，胁痛，喉痛，有慢性咽喉炎史，舌苔白腻，脉弦滑。

诊断：①咳嗽（老慢支）；②慢性喉痛（慢性咽喉炎）。

治法：清肺化痰，利咽消炎。

1.针灸：大椎、风池、风门、肺俞、膏肓俞、内关、尺泽、足三里、丰隆。针用平补平泻法，留针 30 分钟，每隔 10 分钟行针 1 次，每日针治 1 次，10 次为 1 疗程。

2. 中药：蜜炙麻黄 6 克，杏仁 10 克，象贝母 10 克，炙紫菀 10 克，子芩 10 克，炙百部 15 克，射干 15 克，鱼腥草 15 克，生黄芪 20 克，莱菔子 10 克，桔梗 6 克，橘皮 8 克，冬瓜子 20 克，桑叶 10 克，南北沙参各 10 克，云茯苓 15 克，炙枇杷叶 10 克，山豆根 8 克，板蓝根 10 克，炒白术 10 克，生甘草 6 克，炒牛蒡子 10 克。每日 1 剂，水煎，早、晚各服 1 次。

疗效：针灸 30 次兼服中药 30 剂后，患者咳嗽之宿疾得以缓解而呼吸通畅，慢性咽炎亦随之消除。

（摘自《临证治验集粹·肖少卿医案》）

例 3　杨某，女 21 岁，2005 年 5 月 28 日初诊。

主诉：每于晨起后即喷嚏、流涕，偶感风寒咳嗽气喘，胃纳可，二便调，舌苔薄白，脉细滑。

诊断：①鼻鼽（过敏性鼻炎）；②哮喘（支气管哮喘）。

治法：宣肺散寒，止咳定喘，通利鼻窍，扶正固本。

1. 针灸：大椎、风池、上星、内关、尺泽、迎香、足三里、丰隆、风门、肺俞、膏肓。针用平补平泻法，留针 20 分钟，每隔 10 分钟行针 1 次，其间拔罐 10 分钟，隔日针治 1 次，10 次为 1 疗程。

2. 金霉素药膏 3 支，每用少许搽于鼻腔内患处，每日 3 次。

3. 中药：止咳散合玉屏风散、射干麻黄汤、辛夷散等加减。炙麻黄 6 克，射干 12 克，前胡 9 克，杏仁 9 克，款冬花 12 克，紫菀 10 克，霍苏梗各 8 克，浙贝母 8 克，金银花 15 克，川朴花 8 克，佛手 8 克，白术 10 克，防风 9 克，黄芪 20 克，苍耳子 12 克，甘草 5 克，百合 15 克，莱菔子 6 克。每日 1 剂，水煎，早、晚各服 1 次。

2005 年 6 月 17 日复诊

针药结合治疗 15 次后，晨起喷嚏、流涕之鼻鼽宿疾霍然若失，支气管哮喘亦平。原方加旋覆花 9 克，辛夷 9 克，继服 15 剂。

疗效：本例患者经针灸 3 个疗程（30 次），兼服中药 30 剂和外搽金霉素眼膏于鼻孔后，过敏性鼻炎消失，支气管哮喘亦得以缓解而康复。

（摘自《临证治验集粹·肖少卿医案》）

例 4 马某，76 岁，男，2005 年 6 月 4 日初诊。

主诉：咳嗽声嘶 3 个月。

病史：声嘶，饮水呛咳，夜间咳甚痰多，内镜所见：右侧声带固定，未见明显新生物，咽黏膜红，扁桃体 I 度。胃纳一般，二便调，舌质偏红，苔腻微黄，脉细滑数。

诊断：风热咳嗽（上呼吸道感染）。良由年迈古稀，肺肾亏虚，风热时邪外侵使然。

治法：祛风清热，化痰养阴，消炎利咽。

1. 针灸：大椎、风池、肺俞、膏肓、内关、尺泽、孔最、少商、足三里、丰隆、三阴交、太溪、膻中。针用平补平泻法，留针 30 分钟，每隔 10 分钟行针 1 次，其间拔罐 10 分钟，每日针治 1 次，10 次为 1 疗程。

2. 中药汤剂：百合固金汤加减。炙紫菀 9 克，款冬花 9 克，前胡 10 克，百合 15 克，生熟地各 10 克，当归 15 克，紫丹参 15 克，天麦冬各 9 克，南北沙参各 15 克，玄参 12 克，川贝母 6 克，鱼腥草 15 克，桔梗 6 克，白芍 15 克，炙百部 15 克，猫爪草 15 克，夏枯草 12 克，生甘草 6 克，功劳叶 9 克，银柴胡 6 克，砂仁 3 克。

每日 1 剂，水煎，早、晚各服 1 次。

3.六神丸 10 支，每服 10 粒，每日 3 次。

2005 年 6 月 24 日复诊

经针灸与服药治疗 15 次后，咳嗽声嘶大减，饮水已不呛咳。原方加炒牛蒡子 15 克，炙枇杷叶 8 克。另用锡类散 3 支，每用 1/2 支吹入喉中，每日 2 次。

疗效：本例患者经针灸治疗 4 个疗程（40 次），兼服中药 30 剂和六神丸 10 支，以及外吹锡类散 8 支后，诸症悉除，而告痊愈。

（摘自《临证治验集粹·肖少卿医案》）

例 5　宋某，男，46 岁，1972 年 6 月 14 日初诊。

自述患哮喘病 15 年之久，经常服用麻黄素片，注射肾上腺素等药物，但仍时愈时发，难以控制。近来发作较烈，要求针灸治疗。

刻诊：形瘦神疲，呼吸气促，口唇发绀，汗出肢冷，不能平卧，苔薄白，脉虚。证属虚喘。由久病肺弱，气液亏耗，肺气虚竭，气失所主，加因肾元不足，精气虚愈，根本不固，气失摄纳所致。治当调补肺肾，纳气定喘。乃取肺俞、膏肓、气海、肾俞、太渊、太溪、足三里、喘息，以轻刺重灸为主，每日针灸 1 次，留针 30 分钟。经治 7 次后，病情显著好转，喘促渐平，夜间已能平卧，食欲亦振。继取八华穴用埋线治疗，以巩固之。共治 8 次而愈。越 3 个月随访，患者愈后未发作，早已参加劳动。

【按语】八华穴位于背部脊柱两侧，每侧 4 穴。具体取法：以患者两口角之间的长度为边长作等边三角形，按此用硬纸剪成 4 个等边三角形，取其一角置于患者大椎穴上，在脊柱两侧的尖端处是穴，如此 4 次，所取穴位为八华穴。埋线方法：用零号羊肠线 0.5 厘米埋于穴内，每隔 15 天理 1 次，一般埋 3～4 次。八华穴埋线对于治疗支气管哮喘有较好效果，余曾用此法在淮阴县治疗哮喘病 56 例，有效率达 86% 以上。

（摘自《中国针灸处方学·肖少卿医案》）

十九、胁肋痛案

例 1 患者宋某，女，44 岁，住南京市，工人，1997 年 5 月 6 日初诊。

自述两胁肋疼痛已历 3 个多月，由于夫妇不睦发生口角所致，曾服沉香顺气丸和逍遥丸等未效。

刻诊：胸闷脘痞，两胁胀痛，走窜不定，嗳气频作，善怒易躁，叹息则舒，苔薄白微腻，脉弦。此属胁肋痛，由肝气郁结，气滞血瘀，络脉痹阻，经气运行失畅所致。治宜疏肝解郁。方用疏肝解郁方。期门、肝俞，疏肝解郁；胆经合穴、筋之会穴阳陵泉与三焦经之经穴支沟（飞虎）相配，舒筋活络，理气镇痛。经针 12 次，胁痛大减，嗳气亦少。继针 4 次，胁痛得止，嗳气亦除，胸脘随之宽展，气机因而通畅。共针 16 次而告痊愈。

【按语】本方具有疏肝解郁的作用。取期门与肝俞相配，此为俞募配穴，自古有之，是属偶方。依据《难经》"募在阴而俞在阳""从阴以引阳""从阳以引阴"的阴阳之理，取此二穴针之，具有疏肝解郁、行气活血、散瘀镇痛之效。因胆附于肝，二者相为表里，厥阴、少阳之脉循布于胁肋，故取肝之原穴太冲与胆之合穴阳陵泉相配针之，以疏肝利胆，亦可治肝胆胁肋疼痛诸疾。由于胁肋部为手足少阳经分布区域，故取支沟与阳陵泉相配。正如《标幽赋》中所说："胁疼肋痛针飞虎（支沟）。"《肘后歌》

中也说："飞虎一穴通痞气，祛风引气使安宁。"这是医界前辈对支沟临床效应之肯定。至于阳陵泉的镇痛效应，先贤也有论述。《杂病穴法歌》中说："胁痛只须阳陵泉。"《通玄指要赋》中说："胁下肋边者，刺阳陵泉而即止。"以上所述，皆为二穴配之偶方，余常用之，辄获良效！

（摘自《针灸临证治验录·肖少卿医案》）

例2 张某，女，42岁。自述两胁疼痛已3个月，由于邻居关系不睦，吵闹后所致，曾服逍遥丸等未效。

刻诊：胸闷脘痞，两胁胀痛，走窜不定，嗳气频频，善怒烦躁，脉弦，苔薄。证属肝气郁结。由肝郁气滞，络脉受阻，经气运行失畅所致。治当疏肝解郁。乃取肝募期门、肝经原穴太冲以疏肝解郁，继取胆经合穴阳陵泉、三焦经穴支沟以理气镇痛。经针1次后，胁痛大减，嗳气亦少。经针2次后，胁痛即止，嗳气顿除，胸脘随之宽展，气机因而通畅。仅针2次，乃告痊愈。

（摘自《中国针灸处方学·肖少卿医案》）

例3 张某，女，38岁。自述两胁疼痛2个月余。由于夫妻关系不睦，吵闹后引起。曾服开胸顺气丸、逍遥丸等罔效。

刻诊：胸脘痞闷，两胁胀痛，走窜不定，嗳气频作，烦躁易怒，脉弦滑，苔白腻。证属肝郁气滞，痰湿内阻，以致络脉阻滞，不通则痛。治当疏肝化痰，理气镇痛。乃取肝募期门、肝经原穴太冲以疏肝解郁，取脾之背俞脾俞、足阳明经之络穴丰隆以健胃化痰，更取胆经合穴阳陵泉、三焦经穴支沟以理气镇痛。经用上述艾炷无瘢痕灸和针上加灸治疗2次后，胁痛大减，嗳气较少。经灸治4次后，胁痛消失，嗳气亦止，胸脘随之宽畅，精神因而爽朗。

共灸治 4 次而告痊愈。

【按语】笔者临床应用艾炷灸和针上加灸治疗肋间神经痛，处方：肝俞、期门、支沟、阳陵泉、太冲。随症加穴：胁肋刺痛者加大包，胃呆食少者加足三里。操作法：取肝俞、期门、大包、足三里四穴用艾炷无瘢痕灸（炷如半枣核大），每穴每次施灸 5 壮，每日 1 次，另支沟、阳陵泉、太冲三穴用针上加灸，每穴每次施灸 10 分钟，亦为每日 1 次。以上两法，均以 10 次为 1 疗程。治疗 46 例，结果治愈 34 例，显效 8 例，无效 4 例。治愈病例中治疗次数最多者 13 次，最少者 3 次。

二十、干霍乱（绞肠痧）案

例1 孙某，女，54 岁，修路工人。因夏日施工劳累受暑，突然出现腹中剧烈绞痛而来本室就诊。患者面青唇绀，表情痛苦，欲吐不吐，欲泻不泻，腹中绞痛，呼痛不已，身热汗出，舌质红，苔黄腻，脉洪数。

按脉查证，此属干霍乱（绞肠痧）。治宜清暑泻热，疏调肠腑。急取曲泽、委中刺血，继取大椎、合谷、足三里针而泻之，留针 15 分钟，每隔 5 分钟行针 1 次。当针刺 5 分钟时，腹中绞痛大减，10 分钟后腹痛消失，15 分钟后诸症悉退，恢复如常。

（摘自《针灸临证治验·肖少卿医案》）

例2 张某，女，35 岁，渔民。1956 年夏于泰兴城卖鱼，突然腹中绞痛，欲吐不得吐，欲泻不得泻，卧于街头呻吟不已。

余以为此乃绞肠痧之症，随以两手拇、食二指掐患者腹侧两大横穴处之大筋上（10 次左右），继以食指强压两足三里穴约

10 分钟，其痛立减；再强掐两内关穴时，患者吐出酸水两碗余，腹气立通，其痛若失。

（摘自《介绍"指针"治病的疗效》，载《辽宁医学杂志》，1960 年第 2 期）

二十一、梅核气（咽神经症）案

例 1　李某，女，47 岁，农民，1970 年 8 月 16 日初诊。自述咽喉部有梗阻感，已有 16 年之久。曾在喉科检查，示"咽喉部无异常"。此后又就诊于内科，行钡餐 X 线透视检查，示"食管无异常"，诊断为"咽神经症"。治疗未效。以后并服沉香顺气九、开胸顺气丸以及半夏厚朴汤、旋覆代赭汤、四磨饮等中药 50 余剂，均未取效。

刻诊：胸闷气逆，喉间似有炙脔，咯之不出，咽之不下，然饮食吞咽如常，脉弦滑，舌苔薄白微腻。证属梅核气。由心脾气结，郁而生痰，痰气郁结所致。治当化痰、理气、解郁为主。处方：天突、丰隆、内关、膻中、脾俞、章门、中脘、足三里、太冲。施以疾徐补泻法，留针 30 分钟，隔日治疗 1 次。经针 2 次后，胸闷气逆、咽喉梗阻感大减。经针 5 次后，胸宇宽畅，咽喉梗塞感已除。继针 2 次以巩固之。

【按语】梅核气，现代医学称之为"咽神经症"。本病多由忧思过度，思虑伤脾，脾气郁结，郁而生痰，痰气交阻，结于咽喉或胸膈上部所致。本病经久不解，可引起咽中似有炙脔之症，犹如梅核梗阻之感，故有"梅核气"之称。本病治法以化痰、理气、解郁为主，故取天突、丰隆以清利咽喉而化痰浊，取内关、膻中以宣通气机而畅胸膈，更取脾俞、章门、中脘、足三里、太冲诸穴以健脾和胃、疏肝解郁。如此相辅相成，则病自向愈。

例2　王某，女，38岁，农民。自述咽喉都有黏痰阻滞感，但咯之不出咽之不下，已有3年余。曾在喉科检查，谓"咽喉部无异常"，其后就诊于内科，行钡餐X线透视检查，报告"食管无异常"，诊断为"咽神经症"。经服西药未效。以后并服开胸顺气丸、半夏厚朴汤、旋覆代赭汤等中药40多剂，均未获效。

刻诊：面容憔悴，胸闷气逆，喉间似有炙脔，咯之不出，咽之不下，然饮食吞咽如故，脉弦滑，舌苔薄黄微腻。证属梅核气。由心脾气结，郁而生痰，痰气郁结所致。治当理气、解郁、化痰为主。取穴：天突、膻中、中脘、章门、足三里、太冲、脾俞、内关。用上述蓖麻仁敷灸法操作，每日敷灸1次，每次敷灸8小时。敷灸治疗2次后，胸闷气逆减轻，喉间阻滞感大减。敷灸治疗4次后，胸宇宽展，咽喉阻滞感消失。继续敷灸1次以巩固之。

【按语】笔者采用蓖麻仁敷灸治疗本病26例，疗效较好。取穴：天突、膻中、合谷、间使、足三里、丰隆。按蓖麻仁敷灸法操作，每日敷灸1次。本组病例最多治疗7次，最少治疗1次，一般1~2次即可见效。敷灸后喉间阻滞感消失者18例（69.23%），显著减轻者3例（11.54%），减轻者3例（11.54%），无效者2例（7.69%），总有效率达92.29%。

（摘自《中华灸疗学·肖少卿医案》）

二十二、心悸（室上性心动过速）案

陈某，男，38岁。患者素有心悸病史。自觉胸闷，心慌不宁，口干而黏。舌苔黄腻，脉细数不整。心脏听诊：心律不齐，心率

90 次 / 分。

心电图检查示"室上性心动过速"。证属痰火扰心，心神不安。治宜清火化痰，宁心安神。采用艾卷温和灸神门、内关、心俞、肾俞、太溪、丰隆、大椎诸穴，每穴灸 10 分钟，每日 1 次。经灸治 10 次后，诸症消失，舌脉正常，而告痊愈。随访 1 年未复发。

二十三、失眠案

例 1　李某，女，40 岁，2002 年 9 月 3 日初诊。

主诉：失眠多梦，头疼。

刻诊：失眠梦纭，头痛发胀，月经超前伴有周期综合征，颈椎病，眩晕时作，两颞、额部胀痛，两眼发胀畏光，自觉喉间胀闷，心悸不宁，脉细弱，舌质红，苔白腻。

诊断：①神经官能症；②顽固性失眠；③月经周期综合征；④颈椎病；⑤梅核气。

治法：补北泻南，交通心肾，宁心安神，疏肝调经。

1.针灸：大椎、风池、太阳透率谷、攒竹、天突、百会、定神、膻中、足三里、神门、三阴交、内关、虎边、太冲。针用平补平泻法，留针 30 分钟，每日针治 1 次，1 个月为 1 疗程。

2.中药：炒枣仁 15 克，青龙齿 15 克，石菖蒲（先煎）9 克，合欢皮 15 克，夜交藤 15 克，珍珠母 30 克，灵磁石 30 克，沉香（后下）3 克，佛手 9 克，百合 15 克，柴胡 10 克，天麦冬各 10 克，白芍 15 克，五味子 3 克，南北沙参各 15 克，薤白头 12 克，全栝楼 12 克，炙甘草 8 克，木蝴蝶 9 克，生地 15 克，淮小麦 15 克，抱木茯神（朱染）15 克，砂仁（打、后下）4 克，海浮石 10 克，大枣 10 枚。每日 1 剂，水煎，早、晚各服 1 次。

疗效：经针药综合施治22次而告痊愈。

（摘自《临证治验集粹·肖少卿医案》）

例2 洪某，女，33岁，2005年7月15日初诊。

主诉：失眠，梦纭，痤疮二年，大便泄泻；月经周期正常，但经期七天后仍滴沥不净，乳房发胀，有小叶增生，脉弦细濡数，舌质红，苔白腻。

诊断：①失眠；②月经不调；③泄泻（慢性肠炎）；④痤疮。

治法：疏肝调经，宁心安神，健脾化湿，祛风止痒。

1.针灸：大椎、风池、迎香、印堂、太阳、中脘、天枢、神阙、气海、关元、足三里、上巨虚、三阴交、内关、合谷。针用平补平泻法，留针30分钟，其间拔罐10分钟，隔日针治1次，10次为1疗程。

2.中药：①纯阳正气丸8瓶，每次3克，每日2次；②外搽药：土槿皮酊2瓶，外搽患处，每日2次。

疗效：经针药综合治施治10次而告痊愈。

（摘自《临证治验集粹·肖少卿医案》）

例3 陈某，女，2007年3月13日初诊。

主诉：患焦虑性忧郁症8个月。

病史：恙起于2006年6月26日，因骑自行车不慎跌伤腰部卧床1个月，渐至失眠忧郁焦虑。就诊于南京某脑科医院，磁共振检查示"脑部正常"，诊断为"焦虑性忧郁症"。服用瑞美隆、氯硝西泮、多美康5个月，效果颇佳。但近1周来，上药乏效而通宵难以入睡。

刻诊：面容憔悴，焦虑忧郁，心悸不寐，甚则通宵难眠，胃纳可，大便干结，舌苔黄腻，脉滑数。

诊断：①精神忧郁证（焦虑性忧郁症）；②顽固性失眠；③阳明腑证（习惯性便秘）。

治法：舒肝解郁，通腑泻热，补北泻南，交通心肾。四神聪、脑空、大椎、风池、定神、神门、内关、中脘、天枢、气海透关元、足三里、上巨虚、丰隆、三阴交、太冲、太溪、虎边。针用平补平泻法，留针 30 分钟，每隔 10 分钟行针 1 次，每日针治 1 次，10 次为 1 疗程。

2007 年 3 月 14 日复诊

心烦不能入眠，大便困难，舌苔厚腻。此痰热内扰，心神不宁。拟方化痰宁神。药用珍珠母 40 克，川连 6 克，制川军 10 克，枳实 12 克，熟枣仁 30 克，石菖蒲 10 克，炙远志 8 克，法半夏 10 克，硃茯神 15 克，炙陈皮 8 克，柏子仁 10 克，夜交藤 18 克。7 剂，每日 1 剂，水煎服。

2007 年 3 月 22 日复诊

痰热内扰，心神不宁，不易入寐，心烦不安，苔厚，脉细滑。治宜涤痰宁神安眠。珍珠母（先煎）50 克，龙齿 30 克，川连 6 克，胆南星 10 克，制川军 10 克，枳实 20 克，熟枣仁 30 克，石菖蒲 10 克，炙远志 8 克，竹沥半夏 10 克，硃茯神 15 克，炙陈皮 8 克，柏子仁 10 克，竹茹 8 克。7 剂，每日 1 剂，水煎服。

疗效：本例患者经针灸 2 个疗程（20 次），服用中药 14 剂，焦虑忧郁之苦状逐渐得以缓解，失眠痼疾亦随之而愈。

（摘自《临证治验集粹·肖少卿医案》）

例 4　吴某，男，21 岁，2002 年 3 月 18 日初诊。

主诉：头痛发昏，失眠，多梦，左手颤抖，易发脾气，甚则面红耳赤，鼻衄易发，于 2001 年 12 月份曾出血甚多，口渴，咽干，面部痤疮散发而以两颊为甚，舌质红，苔薄白，脉细数。

诊断：①失眠（心肾不交、水亏火旺型）；②痤疮；③鼻衄。良由心肝火旺，心肾不交，水火不济，风阳上扰所致。

治法：补肾水，泻心肝之火。大椎、风池、百会、印堂、迎香、内关、左肩髎、曲池、手三里、合谷、足三里、阳陵泉、三阴交、太冲、太溪。针用平补平泻法，留针 20 分钟，每日针治 1 次，10 次为 1 疗程。

疗效：针治 1 次后，左手颤抖症消失。针治 6 次后，诸恙悉退而告痊愈。

例 5 吴某，男，39 岁，2003 年 6 月 20 日初诊。

主诉：头昏、头胀、失眠 8 年，加重 3 天。

病史：病始于八年前失眠、梦纭，夜间多在 1 ~ 2 小时左右睡眠，睡后即做梦不已，好抽烟，近来胃纳差，食之腹胀，便不成形，小便如常，色黄，脉弦细，舌苔白腻。

诊断：失眠（神经衰弱）。良由心脾两虚、血不养心所致。

治法：健脾和胃，宁心安神。大椎、风池、百会、印堂、内关、足三里、神门、中脘、气海、天枢、三阴交、太溪。针用平补平泻法，留针 20 分钟，每日针治 1 次，10 次为 1 疗程。

疗效：共针治 6 次，诸恙消退而告痊愈。

（摘自《临证治验集粹·肖少卿医案》）

例 6 吴某，男，39 岁，2004 年 6 月 14 日初诊。

病史：因 6 月 3 日在乡医院做胃镜检查，结果被"病理报告不好"吓了一跳。之后感到口干，胸闷，失眠，不思饮食，胡思乱想，喜欢一人静坐，晚上睡不好。6月10日去南京某医院进行心理咨询，诊断为"强迫症"。现每晚服用兰释50毫克。

刻诊：头昏，失眠，心烦意乱，胸闷气逆，胃纳差，不思食，二便调，脉弦滑，苔黄腻。

诊断：忧郁症（狂躁型）。

治法：疏肝解郁，健脾化痰，宁心安神。大椎、风池、四神聪、神门、虎边、内关、足三里、三阴交、太溪、太冲透涌泉。针用平补平泻法，留针30分钟，每日针治1次，10次为1疗程。

疗效：共计治4次，睡眠、食欲大有改善而告痊愈。

例7　陈某，男，50岁，2004年11月8日初诊。

主诉：焦虑心悸不宁，易紧张汗出，担心忧虑，且有时会伴发阵发性心动过速150～180次/分，血压：160/106毫米汞柱，现服用降压药脉优，血压控制在105～110/70～75毫米汞柱，胃纳佳，二便调畅，脉弦数，舌质红，苔薄。

诊断：忧郁症（神经官能症——植物神经紊乱）。

治法：疏肝壮胆，宁心安神。心俞、肝俞、胆俞、肾俞、神门、内关、合谷、足三里、三阴交、太溪、太冲。针用平补平泻法，留针30分钟，每日针治1次，10次为1疗程。

疗效：共针治9次，症情消失而告痊愈。

（摘自《临证治验集粹·肖少卿医案》）

例8　李某，女，55岁，2002年9月3日初诊。

主诉：失眠，右下肢乏力，颈椎及右肩酸痛，有颈椎病、冠心病、高血压史。

刻诊：失眠多梦，颈椎及右肩酸痛，右下肢乏力，脉弦滑，舌质红，苔白腻。

诊断：①高血压；②颈椎病；③右下肢乏力。

治法：平肝熄风，强心通脉。大椎、风池、内关、大杼、右髀关、足三里、三阴交、太冲。针用平补平泻法，留针 30 分钟，每隔 10 分钟行针 1 次，每日针治 1 次，10 次为 1 疗程。

疗效：共针治 20 次，功能恢复较好。

（摘自《临证治验集粹·肖少卿医案》）

例 9 陈某，男，46 岁，2005 年 7 月 30 日初诊。

主诉：头昏失眠，神疲肢倦，胸脘隐痛不适，大便时秘时溏，有胃溃疡史，有高血压史。

刻诊：身体魁梧，体态丰腴。舌质红，苔黄微腻，脉弦滑。

诊断：①头昏失眠（神经衰弱及疲劳综合征）；②肝阳上亢（高血压病）；③胃溃疡；④便秘。

治法：平肝潜阳，宁心安神，和胃止血，润肠通便，扶正固本。

（1）针灸：大椎、百会、内关、神门、中脘、天枢、气海透关元、足三里、太溪、太冲。针用平补平泻法，留针 30 分钟，每隔 10 分钟施凤凰展翅手法 1 次，每日 1 次，15 次为 1 疗程。

（2）中药：炒枣仁 12 克，炙远志 9 克，罗布麻 25 克，灵磁石 20 克，煅龙牡各 15 克，丹皮 15 克，丹参 15 克，砂仁（打、后下）3 克，郁李仁 10 克，地榆炭 15 克，仙鹤草 15 克，白及 15 克，全栝楼 12 克，肉苁蓉 10 克，焦山楂 9 克，当归 12 克，黄芪 20 克，炒白芍 15 克，炙甘草 5 克，广木香 9 克，徐长卿 10 克，九香虫 6 克，山萸肉 15 克，炒白术 10 克，云茯苓 12 克，乌贼骨 9 克。每日 1 剂，水煎，早、中、晚各服 1 次。

2005 年 8 月 16 日复诊

头昏失眠好转，血压正常，大便通畅。再进服上方 15 剂。

2005 年 9 月 3 日复诊

诸症消退，食欲有振，睡眠亦佳。继服 10 剂，以巩固之。

疗效：本例患者，经针灸＋拔罐治疗 3 疗程（45 次），兼服中药 40 剂，而告痊愈。

（摘自《临证治验集粹·肖少卿医案》）

二十四、感冒（风寒感冒型）案

黄某，男，26 岁，农民，1979 年 10 月 28 日初诊。自述：头痛，鼻塞流清涕，咳嗽恶寒无汗，四肢酸痛 3 天。

检查：体温 37.8℃，咽部无充血，心肺无异常，肝脾未扪及，腹软，舌苔薄白，脉浮紧。属风寒感冒。外感风寒，寒邪束表，肺气不宣，阳气被郁，毛窍闭塞，是以头痛恶寒、鼻流清涕、无汗等。治宜宣肺散寒。方用宣肺散寒方，加太阳针之以治头痛，加迎香针之以通鼻窍，加天突针之以利咽止痒，更加大椎针之既疗肢节酸楚又助发汗解表。诸穴协用，每日施术 1 次，共针灸 3 次，而获痊愈。

二十五、水肿（浮肿，脾肾阳虚型）案

徐某，男，28 岁，1980 年 8 月 4 日初诊。自述身患浮肿，已历年余，屡治乏效。其腰以下浮肿，面色㿠白，身冷不渴，大便溏薄，小便短少，脉沉迟。

证属水肿。由脾肾阳虚，命门火衰，寒水不化使然。治当健脾利湿，温补肾阳。方取温阳利水方加减，取水分、气海、脾俞、肾俞、足三里、三阴交，施以平补平泻法，加灸，留针 30 分钟，

隔日治疗 1 次。经治 2 次后，腰冷好转，小便较多，下肢浮肿略减，唯大便仍溏泄，原方加天枢。经治 6 次后，浮肿渐退，腰腹渐温，小便量多，大便较实。经治 10 次后，浮肿尽退，食欲渐振，二便如常，而告痊愈。

二十六、疟疾（日疟、间日疟）案

例 1 李某，女，32 岁，住江宁县，1979 年 8 月 25 日初诊。自述 3 天来，每日下午先寒战，继则高热头痛，胸闷呕吐痰涎，至黄昏汗出热退，口干而黏，喜热饮但饮不多，大便溏薄。舌苔白腻，脉弦数，查血涂片，找到疟原虫。

诊为疟疾。乃由疟邪踞于少阳，痰湿内蕴所致。治宜和解截疟。乃取大椎、间使、后溪、足三里、脾俞。于发作前 2 小时施术，留针 30 分钟，每隔 5 分钟行针 1 次，每日治疗 1 次。经针 1 次后已不发作，诸恙悉退；继针 2 次，以巩固疗效。5 天后查血涂片，未找到疟原虫。

例 2 徐某，男，28 岁，住江宁县，1979 年 9 月 6 日初诊。6 天来，隔日午时寒热交作，寒轻热重，体温 40℃，入暮汗出热退，伴有头痛，肢楚，胸闷，得食欲呕，口渴欲饮，大便 2 日未行，脉滑数，舌苔薄白略腻。查血涂片，找到疟原虫。

诊为间日疟。由寒湿内蕴，疟邪客于少阳所致。治当和解截疟。即取大椎、间使、后溪、大杼、足三里，隔日施术 1 次，每次留针 30 分钟。经针 1 次后，隔日发作减轻；经针 2 次后，隔日已不发作；继针 1 次以巩固之。6 天后复查，疟原虫阴性。

【按语】 经云：" 夏伤于暑，秋必痎疟 "。疟疾是以按蚊为媒介、疟原虫为病源的一种传染病，多发于夏秋季节。本病发作先见寒战，继而高热头痛，口渴烦躁，然后汗出热退。每日发作者，谓之"日疟"；隔日发作者，谓之"间日疟"；隔两日发作者，谓之"三日疟"；如发作时间不规则，而且来势凶猛，症状复杂，甚则神昏谵语者，谓之"恶性疟"。倘日久不愈，耗伤气血，痰瘀结于胁下（脾大）者，谓之"疟母"。

上述两例，为日疟和间日疟，治宜通阳、和解、截疟，取穴以大椎、间使、后溪为主。大椎是手足三阳经与督脉七阳之会，可以宣通诸阳之气而祛邪，为治疟之要穴；后溪是手太阳经的输穴，又系八脉交会八穴之一，通于督脉，能激发太阳与督脉之气驱邪外出；间使属于手厥阴经，为治疟的经验效穴；脾俞、足三里，可健脾和胃、扶正祛邪。诸穴合用，可奏通阳、和解、扶正、截疟之效。

笔者曾参加针刺治疗疟疾科研组，深入疟疾流行区——江宁县谷里公社，针刺治疗间日疟患者 38 例，其中痊愈者 22 例，有效者 4 例，无效者 12 例，总有效率为 68%。

（摘自《中国针灸处方学·肖少卿医案》）

二十七、痹证（足痹、膝痹、肩痹、指痹）案

例1　赵某，男，38 岁。患者自述两膝关节疼痛、肿胀且不断加重已近月余，坐卧均痛，屈伸不利，步履艰难，夜不能寐，甚则不敢站立，近二三日来，两手腕关节及腰部均有痛感。

诊断为"痛痹"。取髋骨、膝眼、阳陵泉、足三里、阳池、合谷、肾俞、腰阳关等穴，针用平补平泻法，针后加灸。针灸第 1 次后，膝肿减轻。针灸第 3 次后，疼痛显著减轻，行动自如。共针 30 余次，

一切症状消失，而告痊愈。

例2 常某，男，49岁，1981年4月6日初诊。自述右肩关节酸痛，得热痛减，遇寒加剧，右手臂不能上举及后展，病程3个月，经服小活络丹5瓶，外贴伤湿解痛膏16张，未见效果。脉弦紧，舌苔薄白。

属痛痹。由风、寒、湿邪痹阻经络，气血运行失畅所致。治宜宣痹镇痛。乃取肩髃、臑腧、天宗、曲池，施以平补平泻手法，留针20分钟，每日1次。共治13天而愈。

例3 谈某，女，46岁，1981年7月18日初诊。自述左手指麻木疼痛，指关节肿胀，不能握拳，每遇阴雨天气病情加重。脉浮缓，舌苔白腻。

属痹证，治宜通经、活血、宣痹、镇痛。乃取大陵、八邪、内关透外关，毫针刺，用泻法，加灸。每日1次，10次为1疗程。经针灸5次后，指麻、疼痛减轻。继针5次后，手指肿胀已退，麻木已除。再针3次，以巩固之。共针灸13次，而告痊愈。

【按语】

1.“痹”有闭阻不通的含义。外邪侵袭经络，气血闭阻不能畅行，引起肢体关节处出现酸、痛、胀、重及屈伸不利等症状，名为痹证。

2.因起居失调，卫气不固，腠理空疏，或因劳累之后，汗出当风、涉水冒寒、久卧湿地等，以致风、寒、湿邪乘虚侵入，经络闭阻，发为风寒湿痹。另外，也有因素体热盛，复感风、寒、湿邪，郁而化热，发为热痹者。

3.本病可包括风湿热、风湿性关节炎、类风湿关节炎、纤维织炎以及神经痛等。

4.本病治法：①风、寒、湿痹者，以局部与远道取穴为主，亦可以痛为腧（采用阿是穴）。凡行痹宜用毫针浅刺或用皮肤针叩刺；痛痹宜深刺留针，多灸，如疼痛剧烈的可兼用皮内针或隔姜灸；着痹宜用针灸并施，或兼用温针、皮肤针和拔罐法。②热痹宜用毫针浅刺泻法，并用皮肤针叩刺，不灸。每日或隔日1次，每次留针20～30分钟，10次为1疗程。

（摘自《中国针灸处方学·肖少卿医案》）

二十八、头痛案

张某，女，54岁，2003年10月18日初诊。

主诉：高血压病史15年。

刻诊：头疼发胀，睡眠差，近视，看书眼珠发胀，太阳穴亦胀痛，胃纳佳，二便调，舌苔白腻，脉弦滑。

诊断：①肝阳上亢（高血压病）；②失眠。

治法：平肝潜阳，宁心安神。大椎、风池、脑空、百会、太阳透率谷、四白、神门、合谷、内关、四神聪、丰隆、三阴交、太冲、腰阳关、腰眼、秩边、太溪。针用平补平泻法，留针30分钟，每隔10分钟施行凤凰展翅手法1次，每日针治1次，10次为1疗程。

疗效：本例共针治12次而获痊愈。

（摘自《临证治验集粹·肖少卿医案》）

二十九、偏头痛（神经性头痛）案

例1　钱某，女，38岁，1982年1月12日初诊。

主诉：患左侧偏头痛 3 年余，曾经某医院检查为"神经性头痛"。经服止痛片及中药，病情虽有好转，但每遇劳累及情志不遂，辄易发作。近 1 周来头痛加剧，伴头晕目眩，心烦易怒，面赤口苦，舌质红，苔薄黄，脉弦数。

辨证：属少阳头痛，由肝郁化火，风阳上扰少阳经络，脉络受阻，不通则痛。

治法：平肝潜阳、熄风通络。取丝竹空透率谷（左侧）、太冲透涌泉（双），用 2.5 寸毫针从丝竹空至率谷沿皮透刺，施以平补平泻法，以调少阳经气，祛风通络；继取太冲透涌泉，施以捻转泻法，以滋水涵木，平肝潜阳，均留针 20 分钟，隔日 1 次。

疗效：经针 2 次后，头痛减轻，10 次告愈，随访 2 年，未见复发。

（摘自《针刺补泻透刺术治疗疑难杂症·肖少卿医案》）

例 2 方某，女，39 岁，2002 年 3 月 20 日初诊。

主诉：偏头疼或左或右有二十余年，偶于月经前后疼痛，此与月经周期综合征有关。鼓楼医院诊断为血管性神经性头痛。有颈椎病（C5、C6 骨质增生）伴两侧冈上肌腱痛。睡眠一般，但梦多，胃纳一般，大便稀软，脉细弱，舌淡苔薄白。

诊断：①偏头痛（A. 月经周期综合征性头痛；B. 血管神经性头痛）；②颈椎病；③慢性泄泻（慢性肠炎）。

治法：祛风活络，宣痹镇痛，健脾和胃，温肾止泻。大椎、风池、太阳透率谷、中脘、天枢、气海、关元、神阙、肾俞、命门、大肠俞、内关、足三里、上巨虚、三阴交。针用平补平泻法，留针 30 分钟，每隔 10 分钟行针 1 次，每日针治 1 次，10 次为 1 疗程。

疗效：共针治 12 次，头痛消失，二便如常，而告痊愈。

（摘自《临证治验集粹·肖少卿医案》）

例 3 孙某，男，36 岁，2005 年 1 月 28 日初诊。

主诉：左侧偏头疼时愈时发 18 年。凡偶感风寒或工作劳累时辄易发作。举发为阵发性跳痛不适。近来发作较频繁，脉弦紧，舌苔薄白微腻。

诊断：少阳头痛（血管性头痛伴眶上神经痛）。良由风邪袭于少阳经脉，脉络痹阻，气血违和，不通则痛。

治法：祛风活血，宣痹通络。大椎、风池、太阳透率谷、阳白透鱼腰、合谷、内关、外关、侠溪。针用平补平泻法，留针 30 分钟，每隔 10 分钟施行凤凰展翅手法 1 次，每日针治 1 次，10 次为 1 疗程。

疗效：本例患者经针灸治疗 3 疗程（30 次），其 18 年的头痛痼疾豁然消失，而告痊愈。

（摘自《临证治验集粹·肖少卿医案》）

例 4 李某，男，29 岁，2006 年 2 月 23 日初诊。

主诉：后头枕骨区神经痛三周。素有偏头痛病史十年，近来以后头痛为主。有失眠、梦绕史十余年，喜抽烟、喝酒，有慢性胃炎史，胃纳可，二便调，脉小弦而数，苔白微腻。

诊断：①后头痛（枕大神经痛）；②失眠（神经衰弱）；③胃脘痛（慢性胃炎）。

治法：健脾和胃，宁心安神，活血通路，宣痹镇痛。大椎、风池、百会、风府、脑空、风府、神门、内关、合谷、足三里、或风池透风府、三阴交。针用平补平泻法，留针 30 分钟，每隔 10

分钟施行凤凰展翅手法 1 次，每日针治 1 次，10 次为 1 疗程。

疗效：本例患者经针灸治疗 4 个疗程（40 次），头痛消失，睡眠亦佳。

例 5　梁某，男，30 岁，2001 年 7 月 10 日初诊。

主诉：偏头疼 4 年加重 1 年，且两侧交替发作，查甲状腺体较大，伴性情急躁，心悸，易出汗，大便日行 2 次，便溏薄。舌苔黄腻，脉弦滑。

诊断：①偏头痛；②甲状腺肿大；③消化不良（脾失健运）。

治法：祛风活络，疏肝健脾，化痰散结。大椎、风池、太阳透率谷、天突、内关、泽前、中脘、气海、天枢、足三里、三阴交、太冲。针用平补平泻法，留针 30 分钟，每隔 10 分钟行针 1 次，每日针治 1 次，10 次为 1 疗程。

疗效：本例患者经针灸 + 拔罐治疗 3 个疗程（30 次），诸症悉退，而告痊愈。

（摘自《临证治验集粹·肖少卿医案》）

三十、眩晕案

屠某，女，55 岁，2005 年 11 月 3 日初诊。

刻诊：头昏发胀，有高血压病史（180/98 毫米汞柱），有颈椎病史（C6、7 骨质增生），椎间管狭窄，脑供血不足，伴眩晕发作，手指发麻。右侧腰腿痛，抬腿试验（＋），4 字试验亦为（＋）。

诊断：坐骨神经痛，是以牵涉同侧下肢外至足部疼痛麻木不适。

治法：平肝潜阳，滋水涵木，祛风通络，宣痹镇痛。

1. 针灸：崇骨、大椎、风池、百会、天宗、膈俞、肾俞、腰阳关、阳陵泉、委中、环跳、环中、秩边、昆仑透太溪、三阴交、后溪透三间、曲池。施以平补平泻法，留针 30 分钟，每隔 10 分钟施凤凰展翅手法 1 次，每日针治 1 次，1 个月为 1 疗程。

2. 电针：①环跳—阳陵泉；②秩边—委中；③环中—阿是穴（阳陵泉下 4 寸）。针刺后通电 15 分钟，每日针治 1 次，10 次为 1 疗程。

疗效：本例患者经针灸 + 电针 + 拔罐综合治疗 60 次后，颈椎疼痛缓解，血压正常（130/70 毫米汞柱），眩晕未作，坐骨神经疼痛消失，手足麻木感亦除，而告痊愈。

（摘自《临证治验集粹·肖少卿医案》）

三十一、便秘（习惯性便秘——冷秘型、热秘型）案

笔者应用针上加灸和艾卷温和灸治疗便秘 36 例，疗效较好。36 例中，男 22 例，女 14 例；年龄最大 62 岁，最小 14 岁，以 30 ~ 50 岁者居多；病程最长者 18 年，最短者 20 天，以 1 ~ 3 年者居多。选用穴位分两组：1 组：膈俞、肾俞、大肠俞、次髎；2 组：天枢、气海、曲池、上巨虚、三阴交。两组穴位交替使用，背部穴位用艾卷温和灸，腹及四肢穴位针上加灸，每日灸治 1 次。

治疗结果，用上法治疗，本组病例近期痊愈 29 例，显效 4 例，好转 2 例，不明 1 例（经灸治 1 次而未复诊者），近期痊愈率占 80.6%。本组病例最多灸治 8 次，最少灸治 2 次，平均灸治 4.8 次。

例 1　徐某，男，48 岁。自述大便秘结，七八天排便 1 次，已有 12 年之久。曾服脾约麻仁丸和润肠汤等，治皆罔效。

刻诊：面色㿠白，形寒肢冷，腹中冷痛，得温则舒，小便清长，

脉沉迟，舌苔白腻。

证属冷秘。治宜温中散寒，行气通便。乃取肾俞、大肠俞、次髎、天枢、气海、曲池、上巨虚等穴，施以针上加灸结合艾卷温和灸法，灸治45分钟，患者顿觉矢气频转，颇有便意，随即登厕，排出大便甚多，先硬后溏，腹痛霍然消失。次日复诊，自述腹痛未发作，纳谷亦馨，仍取上穴灸治，又排大便1次。隔日复诊，患者食欲大振，饮食倍增，起居爽适，大便正常，继用上穴灸治。共治4次而告痊愈。

例2 金某，女，36岁。自述患习惯性便秘已18年之久。10～13天排便1次，粪块燥结，排便颇难，曾用甘油灌肠和开塞露等，未见效果。并服中药脾约麻仁丸、大承气汤等，连续治疗3个多月，治亦罔效，便秘如故。

刻诊：面色潮红，形盛肢温，腹胀痞满，叩之如鼓，自述腹部胀痛，头痛，失眠，食欲不佳，大便已12天未排，舌质红绛，苔黄腻而燥，脉滑实。证属热秘。此乃阳明腑实证，痞、满、燥、实、坚之症悉具。治当通腑泻热，急下存阴。拟针上加灸兼服中药。取穴与施术同上，每日1次。中药采用大承气汤加减之剂，药用生川军15克，川厚朴10克，炒枳实15克，玄明粉（分2次冲服）15克，番泻叶15克，徐长卿15克，天花粉15克，生甘草8克，郁李仁10克。针上加灸1小时后，患者即有便意，虽矢气频转，但大便燥结难排，随投大承气汤加减之剂，服药2小时后，排出大便甚多，粪块坚硬如栗，腹胀立消。翌日又如上法施治1次，诸症消失而告痊愈。

（摘自《中华灸疗学·肖少卿医案》）

例 3　乔某，女，30 岁，2003 年 6 月 20 日初诊。

主诉：头昏，神疲乏力，胃纳不振，大便秘结 4 ~ 5 天一解，腹痞胀不适，小便夜间 2 ~ 3 次，尿液较黄，脉弦滑。

诊断：阳明腑证（大便秘结）。

治法：通腑调中。

1.针灸：中脘、天枢、气海、足三里、上巨虚、三阴交、太溪。针用平补平泻法，留针 20 分钟，每隔 10 分钟行针 1 次，每日针治 1 次，10 次为 1 疗程。

2.中药：生川军（后下）6 克，炒枳实 9 克，炙甘草 5 克，玄明粉 6 克，火麻仁 9 克，郁李仁 9 克，肉苁蓉 9 克，当归 15 克，生苡仁 9 克，黄精 10 克，玉竹 10 克，炙甘草 6 克，番泻叶 6 克，白术 9 克，大白芍 15 克，砂仁（打、后下）4 克，丹参 15 克，大熟地 10 克。每日 1 剂，水煎，早、晚各服 1 次。

疗效：针药结合治疗 8 次而获痊愈。

（摘自《临证治验集粹·肖少卿医案》）

三十二、消渴症（糖尿病）案

王某，女，64 岁，2002 年 8 月 12 日初诊。

主诉：患糖尿病 7 年余。

刻诊：形体较瘦，四肢乏力，手足麻木疼痛，"三多一少"证情悉备，口渴，咽干燥，脉细数，舌红光无苔，便秘。

诊断：消渴症（糖尿病）。

治法：滋阴降火，通腑泻热。

1.针灸：合谷、鱼际、曲池、中脘、天枢、气海、关元、足三里、上巨虚、三阴交、太冲、太溪。针用平补平泻法，留针 20 分钟，每隔 10 分钟行针 1 次，每日针治 1 次，10 次为 1 疗程。

2.中药：生石膏 40 克，炙知母 10 克，天花粉 20 克，淮山药 20 克，生地 20 克，南北沙参各 9 克，五味子 3 克，石斛 10 克，生川军 4 克，玄明粉（冲服）3 克，炒枳实 6 克，生甘草 5 克。每日 1 剂，水煎，早、晚各服 1 次。

疗效：本例患者经针药结合施治 3 次，症情好转，咽干，口渴缓解，大便正常。共针治 30 次，诸恙悉退。

（摘自《临证治验集粹·肖少卿医案》）

三十三、干燥综合症（鼻咽癌放疗化疗后反应）案

郑某，女，台湾人，51 岁，2004 年 11 月 8 日初诊。

主诉：口渴、咽干、无泪、鼻腔干燥伴听力下降、耳鸣 3 年余。

病史：病始于 3 年前，因右侧头痛至当地医院检查，诊断为"鼻咽癌"。施行放疗、化疗 2 个月，鼻咽癌变症状得以控制，但放疗、化疗引起干燥综合征，曾经中西医多方治疗，无效。特来我科要求诊治。

刻诊：面色萎黄，面颊肌肉板滞，鼻腔干燥无涕，咽喉干涩无津液，口腔干渴无唾液，双目干涩无眼泪，右耳鸣响，听力下降，胃纳一般，二便调，舌光苔少，脉细数。

诊断：干燥综合征。

治法：舒筋活络，滋阴润燥。

1.针灸：大椎、风池、百会、上星、迎香、阙上、攒竹、颊车、下关、廉泉透海泉、金津透玉液、合谷、液门、照海、太溪、足三里、三阴交。

2.中药：山药 20 克，山萸肉 15 克，丹皮 15 克，丹参 15 克，

云茯苓 12 克，泽泻 10 克，荆芥 9 克，防风 9 克，生地 15 克，金钗石斛 15 克，南北沙参各 12 克，当归 15 克，生黄芪 20 克，葛根 15 克，炙甘草 6 克，炒头壳 6 克，白花蛇舌草 15 克，赤白芍各 15 克，砂仁（打、后下）3 克，炙知母 10 克，黄柏 8 克，炒白术 10 克。每日 1 剂，水煎，早、晚各服 1 次。

3. 杞菊地黄丸 2 瓶，每次 10 粒，每日 3 次。

4. 知柏地黄丸 2 瓶，每次 10 粒，每日 3 次。

疗效：2004 年 11 月 16 日复诊，干燥综合征显著好转，眼泪鼻涕、唾液均有所分泌。2004 年 11 月 29 日三诊，诸症渐消，原方加五味子 8 克，乌梅 10 克，蚤休 10 克。2004 年 12 月 3 日四诊，诸症消失而告痊愈。

（摘自《临证治验集粹·肖少卿医案》）

三十四、风湿性关节炎伴风湿性心脏病案

杨某，女，63 岁，2006 年 7 月 6 日初诊。

主诉：风湿性关节炎伴风湿性心脏病（主动脉瓣关闭不全）10 年余。

刻诊：头昏、失眠、气短、心悸不宁、胁肋痛、有哮喘病史，春夏季易复发，或外感寒风热则易发作，颈椎病及肩胛区酸痛，右侧上肢、臀部居髎及下肢膝、踝关节皆痛。脉结代，苔白微腻。

诊断：①风湿性关节炎（颈椎病、坐骨神经痛、膝关节炎及踝关节炎）；②风湿性心脏病（主动脉瓣关闭不全）；③心悸失眠；④肝囊肿；⑤胆囊息肉。良由心为君主之官，主神明，为五脏六腑之大主，其脏坚邪不能容"，今则风湿之邪入客于心脏，导致主动脉瓣闭合不全，是以引起肝、胆、肺之诸症蜂起，乃致四肢

关节风湿痹痛。

治法：祛风活络，宣痹镇痛，强心通络，宁心安神，扶正固本。

1.针灸：大椎、风池、大杼、天宗、肩髃、曲池、合谷、手三里、肩井、手三里、居髎、环跳、环中、阳陵泉、悬钟、昆仑、太冲、肾俞、命门、委中。针用平补平泻法，留针30分钟，每隔10分钟行针1次，其间拔罐10分钟，电针刺激15分钟，每日针治1次，10次为1疗程。

2.穴位推拿：每日施术1次。

3.中药：淮山药20克，丹皮15克，丹参15克，云茯苓15克，柴胡8克，黄芪30克，汉防己15克，千年健10克，升麻5克，露蜂房8克，羌独活各9克，桑寄生15克，当归15克，山萸肉15克，炒苡仁12克，太子参15克，红花6克，潞党参15克，紫石英10克，天花粉15克，川芎8克，左秦艽8克，葛根20克，枸杞子9克，凤尾草10克，黄精10克，生地15克，炒白术10克，砂仁（打、后下）4克，广陈皮5克，鸡血藤15克。每日1剂，水煎，早、晚各服1次。

疗效：本例患者经针灸23次，兼服中药10剂，诸痛大减，心悸得平，胃纳有振，睡眠亦佳。

（摘自《临证治验集粹·肖少卿医案》）

三十五、类风湿性关节炎

例1　盛某，女，49岁，2003年8月27日初诊。

主诉：类风湿性关节炎21年，行走受限15年。

病史：患者有类风湿性关节炎21年、行走受限15年宿疾史。2003年2月，无明显诱因感觉胸以下感觉障碍，伴二便失禁，且有捆绑感。曾于6月23日去鼓楼医院住院治疗，作MRI检查，示"颈2/3，3/4，4/5，5/6，6/7，颈7/胸1椎间盘突出症"。

刻诊：神志清醒，胸以下感觉障碍，颇似捆绑样。伴大小便失禁，全身及四肢关节肿胀、畸形、疼痛，行走不能，胃纳可，睡眠一般。舌质淡红，舌苔薄白，脉细。

查体：巩膜及全身皮肤无黄染，浅表淋巴结不肿大，两肺呼吸音清，未闻及干湿性啰音，心率76次/分，心律不齐，未闻及明显的病理性杂音，腹膨隆、软，肝、脾肋下未触及。颈椎排序可，生理弧度变直，C2～C7椎体及两侧压痛，叩项实验（＋），屈项试验（＋），胸以下感觉减退，痛觉异常。双下肢运动不能，四肢关节肿胀畸形、压痛，膝反射、跟腱反射尚可，四肢肌力减退，伸屈受限，双下肢浮肿。

诊断：痹证（类风湿性关节炎）。

治法：搜风宣痹，舒筋活络，健脾蠲湿。大椎、风池、崇骨、陶道、身柱、至阳、患门、膈俞、命门、肾俞、腰眼、腰阳关、次髎、秩边、马尾、华佗夹脊（颈椎2～7、胸椎1～12、腰椎1～5）、臑腧、肩髃、曲池、手三里、臂中、八邪、外关透内关、髀关、伏兔、阴市、膝眼、膝上二穴、足三里、阳陵泉透阴陵泉、三阴交、太冲、太溪、环跳、悬钟、中脘、天枢、气海、关元、中极、气冲。针用平补平泻法，留针30分钟，每隔10分钟行针1次，每日针治1次，10次为1疗程。

疗效：本例患者经针治11次，行走有很大改善，步行较有力。

（摘自《临证治验集粹·肖少卿医案》）

例2　郝某，女，58岁，2006年10月12日初诊。

主诉：患类风湿性关节炎25年。

刻诊：双手关节及双膝关节肿大变形，行走疼痛不能作蹲，全身关节酸痛，二便调，胃纳可，血压高（180/110毫米汞柱）。现服倍他乐克片，得以控制在110/70毫米汞柱。脉弦滑，舌苔白腻。

诊断：白虎历节风（类风湿性关节炎）。

治法：祛风活络，宣痹镇痛。

1.针灸：大椎、风池、合谷、八邪、足三里、膝眼、膝中、膝上、二陵、三阴交、太冲、太溪、八风、委中、承山。针用平补平泻法，留针30分钟，每隔10分钟行针1次，每日针治1次，15次为1疗程。

2.中药：川桂枝6克，赤白芍各15克，炙知母10克，黄柏8克，寻骨风12克，伸筋草15克，油松节10克，虎杖20克，蚤休10克，生熟苡仁各15克，宣木瓜10克，乌梢蛇10克，土鳖虫10克，土茯苓15克，细辛6克，广地龙10克，当归12克，桃仁9克，红花6克，金毛狗脊20克，威灵仙15克，丹皮15克，丹参15克，黄芪20克，防风10克，防己10克，罗布麻25克，川草薢10克，黄精（蒸制）15克，羌独活各10克，秦艽15克，杜仲15克，川怀牛膝各10克，炙甘草5克，党参12克，桑寄生12克，鸡血藤15克，制川草乌各6克，焦苍白术各10克，砂仁（打、后下）3克。每日1剂，水煎，早、晚各服1次。

疗效：本例患者经针灸45次，兼服中药45剂，效果甚佳。针药结合治疗25次后，手、膝肿胀大减，全身酸痛亦轻。针药结合治疗35次后，手、膝肿胀已除，血压稳定。针药结合治疗45次后，手指与膝关节活动自如，并能迈步行走和作蹲。

（摘自《临证治验集粹·肖少卿医案》）

例3　王某，女，40岁，2006年11月18日初诊。

主诉：患游走性痛痹4年。

病史：2003年因骑自行车突感两膝关节酸胀作肿，然后游走不定，诸多关节酸胀。曾服骨刺酒，然其收敛不显，特来我科诊治。

刻诊：手臂及指关节僵硬无力，握物不紧，双膝关节酸痛、僵硬，不能作蹲，脊背痛，入夜尤剧。舌苔薄白微腻，脉细而缓。

诊断：行痹（类风湿性关节炎）。良由风、寒、湿邪袭于手足太阳、阳明、少阳经络使然。

治法：祛寒除湿，宣痹镇痛。

1.针灸：大椎、风池、合谷、八邪、肩髃、曲池、手三里、髋骨、膝中、阳陵泉、两膝眼、足三里、悬钟、三阴交、昆仑、膈俞、命门、肾俞、腰阳关。针用平补平泻法，留针30分钟，每隔10分钟行针1次，每日针治1次，10次为1疗程。

2.中药：党参12克，生熟苡仁各12克，云茯苓15克，炒白术10克，炙甘草6克，当归15克，赤白芍各10克，大熟地10克，砂仁（打、后下）3克，羌独活各10克，防己15克，黄芪30克，丹皮15克，丹参15克，炙全蝎6克，露蜂房15克，威灵仙15克，虎杖20克，骨碎补20克，狗脊20克，鸡血藤15克，炒山药20克，葛根20克，桑寄生12克，紫苏10克，炙川草乌各6克，延胡索10克，川桂枝6克，千年健10克，乌梢蛇15克，地龙9克，片姜黄9克，豨莶草15克，土鳖虫6克。每日1剂，水煎，早、晚各服1次。

疗效：本例患者，针灸6疗程（60次）并服中药60剂，手足关节僵硬已除，活动自如，而告痊愈。

（摘自《临证治验集粹·肖少卿医案》）

例4 朱某，女，62 岁，2005 年 10 月 15 日初诊。

主诉：患类风湿性关节炎 40 年，伴风湿性心脏病，糖尿病 4 个多月。

刻诊：心悸胸闷，气逆，气喘不安，趾、跖关节肿胀，双膝关节肿痛，不能作蹲，足跗亦肿痛，按之陷指，胃纳佳，大便日行 1～2 次，尚调，小便日行 4～5 次，量多，舌质红绛，口渴咽干，脉细弦伴不齐。

诊断：①白虎历节风（类风湿性关节炎）；②风湿性心脏病；③消渴（糖尿病）。

治法：搜风通络，强心活血，滋阴降火，宣痹利湿。

1.针灸：大椎、风池、肺俞、膏俞、肓俞、患门、命门、肾俞、内关、郄门、太渊、尺泽、膻中、中脘、气海、天枢、关元、膝眼、膝中、阳陵泉、阴陵泉、足三里、三阴交、八风、太冲、足临泣、悬钟。以上 26 穴位分为两组，每日 1 组，轮流使用，10 次为 1 疗程。

2.中药：全栝楼 15 克，老薤白 10 克，川郁金 9 克，丹皮 15 克，丹参 15 克，徐长卿 10 克，千年健 6 克，露蜂房 10 克，南北沙参各 15 克，黄芪 30 克，当归 15 克，紫石英 15 克，太子参 20 克，石斛 20 克，枸杞子 15 克，西洋参 15 克，炒白术 10 克，沉香 5 克，焦楂曲各 8 克，雷公藤 5 克，威灵仙 15 克，羌独活各 9 克，山萸肉 15 克，川芎 12 克，大白芍 15 克，炙甘草 5 克，葛根 20 克，川草薢 15 克，炒苡仁 15 克，天花粉 15 克，炙知母 10 克，砂仁（打、后下）4 克，黄柏 8 克，云茯苓 15 克，泽泻 15 克，川桂枝 6 克，宣木瓜 10 克，怀牛膝 15 克，忍冬藤 15 克，片姜黄 6 克，山药 15 克。每日 1 剂，水煎，早、晚各服 1 次。

疗效：本例患者经针灸 6 疗程（60 次），服用中药 56 剂，心悸、胸闷、气喘已平，口渴、咽干得解，膝、跗及趾、跖关节肿胀已消，并能作蹲和步行。

（摘自《临证治验集粹·肖少卿医案》）

例5　曹某，女，2005 年 11 月 3 日初诊。

主诉：产后 39 天因逛超市受累两膝关节酸痛。伴陈旧性类风湿 4 年。

病史：病始于 2002 年初觉两手腕、指小关节患类风湿关节炎，于 2003 年抽血检查诊断："类风湿性关节炎"。2005 年 6 月 27 日分娩因开空调受凉及逛超市劳累而双膝关节疼痛，不能作蹲。两手握物无力，有麻木感。胃纳可，二便调，脉细数，舌苔腻呈现瘀点，舌中线有裂纹。

诊断：白虎历节风（类风湿性关节炎）。

治法：祛风活络，宣痹化瘀，滋阴降火。

1. 针灸：大椎、风池、大杼、曲池、合谷透劳宫、膝眼、髋骨、阴陵泉、阳陵泉、昆仑、太溪、三阴交、悬钟。针用平补平泻法，留针 30 分钟，每日针治 1 次，10 次为 1 疗程。

2. 中药：桂枝芍药知母汤合独活寄生汤加减。桂枝 6 克，赤白芍各 10 克，炙知母 9 克，炒白术 10 克，防风 9 克，防己 9 克，羌独活各 9 克，桑寄生 9 克，炙川草乌各 6 克，丹皮 15 克，丹参 15 克，大熟地 12 克，秦艽 9 克，细辛 3 克，川芎 9 克，潞党参 10 克，当归 12 克，甘草 5 克，虎杖 30 克，杜仲 10 克，川牛膝 12 克，川断 10 克，露蜂房 8 克，黄芪 20 克，砂仁（打、后下）4 克，炙全蝎 5 克，土鳖虫 8 克，苡仁 15 克，骨碎补 15 克，片姜黄 6 克，大枣 6 枚、生姜 3 片。每日 1 剂，水煎，早、晚各服 1 次。

疗效：本例患者经针灸 6 疗程（60 次），兼服中药 60 剂，四肢关节疼痛、麻木已除，双手指握物有劲，双膝关节活动自如，并能作蹲，行走有力，而告痊愈。

例 6　郝某，女，30 岁，2006 年 10 月 11 日初诊。

主诉：患类风湿性关节炎 2 年零 5 个月。

病史：病始于 2003 年夏，由于推货车压伤左足，足背红肿疼痛，即用云南白药喷雾剂治疗，未效，其后延伸至关节疼痛迄今。

刻诊：手指关节肿胀，晨僵肿胀，两膝关节肿胀，不能作蹲，左外踝肿，心慌气短，头晕，失眠，便秘，苔黄，舌质暗红，脉细数。

诊断：类风湿性关节炎。良由风湿积瘀久痹，肝肾亏虚使然。

治法：补益肝肾，活血化瘀，宣痹通络。

1.针灸：大椎、风池、合谷、外关、足三里、中泉、曲池、肩髃、膝眼、膝上二穴、阳陵泉、三阴交、太冲、太溪、昆仑。针用平补平泻法，留针 30 分钟，每隔 10 分钟行凤凰展翅手法 1 次，每日针治 1 次，10 次为 1 疗程。

2.中药：大熟地 10 克，肉苁蓉 15 克，炙川草乌各 6 克，生黄芪 30 克，汉防己 15 克，油松节 12 克，丹皮 15 克，丹参 15 克，虎杖 30 克，炙全蝎 6 克，青风藤 15 克，雷公藤 6 克，鸡血藤 15 克，葛根 20 克，当归 15 克，露蜂房 10 克，制南星 10 克，白芍 15 克，秦艽 10 克，片姜黄 8 克，砂仁（打、后下）3 克，炙甘草 8 克。每日 1 剂，水煎，早、晚各服 1 次。

疗效：本例患者经针灸 7 疗程（70 次），煎服中药 60 剂，四肢关节肿痛大减，已能作蹲，大便较通畅，睡眠亦佳。

（摘自《临证治验集粹·肖少卿医案》）

第二节　外科疾病医案医话

一、酒渣鼻案

印某，男，34 岁，教师，1995 年 7 月 18 日初诊。

主诉：患酒渣鼻治之难愈已 12 年。

病史：1983 年 4 月，患者发现鼻准头及鼻两旁皮肤潮红，后逐渐出现丘疹散布于上，有微痒感，在某县医院就诊，诊断为"酒渣鼻"。经内服、外用中西药物治疗。效果不显。近来病情加重，特来我科就诊。

刻诊：面部油脂分泌较多，鼻尖及鼻翼两侧皮肤潮红，且散布着米粒大小的丘疹及少数脓疱，皮损范围波及面部与颊部，患部有轻度瘙痒感，伴大便燥结，小便黄热，舌红，苔黄，脉数。

诊断：酒渣鼻（丘疹期）。由平素嗜酒，酒毒熏蒸，血瘀凝结所致。

治法：清热凉血，解毒化瘀，通腑泻热。

1. 针灸：①体针：大椎、风池、合谷、曲池、迎香、上星、颧髎、天枢、上巨虚、内庭。毫针刺，用平补平泻法，留针 30 分钟，每隔 10 分钟行凤凰展翅手法 1 次，每日上午针治 1 次。②梅花针：施行轻叩密刺手法，以患处轻微出血为度，每日下午施术 1 次。

2. 中药。①汤剂：凉血四物汤合大承气汤加减。当归 10 克，生地 12 克，川芎 8 克，赤芍 8 克，黄芩 6 克，陈皮 5 克，红花 6 克，生甘草 5 克，五灵脂 6 克，枳实 5 克，生大黄（后下）5 克，玄明粉（分 2 次冲服）4 克，葛花 8 克，苦参 6 克，银花 9 克，连翘 6 克，虎杖 15 克，白花蛇舌草 10 克。每日 1 剂，水煎，分 3

次服。②散剂：取葛花解醒汤作散。木香5克，橘皮9克，人参9克，猪苓9克，茯苓9克，神曲12克，泽泻12克，干姜5克，白术12克，青皮8克，白豆蔻3克，砂仁3克，葛花5克，莲花18克。共为细末，每服5克，每日2次，温开水送服。③外敷：颠倒散。大黄、硫黄各等份。上药共为细末。每用适量凉水调成糊状敷于患处，每晚临睡前敷上，翌日晨洗去。

疗效：针药并施治疗15次后，鼻部及面、颊部赤色大减，丘疹、脓疱渐消。继治20次后，诸症悉退，皮色恢复正常。又治5次以巩固之。2年后随访，病未复发。

【按语】酒渣鼻的发生多与嗜酒喜食辛辣食品，久之积热熏蒸，血瘀凝结有关。故除嘱患者戒烟酒、少食辛辣食品外，还在清热凉血、解毒化瘀、通腑泻热治法中佐以葛花解醒汤改作散剂服之，以解酒毒。针刺大椎、风池者，以清热祛风；取合谷、曲池，以清疏头面鼻部之风热；取迎香、上星、颧髎，以激发局部经气而起活血散瘀之效；更取天枢、上巨虚、内庭，以通调胃肠腑气而奏清泻郁热之功。取用梅花针叩刺，旨在散瘀活血，祛瘀生新，促其恢复。

方用凉血四物汤加减治之。方中黄芩、生地，清热凉血；当归、川芎、红花、五灵脂、赤芍，活血化瘀，散瘀化滞，使营卫流通以滋新血；陈皮、甘草、枳实，和胃理气调中；佐以大黄、芒硝通便泻热，葛花、苦参解酒毒，银花、连翘、虎杖、白花蛇舌草清热解毒。

此外，还重用葛花解醒汤作散剂内服，旨在健脾理气和胃祛湿，以治其饮酒过量，湿热内蕴之证。方中用香砂六君子汤醒脾和胃，合以四苓汤利水除湿，佐以葛花解其酒毒。并外用颠倒散涂敷患处，以清热解毒，凉血散瘀。如此针药并用，内外兼治，病获痊愈。

二、青春痘（面部痤疮）案

例1　刘某，女，17岁，2003年8月2日初诊。

主诉：痤疮散发前额已5年。近值酷暑，伴发痱子，除前额加剧外，且于上下唇密集脓性样痱子，痛痒相兼，嘱其切勿搔擦患处（此属危险三角区），以防脓栓由眦静脉侵入脑部导致化脓性脑膜炎之危候。并予以碘酊外敷消其炎症为妥。

治法：清暑泄热，通阳达表，蠲除阳明风热。大椎、风池、迎香、印堂、太阳、合谷、曲池、足三里、三阴交。针用平补平泻法，留针20分钟，每隔10分钟行针1次，每日针治1次，10次为1疗程。

【按语】头为诸阳之会，面为阳明之乡。阳明经多气多血而丽于面额，一旦风热或是暑湿之邪侵袭于面部，则易导致气滞血瘀而成痤疮、暑痱之疾。故以消暑泄热、通阳达表、蠲除阳明风热之邪为其治则。

疗效：本例患者针治10次后，诸症悉退，而告痊愈。

（摘自《临证治验集粹·肖少卿医案》）

例2　曹某，女，21岁，2005年11月16日初诊。

主诉：面部痤疮5年。

刻诊：面部痤疮发于额部、两颧、上下唇部，且较密集，可挤出米粒样分泌物。有习惯性便秘史。近来每日排便1次，小便如常，月经超前而来，脉细数。

诊断：痤疮。

治法：疏风清热，祛风止痒，通腑泻毒。

1.针灸：大椎、风池、合谷、百会、上星、迎香、印堂、下关、足三里、三阴交。针用平补平泻法，留针 30 分钟，每隔 10 分钟行针 1 次，每日针治 1 次，10 次为 1 疗程。

2.中药：银翘散加减。荆芥 9 克，防风 9 克，金银花 10 克，天花粉 15 克，生甘草 8 克，元参 10 克，生地 12 克，丹皮 15 克，丹参 15 克，蝉蜕 6 克，炒牛蒡子 12 克，白芷 9 克，苍耳子 9 克，苏薄荷 4 克，白花蛇舌草 15 克，蚤休 10 克，虎杖 30 克，赤白芍各 10 克，车前子 10 克，土茯苓 20 克，炙枇杷叶（去毛、蜜炙）4 克。每日 1 剂，水煎，早、晚各服 1 次。

2005 年 11 月 25 日复诊

症情有所好转。加六神丸 10 支，每次 10 粒，每日 3 次。

2005 年 12 月 3 日三诊

症情平平，面颊尚有痒感。方用枇杷清肺饮合苍耳子散加减。黄芩 10 克，枇杷叶（去毛、蜜炙）10 克，栀子 10 克，丹皮 10 克，丹参 15 克，天葵子 10 克，鱼腥草 15 克，紫草 10 克，凌霄花 10 克，桑白皮 10 克，夏枯草 10 克，白芷 10 克，天花粉 10 克，鹅不食草 15 克，辛夷 10 克，蒲公英 15 克，苍耳子 10 克，丝瓜络 10 克。每日 1 剂，水煎，早、晚各服 1 次。

疗效：本例患者经针灸 3 个疗程（30 次），兼服中药汤剂 21 剂和六神丸 10 支，面部痤疮得愈，痒感亦除。

（摘自《临证治验集粹·肖少卿医案》）

三、面部扁瘊案

张某，女，17 岁，工人，1998 年 6 月 19 日初诊。

主诉：面部患扁瘊子经治难愈已年余。

病史：1997年5月，患者发现面部呈现米粒大小的扁瘊子，去南京市某医院就诊，诊断为"扁平疣"。经服中药及针灸治疗，未效。特来我科诊治。

刻诊：面部散发米粒大小的丘疹，共18颗，表面光滑，淡褐色，界限清楚，高于皮面，孤立散在，呈播种状态，自觉稍有痒感。胃纳可，二便调，舌质，脉细数。

诊断：面部扁瘊（面部扁平疣）。风热邪毒郁阻肌肤，气血瘀滞使然。

治法：清热解毒，调和气血。

1. 火针：上述扁瘊18颗，分2次施术。首次焠刺9颗，其余9颗待隔2日后再行第2次施术。施术时，先将患部用碘酊常规消毒，然后按颗粒大小注入利多卡因0.3～0.5毫升于皮下基底部，待局部麻醉后，旋即将火针尖于酒精灯上烧红，然后迅速焠刺扁瘊，小者刺1～2针，大者刺3～5针。前者用中1旁1刺法，后者为中1旁4刺法。

2. 中药：祛毒平疣汤。生地15克，生山药20克，当归15克，黄芩6克，栀子6克，银花10克，连翘9克，升麻6克，柴胡6克，紫草8克，板蓝根9克，荆芥5克，白蒺藜9克，木贼6克，野菊花4克，墨旱莲6克，土茯苓10克，赤小豆6克，薏苡仁9克。每日1剂，水煎，分3次服。

疗效：火针焠刺1次后，摧毁扁瘊9颗，随服中药2剂。2日后，又摧毁扁瘊9颗，继服上方7剂。本例患者共施行火针焠刺术2次，服用中药10剂，20天后面部的18颗扁瘊已全部脱落，瘢痕消失。随访4年，未复发。

【按语】扁瘊是一种发于皮肤表浅部位的良性赘生物，多由风热邪毒郁阻肌肤，导致气血瘀滞使然。治宜清热解毒，调和气血，内外兼治。采用火针焠刺者，即取"菀陈则除之"之旨，妙在焠刺使毛细血管灼焦而不出血，且以烈火摧毁扁瘊病灶，而不致病毒扩散，更无瘢痕遗患。一般术后3周左右扁瘊脱（枯）落，瘢痕消失。此法笔者惯用之，屡试屡验。

鉴于扁瘊（扁平疣）多由病毒为患，笔者拟祛毒平疣汤，方中生地、山药、当归培土生金、凉血滋阴、补血活血治其本，黄芩、栀子、银花、连翘清热解毒，升麻、柴胡、紫草、板蓝根、荆芥升发透邪而抗病毒，白蒺藜、木贼、野菊花、墨旱莲、土茯苓、赤小豆、薏苡仁祛风止痒、清利热毒而治其标。如此针药并用，内外兼治，病获痊愈。

四、牛皮癣（神经性皮炎）案

华某，女，30岁，2007年1月8日初诊。

主诉： 周身散发牛皮癣已8年，治之难愈。

治法： 活血化瘀，祛风止痒。

1. 针灸：大椎、风池、合谷、曲池、足三里、阴陵泉、三阴交、太冲、阿是、委中。针用泻法，留针30分钟，每隔10分钟行针1次，每日针治1次，10次为1疗程。

2. 外擦药：派瑞松2支，每用少许涂擦患处。

3. 中药：荆芥8克，防风8克，地肤子15克，蛇床子15克，白鲜皮15克，北苦参10克，当归15克，丹皮15克，丹参15克，乌梢蛇15克，炙全蝎6克，大蜈蚣2条，潼白蒺藜各15克，金银花12克，生地15克，大青叶15克，连翘12克，益母草20克，蝉蜕8克，槐米15克，蚤休15克，紫草15克，制大川军6克，天花粉 15 克，生甘草 8 克。每日 1 剂，水煎，早、晚各服 1 次。

2007 年 1 月 26 日复诊

症情好转，原方加栀子 8 克，生麻 6 克，野菊花 10 克。

疗效：本例患者经针灸 3 疗程（30 次），兼服中药 21 剂，外搽派瑞松 2 支，诸症悉除，而告痊愈。

（摘自《临证治验集粹·肖少卿医案》）

五、阴囊湿疮案

迪某，男，24 岁，学生，1999 年 7 月 16 日初诊。

主诉：患阴囊湿疹 40 余日。

病史：患者于 40 多天前忽觉阴囊部渐红灼热，剧烈痛痒，出现丘疹、水疱、糜烂流水。去某医院皮肤科检查，诊断为"急性阴囊湿疹"。经用止痒洗剂外洗、黄连油膏外搽、内服五神汤并兼服三妙丸等，治疗 20 天，病情显著好转。近因吃螃蟹、虾等又剧烈发作。特来我科就诊。

刻诊：阴囊潮红灼热、瘙痒，见丘疹、水疱、糜烂、渗液，并殃及两侧腹股沟，伴见身热（38℃），心烦，口渴，大便干结，小便短赤，舌质红，苔薄黄，脉滑数。

诊断：急性阴囊湿疮（急性阴囊湿疹）。湿热浸淫型。

治法：清利湿热，祛风止痒。

1. 针灸：清热利湿祛风方加减。大椎、曲池、血海、足三里、三阴交、少府、止痒、阴陵泉、膈俞。毫针刺，施以平补平泻法，留针 30 分钟，每隔 10 分钟行凤凰展翅手法 1 次，每日针治 1 次。

2. 中药

① 汤剂：龙胆泻肝汤合萆薢渗湿汤加减。龙胆草 6 克，黄芩

9克，栀子8克，木通8克，泽泻12克，生地10克，柴胡6克，当归9克，车前子10克，薏苡仁9克，萆薢10克，赤茯苓8克，丹皮10克，赤芍9克，徐长卿9克，白鲜皮10克，地肤子10克，六一散（包）10克，蒲公英15克。每日1剂，水煎，分3次服。

② 外搽剂：黄连油（黄连素片2克，麻油10毫升。将药片研为细末，加入麻油调匀），搽于患处，每日2～4次。

疗效：针药并施3次后，身热已退，大便通畅，瘙痒流滋亦止。继治5次后，诸恙悉退，皮损糜烂处已渐结痂皮。为巩固疗效，又治5次，以善其后。随访3个月，病未复发。

【按语】阴囊湿疮，俗称"绣球风"，西医称之为"阴囊湿疹"。根据临床辨证，可分为急性（湿热浸淫型）、亚急性（脾虚湿蕴型）、慢性（血虚风燥型）3种。本例患者临床辨证为急性阴囊湿疮（急性阴囊湿疹），属湿热浸淫型。故治宜清利湿热、祛风止痒之法，针药并举。针灸取用清化利湿祛风方加减。其中，大椎为七阳之会（即六阳经与督脉之会穴），刺之以激发诸阳经气而清热；曲池为手阳明之合穴，针之以祛风而泻热；三阴交为肝脾肾三经交会之所，取之以通调足三阴而利湿热；"诸痛痒疮，皆属于心"，故取手少阴之荥穴少府以清心泻火而止痒；血海又名百虫窝，取之以清血分之郁热而止痒；足三里为足阳明经之合穴，取之以调益脾胃而生血；佐以阴陵泉以健脾而利湿；取血之会穴膈俞以补血活血，而达"血行风自灭"之效；更取奇穴止痒穴（曲池上1.5寸处）以祛风而止痒。诸穴协用，共奏清热利湿、祛风止痒之功。

药用龙胆泻肝汤合萆薢渗湿汤加减。前者可泻肝胆实火，清利湿热；后者可清热渗湿，凉血活血。加赤芍、丹皮者，以增强凉血清热作用；佐以徐长卿、蒲公英、白鲜皮、地肤子，旨在清热解毒，祛风止痒。同时外用黄连油涂搽患处，以清热解毒，祛腐生新。

如此针药并施，内外兼治，相辅相成，故获捷效。

六、风疹案

杨某，女，34岁，工人，1998年6月14日初诊。

主诉：患风疹之疾时愈时发已历4年余。

病史：患者自述于4年前因吃螃蟹、醉虾，随即腹痛泄泻，全身瘙痒，抓之即起疹块。就诊于某医院，诊断为"荨麻疹"，经治而愈。但此后偶吃鲜虾、螃蟹等即发风疹。近1周来发作甚剧，特来我科诊治。

刻诊：风团鲜红，犹似锦纹，皮肤奇痒，狂搔不解，搔之疹块突起，成块成片，此起彼伏，时愈时发，缠绵不已。近1个月来，发作频繁，瘙痒异常，伴有发热、口渴、便秘、烦躁不安，脉浮数，苔薄黄。

诊断：风疹。风热犯表型。

治法：疏风清热，凉血解毒，通腑泻热。

1. 针灸：清热消风透疹方加减。合谷、曲池、膈俞、天井、风市、大椎、风池、足三里、璇玑等。毫针刺，用泻法，留针30分钟，每隔10分钟行捻转泻法1次，每日施治1次。

2. 中药

① 汤剂：薄荷牛蒡汤加减。薄荷叶12克，牛蒡子、焦马勃9克，焦栀子8克，连翘9克，玄参13克，赤芍12克，板蓝根15克，大青叶12克，炒僵蚕9克，桔梗6克，丹皮9克，生地12克，珍珠母（先煎）20克，抱木茯神（朱染）15克，生大黄（后下）

5克，玄明粉（分2次冲服）4克。每日1剂，水煎，分3次服。

②丸剂：防风通圣丸，每服6克，每日2次。服至大便通畅即可。

疗效：针药并施2次后，身热已退，风疹渐消，痒势大减。继治3次，大便通畅，风疹尽退，已不痛痒。又治5次，以善其后。嘱其少吃辛辣食品，禁食蟹、虾等动风发物，以防再发。

【按语】风疹又称"瘾疹"，西医称之为"荨麻疹"，是因食蟹虾、药物，或有寄生虫等多种原因而引起的一种过敏性皮肤疾患。本病以皮肤瘙痒异常、皮损成块成片为主症。多由腠理不固，风邪侵袭，遏于肌表而成；或因胃肠积热，内不得泄，外不得达，郁于肌表所致；也有因食鱼虾等食品而诱发者。中医辨证主要分风热犯表、风寒束表、血虚风燥3型。本例患者临床辨证属风热犯表型，兼肠燥便秘。治宜疏风清热，凉血解毒，通腑泻热。针刺取用手阳明经之合谷、曲池和足太阴经的血海以及足少阳经的风市，以疏通三经之经气而泻热；膈俞为血之会，善疗血分之疾，用于赤疹尤宜；天井为三焦经之合穴，取其以通调三焦之气使气机和利，郁热自消；加大椎、风池以祛风清热；湿重者加阴陵泉，以健脾利湿；食积者（食物过敏）者，加足三里、璇玑，以化积消滞；寄生虫（蛔虫）引起者，加百虫窝，以驱虫泄毒。

药用薄荷牛蒡汤加减，旨在疏风清热、凉血解毒、通便泻热、宁心安神。兼服防风通圣丸者，以助疏风解表，清热泻下。如此针药并举，内外兼施，则风疹顽疾取效颇捷。

（摘自《针药结合临床应用举隅》，载《南京中医药大学学报》，2006年第2期）

七、聤耳（慢性中耳炎急性发作）案

例 1　韩某，女，34 岁，工人，1996 年 6 月 12 日初诊。

主诉： 左耳患慢性中耳炎已 10 年，加重 3 天。

病史： 1986 年 5 月，患者因头痛、发热、右耳流脓就诊于南京某医院，诊断为"左耳急性中耳炎"。经注射青霉素，口服安乃近、索米痛片等，病情好转，但仍流脓水。后去南京某中医院就诊，诊断为"聤耳（化脓性中耳炎）"，经服益气聪明汤加减之剂 40 多帖，外用金丝荷叶汁（即虎耳草汁）等滴耳，治疗 1 个多月而愈。但其后感冒偶发左耳即疼痛流脓。近 3 天病情加重，特来我科就诊。

刻诊： 左耳流脓，脓液清稀，时多时少，缠绵不愈，听力下降，伴发热恶寒，耳痛发胀，肢倦乏力，食欲不振，舌质偏红，苔腻微黄，脉细数。

检查： 左耳道内潮湿，有稀白色脓性分泌物，鼓膜紧张部穿孔，外耳道及鼓膜边缘有充血现象。

诊断： 聤耳（慢性中耳炎急性发作）。脾虚湿困型。

治法： 健脾祛湿，托毒排脓，疏风清热。

1. 针灸：消炎复聪方加减。听会、翳风、风池、合谷、曲池、外关、丘墟、足三里。毫针刺，施以平补平泻法，留针 30 分钟，每隔 10 分钟行凤凰展翅手法 1 次，每日针治 1 次。

2. 中药

① 汤剂：托里消毒散加减。党参 9 克，川芎 6 克，白芍 6 克，黄芪 15 克，炒白术 9 克，云茯苓 10 克，当归 9 克，金银花 10 克，生甘草 6 克，白芷 6 克，蚤休 9 克，桔梗 5 克，皂角刺 5 克，野菊花 5 克，蒲公英 15 克，鱼腥草 10 克，石菖蒲 6 克，炒薏苡仁 9 克。每日 1 剂，水煎，分 2 次服。

② 丸剂：六神丸，每服 10 粒，每日 3 次。

③ 散剂：红棉散（药用枯矾 1.5 克，熟炉甘石 1.5 克，干胭脂粉 0.75 克，麝香少许，冰片 0.3 克。上药共研细末）。先用棉签拭去脓水（并用 1% 双氧水轻拭），再取药粉少许涂于耳内，每日 3 次。

疗效：针药结合治疗 2 次后，寒热已退，耳内排出脓液甚多，胀痛随之大减。继治 5 次后，耳道已干燥，无脓性分泌物。又治 5 次，以巩固之。共针灸 12 次，服汤剂 10 剂，兼服六神丸 6 支，诸症消失，而获痊愈。越半年随访，未复发。

【按语】聤耳，又称"脓耳"，西医称之为"中耳炎"，多因鼻腔和咽部的炎症经过咽鼓管传入中耳而发生。本例患者为慢性中耳炎急性发作，其临床辨证属脾虚湿困型，因风热外邪诱发。治宜健脾祛湿，托毒排脓，疏风清热。方取消炎复聪方加减。取听会、翳风、丘墟、风池、外关、耳门者，以清泄手足少阳之风热而通利耳窍；取合谷、曲池、足三里者，以解表退热，祛风利湿；因肾开窍于耳，故取肾经之原穴太溪以调补肾阴而清利湿热。数穴合用，共奏疏风清热、消炎复聪之效。

药用托里消毒散加减，旨在补益气血、托里排脓，佐以蚤休、野菊花、蒲公英、鱼腥草、石菖蒲、薏苡仁清热解毒、通窍祛湿。兼服六神丸，以清热解毒，消肿止痛。外用 1% 双氧水洗涤耳道，后涂以红棉散，既能收湿止痒，又能敛疮消肿。现代药理研究证实，本方中炉甘石能溶解于水，可吸收疮面分泌液，对疮口有收敛、庇护作用，还能驱杀局部葡萄球菌，抑制其繁殖。枯矾为脱水硫酸钾铝，具有收燥敛湿、消毒防腐的作用。如此针药结合，内外兼施，病获痊愈。

（摘自《针药结合治疗疑难病证举隅·肖少卿医案》）

例2　赵某，男，23岁，1980年8月16日初诊。自述7天前因发热伴有右耳疼痛流脓到南京市某医院五官科就诊，检查发现右耳道有大量脓性分泌物流出，外耳道及鼓膜充血明显，紧张部穿孔，诊断为"急性中耳炎"，特来我室要求针灸治疗。

刻诊：两耳疼痛流脓，舌苔薄黄，脉弦数。证属肝胆湿热上蒸于耳。治宜清化湿热，通利耳窍。乃用消炎复聪方。取听会、翳风、耳门、丘墟、足三里，用提插、捻转之泻法，留针30分钟，每日施术1次。经针1次后，右耳疼痛减轻，脓液显著减少。经针4次后，脓性分泌物已完全消失。耳镜检查：外耳道干燥，鼓膜稍红，病情已明显好转。续针3次，诸症消退。耳镜复查：右耳道干燥清洁，鼓膜及外耳道充血消失，已临床痊愈。

例3　周某，男，36岁，1981年3月10日初诊。自诉左耳患慢性中耳炎已8年之久，曾行根治手术，未获效果。近日来，左耳又见流脓，特来我室诊治。

检查：左耳道内潮湿，有清稀白色脓性分泌物，鼓膜紧张部穿孔，外耳道及鼓膜边缘有充血现象。舌质偏红，苔薄黄，脉弦细。此系慢性中耳炎急性发作之征。因肝肾阴虚，虚火上炎，耳窍失利所致。治宜滋肾清火，宣窍复聪。乃用消炎复聪方加减治之，取听会、翳风、丘墟、足三里、太溪，施以提插、捻转之补法，留针30分钟，每日治疗1次。经针3次后，左耳流脓明显减少。检查：外耳道稍潮湿，鼓膜仍有充血。经针6次后，左耳已无脓液流出，听力显著好转。检查：左耳道干燥清洁，外耳道及鼓膜无充血。已临床痊愈。

【按语】中耳炎，又叫"聤耳"，多因鼻腔和咽部的炎症经过咽鼓管传入中耳所致。儿童咽鼓管短粗，患鼻咽部炎症时更易发生中耳炎。本病有急、慢性之分，慢性中耳炎多由急性中耳炎失治而来。本例治用消炎复聪方，本方具有消炎抗感染、恢复听力的作用。其中，听会、丘墟为足少阳胆经穴，其经循耳，针之具有清泄肝胆之热、通利耳窍之功；翳风属手少阳三焦经，又为手足少阳之会，能加强泻胆火、通耳窍之效；足三里具有强壮机体的作用，实验报道此穴能增强白细胞的吞噬作用；合谷、曲池有解表退热利湿之效；耳门、外关、风池系手足少阳经穴，配之能加强泻热利窍、祛风消肿之功；太溪乃肾经原穴，具有调补肾阴、清利湿热的作用，耳为肾之窍，虚证加太溪有补肾固本之效。

八、鼻渊（慢性鼻窦炎）案

例1 杜某，男，23岁。患者自诉两鼻孔时流浊涕、腥秽异常、鼻塞香臭不辨伴有头额昏痛已4年。曾用青苔塞鼻，内服苍耳子散等，未效。

治法：取清肺宣窍方加鼻通、通天，针用泻法，留针30分钟，每隔10分钟行针1次，10次为1疗程。经针5次后，鼻塞渐通，浊涕渐少。经针10次后，已不鼻塞，呼吸通畅，额痛亦止，唯黄涕尚多。经针20次后，黄涕转为白色黏液，且分泌甚少，登厕已能闻辨臭气。经针30次后，诸症消失，呼吸通畅，嗅感灵敏，香臭俱能明辨，而告痊愈。

【按语】 鼻窦炎多系伤风感冒反复发作，鼻黏膜上的细菌侵入鼻旁窦所引起。慢性鼻旁窦炎多为急性鼻旁窦炎屡发不已所致，中医学称之为"鼻渊"，因风寒犯肺，肺失清肃，肺热或肝胆火旺，移热于上而成。《素问·至真要大论》云："少阴之复……烦躁鼽嚏……甚则入肺，咳而鼻渊。"《素问·厥气论》云："胆移热于脑，则辛頞鼻渊。"

本病临床表现为鼻塞头痛，脓涕甚多，不闻香臭。若伴有咳嗽、头额隐痛等症，为肺失清肃；伴有偏头痛、口苦胁痛等症者，为胆热上移。检查时可见中鼻甲肿大。

治用宣通鼻窍方。本方具有清泻肺热、宣通鼻窍的作用。方中，列缺宣肺气、祛风邪；手阳明与手太阴相表里而又上夹鼻孔，故用合谷、迎香以疏调手阳明经气，清泻肺热；印堂位于督脉，因督脉循行过鼻，取之可宣鼻窍而清邪热；更加通天、鼻通，针而泻之，以利于嗅觉功能的恢复。

（摘自《针灸临证治验录·肖少卿医案》）

　　例2　冯某，女，5岁，1999年3月6日初诊。鼻塞流涕、哮喘4年余。于4年前因患肺炎未能及时治愈，此后易于上感，继发支气管炎而哮喘。

刻诊：咳嗽痰多白沫，喉间痰鸣，发作时以下半夜为甚，咳痰多而以晨起时为多，易出汗、食欲差、厌食，形体较瘦，且鼻塞流涕不已，晨起时喷嚏频作，易于感冒。舌质淡苔薄白，脉细滑。属鼻渊（上额窦炎）、哮喘（支气管哮喘）。由禀赋不足，脾肺气虚，偶感时邪，则鼻塞流涕，哮喘频作；脾失健运，则消化不良，甚则厌食。宣肺化痰，通窍定喘，健脾助运，扶正固本。

取穴：①大椎、风池、天突、膻中、内关、定喘、风门、肺俞、足三里；②身柱、膏肓、肾俞、上星、迎香、合谷、尺泽、中脘、气海透关元、四缝（每隔5天针1次）。以上2组穴位，每日选用1组，轮流使用，施针刺补法，不留针，每天针灸1次，1个月为1疗程。

经针灸1个疗程后，鼻塞已通，流涕已止，晨起亦不喷嚏，呼吸通畅，可辨出香臭气味，食欲渐振，已不厌食，哮喘已平，未见发作。为了巩固疗效改为隔日针灸1次，又继续治疗1个疗程，诸恙悉退，食欲甚佳，呼吸通畅，哮喘未复发，而告痊愈。

【按语】本例于童稚之时，即罹患肺炎，因失治而继发哮喘。4年以来，偶感风寒时邪则鼻塞、流涕、喷嚏频作，哮喘骤起、喘促不安。如因脾失健运，消化不良，甚则厌食。由此而又伴发鼻渊、疳疾也。方中取用大椎、风池者，因督脉属阳，为阳脉之海，取其七阳经之会穴大椎，针而灸之可以振奋诸阳经之经气，以通阳达表，抵御外邪。风池为手足少阳、阳维之会穴，针之可祛内外诸风，可疗头面五官诸疾。《行针指要歌》指出："或针嗽，肺俞、风门，须见灸"。故取肺俞、风门、膏肓、尺泽针而灸之，以调整肺脏之治节功能而宣肺化痰；取气之会穴膻中与奇穴定喘相配，针而灸之，以宣发气机，理气定喘；取上星、迎香、合谷针之以通利鼻窍而宣肺祛邪。更取身柱、肾俞、气海透关元针而灸之，以振奋阳气、补肾纳气而固先天之本；取中脘、足三里针而灸之，并取四缝刺出黏液，以激发脾胃功能、健运消积而壮后天之本。如此诸穴协用，标本兼治，扶正固本，是以邪去正安，诸恙悉退，而告痊愈。

［摘自：许国杰.肖少卿教授验案三则.南京中医药大学学报，2000，16（4）：235］

九、牙痛（臼齿根骨膜炎）案

例1　张某，女，41岁，工人，1980年2月11日初诊。自诉患牙痛已 3 天，疼痛剧烈，经服索米痛片、对乙酰氨基酚等药，均未见效。

检查：右侧上列臼齿患齿根骨膜炎，其痛为持续性，敲打牙齿时，疼痛更加剧烈，伴有口臭，口渴，便秘，苔黄，脉洪数。证属阳明郁热，火邪上炎。治宜清火止痛，通腑泻热。取合谷、颊车、下关、天枢、内庭，针用泻法，留针 20 分钟，每隔 5 分钟行针 1 次。经针 1 次后，牙痛停止，大便已解，排出栗样燥粪数枚。次日来诊云：昨日针后一夜未痛，今晨吃稀饭时又觉轻度疼痛。上穴再针 1 次，症状消失，而告痊愈。

（摘自《中国针灸处方学》）

例 2　张某，女，38 岁，因患牙痛，于 1958 年冬特来求诊。自诉素患牙痛，时愈时发，近日发作甚剧，不能咀嚼食物，右半头面亦牵引作痛。

检查：右侧上面大臼齿牙根端周围发炎，牙龈潮红略肿，右颊部因肿痛涉及，以致咀嚼困难。因患者畏针，余以手指代针，用拇指爪甲掐切其右下关穴和合谷穴约 10 分钟，牙痛即除，随能饮食。

（摘自《介绍"指针"治病的疗效》，载《辽宁医学杂志》，1960 年第 2 期）

十、落枕案

尹某，女，47 岁，1981 年 9 月 12 日初诊。自述 3 天前于凌晨起床后即感颈项强痛，不能转侧或回顾，某医院诊断为"落枕（颈扭伤）"，贴伤湿解痛膏 4 张，口服三七粉 2 瓶，未见效果。

检查：颈椎部无压痛，右肩井穴和天柱穴部肌肉痉挛、有压痛，颈项强痛，不能向左侧辗转及回顾。诊为"落枕"，治宜活血舒筋，乃取大椎、后溪（右）、悬钟（右），用捻转泻法，留针 20 分钟。经针 1 次后，颈项强痛顿除，能左右辗转及回顾。翌日下午随访，症状消失，未见复发。

【按语】落枕是指一侧项背部肌肉酸痛、活动受限制言。多因睡眠时风寒袭入经络，或因睡眠时体位不适，致使气血不和、筋脉拘急所致。现代医学中的劳损性颈椎关节病、项肌风湿痛以及颈扭伤等疾病与本病类似。本病治法以取督脉、手太阳和足少阳经穴为主。毫针刺，用泻法，留针 20 分钟，每隔 5 分钟运针 1 次，以加强针感。若因受风寒而致者，可加风池，并于压痛点处拔罐。

（摘自《中国针灸处方学·肖少卿医案》）

十一、电光性眼炎案

何某，男，27 岁，电焊工人，1976 年 5 月 10 日初诊。自述昨天工作时未注意防护，眼睛遭受电弧光刺激，当夜即感到眼痛、畏光、流泪。

检查：眼结膜轻度充血。诊断为"电光性眼炎"。方用疏散风热方加减。取睛明、攒竹、四白、合谷、风池，用平补平泻法，留针 20 分钟，每日 1 次。经针 1 次后，眼痛即止，流泪亦少。经针 2 次后，症状消失，而告痊愈。

【按语】电光性眼炎为眼部受电弧放射的紫外线或焊气影响所引起。紫外线易为结膜、角膜所吸收，眼部受弧光袭击后，多经过一段潜伏期而突然发生症状。潜伏期的长短，根据照射剂量的大小而有不同，一般在照射后 6 ～ 10 小时发生症状。本例以疏散风热方加减针之，数次见效。本方具有疏散风热的作用。方中睛明、攒竹，散足太阳经之风热；四白、合谷，清手、足阳明经之郁热；风池、光明，祛风明目。诸穴协用，相辅相成，故获捷效。

（摘自《中国针灸处方学·肖少卿医案》）

十二、乳痈（急性乳腺炎）案

周某，女，27 岁。产后月余，右侧乳头被婴儿吮破，排乳不畅，以致乳汁积聚，乳房结块胀痛，伴有恶寒发热，体温为 39.3℃，检查局部有明显压痛，但无波动感。

诊断为乳痈（急性乳腺炎）。由肝气郁结，胃热壅滞，复感外邪，以致经络阻塞，营气不和而成。治宜疏肝和胃清热散结。取穴：期门（右）、足三里、肩井（右）、尺泽（右）、膻中、大椎，毫针刺用泻法，留针 40 分钟，经针灸 1 次后，第 2 天体温下降，症状减轻。经针灸 2 次后，第 3 天体温正常，右侧乳房结块渐消。经针灸 3 次后，第 4 天症状消失而告痊愈。

十三、蛔厥（胆道蛔虫病）案

例 1　陈某，女，17 岁，农民，1982 年 8 月 4 日初诊。自诉于今日上午上腹部突然疼痛，后逐步加剧，并吐出蛔虫 2 条，未经治疗，特来我室诊治。

刻诊：右上腹部呈窜顶样剧烈疼痛，伴有呕吐，面黄肌瘦，检查巩膜有蓝点，面部呈现白色虫斑，下唇内侧有散在性的白色小颗粒。大便检查发现蛔虫卵（＋＋＋）。属胆道蛔虫症。治宜驱蛔镇痛。取迎香透四白（右侧），用1.5寸长毫针，从迎香向四白透刺，施以平补平泻手法，留针30分钟，每隔10分钟行针1次。针刺3分钟后，腹痛减轻；10分钟后，又行针1次，腹痛缓解；20分钟后，再次行针1次，至25分钟时腹痛消失。然后予乌梅丸加减治之：乌梅肉12克，使君子12克，川椒2克，黄连6克，细辛2克，制附片3克，大黄9克，雷丸9克，槟榔15克，川郁金9克，炒枳实6克，木香6克。水煎服，1剂，翌日大便排出蛔虫8条，诸症悉退，而告痊愈。

【按语】手、足阳明经均分布于面部，故有"面为阳明之乡"的说法。由于阳明经手足相通，同气相求，故取迎香透四白，以疏通手足阳明之经气，而调节肠胃之功能，促其化湿驱虫。更服上述乌梅丸加减之剂以安蛔驱虫，故获良效。

（摘自《中国针灸处方学·肖少卿医案》）

例2　陈某，女，8岁。其父代诉，腹痛已七八天，为阵发性，疼痛难忍，痛在心窝部，已7天不进饮食，便秘，无恶心呕吐。

检查：剑突下偏右有压痛，但无肌紧张，肝大肋下二指，巩膜无黄染，病人呻吟转侧，痛处拒按，脉弦，舌苔白腻。证属蛔厥。取内关（双）、足三里（双）、内庭（双）、迎香透四白。下针5分钟后，疼痛消失，压痛亦无。留针15分钟后起针，患儿即要求进食，当即吃水饺6个、菜汤半碗。随投以乌梅丸加减之剂2帖。仅服1帖，翌晨排出蛔虫9条，病获痊愈。

（摘自《中国针灸处方学·肖少卿医案》）

十四、颈、胸、腰、膝等骨痹及软组织痹证等（包括颈椎病、强直性脊柱炎、腰椎间盘突出症、网球肘、膝踝关节炎、末梢神经炎等）案

例1 华某，男，22岁，2004年12月7日初诊。

主诉：颈椎病伴左侧冈上肌腱炎一年余。曾在珠海拱北医院针灸、电针和贴膏药等治疗十多次未效。

刻诊：颈椎C5～C7椎肥大，仰、俯、转、侧、伸展维艰，左侧冈上肌腱肿胀疼痛拒按，牵涉同侧肩臂酸麻胀痛，乏力，功能活动受限，胸锁乳突肌与颌颊肌拘急，咀嚼食物张口困难，嗜吸香烟，胃纳差，大便溏薄，日行2次，舌质有紫气，苔薄白微腻。

诊断：①颈椎病（C5～C7椎骨质增生）；②左侧肩胛麻痹（冈上肌腱炎）；③泄泻（慢性肠炎）。

治法：健脾化湿，祛风通络，散瘀活血，宣痹镇痛。

1.针灸：大椎、风池、崇骨、肩井、阿是穴、后溪、曲池、天宗、中脘、气海、天枢、足三里、上巨虚、后溪透三间。针用平补平泻法，留针30分钟，每隔10分钟行针1次，每日针治1次，10次为1疗程。

2.中药：参苓白术散合桃红四物汤加减。炒白术10克，潞党参12克，云茯苓15克，生甘草8克，忍冬藤15克，虎杖30克，制川草乌各6克，寻骨风15克，钻地风15克，青风藤12克，海风藤10克，鸡血藤15克，刘寄奴20克，川芎12克，当归15克，丹皮15克，丹参15克，制乳没各6克，伸筋草15克，赤白芍各15克，白芷10克，生地10克，苡仁15克，落得打15克，砂仁（打、后下）3克，桃仁泥10克，炙全蝎3克，狗脊20克。每日1剂，水煎，早、晚各服1次。

疗效：针药并治 5 次后，肿痛渐消，功能活动自如，而获痊愈。为了巩固疗效，原方加入炙全蝎 6 克，土鳖虫 8 克，片姜黄 8 克，三七粉 1.5 克，继服 7 剂。

（摘自《临证治验集粹·肖少卿医案》）

例2 徐某，女，50 岁，2007 年 3 月 3 日初诊。

病史：2004 年颈椎病 C4～6 骨质增生伴右肩部酸痛不适，2006 年 7 月在东大医院经 MRI 检查诊断为："颈肩综合征"。曾经针灸、服药施治乏效，特来我科诊治。

刻诊：颈项强痛，右肩周酸痛漫肿，伴双手臂、腕、指酸胀不适，胃纳可，二便尚调，舌苔白腻，脉浮数。

诊断：①颈椎骨痹病（C4～C6 椎骨质增生）；②右侧肩胛痛（肩周炎）。良由风、寒、湿邪三气杂至袭入督脉手足太阳经脉，经络闭阻，脉络不通而致。

治法：宣痹通络，活血镇痛。

（1）针灸：风池、大椎、崇骨、天宗、曲池、合谷、肩井、肩髃、肩髎、巨骨、手三里、八邪、大杼。针用平补平泻法，留针 30 分钟，每隔 10 分钟行针 1 次，其间拔罐 10 分钟，每日针治 1 次，10 次为 1 疗程。

（2）中药：狗脊 20 克，羌独活各 10 克，骨碎补 20 克，川萆薢 10 克，威灵仙 20 克，丹皮 15 克，丹参 15 克，当归 15 克，红花 8 克，川芎 12 克，泽泻 10 克，制川草乌各 6 克，片姜黄 8 克，车前子 10 克，炙全蝎 6 克，土鳖虫 8 克，宣木瓜 10 克，生熟苡仁各 12 克，乌梢蛇 15 克，伸筋草 15 克，赤白芍各 10 克，虎杖 30 克，黄芪 30 克，延胡索 10 克，太子参 15 克，防风 8 克，防己 8 克，炒白术 10 克，川芎 12 克，山萸肉 15 克，砂仁（打、后下）

3克，炙甘草8克。每日1剂，水煎，早、晚各服1次。

2007年3月25日复诊

颈部酸痛大减，右侧肩周炎漫肿已消。再予针药并施，重要原方加落得打15克，制乳没各6克。

疗效：本例患者经针灸结合拔罐治疗3个疗程（30次），兼服中药30剂，诸症消退，而告痊愈。

（摘自《临证治验集粹·肖少卿医案》）

例3 黎某，女，51岁，2006年8月11日初诊。

主诉：颈椎病10年伴眩晕、呕吐，右侧肩周炎2年多，有左甲状旁腺纤维瘤手术史，现又发现右侧甲状旁腺纤维瘤，大约1.6厘米，胃纳可，二便调，脉细弦，舌质有紫气，苔白微腻。

诊断：①颈椎病（C4～C6椎骨质增生）；②右肩周炎；③右侧甲状旁腺纤维瘤；④肝风（眩晕）。

治法：平肝熄风，化瘀散结，宣痹通络。

（1）针灸：大椎、风池、攒竹、太阳透率谷、脑空、头窍阴、百会、内关、天宗、泽前、天突、肩三针、肩井、阿是穴、阳陵泉、环跳、秩边、委中、膝中、足三里、三阴交、气冲。针用平补平泻法，留针30分钟，其间拔罐10分钟，每隔10分钟行针1次，每日针治1次，10次为1疗程。

（2）中药：春柴胡8克，大白芍15克，黄药子10克，海藻6克，海风藤15克，昆布8克，制香附10克，浙贝母10克，夏枯草15克，丹皮15克，丹参15克，威灵仙15克，狗脊15克，羌独活各9克，明天麻15克，炒白术10克，钩藤15克，白僵蚕10克，石菖蒲8克，青陈皮各4克，灵磁石20克，黄芪20克，当归12克，砂仁（打、后下）3克，连翘12克，金银花5克，山豆根8克。

每日 1 剂，水煎，早、晚各服 1 次。

2006 年 8 月 28 日复诊

颈痛、眩晕略平，喉间气滞不适，右侧肩痹酸痛缓释。守前法，针药并施。

疗效：本例患者经针灸加拔罐治疗 3 个疗程（30 次），兼服中药 28 剂，诸症若失，霍然而愈。

（摘自《临证治验集粹·肖少卿医案》）

例 4　陈某，女 58 岁，2006 年 12 月 25 日初诊。

主诉：颈椎病伴腰膝痛 6 年。

病史：颈椎病史 6 年，2000 年 12 月 26 日颈椎 MRI 平扫示：①5～6 椎间盘轻度突出，轻度推挤硬脊膜囊；②右侧椎动脉管腔较对侧细小；③颈椎退行性改变。腰椎 3～5 椎骨质增生。胃纳可，大便较干燥，三日一行，脉浮缓，苔微腻罩黄。

治法：祛风活络，宣痹镇痛，润肠通便。

1. 针灸：风池、大椎、崇骨、命门、腰阳关、腰眼、委中、昆仑、足三里、膝眼、膝中、阳陵泉、太冲透涌泉、三阴交。针用平补平泻法，留针 30 分钟，每隔 10 分钟行针 1 次，每日针治 1 次，10 次为 1 疗程。

2. 中药：狗脊 20 克，威灵仙 20 克，羌独活各 10 克，丹皮 15 克，丹参 15 克，当归 15 克，红花 8 克，川芎 12 克，制川草乌各 6 克，生熟苡仁各 12 克，乌梢蛇 15 克，葛根 20 克，虎杖 20 克，土茯苓 20 克，骨碎补 20 克，油松节 10 克，鸡血藤 15 克，桑寄生 15 克，炙全蝎 6 克，土鳖虫 8 克，全栝楼 15 克，肉苁蓉 15 克，火麻仁 15 克，郁李仁 15 克。每日 1 剂，水煎，早、晚各服 1 次。

2007 年 1 月 22 日复诊

颈、腰、膝疼痛大减，大便亦较顺畅。宗原法再治15天。

疗效：本例患者经针灸3个疗程（30次），兼服中药30剂，痹痛诸症消失，大便通畅，而告痊愈。

（摘自《临证治验集粹·肖少卿医案》）

例5　成某，女，53岁，2008年1月29日初诊。

主诉：颈椎病4年，腰痛6年加重2年，胃酸过多8年，两膝关节痛1年。

治法：舒筋活络，宣痹镇痛，和胃制酸。

1.针灸：大椎、风池、足三里、中脘、气海、膝眼、肾俞、腰阳关、三阴交、太冲、丘墟。针用平补平泻法，留针30分钟，每隔10分钟行针1次，每日针治1次，10次为1疗程。

2.中药：焦苍白术各12克，姜川朴9克，砂蔻仁各4克，徐长卿10克，炒白芍20克，乌贼骨15克，甘松15克，瓦楞子20克，淡吴萸4克，黄连3克，炙甘草6克，九香虫6克，煨木香6克，姜汁炒竹茹6克，川楝子12克，延胡索10克，焦谷麦芽各8克，丹皮15克，丹参15克，黄精15克。每日1剂，水煎，早、晚各服1次。

2008年3月12日复诊

针灸与服药并治后，颈、腰酸痛大减，双膝关节已不疼痛，较前轻松有力，胃酸已平。宗原法继续治疗14天。

疗效：本例患者经针灸结合拔罐治疗3个疗程（40次），兼服中药28剂，诸症悉退，而告痊愈。

（摘自《临证治验集粹·肖少卿医案》）

例6　郭某，女，59岁，2006年7月7日初诊。

主诉：1992 年患左侧乳房癌手术切除后，放疗、化疗致左肩关节充血，复加 2000 年左锁骨骨折而引起上肢肿胀、麻木、酸痛。颈椎退变，左第一肋骨陈旧性骨折，可能有骨质疏松。

治法：舒筋活络，宣痹散瘀，清热解毒消肿。

1. 针灸：大椎、风池、肩井、肩髃、曲池、手三里、合谷、脑空、百会、支沟、阴陵泉。针用平补平泻法，留针 30 分钟，每隔 10 分钟行针 1 次，每日针治 1 次，15 次为 1 疗程。

2. 中药：①海风藤 15 克，狗脊 20 克，羌独活各 9 克，白花蛇舌草 20 克，虎杖 30 克，土茯苓 20 克，败酱草 20 克，蚤休 15 克，猫爪草 15 克，制乳没各 6 克，片姜黄 10 克，川芎 12 克，夏枯草 15 克，生甘草 8 克，丹皮 15 克，丹参 15 克，鹿角霜 10 克，白芥子 6 克，白芷 10 克，黄芪 30 克，山药 20 克，炒苡仁 12 克，炙全蝎 6 克，土鳖虫 8 克，天花粉 15 克，桃仁 10 克，金银花 15 克，浙贝母 8 克，生地 10 克，北苦参 8 克，乌梅肉 6 克，骨碎补 20 克，姜川朴 8 克，蒲公英 20 克。每日 1 剂，水煎，早、晚各服 1 次。②六神丸 10 支，每次 10 粒，每日 3 次。

2006 年 7 月 26 日复诊

颈椎酸痛减轻，左上肢肿胀、麻木、酸痛亦减轻。继服中药 15 剂，代煎 30 包，每服 1 包，每日 2 次。

疗效：本例患者经针灸 30，兼服中药 30 剂，颈、肩、手臂痛麻胀感消失，活动自如，而告痊愈。

（摘自《临证治验集粹·肖少卿医案》）

例 7　顾某，女，53 岁，2007 年 2 月 23 日初诊。

主诉：颈椎退变，双手中指关节炎伴 4～5 腰椎退变酸痛 1 年余。

刻诊：颈项强痛不适，双手指关节伸展不利，腰脊酸痛，俯、仰、转侧维艰，天寒加剧。

诊断：痹证（风湿性关节炎）。

治法：舒筋活络，祛风宣痹。

1. 针灸：大椎、风池、崇骨、八邪、曲池、大杼、腰阳关、腰眼、肾俞、华佗夹脊（L3～L5）。针用平补平泻法，留针30分钟，每隔10分钟行凤凰展翅手法1次，其间拔罐10分钟，每日针治1次，10次为1疗程。

2. 中药：狗脊20克，羌独活各10克，土鳖虫8克，炙全蝎6克，僵蚕10克，制川草乌各6克，土鳖虫8克，川桂枝6克，炙甘草8克，制乳没各6克，油松节10克，丹皮15克，丹参15克，片姜黄10克，黄芪30克，防己15克，当归15克，杜仲15克，山萸肉15克，细辛4克，炒白术10克，太子参15克，露蜂房10、川芎12克，桃仁（打）10克，生地10克，砂仁（打、后下）3克，红花8克。15剂，代煎30包，每服1包，每日2次。

2007年3月14日复诊

针灸与服药并施后，颈、腰及双手指活动较前轻松，已不酸痛。继予原方15剂，代煎30包，每服1包，每日2次。

疗效：本例患者经针灸加拔罐治疗3个疗程（30次），兼服中药30剂，而告痊愈。

（摘自《临证治验集粹·肖少卿医案》）

例8　孙某，女，46岁，2006年5月13日初诊。

主诉：颈椎病伴腰椎痛痹，以第五腰椎及骶骨部骨质增生。

治法：祛风疏经，活血通络，宣痹镇痛。

1. 针灸：大椎、风池、大杼、合谷、上仙、肾俞、腰阳关、足三里、委中、腰眼。针用平补平泻法，留针30分钟，其间拔罐10分钟，每日针治1次，10次为1疗程。

2.中药：独活寄生汤合桃红四物汤加制川草乌各6克，威灵仙15克，伸筋草12克，丹皮15克，丹参15克，炒枳壳6克，桑寄生15克，黄芪30克，防己15克，虎杖30克，五加皮15克，宣木瓜8克。7剂，水煎服，每日2次。

2006年5月30日复诊

颈、腰椎疼痛大减，上方加细辛8克，秦艽15克。15剂，水煎服，每日2次。

疗效：本例患者经针3个疗程（30次），兼服中药30剂，诸症消失，而告痊愈。

（摘自《临证治验集粹·肖少卿医案》）

例9 唐某，女，54岁，2005年4月7日初诊。

主诉：右侧腰腿痛3个月，加重1个月。

病史：2005年1月，因提篮负重而致腰腿痛。曾在某医院就诊，X线检查示"腰椎组成诸骨顺利，生理曲度存在。L2～L4前缘轻度唇样改变。L4～L5椎间隙稍狭窄"。印象："腰椎轻度退行性改变，L4～L5椎间盘病变"。

刻诊：腰痛不适，右侧坐骨区压痛甚显，且牵引同侧外侧酸痛，查腰椎4～5椎间盘病变。

治法：舒筋活络，宣痹镇痛。

1.针灸：①体针：环跳、环中、秩边、华佗夹脊（L1～L5）、腰眼、阳陵泉、悬钟、委中、承山、髀关、阿是穴。针用平补平泻法，留针30分钟，每隔10分钟行针1次，其间拔罐10分钟，每日针治1次，15次为1疗程；②耳针：神门、坐骨区（双）、针用泻法，留针 15 分钟。

2.整脊疗法：仰卧，旋转复位术。

3.中药：独活寄生汤合桃红四物汤加减。羌独活各 9 克，狗脊 20 克，制川草乌各 6 克，杜仲 15 克，桑寄生 15 克，当归 15 克，丹皮 15 克，丹参 15 克，虎杖 30 克，炙全蝎 15 克，土鳖虫 8 克，延胡索 10 克，制香附 10 克，牛膝 15 克，鸡血藤 15 克，仰筋草 15 克，川芎 12 克，赤白芍各 12 克，秦艽 10 克，细辛 4 克，威灵仙 15 克，炒苡仁 12 克，桂枝 8 克，红花 6 克，生甘草 8 克，制乳没各 6 克。15 剂，代煎 30 包，每服 1 包，每日 2 次。

疗效：本例患者经针灸＋耳针＋拔罐＋整脊疗法等综合施治 2 个疗程（30 次），兼服中药 15 剂，病告痊愈。

（摘自《临证治验集粹·肖少卿医案》）

例10　程某，男，70 岁，2005 年 7 月 11 日初诊。

主诉：腰腿痛时愈时发已 45 年余。

病史：腰腿痛近来发作较剧。省人民医院 2004 年 5 月 24 日 CT 检查示：①L4～L5 椎间盘膨出；②L5～S1 椎间盘突出；③腰椎退变。病始于 20 世纪 60 年代，因体力劳动而损伤腰椎，导致左侧坐骨神经痛，并牵涉下肢外侧至趾掌部麻木发胀疼痛。有高血压病史十余年、糖尿病 7 年。失眠，胃纳可，大便泄泻，小便频数，舌质紫红，苔黄腻，脉弦细。

诊断：①失眠；②肝阳上亢（高血压病）；③消渴（糖尿病）；④腰腿痛（腰椎退变——根性坐骨神经痛）。

治法：平肝潜阳，宁心安神，滋阴降火，健脾利湿，散瘀通络，宣痹通络。

1.针灸：大椎、风池、心俞、肾俞、命门、腰阳关、华佗夹脊

（L3～S1）、委中、飞扬、阳陵泉透阴陵泉、承山、悬钟、昆仑、太冲透涌泉、足临泣、金门。针用平补平泻法，留针30分钟，每隔10分钟行针1次，其间拔罐10分钟，每日治疗1次，10次为1疗程。

2.中药：炙远志9克，煅龙牡各10克，灵磁石20克，抱木茯神（朱砂0.3克染）15克，黄柏8克，炙知母9克，炒淮山药20克，丹皮15克，丹参15克，黄精12克，金钗石斛15克，炒白术10克，砂蔻仁（打）各3克，云茯苓12克，广木香9克，杜仲（盐水炒）15克，川断10克，牛膝15克，土鳖虫8克，参三七粉1.5克，木瓜10克，骨碎补10克，天花粉20克，黄芪20克，汉防己12克，当归12克，金毛狗脊20克，虎杖30克，泽泻12克，炒苡仁12克，肉苁蓉10克，仙茅20克，仙灵脾30克，川萆薢10克，龟板10克，泽兰9克，炙甘草5克，炒枳壳6克，广陈皮5克，山萸肉15克，大熟地12克。7剂，水煎服，每日2次。

2005年8月24日复诊

进服前方14剂，症情显著好转，觉口干咽燥，原方黄精加至20克，煅龙牡加至15克，当归加至15克。7剂，水煎服，每日2次。

疗效：本例患者经针灸＋电针＋拔罐30次，兼服中药28剂，腰腿疼痛好转，二便已趋正常，睡眠亦佳。

（摘自《临证治验集粹·肖少卿医案》）

例11 罗某，女，78岁，2006年8月4日初诊。

主诉：素有腰腿痛，膝关节痛，近半月来加重。

病史：膝关节痛20年，腰腿痛多年，近半个月加剧，且行走困难。膝关节X线片示：骨质增生有骨刺。

刻诊：双膝关节肿胀变形，不能作蹲，步履蹒跚，行走全靠搀扶。近半月来腰痛发作甚剧，俯、仰、弯曲活动失利，脉弦滑，苔白腻。

诊断：①双膝痛痹（骨质增生伴骨刺）；②腰腿痛（坐骨神经痛）；③腰椎3、4、5骨质增生退变。

治法：祛风活络，宣痹镇痛。

1. 针灸：腰阳关、肾俞、腰眼、环跳、秩边、阳陵泉、委中、承山、次髎、上髎、膝眼、膝中、阴陵泉、昆仑、膝上二穴、鹤顶、三阴交、太冲。针用平补平泻法，留针30分钟，其间拔罐10分钟，电针刺激30分钟，每日治疗1次，15次为1疗程。

2. 中药：黄芪防己汤合独活寄生汤加味。黄芪30克，防己20克，威灵仙20克，左秦艽10克，杜仲15克，细辛4克，羌独活各10克，桑寄生15克，怀牛膝15克，川断肉10克，党参15克，炙甘草6克，土茯苓20克，虎杖30克，当归15克，炙全蝎6克，油松节10克，骨碎补20克，山萸肉15克，片姜黄10克，丹皮15克，丹参15克，炒苡仁15克，伸筋草12克，豨莶草15克，山药15克，川草薢12克，炒白术10克，鸡血藤15克，狗脊15克，土鳖虫8克，地龙15克，乌梢蛇15克。15剂，水煎服，每日2次。

疗效：2006年8月24日复诊，双膝关节肿痛大减，腰腿痹痛亦减。上方续服15剂，每日2次。2006年9月20日三诊，腰腿痹痛显著改善，双膝肿痛消退，然上下楼梯时膝关节仍有抵触痛，原方加制川草乌各6克，延胡索12克，川楝子10克，皂角刺30克，功劳叶15克，刘寄奴20克，络石藤15克。15剂，每日2次，旨在宣痹镇痛、健骨消刺。本例患者经针灸＋拔罐＋电针综合施治3个疗程（45次），兼服中药45剂，诸症渐消，行走稳健，并能作蹲。

（摘自《临证治验集粹·肖少卿医案》）

例12 黎某，男，82 岁，2006 年 4 月 12 日初诊。

主诉：右侧下颌关节炎，张口咀嚼困难。

治法：舒筋活络，宣痹镇痛。

1. 针灸：腰阳关、腰眼、华佗夹脊（L3～L5）、秩边、环跳、委中、昆仑。针用平补平泻法，留针 30 分钟，每隔 10 分钟行针 1 次，其间拔罐 10 分钟，每日治疗 1 次，10 次为 1 疗程。

2. 中药：羌独活各 10 克，防己 15 克，黄芪 30 克，虎杖 30 克，丹皮 15 克，丹参 15 克，土茯苓 20 克，炒苡仁 15 克，川芎 12 克，威灵仙 15 克，菟丝子 15 克。山萸肉 15 克，川草薢 15 克，炒白术 10 克，金毛狗脊 15 克，炙甘草 5 克，砂仁（打、后下）3 克。15 剂，代煎 30 包，每服 1 包，每日 2 次。

疗效：本例患者经针灸＋拔罐＋推拿＋外贴麝香虎骨膏综合施治 10 次，右侧下颌关节带消失，张口自如，咀嚼亦复常；左侧腰腿痛，经针灸＋电针＋拔罐综合施治 15 次后，症状消除，而告痊愈。

（摘自《临证治验集粹·肖少卿医案》）

例13 吴某，57 岁，2003 年 9 月 8 日初诊。

主诉：腰脊疼痛伴右膝的下肢，足趾麻胀不适已历 10 年。于 2000 年初于省人民医院作核磁共振显示：马尾功能损伤下肢不完全瘫痪，1～4 腰椎椎裂，因以腰痛，右下肢胀麻，小便乏力，大便秘结 4～5 天一解，下肢畏冷。胃纳一般，嗜好烟酒，脉弦而滑，舌苔白腻罩黄。

诊断：腰椎骨痹证（腰 1～4 椎椎裂，伴马尾神经损伤）。

治法：舒筋活络，强健腰脚。

1.针灸：大椎、风池、华佗夹脊（L1～L5）、肾俞、命门、腰阳关、腰眼、次髎、马尾、阳陵泉、承山、昆仑。针用平补平泻法，留针 20 分钟，每隔 10 分钟行针 1 次，每日针治 1 次，10 次为 1 疗程。

2.中药：川萆薢 12 克，羌独活各 9 克，金毛狗脊 20 克，川断 12 克，怀牛膝 15 克，苡仁 15 克，土茯苓 20 克，山萸肉 15 克，刘寄奴 30 克，骨碎补 20 克，制川草乌各 6 克，青风藤 12 克，白花蛇舌草 15 克，紫丹参 15 克，杜仲 15 克，当归 15 克，仙灵脾 20 克，露蜂房 15 克，炒白术 10 克，肉苁蓉 10 克，油松节 15 克，寻骨风 12 克，威灵仙 15 克，伸筋草 15 克，生甘草 6 克，桑寄生 15 克，黄芪 20 克，砂仁（打、后下）4 克，赤白芍各 10 克，防己 15 克。7 剂，水煎服，每日 2 次。

疗效：本例患者经针药综合治疗 10 次后，症情好转，疼痛麻痹减轻。

（摘自《临证治验集粹·肖少卿医案》）

例 14　谢某，女，44 岁，2002 年 2 月 25 日初诊。

主诉：左乳癌症肿瘤切除 1 年。

刻诊：左臂乏力，肩关节拘挛，胳膊不能上举，右耳耳鸣，右眼视力减退，失眠体虚，脉细弱，舌质淡，月经尚正常。

诊断：①肩关节周围炎；②忧郁症。

治法：舒筋活络，宣痹镇痛，扶正固本。

1.针灸：大椎、风池、左肩井、肩髎、曲池、气海、关元、膈俞、右听会、翳风、天突、神门、内关、丰隆、迎香、上星、四白、攒竹、足三里、三阴交。针用平补平泻法，留针30分钟，每隔10分钟行针1次，其间拔罐10分钟，每日针治1次，10次为1疗程。

2.中药：炙远志9克，抱木茯神（朱染）15克，山萸肉15克，淮山药15克，炒白术10克，太子参9克，云茯苓15克，柴胡8克，生黄芪15克，枸杞子9克，女贞子9克，白花蛇舌草15克，麦冬9克，五味子2克，石菖蒲6克，乌药6克，制香附9克，山慈菇9克，柴胡9克，郁金9克，鹿角胶9克，蒲公英15克，砂仁（打、后下）3克。14剂，代煎28包，每服1包，每日2次。

2002年3月12日复诊

左臂酸痛、乏力好转，已能入睡，耳鸣骤减，右眼视物较前清楚。前方既效，效不更方，仍守上述针、药并施方案。

疗效：本例患者经针灸4个疗程（40次），兼服中药42剂，诸症悉退，而告痊愈。

（摘自《临证治验集粹·肖少卿医案》）

例15 王某，女，53岁，2006年12月22日初诊。

主诉：右侧肩周炎三年多。

刻诊：右肩锁关节僵硬，手臂上举、内收、外旋等活动受限，脉浮缓，苔白微腻。

诊断：肩凝证（重症肩周炎）。

治法：温经散寒，活血化瘀，宣痹镇痛。

1.针灸：大椎、风池、肩井、肩髃、肩髎、天宗、曲池、手三里、合谷、巨骨。针用烧山火手法，留针30分钟，每日针治1次，10次为1疗程。

2.中成药：风湿马钱片，每日4片，临睡前用黄酒或葡萄酒一小杯送服。

3.中药：海风藤 10 克，寻骨风 15 克，钻地风 10 克，油松节 10 克，北细辛 8 克，川桂枝 10 克，石楠叶 10 克，当归 15 克，丹皮 15 克，丹参 15 克，土鳖虫 10 克，制乳没各 6 克，三七切片 10 克，黄芪 20 克，防风 10 克，防己 10 克，刘寄奴 15 克，羌独活各 10 克，秦艽 15 克，土茯苓 15 克，制川草乌各 6 克，炙全蝎 6 克，生熟苡仁各 15 克，赤白芍各 12 克，广地龙 10 克，延胡索 12 克，川楝子 10 克，制香附 12 克，片姜黄 10 克，炙甘草 6 克，川芎 10 克，大熟地 15 克，制附片 8 克，败苏木 10 克，落得打 10 克，丝瓜络 10 克，槟榔 10 克，砂仁（打、后下）3 克，桑枝 10 克。14 剂，代煎 28 包，每服 1 包，每日 2 次。

2007 年 1 月 10 复诊

右侧肩凝证之僵硬已霍然冰释，手臂活动自如，前方既效，继服进治。原方 14 剂，代煎 28 包，每服 1 包，每日 2 次。并继续针灸之。

疗效：本例患者，笔者除采用局部（病部）针灸加温针灸（烧针尾灸），结合拔罐、推拿按摩综合施治外，还循经取穴施行烧山火手法，以激发经气，气至病所，使气调而止。则更有利于患部之康复。同时，兼服风湿马钱片 4 盒，中药汤剂 28 剂，以起温经散寒，活血化瘀，宣痹镇痛作用。是以其寒湿凝筋肩痹痼疾，而获捷效，则幸甚矣。

（摘自《临证治验集粹·肖少卿医案》）

例 16　刘某，男，54 岁，2006 年 6 月 26 日初诊。

主诉：双侧冈上肌腱炎。手臂疼痛不能上举。

治法：舒筋活络，宣痹镇痛。

1.针灸：大椎、风池、肩井、阿是穴、后溪、曲池。针用平补平泻法，留针 30 分钟，每隔 10 分钟行针 1 次，每日针治 1 次，15 次为 1 疗程。

2.中药：海风藤 15 克，骨碎补 15 克，威灵仙 20 克，当归 15 克，刘寄奴 20 克，虎杖 30 克，土茯苓 20 克，片姜黄 10 克，丹皮 15 克，丹参 15 克，赤白芍各 15 克，制乳没各 6 克，落得打 15 克，川芎 12 克，制川草乌各 6 克，川草薢 10 克，土鳖虫 10 克，炙全蝎 6 克，苏木 15 克，连翘 12 克，银花 15 克，生甘草 8 克，桃仁 10 克，僵蚕 10 克，延胡索 12 克，川楝子 12 克，炒白术 10 克，青风藤 10 克，鸡血藤 15 克，炒枳实 6 克。原方 15 剂，代煎 30 包，每服 1 包，每日 2 次。

2006 年 7 月 18 日复诊

双侧冈上肌腱炎症渐消失，手臂活动正常，为了巩固疗效，继服中药 15 剂代煎服之，并继续针灸 15 次。

疗效：本例患者经针灸＋拔罐 30 次，兼服中药 30 剂，诸症悉退，而告痊愈。

（摘自《临证治验集粹·肖少卿医案》）

例 17 吴某，男，45 岁，1980 年 3 月 21 日初诊。右肩关节酸痛、活动受限，天阴加剧，已历年余，曾在某医院诊断为"肩关节周围炎"，经用泼尼松局部封闭，内服保泰松以及关节炎丸等，病情好转。近因劳累受寒复发，特来我室要求针灸治疗。

刻诊：右肩关节轻度漫肿，周围软组织压痛，肩关节活动受限，手臂不能上举和外展，酸痛异常，朝轻暮重，脉浮缓，舌苔白腻。

诊为肩痹。由劳累过度，腠理开泄，风、寒、湿邪乘虚袭入肩部，致使经络阻滞，气血不畅，经筋作用失常所致。治当舒筋活血，宣痹利肩。予以针药并施。

取穴：肩髃、天宗、肩内陵、巨骨、臑腧（均取患侧），每次选用 3 ～ 4 穴，用平补平泻法，留针 20 分钟，每日 1 次。

中药处方：川桂枝 9 克，炒白芍 10 克，油松节 12 克，制川草乌各 6 克，片姜黄 9 克，羌独活各 9 克，威灵仙 12 克，虎杖 15 克，土茯苓 12 克，当归 12 克，红花 9 克，钻地风 12 克，炙甘草 5 克，5 剂，每日 1 剂。

针药并治 1 次后，右肩疼痛大减；3 次后，白天疼痛轻微，但夜间仍感酸重；5 次后，肩部漫肿尽退，酸痛亦除，唯手臂上举和外展时右肩关节仍有酸痛感。前方既效，效不更方，中药按原方再服 5 剂。针灸取穴仍守前法。又经针药并施 5 次后，右肩臂活动自如，但负重劳动乏力，局部仍感酸楚，便仿效《标幽赋》"肩井、曲池，甄权刺臂痛而复射"的针治经验，而取治于肩井、曲池。经针 2 次后，肩臂酸楚症状消失。本例患者，先后共针灸 12 次，服药 10 剂，而告痊愈。1 年后随访，未复发。

（摘自《中国针灸处方学·肖少卿医案》）

例 18　常某，男，49 岁，1981 年 4 月 6 日初诊。自述右肩关节酸痛，得热痛减，遇寒加剧，右手臂不能上举及后展，病程 3 个月，经服小活络丹 5 瓶，外贴伤湿解痛膏 16 张，未见效果。

诊得脉弦紧，舌苔薄白。属痛痹。由风、寒、湿邪痹阻经络，气血运行失畅所致。治宜宣痹镇痛。乃取肩髃、臑腧、天宗、曲池，施以平补平泻手法，留针 20 分钟，每日 1 次，共治 13 天而愈。

【按语】

1.肩部软组织疾病发病原因复杂，临床表现主要是肩部疼痛和不同程度的功能障碍。常见的肩部软组织疾病有肩关节周围炎、冈上肌肌腱炎和肩峰下滑囊炎等。本病属于中医学"痹证"的范畴，一般称为"肩痹"或"漏肩风"，多因风、寒、湿邪侵入肩部，经络阻滞、气血不畅、经筋作用失常所致。

（1）肩关节周围炎：是肩关节囊和关节周围软组织的一种退行性、炎症性病变。女性多于男性。50岁左右多见，故有"五十肩"之称。可由轻度的扭伤、过劳、外伤或局部受寒引起，但往往不能找到明显诱因。症见：肩部弥漫性疼痛，昼轻夜重，甚则寐而痛醒，晨起稍事活动疼痛反而减轻，此即所谓"静止痛"。局部伴有广泛的压痛。外旋、外展动作受到限制。随着病情的发展，病变组织产生粘连，功能障碍也随着加重，形成"冻肩"或称"肩凝"。本病早期以疼痛为主，晚期以功能障碍为主。

（2）冈上肌肌腱炎：多见于中年以上的体力劳动者。冈上肌的作用主要是协助三角肌外展上臂，该肌腱下部和肩关节囊紧密连接，上部和肩峰下滑囊相连，经常在肩峰和喙肩韧带下摩擦滑动，常因轻微的外伤和单一的劳动姿势而导致肌腱实质退行性病变和炎症性变化而引起本病。症见：在外展上举活动 1/3 幅度（约 60°～120°）时感到疼痛或疼痛加剧，外展约在 60° 以下及 120° 以上时无疼痛；如病情发展，亦可引起周围组织发炎或冈上肌本身的钙化、破裂，以致疼痛和功能障碍加重。

（3）肩峰下滑囊炎：肩峰下滑囊在三角肌和肩旋转肌（冈上肌、冈下肌、小圆肌、肩胛下肌）之间，主要功能是使肱二头肌肌腱容易在肩峰下滑动，肩峰下滑囊炎往往和邻近组织的慢性退行性病变和炎症同时存在，如冈上肌肌腱炎等。症见：肩部外侧压痛，上臂旋转及外展时产生疼痛和功能障碍，严重时可见患肩轮廓扩大（在三角肌的前缘产生一圆形鼓出）。

（4）肱二头肌长头腱鞘炎：肱二头肌长头腱鞘经过肱骨颈部结节间沟，长期的肩关节过度劳动容易引起劳损而发生本病。

症见：肱二头肌长头部位疼痛、压痛并可有肿胀，屈肘时在前臂加压能引起明显的抗阻力痛，在肱二头肌作屈肘动作时常可在疼痛处摸到摩擦感。

2. 本病治法：以取手阳明、手少阳和手太阳经穴为主。施以中强刺激，留针 20 分钟，加灸；亦可采用温针或电针疗法。

3. 应加强功能锻炼。以自动性操练为主。现将几种简易操练方法分述于下：

（1）背靠墙而立，屈肘 90°，握拳，拳心向上，上臂逐渐外展，尽可能使手接近或碰到墙壁。

（2）患侧手指通过头后摸取耳朵。

（3）面墙而立，用两手手指作爬墙运动。在每次爬行的最高点做记号，可以知道各次操练的成绩，能加强操练信心。

（4）患侧翻手从背后摸取对侧的肩胛骨。

（5）患侧肢体作顺时钟方向划圈数次，再作逆时针方向划圈数次。

（6）将患侧肢体随意向前、向后作摆手运动。

每次操练 5 ～ 10 分钟，每天操练 2 ～ 3 次。操练时可能有些疼痛，但必须坚持。

（摘自《中国针灸处方学·肖少卿医案》）

例 19　李某，男，46 岁，搬运工人，1980 年 4 月 7 日初诊。自述右肘关节疼痛、四肢乏力已有 3 个月。曾在某医院诊断为"肱骨外上髁炎"，经外贴伤湿解痛膏，内服当归和伤酒、小活络丹等，未见效果，特来我科要求针灸治疗。

刻诊：右肘关节疼痛，肱骨外上髁疼痛拒按，患肢乏力，活动受限。属痛痹（肱骨外上髁炎，俗称"网球肘"），治遵《灵枢·经筋》"燔针劫刺，以痛为输"之旨，取用阿是穴、手三里、合谷，除患部阿是穴采用鸡足形沿皮透刺外，其余各穴均用平补平泻手法，留针20分钟，每日1次，以起舒筋活络、宣痹健肘之功。

例20 徐某，男，37岁，2006年4月3日初诊。

主诉： 因劳动负重而致网球肘半个月。曾去省中医院骨伤科贴敷膏药等治疗未见效果。特来我科要求治疗。

刻诊： 右肘部漫肿，肱骨外上髁腱鞘处压痛明显，不能提重物，夜间有静止痛，不能入睡。

治法： 舒筋活络，宣痹镇痛。

1.针灸：天应穴、曲池、手三里、合谷。先取天应穴（阿是穴），施行鸡足针刺术；继取曲池、手三里、合谷，针用平补平泻法，留针30分钟，加用电针刺激15分钟，每隔10分钟行针1次，每日针治1次，10次为1疗程。

2.益通神露掌灸1次。

3.隔姜灸，隔日1次。

4.云南白药1/3支，每日3次。

5.麝香追风膏4张，每张贴3日。

疗效： 综合施治15日而告痊愈。

（摘自《临证治验集粹·肖少卿医案》）

例21 徐某，女，36岁，右肘外侧疼痛20多天，外科诊断为"肱骨外上髁腱鞘炎"，经用普鲁卡因注射液局部封闭2次，暂时好转，但无远期疗效。后来我科诊治，经用上法灸治4次后，疼痛消失，而告痊愈。随访1年未见复发。

（摘自《中华灸疗学·肖少卿医案》）

【按语】

1. 肱骨外上髁炎又名"肱桡滑囊炎",俗称"网球肘",是指肱骨外上髁、桡骨头、肱桡关节滑囊外无菌性炎症而言。多因前臂旋转用力不当,前臂伸腕肌的起点处扭伤所致。中医学称为"肘痛",多由劳伤筋脉、气血失和所致。

2. 本病治法以取手阳明经穴和阿是穴为主。阿是穴宜采用鸡足刺(即用一针刺入向 3 个方向透刺),并加用灸法;合谷、手三里宜用中强刺激,留针 20 分钟,每日或隔日 1 次。本方具有舒筋活络镇痛的作用。取阿是穴即"以痛为输",刺而灸之,可使气血通畅,通则不痛。鉴于《灵枢·经脉》篇"大肠手阳明之脉……则当脉所过者热肿"之经验,取手阳明经之曲池、手三里,以舒筋通络,调和气血。气血和调,经筋得养,则病自痊愈。

(摘自《中国针灸处方学·肖少卿医案》)

例 22　顾某,男,85 岁,2007 年 2 月 7 日初诊。

主诉:双膝关节肿痛 5 年。

病史:膝关节肿痛走路维艰已 5 年多,曾经 MRI 检查诊断示:"双膝关节退变有骨刺"。

刻诊:双膝关节肿胀变形,右重于左,步行蹒跚,不能作蹲,体形肥胖,胃纳可,二便调,舌质有瘀斑。

治法:宣痹通络,活血镇痛。

1. 针灸:阳陵泉、膝眼、膝中、膝上二穴。针用平补平泻法,留针 30 分钟,每隔 10 分钟行针 1 次,每日针治 1 次,10 次为 1 疗程。

2. 电针刺激 15 分钟,每日 1 次。

3. 中药:怀牛膝 15 克,羌独活各 9 克,威灵仙 15 克,防己 15 克,黄芪 30 克，川断肉 15 克，杜仲 15 克，秦艽 12 克，细辛 5 克，油松节 10 克，丹皮 15 克，丹参 15 克，炙全蝎 6 克，白僵蚕 10 克，土鳖虫 10 克，片姜黄 10 克，炙甘草 8 克，骨碎补 20 克，当归 15 克，山萸肉 15 克，肉苁蓉 15 克，制乳没各 6 克，益智仁 15 克，桑螵蛸 15 克，台乌药 10 克，菟丝子 15 克，粉芡实 15 克，鹿角胶 10 克，龟板 10 克，山药 20 克，茯苓 15 克，泽泻 15 克，生地 15 克，五味子 5 克，炙知母 10 克，黄柏 8 克，白芍 20 克，石斛 15 克，黄精 15 克，天麻 15 克，钩藤 15 克，川萆薢 15 克。15 剂，代煎 30 包，每服 1 包，每日 2 次。

2007 年 2 月 26 日复诊

针灸 + 电针 + 拔罐与服中药综合施治 2 个疗程后，双膝关节肿胀大减，疼痛亦轻，已能行走。原方继服 15 剂，代煎 30 包，每服 1 包，每日 2 次。

疗效：本例患者经针灸 + 电针 + 拔罐综合施治 3 个疗程（30 次），兼服中药 30 剂，双膝肿胀消失，步行稳健，并能自行上下楼梯。

（摘自《临证治验集粹·肖少卿医案》）

例 23 崔某，男，81 岁，2005 年 11 月 16 日初诊。

主诉：右膝关节肿痛时发时愈 30 年。

刻诊：右膝关节肿大，疼痛明显，牵涉股外侧区亦疼，近月来加重，夜间有静止痛。脉弦数，舌质红有裂纹。

诊断：痛痹（右侧膝关节炎）。

治法：活血化瘀，宣痹消肿，抗炎。

1. 针灸：大椎、风池、膝眼、膝中、髌骨、阴陵泉、阳陵泉、昆仑、膝上二穴、三阴交、髀关、伏兔。针用平补平泻法，留针 30 分钟，每隔 10 分钟行针 1 次，每日针治 1 次，15 次为 1 疗程。

2. 中药：①怀牛膝 15 克，杜仲 15 克，威灵仙 15 克，油松节 10 克，制川草乌各 6 克，黄芪 30 克，防己 15 克，炒苡仁 15 克，丹皮 15 克，丹参 15 克，赤白芍各 15 克，羌独活各 9 克，黄柏 9 克，生甘草 8 克，忍冬藤 15 克，连翘 10 克，土茯苓 20 克，炒白术 10 克，当归 15 克，炙全蝎 5 克，土鳖虫 8 克，木瓜 10 克，蚤休 5 克，白花蛇舌草 20 克，车前子 10 克，川萆薢 12 克，片姜黄 8 克，虎杖 30 克，炒枳壳 6 克。15 剂，代煎 30 包，每服 1 包，每日 2 次。②大活络丹 6 盒，每日 1 粒，每日 2 次。

2005 年 12 月 6 日复诊：右膝肿痛大减，肿势渐消，仍守上方。原方 15 剂，代煎 30 包，每服 1 包，每日 2 次。大活络丹 5 盒，每日 1 粒，每日 2 次。

疗效：本例患者经针灸 30 次，兼服中药 30 剂、大活络丹 11 盒，诸恙消退，而告痊愈。

（摘自《临证治验集粹·肖少卿医案》）

例 24 陈某，男，38 岁，2003 年 6 月 26 日初诊。

主诉：双下肢膝以下疼痛 1 月余。

病史：自 2 月份起双下肢膝以下至足底部疼痛，冷热感觉尚敏感。曾经江苏省人民医院检查：糖耐量异常，肌电图损害。印象：末梢神经炎。

曾服中药：当归 10 克，虎杖 15 克，伸筋草 10 克，赤白芍各 10 克，牛膝 10 克，生苡仁 12 克，红花 6 克，苍白术各 10 克，紫丹参 10 克，宣木瓜 6 克，炙全蝎 6 克。7 剂，每日 2 次。

刻诊：双下肢膝以下麻木疼痛不适，行走不便，苔白腻，脉细滑。

诊断：①风湿痹证（末梢神经炎）；②肝阳上亢（有高血压病史）。

治法：平肝熄风，宣痹通络。

1. 针灸：大椎、风池、腰眼、腰阳关、环跳、阳陵泉透阴陵泉、足三里、三阴交、太冲透涌泉、悬钟、委中、承山、承筋、昆仑透太溪、公孙、然谷。针用平补平泻法，留针 30 分钟，每隔 10 分钟行针 1 次，其间拔罐 10 分钟，足部诸穴使用电针通电 15 分钟，每日施治 1 次，10 次为 1 疗程。

2. 中药：怀牛膝 15 克，汉防己 15 克，生黄芪 15 克，生苡仁 12 克，赤白芍各 10 克，虎杖 30 克，土茯苓 15 克，紫丹参 15 克，宣木瓜 6 克，制蜈蚣 2 条，炙全蝎 4 克，土鳖虫 6 克，伸筋草 10 克，红花 6 克，车前子 10 克。7 剂，水煎服，每日 2 次。

疗效：治疗 1 次后，足部疼痛消失；治疗 5 次后，诸恙消失而获痊愈。

（摘自《临证治验集粹·肖少卿医案》）

例 25　王某，男，35 岁，2006 年 8 月 22 日初诊。

主诉：双膝关节痛，遇天阴时即易发作。

病史：病始于 2002 年即感到两膝关节酸软无力，继则疼痛，行走时关节作响，不能作蹲，局部漫肿烘热，脉浮数，舌苔腻微黄。

诊断：双膝痛痹（湿热型）。

治法：清热利湿，宣痹通络，活血镇痛。

1. 针灸：膝中、膝眼、膝上二穴、鹤顶、阳陵泉透阴陵泉、三阴交、委中、大椎、风池。针用平补平泻法，留针 30 分

钟。其中电针＋拔罐均为 15 分钟，每日针治 1 次，15 次为 1
疗程。

2. 中药：怀牛膝 15 克，川断 12 克，威灵仙 15 克，油松节
10 克，虎杖 30 克，生苡仁 20 克，制川草乌各 6 克，木瓜 10 克，
片姜黄 10 克，丹皮 15 克，丹参 15 克，防己 15 克，黄芪 20 克，
骨碎补 20 克，黄柏 8 克，生地 15 克，砂仁（打、后下）3 克，
川萆薢 12 克，赤白芍各 12 克，葛根 20 克，地龙 10 克，炙全蝎
5 克，炙甘草 6 克，羌独活各 8 克，红花 6 克，左秦艽 15 克，鸡
血藤 15 克，土鳖虫 8 克。1 剂，每日 2 次。

2006 年 12 月 13 日复诊：症情好转，原方加党参 15 克，茯
苓 15 克，焦苍白术各 10 克，当归 15 克，伸筋草 15 克，八月札
10 克，15 剂，每日 2 次。

疗效：本例患者经针灸＋电针＋拔罐综合施治 2 疗程（30 次），
兼服中药 30 剂后，诸症消除，而告痊愈。

（摘自《临证治验集粹·肖少卿医案》）

例 26 吴某，男，54 岁，2006 年 11 月 7 日初诊。

主诉：两膝关节肿胀疼痛 10 年余，加重 1 年多。

刻诊：两膝关节烘热、肿胀、疼痛，天气寒冷及劳累则易发作，
不能作蹲，步履维艰，上下楼梯抵触痛尤为明显。舌质红绛，苔少，
脉细数。

诊断：双膝关节痛风（湿热下注型）。

治法：清热利湿，散瘀消肿，宣痹通络。

1. 针灸：大椎、风池、膝眼、膝上二穴、膝中、委中、阴陵
泉、阳陵泉、三阴交、四关穴（太冲、合谷），针用泻法，留针
30 分钟，电针刺激 15 分钟，拔罐为 10 分钟，每日针治 2 次，

10 天为 1 疗程。

2. 中药：怀牛膝 15 克，油松节 15 克，生熟苡仁各 15 克，炒苍白术各 10 克，川黄柏 9 克，炙知母 9 克，威灵仙 20 克，骨碎补 20 克，丹皮 15 克，丹参 15 克，川萆薢 15 克，制川草乌各 6 克，蒲公英 20 克，猪茯苓各 15 克，虎杖 30 克，土茯苓 20 克，制香附 9 克，延胡索 10 克，宣木瓜 10 克，生黄芪 30 克，汉防己 15 克，仙灵脾 30 克，鸡血藤 15 克，络石藤 15 克，炙全蝎 6 克，山萸肉 15 克，赤白芍各 12 克，伸筋草 15 克，土鳖虫 8 克。15 剂，水煎服，每日 2 次。

疗效：2006 年 11 月 24 日复诊，双膝肿痛大减，已能自由行走和作蹲。继服上方 15 剂。本例患者经针灸＋电针＋拔罐综合施治 3 个疗程（40 次），兼服中药 30 剂，诸恙悉退而告痊愈。

（摘自《临证治验集粹·肖少卿医案》）

例 27 陈某，女，2006 年 2 月 15 日初诊。

主诉：右膝关节跌伤肿胀半年多。曾经省人民医院做二次共振核磁共振检查示：膝关节骨骼正常，软组织挫伤。

刻诊：右膝关节软组织肿胀，行走乏力，不能作蹲，局部寒冷。

治法：疏经活络，温经散寒，宣痹活血。

1. 针灸：膝眼、髌骨、阳陵泉、膝中、髀关、三阴交、太溪、足三里。针用平补平泻法，留针 30 分钟，每隔 10 分钟行针 1 次，其间拔罐 10 分钟，电针刺激 15 分钟，每日施治 1 次，10 次为 1 疗程。

2. 中药：牛膝 15 克，川断 15 克，威灵仙 15 克，丹皮 15 克，丹参 15 克，苏木 12 克，当归 15 克，姜黄 10 克，落得打 15 克，土鳖虫8克，刘寄奴20克，忍冬藤15克，制乳没各6克，制川草乌各6克，生甘草8克，三七粉1.5克，制香附8克，红花8克，生地13克，赤芍15克。7剂，水煎服，每日1剂，早、晚各服1次。

疗效：2006年2月28日二诊，针药并施9次后，肿病渐平，再予进治。原方加川桂枝8克，川芎10克，桃仁8克，炒白术8克，黄芪15克，防己15克，砂仁（打）3克。7剂，水煎服，每日1剂，早、晚各服1次。2006年3月15日三诊，经针灸3个疗程（30次），兼服中药21剂，右膝关节肿痛消失，功能正常，而告痊愈。

（摘自《临证治验集粹·肖少卿医案》）

例28　王某，男，54岁，1980年8月13日初诊。自述4年多前由负重劳损致右脚跟痛，当时服用参三七伤药6瓶，外贴伤湿解痛膏12张，疼痛已除，步履爽适，宛如常人。其后，偶因负重或行走劳累，辄易发作，行走维艰，近来发作较剧。

余以活血镇痛健跷方治之，取申脉、金门、太溪、阿是穴，毫针刺，用补法，加灸，每日1次，10次为1疗程。针灸5次后，疼痛缓解，已能步行；针灸10次后，疼痛消失，行走如常。再针1次，以巩固疗效。时隔1年，追踪访问，患者云：治愈后未复发，挑担远行亦无不适。

【按语】足底疼痛包括跖痛和跟底痛。常因足横弓劳损引起。跟底痛系病人在行走或站立时跟底部感到疼痛，多为足跟脂肪纤维垫部分消退、急性滑囊炎、跟骨骨刺及平跖足等引起。本病治法以取足太阳、足少阴经穴和阿是穴为主。毫针刺用泻法，留针20分钟，每日或隔日1次，10～15次为1疗程。上方具有活血镇痛健跷的作用。其中，申脉为阳跷脉所生，是八脉交会穴之一，通于阳跷，针灸此穴能舒筋脉、通阳跷，促进足跟矫健；金门为足太阳膀胱经之郄，又为阳维脉之别属，刺之可以活血通络，宣痹镇痛；太溪为足少阴肾经之原穴，肾主骨，针灸该穴，可温补肾气，强健筋骨；更取阿是穴，以直入病所，活血定痛。

例29 张某，男，2007年2月27日初诊。

主诉：腰肌劳损酸胀不适10年。

刻诊：两侧腰肌酸痛，缠绵难愈，曾在外院针治半个月未获显效，近因天寒阴雨连绵，复加寒湿浸淫酸胀症情加剧，终日坐卧不安。舌苔薄白微腻，脉浮紧。

诊断：湿痹证（腰肌劳损）。

治法：温补肾阳，宣痹通络。

1. 针灸：腰阳关、腰眼、命门、肾俞、天应、华佗夹脊（L3 ~ L5）、委中、昆仑。针用平补平泻法，留针30分钟，每隔10分钟行针1次，其间拔罐10分钟，每日针治1次，10次为1疗程。

2. 中药：怀牛膝15克，羌独活各10克，杜仲15克，肉桂3克，制川草乌各6克，当归15克，丹皮15克，丹参15克，炒苡仁15克，钻地风15克，宣木瓜10克，骨碎补20克，土鳖虫8克，片姜黄10克，山萸肉15克，落得打15克，大熟地15克，砂仁（打、后下）4克，细辛5克，鹿角胶10克，桑寄生15克，狗脊20克，秦艽10克，黄芪30克，防己15克，红花8克，寻骨风15克，生甘草6克。15剂，代煎30包，每服1包，每日2次。

2007年3月20日复诊

经针灸与服中药2个疗程后，腰肌劳损之酸胀大减，腰腿且有温暖感，睡眠亦佳，原方继服15剂，以善其后，仍以针灸继。

疗效：本例患者经针灸综合治疗3个疗程（30次），兼服中药30剂，诸症消失，而告痊愈。

（摘自《临证治验集粹·肖少卿医案》）

例30　张某，男，39岁。自述前天荷犁时跌伤腰部，不能弯腰曲脊，不能穿脱鞋袜，咳嗽时疼痛加剧，朝轻暮重，彻夜呼痛。由其妇扶持来诊。

检查：腰痛偏右，由肾俞至胃俞部肿胀如梭形，按之呼痛，不能俯仰、侧弯及下蹲。此跌伤经络、气血瘀滞所致。诊断为外伤性腰痛。治宜散瘀定痛，舒筋活络。循经取用委中（双）、昆仑（双），下针后俱用泻法，留针10分钟。委中两穴刺入后腰痛顿减，继针昆仑两穴，其痛若失，嘱其妇揣压患部，其痛毫无，10分钟后即能自行爬起，穿上鞋袜，腰部遂能弯曲，患者颇为欢悦，乃道谢，妇弃杖而归。越3日随访，病者已下地劳动。

例31　吴某，男，36岁，1981年10月2日初诊。自述长期从事航运工作，因感受风寒水湿，以致腰腿酸痛，遇阴雨或天冷则发作尤剧，病延3年，屡治未愈。

诊得两手脉浮缓而濡，舌苔白腻。证属寒湿腰痛。乃由寒湿之邪阻滞足太阳之络，腰部气血运行失常所致。治宜祛寒散湿。用祛寒散湿健腰方加减治之，取肾俞、腰阳关、腰眼、环跳、委中，施以平补平泻法，留针20分钟，每日1次。共治10天而告痊愈。

【按语】腰痛一症多由寒湿之邪阻滞经络或因肾虚、扭伤等所致。病机有三：①寒湿腰痛乃因风寒水湿之邪客于经络，腰部气血运行失畅所致；②肾虚腰痛则因房劳伤肾、精气损耗、肾虚不能荣其外府所致；③外伤腰痛，乃瘀阻经络，不通则痛。本病常见于现代医学之腰部软组织损伤、肌肉风湿以及脊柱病变等。寒湿腰痛者，以取足太阳经、督脉穴为主，针用平补平泻法，加灸；肾虚腰痛者，以取腰部腧穴及足少阴经穴为主，肾阳虚者针灸并用，肾阴虚者则单用针刺，隔日施治 1 次，每次留针 20 分钟；外伤腰痛者，取督脉之水沟和足太阳经之委中，针用泻法或用点刺出血法，每日施术 1 次，1 ~ 3 次可愈。

（摘自《中国针灸处方学·肖少卿医案》）

例 32 路某，男，50 岁，2003 年 7 月 24 日初诊。

主诉： 左膝关节肿胀 1 天。

治法： 活血散瘀，消肿镇痛。

1. 针灸：左膝眼、膝上二穴、阳陵泉、阴陵泉。针用平补平泻法，留针 20 分钟，每隔 10 分钟行针 1 次，每日针治 1 次，10 次为 1 疗程。

2. 电针：犊鼻—阳陵泉，内膝眼—阴陵泉，通电 15 分钟，每日 1 次。

3. 外贴：麝香虎骨膏 1 张。

4. 中药：怀牛膝 15 克，桃仁泥 15 克，制乳没各 8 克，红花 9 克，刘寄奴 30 克，虎杖 30 克，川芎 15 克，自然铜 15 克，骨碎补 18 克，川断 15 克，参三七粉（冲服）3 克，制川草乌各 6 克，白芷 10 克，落得打 15 克，土鳖虫 10 克，伸筋草 15 克，生地 10 克，宣木瓜 10 克，木通 9 克，车前子 10 克，甘草 6 克，苡仁 15 克，防己 15 克。7 剂，水煎服，每日 1 剂，早、晚各服 1 次。

疗效：针药并施 10 次，左膝关节肿胀消失，而告痊愈。为巩固疗效，再治4次。

（摘自《临证治验集粹·肖少卿医案》）

例33　王某，男，36岁，1980年7月21日初诊。自述3天前因挑担不慎扭伤右膝关节，肿痛异常，当即服云南白药，外贴伤湿解痛膏，痛势大减，但肿胀未退，皮色青紫，不能行走。

治宜舒筋活络，散瘀定痛。采用舒筋活络健膝方。取委中刺血；阳陵泉透阴陵泉，施以捻转泻法；膝眼，针而灸之；鹤顶，灸之。每日施术1次。共治9次，而告痊愈。

例34　欧兰卡·比莱士，女，49岁，加拿大人，2004年2月2日初诊。

主诉：右膝髌韧带松弛，施行手术后涉及同侧股四头肌无力、疼痛已2年。未手术前膝关节疼痛异常，术后膝痛缓解，但股四头肌部拘紧疼痛颇剧，行走艰难，步态不稳。特前来要求诊治。

治法：舒筋活血，宣痹通络。①右膝眼、髌骨、髀关、环跳、鹤顶；②环跳、居髎、殷门、委中、悬钟、阴陵泉。以上2方，交替使用，每日针治1次，留针30分钟，其间使用电针刺激15分钟，10次为1疗程。

疗效：治疗5次后，右侧股四头肌拘挛疼痛大减，夜间已能入睡。治疗10次后，疼痛更为减轻，步行已稍觉有力。治疗20次后，腿痛消失，迈步稳健有劲，渐入愈途。为了巩固疗效，又治疗10次，以善其后。共治疗30次，诸恙悉退，而告痊愈。

【按语】膝部软组织损伤系指膝关节周围的肌腱、韧带、脂肪垫、软骨等组织损伤而言，俗称"伤筋"。多因膝关节过度运动或外伤、劳累等引起。临床常见的有两侧副韧带损伤、十字韧带损伤和髌骨下脂肪垫损伤等。本病的治疗以取足阳明、足少阳和足太阳经穴为主，施以疾徐泻法，留针 30 分钟，每日或隔日 1 次，10 次为 1 疗程。上方具有舒筋活络健膝的作用。其中，膝眼、鹤顶是治疗膝关节肿痛的有效奇穴，能温经散寒，祛风消肿；委中是足太阳经的合穴，又系血郄，能舒畅解结，活血通络；阳陵泉为胆经之合穴，又属筋之会穴，能宣痹通络，舒筋健骨；环跳、悬钟二穴，系三国时期名医华佗治疗中风偏瘫、跛足病的经验效穴。《标幽赋》中说："悬钟、环跳，华佗刺蹇足而立行。"

（摘自《针灸临证治验录》）

例 35 孙某，女，58 岁，2004 年 1 月 22 日初诊。

主诉：双腿肚抽筋 3 个月。

刻诊：双腿肚转筋抽痛，得病于劳动水湿浸淫势成着痹，是以足太阳经有"腨如裂"之剧痛。胃纳佳，二便调，舌苔白根偏腻，脉沉迟。

诊断：腿肚抽筋（腓肠肌痉挛），着痹型。

治法：祛风活络，宣痹镇痛，扶正固本。大椎、风池、承山、阳陵泉透阴陵泉、足三里、三阴交、太冲。针用平补平泻法，留针 30 分钟，每隔 10 分钟行针 1 次，每日针治 1 次，15 次为 1 疗程。其中下肢部穴位通电各 15 分钟。

2005 年 2 月 18 日二诊

双腿腓肠肌痉挛好转。近来胃脘痞闷作痛（原有浅表性胃炎和十二指肠球部溃疡病史，近来发作），大便尚调，成形，黄而夹青，脉细，舌质有紫气，舌苔微腻。治宜健脾和胃，疏肝理气，消炎止血。方用香砂六君丸合乌药散、金铃子散加减。潞党参15克，太子参12克，炒白术10克，土茯苓10克，云茯苓10克，炙甘草、广木香8克，砂仁（打、后下）3克，丹皮15克，丹参15克，煨川楝子10克，延胡索12克，九香虫6克，徐长卿9克，茜草炭10克，炒白芍20克，乌贼骨15克，白及粉15克，地榆炭12克，川朴花6克，五灵脂6克，炙黄芪20克，蒲公英15克，虎杖15克，绿萼梅6克，佛手8克，柴胡8克，炒枳壳6克，仙鹤草25克。15剂，代煎30包，每服1包，每日2次。

2005年3月14日三诊

双腿腓肠肌痉挛已平，脘痞腹胀隐痛未作，且喜进饮食，大便已趋正常。再予上方15剂以善其后。

疗效：本例患者经针灸＋电针综合施治45次，兼服中药30剂，诸症悉退，康复如常。

（摘自《临证治验集粹·肖少卿医案》）

十五、腰腿痛（外伤性腰椎压缩性骨折）案

胡某，男，45岁，工人，2002年2月1日初诊。

主诉：腰椎压缩性骨折，刻下腰痛难以入眠，下肢麻木，左腿乏力，行走不稳，头昏、失眠。

治法：舒筋活络，宣痹镇痛，宁心安神，扶正固本。

1.针灸：大椎、风池、内关、神门、华佗夹脊（腰4～5椎）、腰眼、环跳、阳陵泉、悬钟、委中、承山、阿是穴。针用平补平泻法，留针30分钟，每隔10分钟行针1次，其间拔罐10分钟，每日针治1次，10次为1疗程。

2. 电针：环跳—阳陵泉，华佗夹脊（第 5 腰椎）

疗效：2002 年 7 月 16 日复诊，腰腿痛减轻，以中成药助治之，风湿马钱片，每次 6 片，每晚用温开水送服。2002 年 8 月 13 日三诊，风湿马钱片，每次 6 片，每晚用温开水送服。共治疗三个疗程而告痊愈。

2002 年 8 月 23 日四诊：尿潴留 14 日，由于排尿困难而导尿 5 次，刻下仍感潴留少，少腹作胀。治予清热利湿，消炎排尿。针灸处方：神阙、天枢、气海、关元、中极、气冲、阴陵泉、三阴交、太冲。中药方用：川草薢 12 克，石苇 15 克，瞿麦 15 克，土茯苓 20 克，黄柏 10 克，乌药 10 克，黑白丑各 8 克，西琥珀 4 克，石菖蒲 8 克，猪赤茯苓各 10 克，细木通 10 克，泽泻 15 克，金钱草 20 克，海金沙 15 克，车前子 10 克，六一散（包）10 克，鲜荷梗 7 寸，7 剂，每日 2 次。

2002 年 8 月 28 日五诊：药后小便通畅，再予进。原方加黄芪 20 克，金钱草加至 30 克。7 剂，每日 2 次。

2002 年 8 月 30 日六诊：小便通畅，渐入佳境。再予活血化瘀佐之助治。通塞脉片，5 片/次，每日 3 次。

2002 年 8 月 23 日至 2002 年 9 月 23 日七诊：诸恙悉退而告痊愈。

2003 年 4 月 20 日八诊：腹痛复发，用原处方，针灸中药综合施治三个疗程而告痊愈。

（摘自《临证治验集粹·肖少卿医案》）

十六、瘰疬（颈淋巴结核）案

杨某，女，28 岁，1967 年 5 月 6 日初诊。自述颈部患瘰疬已有 8 个多月，曾在某医院诊断为颈淋巴结核，注射链霉素，服用消瘰丸等，治之未效。

检查：颈部右侧结核 2 枚，大如李核，不红不热，按之移动。属瘰疬。治宜化痰散结消瘰。处方：百劳、肘尖、阿是穴，隔日施术 1 次，共治 18 次而告痊愈。

【按语】

1. 瘰疬，俗称"疬子颈"或"老鼠疮"。其发病原因，慢性者多因忿怒抑郁，情志不畅，致肝气郁结，郁而生火，灼热为痰，痰火上升，结于颈项；或因肺肾不足，肺气不能输布津液，以致凝聚为痰，痰窜经络而成。急性者多因外感风热挟痰凝阻于少阳之络，以致营卫不和，气血凝滞而生瘰疬。现代医学称本病为"颈淋巴结核"，又叫"结核性淋巴结炎"，是由结核杆菌侵入颈淋巴结引起发炎所致。

2. 本病的临床表现：颈部出现一个或多个硬结，一般无寒热及其他不适，皮色正常，但某些患者也可有低热、全身乏力等症状。X 线检查有时可发现肺部有结核病灶，若患者抵抗力较差，则淋巴结可逐渐肥大，皮核黏连，压痛明显，最后坏死化脓，破溃后形成瘘管，难以收口。

3. 本病治法：以取百劳、肘尖、阿是穴为主。毫针刺，用补法，并加灸法。隔日施术 1 次，留针 15 ～ 30 分钟。

4. 火针疗法：用火针自结核正中刺入核心，每核 1 针，隔 2 ～ 3 日 1 次。

5. 本方具有化痰、散结、消瘰的作用。百劳、肘尖、阿是穴为主治瘰疬的经验效穴，取之重灸能温阳通络、化痰散结。凡生于顶部者则加翳风、天井、足临泣，以疏通手足少阳之经气而清泄风热之邪；生于颈部者则加臂臑、手三里、大迎，以疏导手足阳明之经气而清热消肿；生于腋下者则加肩井、少海、阳辅，以通调手少阴、足少阳之经气而清热散结。

【成方选录】

1. 一切瘰疬以独头蒜截两头，留心作孔，大艾炷如蒜大小贴病子上灸之，勿令上破肉，但取热而已，七炷一易，日日灸之，取效为止。（《备急千金要方》）

2. 捣生商陆根作饼子，置漏上止，以艾炷灸饼上，干熟易之，灸三四炷。大迎、五里、臂臑主寒热颈瘰疬。（《备急千金要方》）

3. 颈淋巴结核：常用穴取百劳、天井、肘尖、瘰疬局部。方法：以上各穴轮流施灸，每穴 5 ～ 7 壮，用小艾炷直接灸，瘰疬局部可用隔蒜灸。（上海中医学院《针灸学》）

4. 水针疗法：常用穴取结核点、肺俞、病变淋巴结。药液和方法：链霉素（每毫升含 0.3 克）或 1% ～ 2% 卤碱注射液注入上穴，每穴每次 0.3 ～ 0.5 毫升，每日 1 次。（上海中医学院《针灸学》）

十七、鼻衄（鼻出血）案

周某，男，16 岁。近 2 个月来经常鼻中出血，经服中药犀角地黄汤 6 剂、四生丸 60 克，前情好转，已半月未出血。今又鼻中出血，伴发热咳嗽，脉浮数。

诊为鼻衄，由风热蕴肺，上迫鼻窍，导致血热妄行而成。方用清热止衄方加减治之，乃取合谷、上星、少商、尺泽，针用泻法，留针 15 分钟，鼻衄即止。翌日复诊，患者说：昨日针后鼻中未出血。

再针 1 次，以巩固疗效。3 个月后随访，未见复发。

【按语】

1. 肺气通于鼻，足阳明之脉起于鼻之交頞中。若肺蕴风热或有火邪，上迫鼻窍，均能导致血热妄行而为鼻衄。亦有因外伤而致者。

2. 本病治法：取手阳明经、督脉穴为主。毫针刺，用泻法，留针 20 ~ 30 分钟，每日 1 次。热在肺者加少商（点刺出血），热在胃者加内庭。本病虽多属热，灸法并非绝不可用，古有灸上星二七壮的验方，是用灸法以引郁热之气外发。此外，凡因外伤等原因而致鼻衄不止者，指针甚验。其法用两手拇、食二指同时对掐昆仑、太溪 4 穴，辄奏奇效。

3. 本方具有清热止衄的作用。由于手阳明与手太阳表里相合，又与足阳明经脉相接，故取合谷以清泄诸经之热而止血；督脉为阳脉之海，阳热迫血妄行，故用上星清泻督脉，使亢热渐平而衄自止。

（摘自《中国针灸处方学·肖少卿医案》）

十八、油风（斑秃，俗称"鬼剃头"）案

笔者采用梅花针叩刺结合艾卷温和灸治疗斑秃 36 例。取穴：百会、风池、足三里、三阴交、太冲。针灸方法：先将患部常规消毒后，然后用已消过毒的梅花针轻轻叩刺脱发处，叩至微出血为度；随即点燃艾卷置于患部作温和灸法，每日 1 次，15 次为 1 疗程。一般治疗 2 ~ 6 个疗程均能获得较为满意的效果。36 例中痊愈（脱发区完全长出正常头发或长出 90% 以上者）16 例（44.4%），显效（长出新发 50% ~ 70% 以上者）8 例（22.2%），

好转（长出新发20%～30%者）4例（11.1%），进步（长出少许新发或绒毛）3例（8.3%），无效；5例（13.9%），总有效率为86.2%。

（摘自《中华灸疗学·肖少卿医案》）

十九、痔疮（内痔）案

徐某，男，27岁。自诉大便后出血已4年之久，血色鲜红，呈点滴状。肛镜检查示"截石位，8点钟和10点钟有枣核大痔核2枚"。曾服消痔丸、榆槐脏连丸等药物治疗，2年未发。近1个月来又复发，每天大便时流出鲜红血液5～7毫升。

针灸取穴：长强、会阳、承山、上仙（第5腰椎棘突下凹陷处），用平补平泻法，留针30分钟，隔日施术1次。经针3次后，出血即止，痔核缩小。又针3次，以巩固疗效。随访8个月，未见复发。

（摘自《中国针灸处方学·肖少卿医案》）

二十、脱肛（直肠脱垂）案

例1 黄某，男，42岁。患者禀赋素虚，面色萎黄，形体较瘦，脾胃虚弱，消化不良，排便努挣时直肠脱出，数月前能自行回纳，近日来非以手托纳而难以复位，色淡红，伴肛门坠胀，大便带血，神疲乏力，舌淡苔白，脉细弱。

诊为脱肛（直肠脱垂）。由脾胃虚弱，中气下陷所致。治宜补气健脾，升阳举陷。方用提肛散：人参、白术、川芎、陈皮各9克，黄芪20克，当归、甘草各3克，黄连、黄芩、白芷、柴胡各6克，升麻 9 克。水煎服，每日 1 剂。外用五倍子汤：五倍子、朴硝、桑寄生、莲房、荆芥各 30 克。水煎，熏洗患处。共服药 12 剂，熏洗 6 次，而告痊愈。

（摘自《临证治验医案》）

例2　秦某，男，29 岁。罹患脱肛日久，登厕排便即脱，其色紫暗，表面溃破、糜烂，肛门坠胀疼痛，肛内指检有灼热感，舌苔黄腻，脉弦而数。

诊为脱肛（直肠脱出）。由湿热下注，肛肠功能失常、括约肌松弛所致。治宜清热利湿，缩肛固脱。方用缩砂汤：缩砂仁、黄连、木贼各等份，共研细末，每服 6 克，每日 3 次，开水送下。每晚临睡前兼服榆槐脏连丸 3 克。外用苦参汤：苦参 60 克，蛇床子 15 克，白芷 5 克，金银花 30 克，野菊花 60 克，黄柏 15 克，地肤子 15 克，大菖蒲 9 克，水煎去滓，加猪胆 4 枚（取用胆汁），熏洗患处，1 日 2 次。共治半月而愈。

（摘自《临证治验医案》）

二十一、乳痰案

例1　王某，女，37 岁，1954 年 8 月 21 日初诊。

病史：自诉右乳有核块 3 个，已有 2 年。自觉于小孩断奶后渐渐长大，手摸核块好似雀卵。近来微有寒热，核部时觉隐痛。曾经医院诊治，说是乳腺结核，虽经注射服药，但未见效。

刻诊：右乳中部有核块 3 颗，列为鼎足之形。上部一颗较大，状如胡桃；下部两颗较小，形似雀卵。微有寒热，核块隐隐作痛，甚则波及右侧腋窝酸痛。

检查：体格营养中等。乳中核块3枚，按之较软推之则疼。

诊断：乳痰。

治疗：状如核者，使用梅花式刺法（如梅花椿样的下针5处），状如雀卵大者，即用三角式刺法（如鼎足之势下针3处）。如法施术，待核内豆汁样浆液物大量排出后，核即瓦解，患部略呈凹陷样窟窿，其痛若失，乳房顿然宽展。乃以玉红膏外涂，内服神效栝楼散3剂，佐以西黄醒消丸3钱而愈。

例2 张某，女，34岁，1955年1月5日初诊。自诉于2年前右乳曾患乳癖，虽经手术而愈，但核块未消。后因寒热作痛，逐渐增剧。

刻诊：核块累累，状若葡萄，每感风寒时发，或因操劳痛增。检查：左侧乳房下部有核块7枚，形若葡萄，按之稍软，推之略动。体格及营养一般良好。诊为乳痰。采用各个击破法，分次施术，其核即消，同时流出大量米泔样黏液。然后敷以玉红膏，嘱服神效栝楼散4剂，小金丹4粒，疾病告愈。

二十二、乳癖（乳腺增生症）案

例1 常某，女，41岁，1954年3月6日初诊。

病史：自诉左乳生核块已有3年，初起时形如豌豆，只有2块，以后逐渐增长，现已有5块。每因操劳过度或忧郁不舒时，便觉胀大。

刻诊：左侧乳房表部皮色如常，发育亦与右侧无异。唯左侧乳房生有核块5枚，形似枣核，推之能移，亦无痛楚及寒热征象。其核块间随操劳、喜怒而消长。

检查：右侧乳房正常。左侧乳房下部生有核块5枚，核体坚硬，重按棘手。体格中等，营养较差，面部表情苦闷。

诊断：乳癖。

治法：进行皮肤消毒及注射局部麻醉后，即于核上各刺1～2针，自核体排出白色胶状黏液后，核块霍然冰释，乳房顿即柔软而舒畅。遂以玉红膏涂于创口，并嘱服清肝解郁汤3剂，佐以小金丹6粒而愈。

例2　姚某，女，42岁，住太兴县曲霞区元仙乡元仙村。

病史：自诉乳房中核块已有3年，初起时觉左乳有核块4、5粒，右乳2块，以后逐渐增多。但无寒热疼痛，每因过劳，有些坠胀。曾经卫生所注射链霉素5支及服用中药无效。

刻诊：核块集结，似星罗棋布，按之若珠，粒粒可数。既无寒热征象，又无疼痛所苦，唯因操劳过度，乳房偶有坠胀感。

检查：左侧乳房生有核块12枚，右侧乳房4枚大者如栗子，小者如枣核，推之能移，按之坚硬，体格正常，营养中等。

诊断：乳癖。

治法：采用环状针刺术，按照四周、每核1针，隔日再针中部核块。先后共计施针5次，其核部即全部崩溃。仍以玉红膏外涂嘱服洞天救苦丹及消乳岩丸各3两（每次服3钱，陈酒送服以上二药，早晚交替轮服甚佳），未及半月而愈。

［摘自肖少卿．"火针"治疗乳痰与乳癖的经验介绍 [J]. 上海中医药杂志，1958，（5）：22-25］

第三节 妇科疾病医案医话

一、月经不调案

例1 丁某，女，28岁，1959年9月12日初诊。自诉婚后月经不调已3年多，曾经中西药物治疗，未获显效。

刻诊：月经周期超前1周，量多，色紫红，伴有两乳作胀，食欲差，少腹与胁部作痛，脉弦数。

证属月经不调。由肝气上逆，冲任失调所致。治宜疏肝理气，清热调经。方用丹栀逍遥散加生地、制香附、紫降香，嘱服3剂。患者强烈要求针灸治疗，乃遵《百症赋》"妇人经事改常，自有地机血海"的治疗经验，取用地机、血海配用三阴交、行间、肝俞，施以疾徐补泻法，留针20分钟，隔日治疗1次。共针4次，其月经周期、经量、经色等即趋于正常。该患者于同年11月怀孕，1960年8月生一男婴。

【按语】本病例属于经行先期，乃由肝气郁结，久郁化火，胞宫蕴热，导致月经不调。治宜疏肝理气，清热调经。故取足厥阴经之荥穴行间配以肝俞，以泻肝火而疏气滞；取血海、地机，以和营清热而调胞宫；三阴交为足太阴、厥阴、少阴之会，功能疏肝益肾、健脾统血、凉血调经。五穴同用，各奏其效，则月事自调。

（摘自《中国针灸处方学·肖少卿医案》）

例2 王某，女，27岁，1986年10月4日初诊。自诉婚后月经不调已2年多，曾服中药50多剂，未见效果。

刻诊：月经延期 10 天左右，经量中等，色紫黑，夹有血块，小腹胀痛，胸胁与乳房作胀，舌苔薄白，脉弦而涩。询其病因，乃知其夫在外地经商长期不归，因而情志抑郁，闷闷不乐，故得此证。按脉察证，此属肝郁气滞。乃素多抑郁，气滞不宣，血行不畅，冲任受阻，以致经行后期。《万病回春》云："经水过期而来，紫黑成块者，气郁血滞也。"治宜疏肝理气，活血调经。乃取肝俞、期门、气海、血海、地机、三阴交、水道、归来、太冲。施以针上加灸，每穴灸 3 壮，艾炷如葡萄大，隔日 1 次。经治 20 次后，患者心胸开朗，气机通畅，月经应期而至，量较多，色、质均正常。越半年随访，患者云："月经周期等一切正常，精神亦佳。"

【按语】笔者临床应用针上加灸治疗月经不调 38 例，取得较好效果。本组病例病程最长者 6 年，最短者 2 个月，年龄最大者 44 岁，最小者 17 岁，而以 25～35 岁者居多。其中，经早（月经先期）者 18 例，经迟（月经后期）者 14 例，经乱（月经不定期）者 6 例。取穴：气海、血海、地机、三阴交。随症加穴：经早者加太冲、太溪，经迟者加水道、归来，经乱者加肾俞、脾俞、足三里、交信。治法：采用针上加灸，毫针刺施以平补平泻后，将艾绒捻或如葡萄大的团，套在针尾上点燃灸之，灸 5～10 分钟，隔日 1 次，10 次为 1 疗程，疗程间隔 3 天。

治疗结果：38 例中痊愈（症状消失，月经周期及量、色、质正常）者 26 例，好转（部分症状尚存在，月经周期接近正常，但量、色、质仍未达到正常要求）者 8 例，无效（症状如故，月经周期仍不准）者 4 例，其中灸治次数最多者为 30 次，最少者为 6 次，一般以 10～20 次者居多。

（摘自《中华灸疗学·肖少卿医案》）

二、月经不调伴甲亢、子宫肌瘤案

例 1　陈某，女，35 岁，2008 年 3 月 1 日初诊。

主诉：月经不调伴乳腺增生及子宫肌瘤 1 年余。

病史：月经周期尚准，然行经前两乳作胀胸闷，且有结块。2006 年 2、3、5 月份连续 B 超检查示：子宫肌瘤 1.56 厘米 × 1.78 厘米。

刻诊：情绪急躁，胸闷气逆，甚则心悸不宁，经事先期，量少，伴发癥瘕。胃纳可，二便调，脉弦而数，舌质有紫气，苔白腻。

诊断：①月经不调；②乳癖（小叶增生）；③癥瘕（子宫肌瘤）；④气瘿（甲状腺肿大）。

治法：疏肝理气，化痰散结，散瘀活血，调整冲任。

1. 针灸：大椎、风池、天突、气瘿、膻中、乳根、肩井、期门、水道、归来、气海、关元、气冲、足三里、三阴交、血海、地机、太冲、泽前、神门、内关、丰隆、隐白。针用平补平泻法，每隔 10 分钟行凤凰展翅手法 1 次，留针 30 分钟，其间拔罐 10 分钟，每日针治 1 次，10 次为 1 疗程。

2. 中药：丹栀逍遥散合桃红四物汤、金铃子散等加减。醋柴胡 9 克，青陈皮各 8 克，全栝楼 15 克，佛手 8 克，丹皮 15 克，丹参 15 克，黄药子 6 克，昆布 8 克，海藻 8 克，川郁金 9 克，浙贝母 15 克，陈胆星 8 克，赤白芍各 12 克，当归 15 克，川楝子 12 克，延胡索 12 克，炮甲片 15 克，王不留行 6 克，橘核叶各 6 克，鹿角霜 9 克，夏枯草 9 克，鬼箭羽 15 克，制香附 10 克，三棱 8 克，莪术 8 克，白花蛇舌草 15 克，木馒头 10 克，土鳖虫 8 克，川朴花 8 克，太子参 10 克，益母草 20 克，砂仁（打、后下）3 克，蒲公英 20 克。15 剂代煎 30 包，每服 1 包，每日 2 次。

疗效：2008年1月21日复诊，月经适来，量中等，色淡红，心宁气畅，小叶增生有所缩小，夜寐亦佳。2008年2月16日三诊，月经正常，乳癖消失，气瘿亦除，精神愉快，而告痊愈。

（摘自《临证治验集粹·肖少卿医案》）

例2　汪某，女，37岁，2007年3月3日初诊。

主诉：失眠梦纭，性情急躁，眉棱骨痛，颈项强痛，经事前期胸闷，两乳房作胀，甚则眩晕欲吐，胃脘痞闷，消化不良，有过敏性鼻炎史，脉细弦而滑，舌质偏红，有紫气，苔黄腻。

诊断：①颈椎病；②失眠多梦（神经衰弱）；③气瘿（甲状腺肿大）；④乳癖（小叶增生）；⑤胃脘痞闷（消化不良）。

治法：疏肝健脾，宁心安神，化痰散结，宣痹通络。

1. 针灸：大椎、风池、脑空、百会、上星、印堂、攒竹、太阳、鱼腰、迎香、天突、天枢、膻中、乳根、气海、关元、气冲、内关、足三里、三阴交、太冲、丰隆。针用平补平泻法，每隔10分钟行针1次，留针30分钟，其间拔罐10分钟，每日针治1次，10次为1疗程。

2. 中药：天王补心丹4瓶，每服8粒，每日3次；香砂六君丸4瓶，每服8粒，每日3次。

疗效：本例患者经针灸＋拔罐治疗4个疗程（40次），兼服上述中药，诸症渐退，而告痊愈。

（摘自《临证治验集粹·肖少卿医案》）

例3　申某，女，37岁，2007年3月1日初诊。

主诉：月经不调、子宫肌瘤伴小叶增生1年余。

病史：月经周期趋前，每月行经2次，每次在12～20天，先经量少，继则血块多，量亦多，2006 年 8 月 17 日在南京某医院行 B 超检查，示"子宫肌瘤一为 5.3 厘米 ×5.7 厘米，另一个为 1.0 厘米 ×1.8 厘米"。后就诊于江苏某中医院妇科，服中药 50 多剂，治疗 2 个月，未获显效。

治法：疏肝理气，化痰散结，健脾养血。

1. 针灸：内关、膻中、乳根、期门、肩井、中脘、神阙、天枢、气海、关元、水道、归来、足三里、血海、地机、三阴交、太冲、隐白、痞根。针用平补平泻法，每隔 10 分钟行针 1 次，留针 30 分钟，其间拔罐 10 分钟，每日针治 1 次，10 次为 1 疗程。

2. 中药：逍遥散合八珍汤、失笑散加减。春柴胡 9 克，炒白芍 20 克，炒白术 10 克，云茯苓 15 克，潞党参 15 克，炙甘草 6 克，当归 15 克，川芎 12 克，生地 15 克，益母草 20 克，三棱 10 克，莪术 10 克，土茯苓 15 克，佛手 6 克，败酱草 20 克，黑栀子 9 克，仙鹤草 20 克，女贞子 12 克，墨旱莲 15 克，片姜黄 10 克，丹皮 15 克，丹参 15 克，鬼箭羽 10 克，川楝子 12 克，木馒头 15 克，延胡索 12 克，制香附 12 克，茜草炭 15 克，鹿角霜 12 克，土鳖虫 8 克，月季花 9 克，黄芪 30 克，蒲公英 30 克。15 剂代煎 30 包，每服 1 包，每日 2 次。

疗效：2007 年 3 月 20 日复诊，针灸与服药结合治疗 15 次后，月经色似咖啡流出大量血块，继则色红而血止。2007 年 4 月 12 日三诊，月经已趋正常，色鲜红，量中等，无血块。

（摘自《临证治验集粹·肖少卿医案》）

例 4 陆某，女，41 岁，2006 年 3 月 27 日初诊。

主诉：月经不调伴子宫肌瘤。

病史：2001 年秋小腹痛，妇检 B 超示：小型子宫肌瘤。于

2005 年 12 月 9 日月经淋漓不尽 20 多天，即行刮宫化验为：复杂性子宫内膜增生。

刻诊：月经不调，经行半个多月，淋漓，量中等，色鲜红，夹有暗红血块。胃纳尚佳，二便调，脉细数带弦，舌有紫气，苔薄。

诊断：①月经不调；②症瘕（子宫肌瘤，复杂性子宫内膜增生）。良由肝郁气滞，瘀阻胞脉，冲任失调所致。

治法：疏肝理气，散瘀活血，软坚散结，补肾消炎。

1. 针灸：①期门、气海、关元、气冲、血海、地机；②中脘、气海、水道、足三里、三阴交、太冲、太溪、痞根、肾俞。针用平补平泻法，留针 30 分钟，每隔 10 分钟行针 1 次，每日针治 1 次，10 次为 1 疗程。

2. 中药：柴胡 9 克，丹皮 15 克，丹参 15 克，赤白芍各 15 克，黑栀子 6 克，土茯苓 20 克，当归 15 克，炒白术 10 克，桃仁 10 克，生地 10 克，土鳖虫 10 克，制乳没各 6 克，三棱 8 克，莪术 8 克，鬼箭羽 10 克，炮甲片 6 克，益母草 20 克，败酱草 20 克，炒苡仁 15 克，虎杖 30 克，白花蛇舌草 15 克，蒲公英 20 克，鹿角片 10 克，山萸肉 15 克，淮山药 15 克，生甘草 5 克，太子参 10 克，黄芪 15 克，仙鹤草 15 克，砂仁（打、后下）3 克，茜草炭 15 克。15 剂，每日 1 剂，水煎，早、晚各服 1 次。

疗效：2006 年 3 月 26 日复诊：针药结合施治 15 次后，肝郁气滞血瘀之症得平，经水淋漓亦止。2006 年 4 月 20 日三诊，复查 B 超，示"子宫肌瘤显著缩小，子宫内膜得以改善"。本例患者，经针灸＋拔罐施治 3 个疗程（45 次），兼服中药 45 剂后，诸症悉愈，而获佳效。

（摘自《临证治验集粹·肖少卿医案》）

三、痛经（经前期紧张综合征）案

例1 李某，女，26 岁，1998 年 10 月 8 日初诊。

主诉：经来腹痛剧烈伴有头痛、眩晕、乳胀胁痛已 9 年。

病史：1989 年 5 月月经初潮时出现小腹坠胀绞痛，伴有头痛眩晕、胸闷气逆、乳房发胀，痛苦异常。经行 3 ~ 4 天后诸症渐退。其后，每月月经来潮前便出现上述症状。曾就诊于南京某医院，诊断为"经前期紧张综合征"。服用镇静、镇痛药物治疗，未见效果。后就诊于某医院中医妇科，服中药 60 多剂，亦未获效。特来我科就诊。

刻诊：头痛偏左，眩晕欲吐，胸脘痞闷，乳房作胀，两胁胀痛，小腹坠胀绞痛剧烈，痛连腰骶，甚则昏厥，经行量少不畅，夹有紫黑血块，块下痛减，舌质紫暗，脉沉弦。

诊断：痛经（经前期紧张综合征）。气血瘀滞型。

治法：理气活血，化瘀止痛。

1. 针灸：行瘀止痛方加减。气海、中极、水道、血海、地机、三阴交、太冲、次髎、百会、合谷、太阳透率谷。针用平补平泻法，留针 30 分钟，每隔 10 分钟行凤凰展翅手法 1 次，每日治疗 1 次。

2. 中药：少腹逐瘀汤加味。小茴香 10 粒，干姜 2 克，延胡索 9 克，没药 6 克，川芎 9 克，官桂 4 克，当归 15 克，蒲黄 12 克，赤芍 10 克，五灵脂 8 克，桃仁 9 克，乌药 8 克，制香附 8 克，益母草 15 克，甘草 5 克，明天麻 9 克，蔓荆子 9 克。每日 1 剂，水煎，分 2 次服。

疗效：针药并施 1 次后，头痛、腹痛大减。经治 2 次后，头痛、眩晕已平，月经夹块瘀下甚多，小腹疼痛若失。为了治病求本，防患于未然，乃嘱患者于下月月经来潮前 6 日进行针药并施。治疗6次，始得经行通畅，其腹痛、头痛宿疾未发作。为了巩固疗效，按上法连续治疗3个月经周期。从此月经应汛而至，诸症尽退，精神有振。共计针灸20次，服药20剂，而告痊愈。越1年随访，未发。

【按语】痛经一症多发于青年未婚女子，常见经期或经行前后小腹疼痛，痛及腰骶，甚则剧痛昏厥，影响生活和工作，一般每次月经周期均会发作。本病之病因，多由情志违和，六淫所伤，以致冲任受阻；或因素体不足，胞宫失于荣养所致。本病相当于西医的经前期紧张综合征、膜样痛经、子宫内膜异位等。中医临床辨证主要分为气血瘀滞、寒湿凝滞、肝郁湿热、气血亏虚和肝肾亏虚5型。

本例痛经，证属气血瘀滞，故治宜理气活血、化瘀止痛。取气海、中极、水道，针而灸之，以理气活血、散瘀止痛；取血海、地机、太冲、次髎，以疏调肝脾、下瘀镇痛；取百会、太阳、合谷，以祛风镇痛。方中合谷功能行气镇痛、提高痛阈，三阴交功能收缩子宫、活血祛瘀。二穴相配，补泻妙用（即补合谷，泻三阴交），则更有助于行气活血、化瘀镇痛。方用少腹逐瘀汤加味。其中小茴香、干姜、官桂，温经散寒，通达下焦；失笑散合桃仁、当归、没药，活血散瘀，调经止痛；川芎、天麻、蔓荆子，活血祛风，可治偏头痛；乌药、香附，行气活血，调经止痛；更取赤芍、甘草、益母草，以和中缓急而调经。如此针药协用，则头痛平，乳胀消，腹痛除，从而冲任和谐，月经正常，则痛经之疾自可痊愈。

例2 徐某，女，28岁，1980年8月5日初诊。患者每当经期或经前2日则少腹疼痛剧烈，经来色紫夹有血块，脉沉涩。

此属痛经之证。乃由行经之时受寒饮冷，以致血寒凝滞，瘀血停滞胞中，经行受阻，不通则痛。治当行瘀止痛。乃取中极、气海、次髎、地机、行间，针用泻法，留针20分钟。经针1次，疼痛即止。继针2次，疾病告愈。1年后随访，未见复发。

【按语】笔者采用艾卷温和灸治疗痛经22例，获得较好效果。本组病例病程最长者6年，最短者3个月，平均4年以上；重度疼痛者15例，中度疼痛者7例。取穴：气海、关元、血海、地机、三阴交。均按艾卷温和灸法操作，于月经前及来经后各1～2天施灸，每日灸治2次，每次30分钟。

治疗结果：临床治愈16例，显效5例，好转1例。平均灸治次数为5.2次。

治验病例：秦某，女，21岁，经水适来，淋雨着凉，月经骤停，其后经前或经后1～2天，少腹剧痛，恙历年余，经量中等，色红，夹有血块，舌淡苔薄白，脉沉细。此乃寒湿之邪凝滞胞宫使然。按上法灸治2个月经周期后，行经腹痛完全消失，经量、色、质均属正常。1年后访问，痛经未复发。

四、经闭（闭经）案

例1 陈某，女，26岁，1986年10月15日初诊。

主诉：月经闭止6个月。

病史：自述17岁月经初潮，此后每月经行周期正常。近年来月经骤然闭止。问及病因，乃由情志不遂，精神忧郁，复加饮食生冷物品，导致气滞血瘀、寒凝胞宫使然。曾就诊于南京某医院，妇检：无异常。诊断为"经闭"。曾服沉香顺气丸、逍遥丸、越鞠丸等治疗未效。特来我科就诊。

刻诊：面色微青，胸胁胀满，少腹胀痛，精神忧郁，嗳气太息，闷闷不乐，舌质紫暗，边有瘀点，苔薄白，脉沉涩。

诊断：经闭（闭经）。血瘀气滞型。

治法：活血祛瘀，行气通经。

1. 针灸：行气活血祛瘀生新通经方加减。内关、公孙、合谷、中极、水道、血海、地机、三阴交、行间。针用泻法，留针30分钟，每隔10分钟行风凰展翅手法1次，每天针治1次。

2. 中药：和血通经汤加味。当归12克，炮三棱10克，炮莪术10克，木香9克，熟地黄9克，肉桂6克，红花6克，贯众6克，苏木6克，血竭3克，延胡索6克，川楝子6克，广郁金6克，柴胡6克，玫瑰花4朵。每日1剂，水煎，分3次服。

疗效：针药并施3次后，胸闷、胁胀、小腹胀痛大减。继治5次后，诸症悉退，月经来潮。愈后3个月即孕，次年11月产一女婴。

【按语】经闭又称"闭经"，是指女子超过18岁仍未来月经，或月经周期建立后又突然停止3个月以上者（妊娠与哺乳期、老年绝经期除外）。多产、思虑过度、素体亏虚、久病体弱等致使脾胃生化功能减弱，阴血消耗太甚，因而血源枯竭，无血以下者，为血枯经闭；受寒饮冷，邪气客于胞宫，或情志抑郁，气机不畅，瘀血凝结，经脉阻滞者，为血滞经闭。

本例患者病起于情志抑郁，复加受寒饮冷，以致寒凝气滞血瘀，因而经脉阻滞，乃成经闭。治宜行气活血，祛瘀通经。方取祛瘀生新通经方加减。内关为手厥阴心包经之络穴，通于阴维脉，功能理气宽胸，善治心、胸、胃病；公孙为足太阴脾经之络穴，通于冲脉，功能理气降逆、疏调冲脉，亦善治心、胸、胃病，并治月经不调等症；取任脉之中极，以理冲任调下焦；取胃经之水道，以通理经血；血海为足太阴脾经穴，太冲为足厥阴肝经之原穴，二穴配用，以疏肝调脾而奏健脾、行瘀、化滞之效；合谷善理气分之郁滞，三阴交善蠲血分之瘀滞，二穴合用可使气血下行而达活血通经之效。

药用《卫生宝鉴》的和血通经汤加味。其中，柴胡、郁金、木香、金铃子散，疏肝理气，解郁镇痛；三棱、莪术、苏木、贯众、血竭、肉桂，温经散寒，活血化瘀；当归、熟地黄、红花、玫瑰，补血活血调经，妙在攻中寓补、祛瘀生新。如此针药并用，攻补兼施，则经闭痼疾自可获愈。

例2 夏某，女，21岁，1981年8月23日初诊。自述17岁月经初潮，每月经汛周期正常，近5个月来月经骤然闭止。询及病原，乃因情志不遂所致。肝郁气滞，冲任失调，是以烦躁易怒、胸闷脘痞、胁胀嗳气、小腹胀痛诸症蜂起。

诊为续发性闭经（血滞经闭）。治当疏肝解郁，祛瘀通经。方取祛瘀生新通经方加减。中极、合谷、血海、三阴交、行间、水道、地机，用捻转泻法，留针30分钟，每日1次。经针5次，月经来潮。

例3 朱某，女，18岁，2002年8月26日初诊。

主诉：原发性经闭（2001年10月22日B超检查报告：子宫偏小），身高1.75米，体重95公斤，胸、腹、臀、股及小腿均肥胖（有遗传家族史），视物模糊，脉细濡，舌苔薄白微腻，舌胖边有齿痕。

诊断：①经闭（子宫偏小，发育不良）；②肥胖（脾虚湿困型）；③近视。

治法：补益肝肾，调整冲任，健脾利湿。攒竹、四白、肝俞、命门、合谷、曲池、内关、中脘、气海、天枢、足三里、血海、阴陵泉、地机、三阴交、太溪、内庭、太冲。针用平补平泻法，每隔 10 分钟行针 1 次，留针 30 分钟，其间拔罐 10 分钟，隔日针治 1 次，30 次为 1 疗程。

疗效：治疗 24 次后，症情明显好转，月经来潮 1 次，体重减轻 15 公斤，视力较前改善。共治 42 次，而告痊愈。

（摘自《临证治验集粹·肖少卿医案》）

例 4　徐某，女，25 岁，2014 年 4 月 3 日初诊。

主诉：经闭半年。

病史：初起月经来潮或前或后，不定期，继则经闭不来潮。就诊于南京某妇幼保健院，诊为"多囊卵巢综合征伴双侧乳房小叶增生和严重失眠"。予服达英、二甲双胍等，效果不显。特来我科诊治。

刻诊：面容憔悴，脸色萎黄，胃纳一般，二便尚调，脉细弦，苔薄微腻。

诊断：①经闭（多囊卵巢综合征）；②乳房小叶增生；③失眠。

治法：疏肝解郁，理气散络，活血化瘀，宁心安神，调整冲任。

1. 针灸：百会、神门、内关、乳根、期门、膻中、中脘、天枢、神阙、气海、关元、子宫、血海、地机、足三里、阴陵泉、三阴交、太冲、膈俞、命门、肾俞。以上穴位分为 2 组，每日 1 组，轮换使用。针用平补平泻法，留针 30 分钟，每隔 10 分钟行凤凰展翅手法 1 次，其中背、腹部腧穴拔罐 10 分钟，每日施术 1 次，10 次为 1 疗程。

2. 中药：丹栀逍遥丸合金铃子散、十全大补汤、桃红四物汤加减。春柴胡 10 克，焦栀子 8 克，丹皮 15 克，丹参 15 克，赤白芍各 12 克，泽兰 12 克，泽泻 15 克，当归 15 克，川芎 10 克，桃仁 10 克，制香附 12 克，川郁金 10 克，延胡索 12 克，川楝子

12 克，太子参 10 克，益母草 15 克，蒲公英 15 克，肉桂 4 克，淡干姜 3 克，炒枣仁 15 克，全栝楼 10 克，土茯苓 15 克，川萆薢 10 克，怀牛膝 15 克，虎杖 15 克，焦苍白术各 10 克，苏梗 10 克，佛手 8 克，炒枳壳 10 克，绿萼梅花 6 克，玫瑰花 6 克，黄芪 15 克。10 剂，每日 1 剂，水煎，早、晚各服 1 次。

疗效：本例患者经针灸 4 疗程，兼服中药 10 剂，月经已于 5 月 28 日来潮，量中等，色鲜红，少腹有胀感。2014 年 7 月 17 日复诊，由于大便略干，加肉苁蓉 15 克，继服 10 剂，针灸 27 次，月经又于昨日来潮，行经 7 天，量中等，色鲜红，再予进治。于 2014 年 7 月 28 日三诊：症情甚佳，再守前方，加黄芪 15 克。15 剂代煎 30 包，每日早晚各服 1 包。2014 年 8 月 19 日四诊：经针灸与服中药 8 个疗程，业已怀孕。2015 年 5 月 11 日产一男婴。

（摘自《临证治验集粹·肖少卿医案》）

例 5 宫某，女，29 岁，2002 年 1 月 5 日初诊。

主诉：经闭 1 年零 9 个月。

病史：月经初潮于 16 岁，月经周期 30 ~ 37 天，行经时间 3 ~ 5 天，量少，色红，血块少。及至 2000 年 4 月，月经不来潮，但无不适感。B 超示"子宫较小"。平时性情急躁，易发怒，胸闷气逆，小腹有坠胀感，失眠梦纭，脉小弦，舌尖红，苔薄白。

诊断：经闭。良由肝气郁结、冲任失调所致。

治法：疏肝理气，调整冲任。

1. 针灸：百会、内关、神门、膻中、中脘、天枢、神阙、气海、地极、水道、归来、血海、三阴交、足三里、太冲。针用平补平泻法，留针 25 分钟，每日针治 1 次，1 个月为 1 疗程。

2. 电针：以上有关腧穴通电 15 分钟，每日 1 次。

3.中药：逍遥丸5瓶，每次8丸，每日3次。

疗效：2002年1月16日诊，月经来潮，小腹坠胀感消失，睡眠好转，而告痊愈。

（摘自《临证治验集粹·肖少卿医案》）

例6 吴某，女，32岁，2004年10月29日初诊。

主诉：经闭8年余。

病史：月经初潮于1983年（12岁），1996年（25岁）月经闭止，因事与愿违、精神忧郁所致。用溴隐亭治疗，1个月后月经来，后加大剂量，胃又不适即停服。伴有宫颈糜烂，内痔出血，甚至便秘脱肛。

刻诊：头昏失眠，梦纭，胸闷气逆，喉间有异物堵塞感，小腹痞胀，伴有溢乳、宫颈糜烂、内痔脱肛，便秘。脉细弦，舌有瘀点，苔微腻。

诊断：经闭（闭经——高泌乳素血症）。良由肝郁气滞，瘀阻胞脉，冲任失调所致。

治法：疏肝理气，化瘀散结，调整冲任。

1.针灸：祛瘀生新通经方。中极、气冲、肩井、内关、合谷、血海、曲泉、地机、三阴交、足三里、行间、足临泣、照海。针用平补平泻法，留针20分钟，每日针治1次，15次为1疗程。

2.中药：少腹逐瘀汤合通肝收乳汤加减。小茴香8粒，干姜2克，延胡索10克，没药6克，川芎10克，官桂4克，当归15克，蒲黄9克，赤芍15克，五灵脂8克，桃仁9克，乌药8克，制香附9克，益母草20克，熟地10克，白术9克，甘草5克，大黄（后下）5克，夏枯草10克，麦冬9克，浙贝母9克，蒲公英15克，紫丹参10克，丹皮9克。15剂，每日1剂，水煎，早、晚各服 1 次。

疗效：2004 年 11 月 15 日复诊，溢乳渐止，原方加砂仁（打、后下）3 克，15 剂，每日 2 次。另：生麦芽 100 克，分 12 次煎汤代茶饮用。2004 年 12 月 20 日三诊，溢乳已愈，冲任和谐而月经来潮。本例患者经针灸 3 个疗程（45 次），兼服中药 45 剂后，诸症悉除，月经来潮，而告痊愈。

（摘自《临证治验集粹·肖少卿医案》）

五、绝经期（更年期综合征）案

奥某，女，罗马尼亚人，48 岁，2002 年 9 月 25 日初诊。

主诉：月经不调，经常出虚汗。

刻诊：神经衰弱，气血亏虚，精神忧郁，心悸，胃脘痛，畏寒，月经不调，出虚汗，舌苔薄白，脉细弱。

诊断：肝胃不和，冲任失调。

治法：疏肝和胃，调整冲任，宁心安神。大椎、风池、百会、印堂、内关、神门、合谷、中脘、神阙、气海、关元、血海、地机、足三里、三阴交、太冲。针用平补平泻法，每隔 10 分钟行针 1 次，留针 30 分钟，其间拔罐 10 分钟，隔日针治 1 次，10 次为 1 疗程。

疗效：本例共计治 13 次，症情好转，失眠、心悸、出虚汗的症状消失，而告痊愈。

（摘自《临证治验集粹·肖少卿医案》）

六、妊娠恶阻（妊娠剧吐症）案

例 1　周某，女，25 岁，2000 年 5 月 16 日初诊。

主诉：怀孕呕吐 3 个月。

病史：患者于 2000 年 2 月怀孕，孕后 1 个月即出现呕吐，不欲饮食，食之即吐。曾口服镇静剂及复合维生素 B 等，治之无效。特来我科就诊。

刻诊：脘闷恶心，不思饮食，食之即吐，甚则闻到食物气味就要呕吐，头晕目眩，神态疲乏，四肢倦怠，苔白微腻，脉细滑。

妇科检查：宫体增大似怀孕 3 个月。

诊断：妊娠剧吐（妊娠恶阻）。受孕后月经停闭，血海不泻，血中浊气上逆于胃，胃失和降，致令恶心呕吐。

治法：和中理气，降逆止呕。

1. 针灸：和中理气止呕方。中脘、内关、公孙。针用补法，留针 20 分钟，每日 1 次。

2. 中药：香砂六君子汤加味。太子参 10 克，云茯苓 10 克，炒白术 10 克，炙甘草 5 克，姜半夏 9 克，广陈皮 5 克，广木香 6 克，砂仁（打、后下）3 克，姜汁炒竹茹 10 克。5 剂，每日 1 剂，水煎，早、晚各服 1 次。

疗效：治疗 1 次后，呕吐减轻，能略进饮食。治疗 2 次后，呕吐即止，饮食增加。继续施治 3 次，食欲有振，精神亦佳。共针灸 6 次，服药 6 剂，而告痊愈。

【按语】妊娠恶阻又称"子病""病儿"等，现代医学称之为"妊娠呕吐"。本例患者脾胃素虚，受孕以后，经血不泻，冲任之气较盛，其气上逆则可犯胃，胃以和降为顺，胃气虚，失于和降，反随冲脉上逆，故作恶呕。治宜健脾和胃，降逆止呕。取腑会、胃募之中脘与胃经之合穴足三里相配，针而灸之，以调整胃腑之功能而和胃降逆；取内关以激发阴维脉气，宣畅气机而止呕；取公孙以疏调冲脉之气而降逆健脾。四穴协用，共奏健脾和胃、降逆止呕之功。药用香砂六君子汤加味，旨在健脾和胃、理气调中、化痰止呕。如此针药并施，相辅相成，而使妊娠剧吐之顽疾得以转危为安，霍然痊愈。

例2 徐某，女，26岁，住江宁县，1980年8月17日初诊。患者停经2个月，脘闷恶心，不思饮食，食入即吐，甚至闻食物气味，都要呕吐，头晕目眩，四肢倦怠。

妇科检查：宫体增大如怀孕2个月。

诊断：妊娠剧吐（妊娠恶阻）。由受孕后月经停闭，血海不泻，其血中浊气上逆于胃，故令恶心呕吐。和中理气，降逆止呕，乃取胃之募穴中脘以和胃降逆，取心包之络穴内关，以宽胸利膈，继取脾之络穴公孙，以健运中州而止呕。毫针刺用平等平泻法，留针30分钟。经针1次后，呕吐减轻，能略进饮食。经针2次后，呕吐即止，饮食增加。继针2次而告痊愈。

（摘自《中国针灸处方学·肖少卿医案》）

七、暴崩昏厥（功能性子宫出血）案

例1 张某，女，38岁，1961年11月12日初诊。

主诉：（其夫代述）患功能性子宫出血已半个月。

病史：患者于半个月前月经来潮时小腹疼痛，下血块较多，经服中药5剂后，腹痛坠胀好转，但经行量多不止，出现休克症状，在太仓县某医院注射麦角、仙鹤草素等止血药，并注射尼可刹米等强心药，同时进行输血，但出血依然不止。特邀余会诊。

刻诊：患者肢冷昏厥，人事不省，面色苍白，脉微弱，不能任按，子宫出血不止。

诊断：暴崩昏厥（功能性子宫出血），血脱亡阳型。

治法：补气止血，回阳固脱。

（1）针灸：回阳固脱方加减。隐白、足三里、关元、气海、神阙、百会。针用补法，加灸。

（2）中药：①十灰散：大蓟、小蓟、侧柏叶、茜草根、荷叶、白茅根、大黄、栀子、棕榈皮、丹皮各等份。共研细末，每服6克，每日3次，用参附汤送服。②参附汤：人参30克，附子15克。先用生姜、大枣煎汤，去渣留汁，以汤代水煎煮人参、附子，取汁徐徐饮服。每日1剂，水煎，分3次服。

疗效：针灸1次后，崩漏即止，神志清醒，遂煎参附汤送服十灰散，共服5剂而愈。

【按语】妇女非周期性子宫出血称为崩漏。其中，发病急骤、暴下如注、大量出血者为崩，发病缓慢、经血量少、淋漓不净者为漏。本病多由冲任损伤、肝脾失调所致。本例患者由于房事过度，伤及冲任，不能固摄血脉，因此经血暴崩下注。治宜补气止血，回阳固脱。故急取隐白温针灸之，以健脾统血；取足阳明经之合穴足三里针而补之，以激发脾胃补气生血；取关元、气海、神阙用大艾炷灸之，以补气摄血，回阳救脱；更取督脉之百会灸之，旨在温通三阳五会，振奋阳脉之海，以升清阳而醒脑。如此诸穴协用，各奏其效，则崩漏之疾自可获愈。药用十灰散，旨在凉血止血；取参附汤服之，意在益气回阳救脱。实践证明，凡血脱亡阳者，用之辄获良效。

例2　王某，女，36岁。其夫代诉：近4个月来，月经出血量多，曾经某医院检查，诊断为"功能性子宫出血"。经注射仙鹤草素和服中药，出血得止。此次月经犹如泉涌，四肢厥冷，人事不省。

诊得患者脉微欲绝，神志昏糊。证属暴崩昏厥（出血性休克）。治宜苏厥回阳，健脾统血。乃取人中针之以醒脑清神，取内关针之以强心通脉，取百会针之以升清阳而苏厥，并大灸神阙、气海、关元以补元气而回阳，佐以灸隐白、针三阴交而健脾统血。施术20分钟后，出血即止。施术30分钟时，肢温脉起，神志渐清，人事方知。遂投参附龙牡汤加减之剂（潞党参40克，熟附片15克，煅龙骨15克，煅牡蛎30克，陈阿胶30克，水煎服）送服十灰散10克。经针灸1次，服药3剂，而获痊愈。

（摘自《针灸临证指南·肖少卿医案》）

八、不孕伴症瘕（多发性子宫肌瘤）案

吴某，女，33岁，校医，1997年11月8日初诊。

主诉：已婚5年多不孕伴发多发性子宫肌瘤4年。

病史：婚后5载有余不孕，月经周期为28天，经行5天，色红量中等，夹有血块，小腹胀而微痛。1994年体检，B超示："多发性子宫肌瘤"，曾服用中药汤剂200多剂，治未获效，特来我科就诊。

刻诊：月经周期为28天，行经5天，经色红，量中等，夹有暗红血块，小腹胀痛，腰酸，白带正常。B超检查示："多发性子宫肌瘤，大者3.7厘米×3.5厘米，类似者较多，无压痛，无坠胀感。"饮食与二便如常，口干，舌质红苔少，脉弦细而数。诊断：①不孕症；②症瘕。由肝郁气滞，瘀阻胞脉，冲任失调所致。

治法：疏肝理气，活血化瘀，软坚散结，调整冲任，以冀育麟。予以针灸与中药相结合，以观其效再议。

1. 针灸处方

（1）体针：①期门、肝俞、石关、阴交、关元、中极、子宫、气冲、血海、地机；②中脘、气海、水道、阿是穴（肿块处）、足三里、三阴交、太溪、太冲、痞根、肾俞、次髎。操作：以上2方，每日1方，轮流运用，施以平补平泻法，留针30分钟，每天针治1次，1个月为1疗程。

（2）耳针：子宫、卵巢、内分泌、肾上腺、皮质下。施行耳压术，每隔4日换1次。

（3）电针：①气海—关元—子宫（双）；②阿是穴—气冲（双）。以上2组穴位，每组通电10分钟，隔日施术1次，15次为1疗程。

2. 中药处方

（1）疏肝理气，活血化瘀，软坚散结方：柴胡10克，赤芍15克，白芍15克，丹皮15克，丹参15克，黑栀子6克，土茯苓20克，炒白术9克，桃仁泥15克，当归15克，生地10克，红花9克，土鳖虫10克。制大黄6克，炮甲片9克，制乳香6克，制没药6克，三棱10克，莪术10克，王不留行9克，台乌药9克，炙甘草8克，益母草20克。隔日1剂，清水煎，分早、中、晚各服1次。

（2）补益肾气，调整冲任，消炎散结方：山萸肉15克，怀山药15克，丹皮15克，丹参15克，鹿角片10克，土茯苓20克，败酱草30克，炒薏苡仁20克，虎杖20克，赤芍15克，白芍15克，黄芪15克，太子参15克，红花15克，土鳖虫10克，制大黄6克，制乳香6克，制没药6克，五灵脂10克，木馒头15克，鬼箭羽10克，蒲公英15克，生甘草8克，白花蛇舌草15克。隔日1剂，清水煎，分早、中、晚各服1次。

患者自1997年11月8日至1998年8月20日在我科诊治

共 9 个来月，计针灸 203 次，服中药汤剂 90 剂（计服 1 方 40 剂；2 方 50 剂），于 1998 年 7 月怀孕，1999 年 4 月 9 日顺产一男婴，产后 2 个月，月经又应时来潮，子宫肌瘤有所缩小，小腹无胀痛不适感。

【按语】凡婚后夫妇同居 3 年以上，未避孕而不受孕者，称为"原发性不孕"。不孕症与男女双方全身健康状况及局部生殖器官病变均有密切关系。妇女受孕之机理，主要在于肾气旺盛，精血充沛，任通冲盛，月事如期，两精相搏，方能成孕。本例患者性格内向，沉默寡言、情志不畅，加因公婆及丈夫望子心切，造成压力较大，久之闷闷不乐，肝气郁结，疏泄失常，瘀阻胞脉形成子宫肌瘤，导致冲任不能相资，是以不孕。治宜疏肝解郁，活血化瘀，软坚散结，调整冲任。予以针灸与中药汤剂相结合，以期左右逢源，相辅相成而冀育鳞。取肝之俞穴与肝之募穴期门相配，以疏肝解郁；取血海、地机、气冲、水道、足三里、三阴交，以健脾和胃，活血调经；取痞根针而灸之，阿是穴（肿块处）针而泻之，并通电刺激 10 分钟，以软坚散结。继取气海、关元、子宫（奇穴，位于中极旁开 3 寸处）针而补之，并通电 10 分钟，以补中益气而调整冲任。并结合耳针取用子宫、内分泌、肾上腺、皮质下施行耳压术，隔 4 日换 1 次，以进一步加强和振奋子宫、内分泌的功能使之复常。更取任脉之阴交和足少阴肾经石关，针而灸之是调经种子的经验效穴。正如《百症赋》云："无子搜阴交、石关之乡。"如此体针与耳针结合，电针与拔罐并用，相辅相成，共奏疏肝解郁，活血化瘀，软坚散结，调整冲任之功。

在中药汤液疗法方面，亦按上述之治则，取用丹栀逍遥散为主，参合桃红四物汤、失笑散、大黄䗪虫丸等方药，佐以活血化瘀、软坚散结之品而组合成方。经服半年之久，病情有所改善，经行腹痛减轻，子宫肌瘤较前缩小。再从扶正固本，标本兼治着手，以补益肾气，佐以消炎化瘀散结之品而。方用六味地黄汤参合意苡附子败酱散、红藤煎等方药而组合成方，又服用半年之久，以起疏肝解郁，活血化瘀，软坚散结之效。如此标本同治，扶正祛邪，邪去正安，则"正气存内，邪不可干"。因"冲为血海，任主胞胎"，冲任既调，故而育麟矣。

　　本例婚后不孕之症，虽已历 5 载有余，且伴有子宫肌瘤之器质性病变，只要明察患者的病因、病机、证候表现而明确诊断，从而确立治则，运用针灸的理、法、方、穴、术和中药相应的理、法、方、药的辨证施治规律，临证时，每多针到病除，药至病消。正如《百症赋》所云："夫医乃入之司命，非志立而莫为，针乃理之渊微，须至人之指教，先究其病源，后攻其穴道，随手见功，应手取效，方知玄里之玄，始达妙中之妙。"此虽寥寥数语，却言简意赅，为实战经验之现实写照。

九、顽固性崩漏（功能性子宫出血）案

　　黄某，女，24 岁，教师亏 1998 年 5 月 19 日初诊。

　　主诉：月经不调伴崩漏 7 年。

　　病史：月经初潮为 15 岁，周期为 37 天，行经为 5～7 天，经量、色、质等方面较正常。自 1992 年始，月经 1 个月或 2～3 个月来潮 1 次，最长 6 个月来潮 1 次，正常为 5～7 天，但 7 天以后量多而淋漓不尽，且大血块甚多，曾服中药数百帖，然效果不显，并用人工周期疗法多次，未效，曾施行清宫术 3 次，然症状未解，特前来我科要求诊治。

　　刻诊：面色萎黄，头昏头痛，心悸不宁。月经延后，量少色

暗，小腹胀痛，经行 7 天后仍淋漓不尽，且大血块迭出，血流如注而成崩漏。脉细数，舌苔黄微腻。诊断：①月经不调；②崩漏（功能性子宫出血）。因情志抑郁，肝郁气滞，疏泄失职，脾失健运，冲任失调而致月经愆期，白干血海蓄溢失常造或崩漏。

治法：以疏肝理气，健脾养血，调整冲任为主。予以针灸与中药并施。

1.针灸：①百会、内关、中脘、天枢、气海透关元、气冲、血海、地机、三阴交、太冲；②上星、合谷、神阙、关元、足三里、公孙、隐白、太溪、水道、归来、期门。操作：以上 2 方，每日选用 1 方，轮换使用，用毫针刺施以平补平泻法，留针 30 分钟，每隔 10 分钟行凤凰展翅手法 1 次；同时在中脘、神阙、天枢、气海、关元拔罐 5～10 分钟。每日针灸 1 次，1 个月为 1 疗程。

2.中药：①丹栀逍遥丸，每服 4 克，1 日 2 次。②归脾丸，每服 4 克，1 日 2 次。以上二丸合用，缓缓图治，以冀健脾统血。

本例自 1998 年 5 月 19 日至 1999 年 5 月 19 日在我科采用针药并施共计 7 个疗程共 210 次后，月经周期已基本稳定在 40 天左右来潮 1 次，同时，在经量、色、质等方面也颇有改善，其行经期调整在 5～8 天之间，量中等色鲜红，小血块为暗红色，未见崩漏现象。

【按语】本例患者月经不调伴崩漏 7 年之久。中医所论月经不调是指月经的周期或经量出现异常而言。正如《妇科玉尺》云："经贵乎如期，若来时或前或后，或多或少，或月二三至，或按月一至，皆为不调。"至于崩漏，又称"崩中漏下"，现代医学称之为"功能性子宫出血"，简称"功血"。认为"功血"是由腺垂体或卵巢功能异常所引起。

本例患者性格内向，情志忧郁，久则肝气逆乱，疏泄失职，冲任失调，血海蓄溢失常。由于肝郁疏泄不及则月经后期而至，因而导致月经愆期。正如《万病回春》云："经水过期而来，紫黑成块者，气郁血滞也。"治宜疏肝理气，活血调经。《百症赋》云："妇人经事改常，自有地机、血海。"地机是足太阴脾经之郄穴，与足太阴脾经之血海相伍，为活血调经，理气镇痛的经验效穴。期门、太冲、水道、归来针而泻之以起疏肝理气，活血调经之效。如此疏肝和胃，以俾月经应期来潮。冲为血海，任主胞胎。由于冲任失调，血海蓄溢失常而致成崩漏，故取中脘、神阙、气海、关元、气冲、足三里、三阴交、隐白诸穴针而灸之，而奏调整冲任，补中益气，健脾统血之功。由于患者崩漏日久，气血亏虚，心脑失于荣养，是以头昏，头痛，心悸不宁。因头为诸阳之会，面为阳明之乡，故取督脉之三阳五会百会穴与手阳明大肠经之原穴合谷穴相配，针而补之以升清阳而祛风镇痛。内关通阴维脉，公孙通冲脉，二穴相配，亦针而补之，对心悸不宁，神不守舍者验之颇效。更取足少阴肾经之原穴太溪针而补之以滋补肾阴而降虚火；取督脉之上星针而泻之以振奋督脉之阳气，有助于百会祛风镇痛之作用。如此针药协用，共奏疏肝理气，健脾养血，补中益气，调整冲任之效，使此痼疾得愈，于 2000 年 3 月产一男婴。

十、中风（子痫后遗症）案

张某，女，28 岁，新加坡人，银行职员，2003 年 2 月 8 日初诊。

主诉：（其父代诉）中风失语、肢瘫伴抽搐、吞咽困难 1 年半。

病史：2001 年 7 月 19 日，患者在剖宫产后第二天突然后仰陷入昏迷。心脏科专家检查发现其心脏血管阻塞，当即施行手术。7 月 20 日上午，患者四肢抖动不休，脑科专家认为"脑部因缺氧而受损，生存机会非常小"。7 月 23 日，患者四肢抖动较少，做脑部 CT 检查，发现：80% 脑水肿（脑积水），脑中线偏向右侧。经住院治疗 2 个月，体温渐降，脑水肿逐步消退，双眼有时能睁开，但意识模糊，对外界事物无反应，牙关紧闭，张口维艰，不能语言，左侧手足无力，右侧手足拘紧，有时抽搐，肢体瘫痪，不能站立和走动。

刻诊：神志迟钝，意识欠清，牙关紧闭，语言障碍，口角向右歪斜，吞咽饮食困难，四肢瘫痪伴左侧手足时有抽搐，舌质红而少津，苔腻，脉细而滑。

诊断：中风闭证（中经络型）。由肝风挟痰上扰脑络，痰瘀互结阻于廉泉，故喑不能言。由于经络痹阻，气血失和，经筋失濡，导致肢体偏废不能任用也！且因剖宫产后体虚，复加胸痹心血瘀阻（心肌梗死）危候，施行手术而得救，似此证情，诚犹"前门拒虎，后门引狼"，一波未平，一波又起，是以诸症蜂起，元气大伤。如此本虚标实体征，旨在扶正祛邪，标本同治，庶可挽狂澜于既倒！

治法：开窍醒脑，化痰解语，镇痉熄风，宁心益智，宣痹通络。

1.体针：面瘫（中枢性面瘫）：攒竹透鱼腰、四白、颧髎、散笑、地仓透颊车、下关、合谷。施以平补平泻法留针 15 分钟，每日 1 次。以舒筋活络，祛风纠偏。失语：哑门深刺、廉泉透三穴、舌下针（舌下中缝）、通里。均施补法急刺，不留针。每日 1 次。促其开窍解语。吞咽困难（吞咽神经麻痹）：天突深刺施以平补平泻法，急刺而不留针，每日 1 次。以刺激喉返神经丛，促其吞咽功能复常。神志迟钝、意识欠清：五心穴（百会、劳宫、涌泉）、定神（或人中）、虎边、四神聪、神门。隔日施术 1 次，以平补平泻手法，留针 15 分钟。促其醒脑清神、宁心益智之功效。四肢瘫痪伴抽搐：

上三才、下三才、大椎、风池、腰阳关、髀关、伏兔、阴市、足三里、血海、三阴交、太溪、后溪、太冲或八邪、八风。施以平补平泻手法，留针 15 分钟，每日 1 次。以舒筋活络，祛风止痉，促其肢体康复。

2. 耳针：神门、交感、肝、皮质下。每日只针刺 1 耳，两耳交替施术，留针 15 分钟。

3. 穴位推拿：风池、大椎、肩井、大杼、天宗。结合提捏、揉压、击拍、旋转等法，每日 1 次。

4. 中药汤剂：羚角钩藤汤合牵正散加减。钩藤 15 克，僵蚕 10 克，荆芥穗 10 克，防风 10 克，蝉蜕 5 克，乌梢蛇 10 克，炙全蝎 3 只，制蜈蚣 1 条，大白芍 15 克，甘草 6 克，陈胆星 6 克，川芎 20 克，葛根 12 克，伸筋草 12 克，路路通 10 克，丝瓜络 10 克，石菖蒲 10 克，生地 10 克，广地龙 6 克，竹沥 10 克，半夏 9 克，炙远志 9 克，茯神（朱染）15 克，云茯苓 15 克。隔日 1 剂，水煎，早、晚各服 1 次。

5. 中成药：复方鲜竹沥液，每服 10 毫升，每日 3 次。至宝丹、牛黄清心丸、安宫牛黄丸均可，开水调服，每日 1 次，连服 10 天。

6. 西药：继续颅脑内科治疗，用药按本地医师方案执行。

7. 嘱加强肢体功能锻炼，进行适当物理治疗，以使下肢韧带挛缩现象得以改善。并做被动运动，促进肢体功能恢复。

疗效：以上综合施治之法，自 2003 年 2 月 8 日开始，每日 1 次，15 次为 1 疗程，以观其效再议。

因至宝丹缺货，故采用牛黄清心丸 5 粒与安宫牛黄丸 5 粒。此两丸每日只用 1 粒，交替使用，连服 10 天。以观其效。

通过 2 个月（2003 年 2 月 8 日至 4 月 9 日）4 个疗程的精心治疗，其病情有显著好转，症状亦有显著改善，甚至得以控制或消失。现总结于下：

神志已转清，对外界事物反应较敏感：由于医生每天都给她做针灸治疗，她看医生拿着针就害怕，并说："我不要针！"她能与母亲作一般对话、答话，教她数数字，她能数 1 ~ 20 个。特别是她坐在其父推着的残疾车上，其母与她相隔长远，纂目高声叫唤："你知道我是谁？快叫我！"她能听清，毫不迟疑地回答说："是妈妈！"又如：有人用车推着她在楼下玩，其母在楼上高声叫唤："你看看我是谁？快叫我！"她抬头看清，并听到叫唤声回答说："是妈妈！"医生为了测验她能否有辨别是非的能力，医生逗她玩说："娃弟就是青蛙的弟弟，所以叫做蛙弟！"她听后便笑声不绝（认为这样解释不合乎逻辑吧）！

在饮食流质吞咽方面也有进步：除每日能坚持饮用复方鲜竹沥口服液和白开水外，并每日坚持喂以稀粥或菜汤 1 ~ 2 小碗。

口角向右侧歪斜有显著好转：鼻唇沟已居中，宛如常人。但偶尔于大笑或大哭时，其口角还有些向右倾斜。

四肢抽搐已平定，其症状基本消失。其 1 年半来，每日不是大抽就是小抽，而且以夜间为甚，从无宁日。曾用安宫止黄丸和牛黄清心丸服之，只有 1 次夜间未抽搐，未能得到控制。2 月 19 日余细观患者之抽搐为惊悸型、阵发性、不典型癫痫样抽搐，此症实由精神紧张而惊恐得之。治宜镇痉熄风，疏调督脉，燮理阴阳二跷，以促其阴平阳秘，精神乃治。故在原方穴位中加入腰奇（主治癫痫的经验效穴）、命门、肾俞、华佗夹脊（颈 3 ~ 7，腰 1 ~ 5）、申脉（阳跷）、照海（阴跷）针之，并隔日兼服羚角钩藤汤合牵正散加减之剂。此后其四肢抽搐症状逐步平定而消失。颈肌痉挛已基本稳定，一般已能将头左右转动，其症状基本得到控制。

对今后有关证治方案的建议：

本患者是中风闭证（中经络型），脑性瘫痪之瘑疾。通过 2 个月 4 个疗程的治疗验证，唯有第 2 疗程的方法精当，颇合病机，奏效显著，故效不更章。第 4 疗程仍继续取用针灸、旋顶八卦针或用四神聪、推拿、中药汤剂（羚角钩藤汤合牵正散加减之剂）、复方鲜竹沥口服液、西药方法以及加强肢体功能锻炼等综合施治，以冀康复是幸！

第 4 疗程证治方案：

1.继续加强醒脑开窍，加速神志清晰。在原方基础上加强四神聪或旋顶八卦针、定神透山根、神门透灵道施以平补平泻法，留针 30 分钟，每日 1 次。以促进神志清晰，语言复常。

2.加强吞咽功能恢复。由口服代替胃管饲入，刺天突 3 寸（施急刺补法）、廉泉透三穴、下关、颊车，急刺施以平补平泻，不留针。促其咀嚼，致使吞咽功能恢复。

3.缓解颈肌痉挛，促其功能恢复。继续取用大椎、风池、肩井、大杼、天宗、阿是穴、腋笑穴，施以平补平泻法，不留针，并结合推拿手法之提捏、揉搓、击掣、旋转、散弹等法，每日 1 次。以进一步松解颈肌痉挛而促其功能复常。

4.加强肢瘫恢复，严防抽搐再起。继续取用上下三才穴、腰奇、命门、肾俞、华佗夹脊穴（颈 3 ~ 7；腰 1 ~ 5）、申脉、筋缩、照海，针用平补平泻手法，留针 10 分钟，每日 1 次。并继续服用羚角钩藤汤合牵正散加减之剂，隔日 1 剂，水煎，早、晚各服 1 次。以促进肢体恢复，并可杜绝抽搐复作。

5.时刻强化语言训练，建立条件反射。语言训练先从其日常生活用语开始，例如，我要起床、我要睡觉、我要小便、我要大便、我要喝水、我要洗澡（冲凉）、我要吃饭、我要喝汤、我要吃粥、我要吃面包、我要洗脸、我要洗脚、我要坐车等。这样，每日分早、中、晚各 1 次，每次 10 ~ 20 分钟，反复加强语言训练，促其加强牢记，以利日常生活。否则，只有哭闹而不能表达所求，往往弄得他人手足无措。

6.继续服用复方鲜竹沥口服液（待购）及有关西药，并进一步加强肢体功能锻炼等综合措施，在第 3 疗程的基础上更上一层楼，加速康复为幸！

以上综合施治方案（自 2003 年 3 月 25 日至 4 月 8 日），每日 1 次，15 次为 1 疗程。以观其效再议。

十一、带下（伴宫颈轻度糜烂，湿热下注型）案

马某，女，34 岁，1978 年 5 月 4 日初诊。近 2 个月来白带绵下，气味腥臭，脉濡数，舌苔黄腻。

妇科检查：除宫颈轻度糜烂外，无其他异常所见。证属湿热带下。治宜清热利湿。方取清热利湿止带方。带脉、白环俞、气海、行间、阴陵泉，针用捻转泻法，留针 30 分钟，每日 1 次。经针 3 次后，白带显著减少。经针 6 次后，白带渐止，臭秽亦除。经针 10 次后，带下已止，而告痊愈。

（摘自《中国针灸处方学·肖少卿医案》）

十二、阴痒（老年性阴道炎）案

吴某，女，50 岁，1961 年 4 月 12 日初诊。自述阴部瘙痒已历 2 年，曾在当地医院妇科检查，未发现滴虫和真菌，诊断为"老年性阴道炎"。经用高锰酸钾液洗浴阴部，每晚临睡前洗浴 1 次，如此半月，未见效果。后就诊于某医院中医科，用中药苦参汤加

味之剂（苦参 60 克，蛇床子 30 克，白芷 15 克，金银花 30 克，野菊花 60 克，黄柏 15 克，地肤子 15 克，大菖蒲 9 克，土茯苓 12 克，明矾 4 克），清水煎去渣，每日早晚各洗 1 次，连洗 10 日，亦未获效。现特前来要求针灸治疗。

刻诊：白带绵下，色淡黄，较腥臭，阴部奇痒异常，伴有心烦失眠，甚至通宵不能入睡，脉弦而数，舌尖红，苔黄腻。按脉察证，此乃肝经湿热下注，郁于阴器所致。治当清热利湿。用清热利湿止痒方加减治之。取下髎、中极、百虫窝、阴陵泉、行间，针用泻法，留针 30 分钟，每隔 10 分钟行针 1 次，每日 1 次。并佐以龙胆泻肝汤。经针 1 次，服药 1 剂后，阴痒随之减轻，白带亦少。经治 2 次后，阴痒大减，白带较少，然睡眠仍欠佳。余乃思《素问》"病机十九条"中"诸痛痒疮，皆属于心"之旨，盖心主血、藏神，心火偏旺，则血分郁热，热极则风生，风胜则痒，所以心神不宁，奇痒异常。于是加少府针之。经治 3 次后，阴痒即止，白带已除，睡眠甚佳。再守上法治疗 1 次，以巩固之。此患者共针 4 次，服药 4 剂，而告痊愈。越 3 年随访，未见复发。

【按语】本病多由湿热生虫于肠胃之间，因脏虚虫动侵入阴门而作痒。现代医学认为，本病多由感染真菌、滴虫等所致。

本病治法：以取任脉、足太阳和足三阴经穴为主。针用泻法，留针 20 分钟，每日 1 次，10 次为 1 疗程。本方具有清热利湿止痒的作用。八髎、中极能行气利湿；关元、血海能清血化湿，委中、大敦既能清热，又能和肝，至阴有导降湿浊之效。

（摘自《中国针灸处方学·肖少卿医案》）

十三、滞产案

张某，女，27 岁，1979 年 8 月 24 日初诊。患者系初产妇，于昨日深夜临盆，腹痛阵作，翌日凌晨羊水已下，而阵痛减弱，胎儿不能娩出，产妇精神颇为疲乏，脉沉细。

证属滞产。因初产精神紧张，临盆过早，致羊水早破，下血过多而影响分娩。乃师法徐文伯"泻三阴交，补合谷，胎应针而下"之说，取合谷、三阴交，配以至阴、独阴而奏催产之功。针灸 30 分钟后，腹中阵痛加剧，胎儿随之娩出。

（摘自《中国针灸处方学·肖少卿医案》）

十四、胞衣不下（胎盘滞留）案

周某，女，26 岁，1979 年 10 月 17 日初诊。患者于黎明时临盆，胎儿业已娩出，但胞衣不下已历 1 小时，其少腹隐痛，恶露减少，色淡，气力疲惫，精神委顿，脉细微。

证属胞衣不下（胎盘滞留），由产时感受风寒，气血凝滞所致。治宜温中散寒，缩宫催衣。方用缩宫催衣方加减。乃取肩井、中极、昆仑、合谷、三阴交、独阴、气海、关元，用平补平泻法，加灸。施术 15 分钟后，少腹坠痛，胎衣遂下，并投生化汤助治，以善其后。

【按语】胞衣不下又称"胎盘滞留"，多由初产气力疲惫；或因产时感受风寒，以致气血凝滞；或因血液流入胞中，胞衣胀大；或因元气亏虚所致。

本病治法：血瘀胞衣不下者，以取手阳明、足太阳、足少阳、足太阴和任脉经穴为主。毫针刺，用泻法或平补平泻法；虚寒胞

第四篇 治验医案医话选萃

衣不下者，以取任脉、足太阳经穴和奇穴（独阴）主。除昆仑须用针刺外，关元、气海、独阴诸穴，均宜用艾炷灸之，每穴可灸5~7壮。

本方具有收缩子宫催下胞衣的作用。肩井主降、主坠，针之能下胞衣，但禁深刺（以免刺伤肺尖）；昆仑化气主降，且能行血；中极位近子宫，补之可助胞中之气；独阴为经外奇穴，位于足第2趾第2节下横纹中央，与合谷、三阴交俱为治胞衣不下或难产之经验穴。如证属虚寒胞衣不下，除取上穴外，加关元、气海灸之，能起行气与缩胞的作用。

（摘自《中国针灸处方学·肖少卿医案》）

十五、恶露不下案

宋某，女，26岁，1981年9月25日初诊。产后3日，恶霸不下，少腹胀痛拒按，脉沉迟，舌有瘀斑，苔白腻。

证属恶露不下，由产后胞宫受伤，复感风寒，以致气滞血凝而不行。治当行气活血，温中逐瘀，乃取气海、中极、三阴交、血海，毫针刺，用泻法，加灸，留针30分钟，并投以生化汤合失笑散加减之剂（当归12克，川芎9克，桃仁12克，炮姜炭5克，炙甘草3克，蒲黄9克，五灵脂3克，益母草20克，陈艾叶9克）。经针灸1次、服药1剂后，少腹胀痛得减，恶露微下。针药并施2次后，恶露流量甚多，少腹疼痛即止。宗上法再治1次，症状消失，而告痊愈。

（摘自《中国针灸处方学·肖少卿医案》）

十六、产后乳少

笔者采用针法和灸法并用治疗乳汁少26例，取得满意效果。本组病例年龄在20～38岁；其中，初产妇6例，经产妇20例。治疗时间最早者在产后第2天，最迟者在产后第10天。取穴：少泽、乳根、膻中。虚证（气血不足）加脾俞、足三里；实证（肝气郁结）加肝俞、期门。操作：取少泽用三棱针点刺出血，膻中、乳根均用毫针刺施补法，留针30分钟，与此同时用艾卷温和灸膻中、乳根。如属实证者则加肝俞、期门，施行针刺泻法，不灸。每日施术1次。

治疗结果：本组病例经用上法治疗后，显效者（乳量增加）18例，占69.27%；好转者（乳量足够）7例，占26.9%；无效者1例，占3.83%。总有效率为96.17%。其中治疗次数最多者8次，最少者1次，平均3次。

治验病例：周某，女，28岁，第一胎产后8天无乳。察其面色萎黄，肢倦神疲，脘痞食少，舌淡苔薄白，脉细弱。此由产后流血过多，体质虚弱，气血不足所致。治当补气益血，健脾通乳。即按上方进行操作，经治2次后，患者食欲振奋，饮食倍增，排乳量显著增多。1个月后随访，乳汁已恢复正常。

（摘自《中华灸疗学·肖少卿医案》）

第四节　男科疾病医案医话

一、前列腺炎案

例1　徐某，男，33岁。自述患前列腺炎已近3年，初起尿频、尿急、尿痛，且会阴部及大腿内侧有酸胀不适感。某医院施行前列腺液检查，示"脓细胞（＋）"，服用呋喃西林片和中药（八正散、导赤散、知柏地黄丸）等，病情有所好转。近1年多来，小便后滴沥，尿道口有白色分泌物渗出，腰酸腿软，会阴部胀而不适，伴有阳痿。

此肾气亏虚、湿热下注而致前列腺炎之候。治宜益肾培元，清热利湿（标本兼治）。乃取利水培元消炎方：肾俞、膀胱俞、关元、三阴交。隔日施术1次。兼服中药知柏地黄汤合五苓散加减之剂（山萸肉12克，炒山药15克，粉丹皮9克，土茯苓12克，仙灵脾20克，云茯苓12克，泽泻10克，大熟地12克，炙知母9克，川黄柏9克，肉苁蓉12克，巴戟天10克，粉芡实9克，官桂2克，粉甘草4克。水煎服，每日1剂）。经针10次，服药20剂，诸症悉退，性生活如常，而告痊愈。

（摘自《中国针灸处方学·肖少卿医案》）

例2　林某，男，24岁，2002年10月26日初诊。

主诉：尿频尿急、小便涩痛九个月，腰痛1个月。

病史：病始于2002年1月，尿频尿急，经当地医院检查，诊断为"前列腺炎"，经服西药，未见效果。

刻诊：腰酸楚，不畏冷，小便量少而频，尿色浅黄，尿道有灼热感。胃纳一般，食后作胀，脉细弦，舌质红，苔薄少。

诊断：下焦湿热（前列腺炎）。良由脾胃虚弱、下焦湿热所致。

治法：健脾和胃，清热利湿。

（1）针灸：大椎、合谷、列缺、中脘、天枢、气海、关元、中极、神阙、气冲、足三里、三阴交、阴陵泉、太溪、太冲、肾俞、命门、腰眼、膀胱俞、三焦俞。针用平补平泻法，留针30分钟，每隔 10 分钟行针 1 次，每日针治 1 次，10 次为 1 疗程。

（2）中药：①香砂六君丸 3 瓶；②知柏地黄丸 3 瓶。以上二药，交替服用，每次 4 克，每日 3 次。

疗效：针药并施 1 次后，小便次数减少。针药并施 5 次后，小便爽适，前列腺功能复常。

（摘自《临证治验集粹·肖少卿医案》）

例 3 肖某，男，39 岁，2004 年 11 月 26 日初诊。

主诉：早泄 10 年，前列腺炎 5 年。

病史：于 2003 年在江苏省中医院男科诊治年半。曾服中药①柴胡、羌活、独活、五味子、玄参、赤芍、白芍、川断、木瓜（皱皮）、地龙（酒炒）、延胡索、葛根、生地、乌梅、黄柏（炒）、川楝子、大蜈蚣、紫丹参、煅牡蛎、煅龙骨、甘草。②太子参、黄芪、丝瓜络、茯苓、蒲公英、五味子、桑椹、天花粉、鹿衔草、丹皮（生）、陈皮、白及、莲须、丹参、白薇、煅龙牡。③柴胡、木蝴蝶、山药、怀牛膝、蜂房、白术、白芍、公丁香、广木香、桔梗、炒补骨脂、大蜈蚣、枸杞子。④柴胡、木蝴蝶、山药、炒补骨脂、大蜈蚣、广木香、桔梗、怀牛膝、白蒺藜、潼蒺藜。⑤蜂房、白术、白芍、小茴香、柴胡、木蝴蝶、山药、炒补骨脂、楮实子、广木香、桔梗、怀牛膝、蜂房、韭菜子、五味子；五子补肾丸。⑥黄芪、丝瓜络、茯苓、蒲公英、五味子、莲须、天花粉、鹿衔草、丹皮（生）、丹参、陈皮、白及、菟丝子、糯稻根、石莲子；保精片；黄芪口服液。⑦山药、巴戟天、蜂房、潼蒺藜、五味子、桑葚子、楮实子、怀牛膝、锁阳、大蜈蚣、菟丝子、金樱子、覆盆子、紫丹参。⑧炒补骨脂、菟丝子、白薇、白芍、赤芍、枸杞子、仙灵脾、怀牛膝、小茴香、王不留行（炒）；五子补肾丸。⑨独活、五味子、玄参、赤芍、白芍、川断、木瓜（皱皮）、地龙（酒炒）、延胡索、葛根、生地、乌梅、黄柏（炒）、川楝子、大蜈蚣、紫丹参、煅牡蛎、煅龙骨、甘草；六味地黄软胶囊。

刻诊：失眠梦纭，心悸，甚则惊悸不宁（窦性心动过速，心率90～120次/分），胃纳差，消化欠良，大便稀溏，每日2～4次，每多完谷不化。房事不兴，为时短暂而泄精，前列腺炎而尿频、尿急、会阴部胀痛不适。小腹畏冷，得温则舒。性情急躁，易怒。脉细数，舌质红，中有裂纹，苔薄，边有齿痕，口渴咽干。

诊断：①失眠梦纭（神经衰弱）；②心悸（心动过速）；③慢性前列腺炎；④早泄；⑤泄泻（慢性肠炎）。良由心肾不交，水火不济；肝郁气滞，脾失健运，湿热下注使然。

治法：补南泻北，交通心肾，滋阴降火，清利湿热，疏肝健脾。

1. 针灸：气海、关元透中极、气冲、中脘、天枢、神阙、内关、神门、足三里、上巨虚、曲泉、合谷、三阴交、阴陵泉、太溪、太冲、肾俞、命门、次髎、志室。针用平补平泻法，留针30分钟，其间拔罐15分钟，每隔10分钟行针1次，每日针治1次，30次为1疗程。

2. 中药：知柏地黄丸3瓶，每次8粒，每日3次。

2004年12月22日复诊

针药并施18天（36次）后，症情有所好转，前列腺炎症大减，针后颇为舒适，消化功能亦有所改善。治予疏肝理气，滋阴降火，健脾利湿，补益肾精，清热解毒。方用六味地黄汤合八正散、水陆二仙丹、金铃子散加减。淮山药20克，山萸肉15克，丹皮15克，丹参15克，云茯苓15克，福泽泻12克，黄芪20克，生地15克，菟丝子15克，金樱子15克，粉芡实15克，炒苡仁15克，砂仁（打、后下）4克，川萆薢15克，石菖蒲10克，北苦参10克，细木通 9 克，龙胆草 10 克，延胡索 10 克，虎杖 30 克，白花蛇舌草 15 克，七叶一枝花 15 克，当归 15 克，黄芪 30 克，车前子 12 克，炙甘草 6 克，炒枳实 6 克。30 剂，水煎服，每日 2 次。另予六神丸 30 支，每次 10 粒，每日 3 次。

2005 年 1 月 28 日三诊

症情显著好转，肠炎已愈，大便成形，每日 1～2 次；前列腺炎渐愈，无尿频、尿急感，基本正常。前方既效，再予进治。原方加太子参 15 克，仙茅 20 克。30 剂，水煎服，每日 2 次。六神丸 30 支，每次 10 粒，每日 3 次。

疗效：本例患者，经针灸＋拔罐 2 个疗程（60 次），兼服中药汤剂 60 付，知柏地黄丸 3 瓶，六神丸 60 支，诸恙皆愈。

（摘自《临证治验集粹·肖少卿医案》）

例 4 王某，男，36 岁，2005 年 3 月 1 日初诊。

主诉：患慢性前列腺炎 7 年，婚后 8 年不育，检查：精子量减少，成活力差。性功能减退，软而不坚，曾服养精胶囊等药物，治之无效。

刻诊：左侧偏头痛，失眠梦纭，腰背酸病，有慢性结肠炎史 4 年，大便每日 1 次，便色灰暗，前列腺炎史 7 年，局部胀而不适，性欲减退，举而不坚，尿频尿急，小便滴沥不畅，量少而色黄，舌边有齿痕，苔腻微黄，脉细数。

诊断：①慢性前列腺炎；②慢性结肠炎；③左侧偏头痛（血管性神经性头痛）；④颈椎病。

治法：疏肝理气，健脾利湿，补肾益精。

1. 针灸：大椎、风池、百会、太阳透率谷、内关、神门、合谷、气海透关元、中极、气冲、肾俞、命门、次髎、足三里、上巨虚、阴陵泉、三阴交、太溪、太冲。针用平补平泻法，留针30分钟，每隔10分钟施凤凰展翅手法1次，每日针治1次，15次为1疗程。

2. 中药：①知柏地黄丸合八正散金铃子散加减。淮山药20克，山萸肉15克，丹皮15克，丹参15克，泽泻15克，生熟地各10克，川萆薢15克，石菖蒲10克，北苦参10克，细木通9克，龙胆草9克，川楝子12克，延胡索10克，炒苡仁15克，金樱子15克，虎杖30克，红花15克，土茯苓20克，蚤休15克，白花蛇舌草20克，当归15克，炙生黄芪各15克，茵陈20克，车前子10克，砂仁3克，秦艽5克，生甘草8克，鹿角胶10克。15剂代煎，每剂煎作2包，每次1包，每日2次。②六神丸10支，每次10粒，每日3次。

2005年3月23日复诊

经针灸、拔罐、汤药、六神丸综合施治10次后，症情好转，头痛大减，二便亦爽，原方去鹿角胶加肉苁蓉15克，覆盆子15克。15剂，每剂煎作2包，每次1包，每日2次。六神丸10支，每次10粒，每日3次。

2005年4月28日三诊

头痛大减，二便亦调，再予进治。原方加水蛭4克，三七粉3克，广木香9克，肉苁蓉15克，覆盆子15克，制乳没各6克。15剂，每剂煎作2包，每次1包，每日2次。六神丸10支，每次10粒，每日3次。

2005年5月17日四诊

症情好转，再予进治。原方加黄连3克，肉桂3克，水蛭8克，三七粉3克，广木香9克，肉苁蓉15克，覆盆子15克，制乳没各6克。15剂，每剂煎作2包，每次1包，每日2次。六神丸10支，每次 10 粒，每日 3 次。

2005 年 6 月 12 日五诊

头痛减轻，二便亦调，但久坐劳累后尚感前列腺部作胀不适，再予进治。上方加赤白芍各 15 克。15 剂，每剂煎作 2 包，每次 1 包，每日 2 次。六神丸 10 支，每次 10 粒，每日 3 次。

2005 年 6 月 28 日六诊

症情好转，再予进治。原方加水蛭 8 克，三七粉 3 克，柴胡 10 克，金钱草 30 克，海金沙 15 克。15 剂，每剂煎作 2 包，每次 1 包，每日 2 次。六神丸 10 支，每次 10 粒，每日 3 次。

2005 年 7 月 12 日七诊

肝胆湿热渐退，原方加减。原方去肉桂，加生甘草 6 克。15 剂，每剂煎作 2 包，每次 1 包，每日 2 次。六神丸 20 支，每次 10 粒，每日 3 次。

2005 年 7 月 26 日八诊

症情好转，原方加减治之（6 月 1 日方）。15 剂，每剂煎作 2 包，每次 1 包，每日 2 次。六神丸 20 支，每次 10 粒，每日 3 次。

2005 年 8 月 19 日九诊

肝胆湿热渐除，二便亦调，再宗前方。淮山药 20 克，山萸肉 15 克，丹皮 15 克，丹参 15 克，泽泻 15 克，生熟地各 10 克，川萆薢 12 克，石菖蒲 10 克，北苦参 10 克，细木通 9 克，龙胆草 9 克，川楝子 12 克，延胡索 10 克，金樱子 15 克，金钱草 30克，海金沙 20 克，炒苡仁 15 克，茵陈 20 克，车前子 10 克，虎杖 30 克，蚤休 15 克，白花蛇舌草 20 克，炙生黄芪各 15 克，砂仁（打）3 克，金毛狗脊 20 克。15 剂，每剂煎作 2 包，每次 1 包，每日 2 次。六神丸 20 支，每次 10 粒，每日 3 次。

疗效：本例患者，经针灸与中药结合治疗 6 个月，诸恙尽退，而获痊愈。

（摘自《临证治验集粹·肖少卿医案》）

二、遗精、滑精案

王某，男，28岁，教师。自述患遗精之症已历年余，服用金锁固精丸、封髓丹、桑螵蛸散合水陆二仙丹等药物，均未获效。病初之时，睡眠不安，阳事易举，入梦遗泄。近3个月来，遗精频繁，每周3～5次，且白天思念即下，夜间无梦自遗。伴腰膝酸软，头晕耳鸣，形体消瘦，神疲乏力，食欲不振，记忆力明显减退。

检查：其神志清楚，面色白而无华，形体消瘦，甲状腺无肿大，心肺正常，舌质红、苔少，脉细数。诊断为遗精、滑精，肾精亏耗，心肾不交型。治宜补北泻南，益肾固精。乃取心俞、肾俞、神门、太溪、气海、关元、三阴交、志室。上穴用毫针刺，施以平补平泻法，隔日治疗1次。经针5次，梦遗已止，但仍有滑泄，经针的次后，无梦自泄1次，思念滑泄如故。加取会阴穴，用毫针直刺2寸深，亦用平补平泻手法。针刺2次后，梦遗止，滑精亦停。又针刺4次以巩固疗效。共针16次后，诸症皆消而获痊愈。

【按语】对于遗精、滑精的病机，各家论述不尽相同。一般认为，有梦而遗者，多为君相之火偏旺所致，属于实证；无梦而遗者称为滑精，为肾虚、肾不固摄而致，属于虚证。但如果梦遗迁延日久，出现腰酸膝软，腰困痛、头晕疲乏等症状时，也属肝肾亏虚之象。故在临床中，应具体分析患者的不同情况而分别治疗。该例患者遗精、滑精日久，必致肾精亏耗，肝肾亏虚。治宜补精填髓，滋补肝肾。方中以肾俞、心俞、神门、太溪交通心肾，固精填髓，宁心益智，取气海、关元、三阴交、志室，以滋阴降火，培元摄精。诸穴合用，以便水升火降，水火既济，天地始可交泰；更取会阴，以通调任督，使其阴平阳秘，固摄精关。诸穴合用，以补肾填髓，滋补心肾，使梦遗、滑精之沉疴，霍然而愈。

（摘自《中国当代针灸名家医案·肖少卿医案》）

三、男性不育症案

马某，男，35岁，教师。自述婚后8年不育。患者结婚8年，其妻未孕。女方多项检查，均属正常。该患者精液化验检查，确诊无精子症。服用大量中、西药物，均无效果，今求治于余。患者症见腰膝酸软，心悸少寐，头晕目眩，面色㿠白，健忘，食欲不振。

检查：其神志清楚，面色无华，语言流利，腹部平坦、柔软。舌质淡嫩，脉沉细。诊断为男性不育症，肾阳衰微、精液耗竭型。治宜补肾壮阳，益精安神。取穴：1组：神门、太溪、肾俞、志室、石关、肝俞、太冲、蠡沟；2组：足三里、三阴交、血海、气海、关元、中极、命门。以上两组穴位，隔日选用一方，交替使用，采用徐疾补泻法，以深刺久留，轻刺重灸为原则，10次为1疗程，并嘱戒房事。

经过4个疗程的针刺治疗，诸症悉除，食欲转佳，睡眠好，身体健康。复查精液精子计数达 1×10^9/ 毫升以上，活动力正常，于1972年6月生一男婴。

【按语】该例患者由于教务繁杂，脑劳过度，导致神经衰弱，加因恣情纵欲，房事过度，导致精液耗竭。据此情况，嘱其劳逸适度，加强锻炼，慎戒房事为急务，密切配合治疗，则育麟之良机，

第四篇

治验医案医话选萃

749

庶有后望焉！因心藏神、肾藏志，心肾不交则水火不济，以致心神不宁，健忘失眠，故取手、足少阴之原穴神门、太溪，以补北泻南，使水升火降，水火既济，则天地始可交泰，肝肾是人体阴精生化之源，肝属木而藏血，肾属水而藏精，水能生木，乙癸同源，故取肾俞、志室配肝俞、太冲、蠡沟，以便曲折调畅，阴阳和谐，精血自生，脾胃为后天之本，均属坤土，胃主熟腐水谷，脾主运化精微，共为气血生化之源，故取胃经之合穴足三里，脾经与肝、肾的交会穴三阴交，以健脾益胃，补气生血、而愈诸虚百损；血海为百虫窝，血海调畅则精子必然兴旺。督脉行于背脊，总督一身之阳经，为阳脉之海，任脉行于腹里，主一身之阴经，为阴脉之海。两者均起于胞中，分循身之前后，阴根于阳，阳根于阴，犹如天地有子午、阴阳、坎离、水火交媾之乡，故取任脉气海、关元、中极配督脉之命门，以补气而壮阳，济阴以生精，使阴阳运行达于调和，气充精盛则种子有望；石关为肾经之穴，是生精种子的经验要穴，如《百症赋》所说："无子搜阴交、石关之乡。"以上各穴分组使用，共收补肾壮阳，益精安神之功。

（摘自《中国当代针灸名家医案·肖少卿医案》）

四、阳痿（性功能衰退、性神经症）案

例1　金某，男，34岁，教师。自述阴茎痿软，不能勃起3年余。患者于3年前始觉腰膝酸软，头晕目眩，健忘失眠，逐渐导致阴茎痿软，不能勃起，不能过正常的性生活。曾服用大量中西药物，均未收效。

检查：神志清楚，面色萎黄而憔悴；精神萎靡，不欲言语。舌淡，脉细弱。诊断为阳痿，此属心肾两亏、肾阳虚弱型。治宜滋

补心肾，益精壮阳。乃取心俞、肾俞、命门、神门、气海、关元、足三里、三阴交、太溪。上述腧穴，均用毫针刺，施补法，留针30分钟，并重灸气海、关元、肾俞、命门。隔日针灸1次。

在用针灸治疗的同时，配合中药治疗。中药方取归脾汤合桂附八味丸加减：全当归10克，潞党参9克，炙黄芪12克，炙甘草4克，炙远志9克，炒枣仁10克，朱砂染茯神15克，琥珀粉（冲服）3克，山萸肉12克，大熟地9克，上油桂3克，制附片12克，仙灵脾30克，阳起石15克，肉苁蓉12克，巴戟天10克，海狗肾9克，补骨脂10克，隔日服1剂，用清水煎。经针灸3次和服中药3剂后，阳事即能举起，但为时短暂；经针、药治疗10次后，阴茎便能随意勃起，但举而不坚，经治15次后，已健举如常，诸症随之全消。为巩固疗效，又针灸并服中药5次。前后共针灸20次，服中药20剂，而病告痊愈。

（摘自《中国当代针灸名家医案·肖少卿医案》）

例2 纪某，男，29岁，2004年11月18日初诊。

主诉：患阳痿三年，治之乏效。

病史：患者1998年开始做夜排档，经常喝酒、抽烟，生活疲惫不堪。2001年3月，同房时觉阴茎举而不坚，为时甚短。2003年就诊，诊断为"肾虚"。2004年3月9日至2004年9月14日，在江苏某中医院男性科诊断为"阳痿"。治之罔效。

刻诊：面色㿠白，腰酸膝软，精疲乏力，四肢清冷，头昏眼花，胃纳差，大便溏稀，且有手淫时作史，脉细弱，舌苔薄白质红。

诊断：①阳痿（性精神官能症）；②手淫习惯史。良由恣情纵欲，精液耗竭，脾肾阳虚，命门火衰，而致阳事不举。

治法：严戒手淫，健脾益肾，强壮命火。

1. 针灸：大椎、风池、百会、内关、神门、中脘、神阙、天枢、气海、关元、气冲、足三里、上巨虚、三阴交、太溪、太冲。针用平补平泻法，留针 30 分钟，其间拔罐 15 分钟，每隔 10 分钟行针 1 次，每日 1 次，20 次为 1 疗程。

2. 中药：桂附八味丸加减。制附片 10 克，肉桂 6 克，炒山药 20 克，山萸肉 15 克，丹皮 15 克，丹参 15 克，太子参 15 克，生黄芪 30 克，沙苑子 15 克，仙灵脾 40 克，仙茅 20 克，巴戟天 20 克，阳起石 30 克，肉苁蓉 15 克，赤白芍各 15 克，狗脊 6 克，炒白术 10 克，韭菜子 15 克，大熟地 15 克，砂仁（打、后下）4 克，金顶蜈蚣 2 条，川牛膝 15 克，当归 15 克，炙甘草 6 克，鹿角胶（烊化）10 克，炒枳壳 6 克，炒苡仁 15 克，台乌药 6 克，夜交藤 12 克。15 剂，每日 1 剂，水煎，早、晚各服 1 次。

2004 年 12 月 4 日复诊

进药 15 剂后，四肢转温，腹背寒冷亦除，二便如常，性功能亦有好转。原方 15 剂，代煎成 30 包，每服 1 包，每日 2 次。

2005 年 1 月 14 日三诊

症情明显好转，原方去川牛膝、台乌药、炒苡仁，加龟板 10 克，桑螵蛸 15 克，菟丝子 12 克。15 剂，代煎成 30 包，每服 1 包，每日 2 次。

疗效：本例患者，经服中药 45 剂，针灸＋拔罐治疗 2 个疗程（60 次），自述已房事 2 次，性功能正常。

（摘自《临证治验集粹·肖少卿医案》）

例 3　王某，男，31 岁，2005 年 11 月 1 日初诊。

主诉：患性功能障碍 1 年余。

病史：近 1 年来，由于夜间开出租车未能得到正常休息和睡眠，弄得疲惫不堪，性欲减退。曾在某医院检查，诊断为"前列腺炎"，经服清热通淋胶囊 2 周，小便时灼痛好转，继服金钢片 1 个月，未获显效。

刻诊：精神抑郁，心情不畅，面容憔悴，头皮发胀，阳事举而不坚，性交短暂而早泄，伴眼睑及下肢筋惕肉瞤，甚至不寒而栗，波及上半身和下半身毛发竖然。胃纳佳，小便黄热，阴茎萎软，腰间有火辣感觉，口渴咽干，舌质偏红，苔薄罩黄，脉细数。

诊断：阳事不兴（性功能减退，早泄）；湿热下注前阴（前列腺炎）；筋惕肉瞤（神经官能症）。肾气亏虚，心肾不交，风阳上扰，是以头目晕眩，筋惕肉瞤，且风湿热下注蕴于下焦前阴宗筋之处，是以阳事不兴，阴茎难以健举。

治法：平肝熄风，宁心安神，清热利湿，益肾壮阳。

1.针灸：大椎、百会、风府、内关、神门、合谷、曲池、气海、关元、中极、气冲、足三里、阴陵泉、太溪、太冲。针用平补平泻法，留针 30 分钟，每隔 10 分钟施凤凰展翅手法 1 次，每日针治 1 次，15 次为 1 疗程。

2.中药汤剂：明天麻 15 克，钩藤 15 克，蔓荆子 15 克，白芷 8 克，杭菊花 10 克，川芎 12 克，炙全蝎 5 克，灵磁石（先煎）30 克，炙远志 9 克，葛根 20 克，石菖蒲 10 克，川萆薢 10 克，龙胆草 9 克，细生地 10 克，细木通 8 克，蚤休 15 克，胡黄连 6 克，生甘草 8 克，白花蛇舌草 20 克，当归 15 克，丹皮 15 克，丹参 15 克，赤白芍各 15 克，大蜈蚣 2 条，车前子 10 克，肉苁蓉 15 克，仙灵脾 30 克，山萸肉 15 克，泽泻 15 克，肉桂 3 克。15 剂，每剂煎作 2 包，每次 1 包，每日 2 次。

3.中成药：六神丸 10 支，每次 10 粒，每日 3 次。

疗效：本例患者，经针灸 30 次，服中药汤剂 30 付，兼服六神丸 20 支后，神清气爽，性功能恢复如常，而告痊愈。

（摘自《临证治验集粹·肖少卿医案》）

五、阳强（性功能亢进）

例1　黄某，男，26 岁，采购员，1980 年 4 月 18 日初诊。自述阴茎经常勃起，近 5 天来骤然坚举，终日不衰。曾在当地医院诊治，服用龙胆泻肝汤、朱砂安神丸等，治皆罔效。

刻诊：面红耳赤，惶恐不安，阴茎坚举，挺长不收，落寐梦纭，但无遗精。舌质红，苔薄微黄，脉弦数。

证属阳强之候，及由心肝火盛、肾水不足而相火偏旺所致。治宜清心泻肝，滋养肾阴。处方：心俞、肾俞、神门、太溪、太冲透涌泉、蠡沟、会阴。毫针刺，补足少阴经，泻手少阴和足厥阴经，留针 30 分钟，每隔 10 分钟行针 1 次，每日施术 2 次。经针 4 次，阴茎已不失控勃起，睡眠较好，做梦亦少。继针 3 次以巩固之。共针 7 次而告痊愈。越 3 月，患者因出差来宁前来相告：自从针刺治愈后未再复发。

【按语】阳强，又名"强中""妒精"，俗称"阳强不倒"。本病以阴茎异常勃起甚则久举不衰为特征。《灵枢·经筋》云："足厥阴之经筋……伤于热则纵挺不收。"隋代巢元方《诸病源候论》指出："强中病者，茎长兴盛不萎。"清代林佩琴《类证治裁》中说："强中症，茎举不衰。"究其病因病机，主要与肝火强盛、肾阴亏虚、败精阻窍等因素有关，且常与遗精、早泄、消渴等证并见。本病可见于现代医学中的前列腺慢性炎症及某些内分泌失调疾患中。

本例患者，心肝火盛，肾水不足，相火偏旺。治宜泻肝清心，滋阴养肾。由于证治确当，经针7次即获痊愈。

（摘自《中国针灸处方学·肖少卿医案》）

例2　德某，男，25岁，未婚青年。自诉无原因阴茎异常勃起1周。1979年11月12日由太特省医院门诊部收入外科病房治疗，曾用服安定片、肌注冬眠灵、腰骶椎封闭麻醉等法，经治10余日毫无寸功。11月23日转来针灸科。

检查：体质壮实，曾有过性行为。两旬以来，阳物挺长16厘米，茎中刺痛，坚举不收，有碍衣裤，行走不便，久久不衰，睡中亦如然，并无流精，唯神态紧张，郁闷烦躁，惶恐不安，小便微黄，舌尖稍红，苔薄白少津，脉弦微数。诊为强中症。治宜滋养肾阴，清泻肝胆。针取：①太冲透涌泉、太溪、次髎；②三阴交、照海、神门、会阴。以上2组处方，每日1组，轮换使用，双侧重泻手法，通以电流。经治6次，疼痛大减，旬余不倒之阳物，由16厘米减缩至8厘米，不再挺长坚举。计针12次，恢复正常，观察半月未再复发，12月21日痊愈出院。

（摘自《现代针灸医案选·杨介宾医案》）

例3　刘某，男，20岁，农民。1979年冬，患者在婚前为补身体，服高丽参一两、海狗肾三对、鹿茸三钱，分三天服完。随后出现口苦咽干，头晕胀痛，性情急躁，胸胁不舒，夜难入眠，夜间阴茎勃起，不能消退。父母担心其子病情发展，与女方家长商量提前半个月结婚，以图婚后诸症消除。但事与愿违，同房而不能射精，诸症未减。为此女方要求离婚。故来我处要求针灸治疗。

初诊除了以上诸症外，还有面色发红，口臭苔黄，脉弦劲。证属肝胆火旺。针刺会阴、中极、太冲、行间、阳陵泉，强刺激，不留针。太冲用三棱针点刺拔罐出血约 3 毫升。当天晚上较安宁，能入眠 1 小时左右，头胀痛亦瘥。后每天针刺 1 次，至第 7 天晚，突然梦遗甚多，全身舒适，阴茎勃起消退，诸症减缓。第 8 天再点刺行间出血 1 毫升左右，继续针刺 10 天，诸症均除而愈。

（摘自《针灸临证指南·蒋文成医案》）

例 4   朱某，男，22 岁。有一天夜里因看芭蕾舞电视，突然阳强不倒，胀痛不适，昼伏夜起持续一周，经中西药治疗罔效，而求治于本院。

诊见患者面部苍白，神疲纳少，头目昏眩，心烦少寐，苔薄黄，舌质红，脉稍弦数，阴茎充血，睾丸肿胀触痛。选针大敦、中极，强刺激泻法。针中极气至阴茎，1 次缓解，3 次则安。

（梁清湖医案《针灸临证指南》）

六、湿热疝（急性睾丸炎）案

徐某，男，38 岁，农民。自诉阴囊烘热、睾丸胀痛已 2 周，曾在某医院诊断为"急性睾丸炎"，服用中西药物甚多，但无效果，故特抬来我科要求针灸治疗。患者呈痛苦面容，侧卧屈膝，呼痛不已，察其阴囊肿热，睾丸胀痛，拒不可按。检查：体温 38.6℃，血中白细胞总数 16×10^9/L，中性 84%，淋巴 14%。溺黄，便秘，舌质红，苔黄腻，脉弦数。

证属湿热疝（急性睾丸炎），由湿热下注，郁结于任脉和厥阴经脉，致使脉络痹阻，气血壅滞而肿痛作矣。治宜清热利湿，行气散结。取穴：合谷、太冲、气海、中极、水道、阴陵泉、三阴交、曲泉、大敦。操作：毫针刺，施以捻转提插泻法，留针 30

分钟，每隔10分钟行针1次，每日针治1次。经针2次，身热已退，体温37.2℃，阴囊热已除，睾丸肿痛渐消。经针4次，阴囊及睾丸肿痛消失，已能下床活动。继针2次以巩固疗效。共针8次而告痊愈。

【按语】疝气，以少腹痛引睾丸，或睾丸、阴囊肿胀疼痛为主症，在中医学中有寒疝、水疝、筋疝、血疝、气疝、孤疝、癫疝之分，现代医学则有睾丸炎、副睾丸炎、鞘膜积水、腹股沟疝等之别。本例患者属于湿热疝（急性睾丸炎），为湿热下注型。治宜清热利湿，行气散结。方中合谷、太冲二穴，为"四关"要穴，善能调和营卫，清热镇痛；气海、中极均属任脉要穴，功能疏调冲任脉气，促进膀胱气化而利下焦湿热；因足厥阴之脉环阴器，故取肝经之合穴曲泉以疏肝理气而消除阴器之郁结；又因阳明合于宗筋，故取胃经之水道与脾经之阴陵泉、三阴交以和胃健脾而利湿；更取足厥阴之井穴大敦以清利肝经之湿热。如此诸穴合用，共奏清热利湿、解郁散结、消肿定痛之功。故本例疝疾而获捷效。

（摘自《针灸临证治验·肖少卿医案》）

第五节　儿科疾病医案医话

一、小儿遗尿案

例1　朱某，女，13岁，1969年3月初诊。其母代诉：自幼遗尿，每夜1～2次，甚则3次，从未间断。

形体较瘦，食欲不振，面色少华，四肢清冷，脉沉细，舌质淡，苔薄白，夜来沉睡不醒。

按脉察证，此属脾肾阳虚、膀胱失约之证。治当温补脾肾，固摄膀胱，佐以宁心益智。方用健肾强膀胱方加减。处方1：中极、膀胱俞、三阴交、神门；处方2：肾俞、关元、足三里、心俞。每日选用1方，交替使用，10次为1疗程。治疗4次后，遗尿即停，继续治疗6次而愈。停针2个月后，由于学习紧张，身体过度疲劳而复发。仍按上法针灸3次，遗尿又止。又针6次，以巩固疗效。愈后未见复发。

（摘自《中国针灸处方学·肖少卿医案》）

例2　郭某，女，6岁，2002年10月9日初诊。

主诉：（其母代述）自幼遗尿，每日夜间2～3次，形体较虚弱，胃纳尚可，脉舌如常。良由肾气不足，膀胱失约所致。

治法：益肾强胱。益肾强胱方加减。百会（或神门）、气海、关元、中极、命门、肾俞、膀胱俞、太溪。针用平补平泻法，留针20分钟，其间拔罐8分钟，每日针治1次，10次为1疗程。

疗效：针治4次后，症情好转，夜间自醒起来入厕小便1次。共针治13次，夜间无遗尿而告痊愈。

例3　杨某，男，15岁，2007年2月12日初诊。

主诉：（其父代述）遗尿自幼迄今，每夜2～3次。曾在江苏交通医院针治10次，症情未好转，但其后因上学未能针灸而又发作。

刻诊：形体偏瘦，面色㿠白，苔薄白，脉沉细。

诊断：遗尿（习惯性遗尿）。

治法：益肾强胱，补中宁心。百会、神门、神阙、气海、关元、命门、肾俞、足三里、阴陵泉、三阴交。针用平补平泻法，留针

30 分钟，其间拔罐 10 分钟，隔日针治 1 次，10 次为 1 疗程。

疗效：针治 1 次后，症情好转，夜间自醒起来入厕小便 1 次。共针治 1 疗程而告痊愈。

（摘自《临证治验医案·肖少卿医案》）

二、小儿咳嗽（气管炎）案

朱某，男，5 月龄，2001 年 5 月 31 日初诊。

主诉：（母亲代述）咳嗽 1 个月。

病史：咳嗽气喘，喉间痰鸣，午夜后发作为甚，曾经儿童医院诊治未效。

刻诊：不发热，咳有痰。食欲可，大便日行 1 次成形。

诊断：气管炎。

治法：止咳化痰消炎。

（1）针灸：大椎、风池、尺泽、孔最、鱼际、内关、丰隆、足三里。针用平补平泻法，不留针，每日针治 1 次，10 次为 1 疗程。

（2）中药：急支糖浆 1 瓶，每次 5 毫升，每日 3 次。

疗效：针治 2 次，咳嗽减轻。针治 5 次，症情显著好转。针治 6 次，诸恙悉退而告痊愈。

（摘自《临证治验医案·肖少卿医案》）

三、顿咳（百日咳）案

例 1　王某，男，6 岁，1984 年 11 月 10 日初诊。其母代诉：顿咳已近 1 个月，服中西药无效。其姐 7 岁亦患此病方愈。患儿呈典型的阵发性痉挛性咳嗽，咳毕吸气时有鸡鸣状回声，有时伴呕吐。

查血：白细胞 10×10^9/L，中性粒细胞及淋巴细胞各占 50%。无热，舌苔白，脉细。治宜宣肺止咳。用细三棱针点刺双手四缝与少商，共挤出血约 3 毫升，未服其他药物。第二天复诊，母诉当夜安睡未咳（以往顿咳 4 ~ 6 次）。原法又刺 5 次，未再咳。

（摘自《临证治验医案》）

例2　秦某，男，5 岁，1975 年 2 月 5 日初诊。其父代诉：阵咳月余，近来加剧。患儿营养发育中等，两眼球结膜下出血，呈阵发性痉挛性咳嗽，直至呛咳呕吐，面赤筋出，不发热（体温 37℃），食欲差，两肺呼吸音粗，心音钝，心律齐，肝脾未触及，腹软，X 线胸透（—），白细胞计数总分在正常范围，脉滑，苔薄腻。

属顿咳（百日咳）。形气不足，感染时邪风热，肺气通降失司，痰浊阻滞气道使然。治当清化痰热，镇咳降气。取用大椎、经渠、尺泽，施行单刺术，不留针，每日 1 次。经针 3 次后，阵咳次数大减，夜间已能安静睡眠。继针 3 次后，诸症消失而告痊愈。

【按语】本病是儿童于冬春季节常见的呼吸道传染病，致病菌为百日咳杆菌，体质素弱的儿童尤易感染。针灸治疗本病颇有效果。大椎是手足三阳经及督脉的交会穴，功能清热平气、解表祛邪；经渠是手太阴肺经的经穴，功能止咳定喘、清肃肺热；尺泽是手太阴肺经的合穴，"合治内腑"，功能清肺泻热、理气降逆。三穴合用，对治疗百日咳有良好的效果。

（摘自《中国针灸处方学·肖少卿医案》）

四、疳疾（单纯性消化不良及营养不良）案

例 1 胡某，男，2 岁，2000 年 7 月 16 日初诊。其母代诉：近 2 个月来易哭闹，不爱玩，腹胀，食少，大便日解 3 ～ 4 次，较溏薄，味奇臭。

患儿面色萎黄，形体消瘦，头发稀少而干燥，腹部膨胀，脉细弱，苔黄而腻。

诊为疳疾（单纯性消化不良及营养不良）。脾胃虚弱，消化不良，积滞内停为患。治宜健脾和胃，消积化滞。方取健脾消积方，隔日施术 1 次。经针 3 次，腹胀渐消，大便日解 2 ～ 3 次，不成形。经针 5 次，腹胀消退，大便日解 1 ～ 2 次，已成形。又针 4 次以巩固之。共针 12 次，诸症悉退，精神活泼，食欲甚佳，二便亦调，体重也逐渐增加。

（摘自《临证治验医案》）

例 2 潘某，男，3 岁，2006 年 6 月 14 日初诊。

病证：小儿疳积（小儿厌食症），形体消瘦、肚大、筋青，脾胃虚弱，消化不良，因而致疳积也！

治法：健脾和胃，消积化滞畅中。

针灸：四缝、中脘、天枢、足三里、商丘。除四缝点刺出液体外，其余各穴均施以平补平泻法，隔日针刺 1 次，五次为 1 疗程。

疗效：本例针治二个疗程而告痊愈。

（摘自《临证治验集粹·肖少卿医案》）

例 3 李某，男，12 岁，2006 年 7 月 31 日初诊。

主诉：（亲友代述）形体消瘦、厌食自幼至今。

刻诊：面色萎黄，头发稀疏，形体消瘦，皮肤甲错。胃纳差，二便尚调，脉细数，舌质淡苔薄微黄。

诊断：疳积（小儿厌食症——营养不良症）。

治法：健脾利胃，消积养血。

（1）针灸：四缝、中脘、天枢、气海、足三里、上巨虚。针用平补平泻法，留针30分钟，每日1次，10次为1疗程。

（2）捏脊疗法：每日1次。

（3）中成药：保和丸或香砂六君丸2瓶，每次3克，每日2次。

疗效：综合治疗10次，食欲渐佳，而告痊愈。

（摘自《临证治验集粹·肖少卿医案》）

五、痄腮（流行性腮腺炎）案

例1　刘某，男，4岁，主诉（其母代诉）：左耳下肿2天。病史：患者2天前左腮突然肿大，按之疼痛，发热，咀嚼食物困难。

检查：其发育良好，营养中等，左腮腺肿大，约5厘米×6厘米，按之痛甚，体温38.6℃，心肺（－），肝脾未触及。舌质红，苔薄黄，脉细数。

诊断为痄腮（流行性腮腺炎），属外感时行温毒，兼挟痰火积热，热结少阳经脉。治宜清热解毒，消肿止痛。乃取角孙、翳风、颊车、外关、合谷。上穴除角孙外，均用毫针针刺，施泻法，每日1次，每次留针15分钟。角孙用灯心草灸。具体操作是：取3寸长灯心草一根，在食油内蘸5分长一段，用火点燃后对准角孙穴一点即起，一般可出现绿豆样大的小泡。

用上述针灸方法针灸1次后，患部肿痛减轻，但咀嚼食物时仍感疼痛；针灸第2次后肿痛全消，局部已不肿，体温36.8℃，咀嚼食物稍觉疼痛，第3次针灸后，痊愈。

【按语】痄腮属现代医学的流行性腮腺炎。该病是由流行性腮腺炎病毒引起的急性呼吸道传染病，以发热，单侧或双侧腮腺肿大，疼痛为特征的一种疾病，多发于儿童。中医学认为该病是因外感风热、温毒之邪，或外感风寒之邪化热，加之体内积热，由外邪引动内热，内外热邪交结上窜于少阳、阳明经而引起经气不利，气血运行痹阻而发。

采用针灸治疗该病，疗效肯定。用灯心草灸角孙，此为古代灸治痄腮行之有效的传统经验灸法，灸之能疏散手少阳之郁滞，起到清热解毒，消肿止痛之效，翳风为手、足少阳经之交会穴，刺之能宣散局部气血的壅滞而疏通气血；以手、足阳明经的合谷、颊车，疏解邪热而解毒。诸穴相伍，而收佳效。

（摘自《中国当代针灸名家医案·肖少卿医案》）

例2 张某，男，11岁，学生。发热、头痛、右侧腮腺肿大胀痛、张口困难、精神不振2天。

检查：体温39.5℃，白细胞总数15.7×10^9/L，中性粒细胞占比84%，淋巴细胞占比16%。

诊断为流行性腮腺炎。用灯火灸焠灼右侧角孙穴，肿痛随之缓解。次日体温37.1℃，复查血象正常，诸恙悉退，而告痊愈。

（摘自《中华灸疗学·肖少卿医案》）

六、痿躄（小儿麻痹症）案

秦某，男，6岁，1980年4月12日初诊。其母代述：患儿于

2 个月前发热 1 天，次日右下肢痿软无力，不能站立和行走。某医院诊断为"小儿麻痹症"，经服健步虎潜丸，注射加兰他敏、维生素 B₁、维生素 B₁₂ 等，未获显效。

检查：右下肢肌张力低，不能做任何主动运动，腱反射消失。脉细数，苔黄腻。证属痿躄。由湿热内传，灼伤津液，筋脉失养所致。乃用疏调气血起痿方。取髀关、梁丘、足三里、解溪、肾俞，均为中强刺激，不留针，并用梅花针循经叩刺膀胱经、胃经、脾经、胆经，亦施以中强刺激，隔日治疗 1 次。共针 24 次而告痊愈。

【按语】痿证多由外受风热，侵袭于肺，耗伤肺之津液，致筋脉失去濡润；或由湿热蕴蒸阳明，阳明受病，宗筋弛缓，不能束筋骨而利关节；或因病久体虚，房室过度，肝肾精气亏损，筋脉失于荣养所致。本病临床分为肺热、湿热、肝肾阴亏 3 种类型。肺热者，兼有发热、咳嗽、心烦、口渴，小便短赤，舌红苔黄，脉濡数。湿热者，兼有身重，小便混浊，或两足发热，得冷则舒，舌苔黄腻，脉濡数。肝肾阴亏者，兼有腰脊酸软，遗精早泄，头晕目眩，脉细数，舌质红。本证常见于现代医学之多发性神经炎、小儿麻痹后遗症、早期急性脊髓炎、重症肌无力、癔症性瘫痪以及周期性瘫痪等。本病治法以取阳明经穴为主，上肢多取手阳明，下肢多取足阳明（可参阅中风半身不遂治法）。属于肺热及湿热者，单针不灸，用泻法，或兼用皮肤针叩刺法；肝肾阴亏者，针用补法。上方具有疏调气血的作用。本病取穴，首重阳明，即《黄帝内经》所云："治痿独取阳明"。阳明为多气多血之经，又主宗筋，故取手足阳明经穴轮换施治。本病初期，热势尚存，宜用泻法，以清其热，待热退之后，方可用灸或针灸并施。配尺泽、肺俞，清肺热；配阴陵泉、脾俞，化湿热。肺主治节，脾主健运，清高源，健中州，使热清湿化，以达恢复运动功能的目的。肝肾两亏，当取肝俞、肾俞二穴，调益二脏精气以补益肝肾；肝主筋，故取筋会阳陵；肾主骨髓，故取髓会悬钟，俾筋强骨坚，痿证自可向愈。

（摘自《中国针灸处方学·肖少卿医案》）

七、小儿口疮（小儿口腔炎）案

笔者应用交泰散敷灸治疗小儿口腔炎 9 例，均获痊愈。方法：取交泰散（即黄连、肉桂各等份为末）3 克，以醋调如糊状，敷灸于两足涌泉穴，外用胶布固定，每日 1 次。其中最快者敷 3 次，最慢者敷 8 次。

（摘自《中华灸疗学·肖少卿医案》）

陈某，男，4 岁。咽舌生疮，黏膜溃破，疼痛异常，饮食时更痛，予以连萸散敷灸。黄连 5 克，吴茱萸 3 克，共研细末，以米醋适量调如稠糊，每天晚上敷于双侧涌泉穴，上用油纸盖之，胶布固定。翌日晨取下，每日敷灸 1 次。连敷 4 次而获痊愈。

（摘自《针灸临证治验录》）

八、小儿泄泻（消化不良）案

小儿泄泻（消化不良）用"健运脾胃止泻方"，取足三里、天枢、中脘、四缝。备用穴：内关、合谷、太冲、阴陵泉、三阴交、曲池、阳陵泉、关元、气海、脾俞、肾俞、少商、尺泽、委中。随症加穴：呕吐者，加内关、公孙；脾虚久泻者，加脾俞、阴陵泉、三阴交；

神志不清者，加水沟、神门；手足抽搐者，加合谷、太冲、阳陵泉、曲池，四肢逆冷者，加肾俞、关元；发热不退者，加少商、尺泽、委中。方义：本方具有健运脾胃、消积止泻的作用。足三里为足阳明经之合穴，"合治内腑"；天枢为大肠之募穴，善治大肠腑病；中脘为胃之募穴，又系腑会，善疗六腑之疾，尤以胃与大肠病为主。更取四缝穴刺之，以消积化滞。如此诸穴合用，则泄泻之疾自可向愈。

（摘自《中国针灸处方学》）

　　杨某，女，4岁。大便稀薄如水样，色黄，夹有不消化食物伴有黏液，日泻 10 余次，壮热不解（体温 39.1℃），肛门灼热发红，小便色黄。

　　舌质红，苔黄腻。粪检：脓细胞（＋）。西医诊断为"病毒性肠炎"。笔者诊断为急性湿热型泄泻。治宜清热利湿，和中止泻。乃取大椎、中脘、天枢、合谷、足三里、阴陵泉、三阴交、内庭、止泻（关元下五分处）、四缝，针而泻之，每日 1 次。经针 1 次后，身热已退，大便日泻 4 次。粪检：脓细胞（＋＋）。继针 2 次，体温正常，大便日行 1 次。粪检：未找到脓细胞。为了巩固疗效，又针 1 次。

（摘自《针灸临证治验录》）

九、小儿流涎症（流口水）案

　　本病多由脾虚失运，或心脾积热，心火上炎所致。

　　现代医学认为：小儿流涎是一种唾液增多的症状，凡 1 岁之内的幼儿流涎，多属生理现象。因幼儿时期，特别在 6～8 个月期间，由于进食咀嚼刺激唾液腺分泌，或因牙齿萌出刺激三叉神经促使唾液增多，就会产生流涎。随着年龄的增长，婴儿建立了调节机制，这种流涎现象会自然消失。

凡小儿在 1 岁以上仍流涎较多，多属病理现象。如口腔和咽部黏膜炎症、面神经麻痹、脑炎后遗症以及痴呆症等所致的唾液分泌过多，或吞咽不利亦可发生流涎。

治则：清热利湿，健脾和胃。以取足少阴、手厥阴、手足阳明、足太阴经穴和脾之背俞穴为主。

随症加穴：①口腔和咽部黏膜炎症者，加少商（刺出血）、天突（针之）；②面神经麻痹而流口水者，加廉泉、地仓（针之）；③脑炎后遗症及痴呆症之流涎者，加风府、廉泉、承浆、颊车（针灸之）；④吞咽不利而致流涎者，加天突、廉泉（针灸之）。

灸法：

1. 艾卷温和灸：按上方，每穴施灸 5～15 分钟，每日 1 次，10 次为 1 疗程。

2. 天南星敷灸：取天南星 30 克，研为细末，用醋调和如糊状，敷于足心涌泉穴，外以油纸覆盖，胶布固定。在睡前贴敷，每次敷灸 12 小时。

方义：本方具有清热利湿、健脾和胃的作用。因"井主心下满"，故取肾经井穴涌泉而清心脾积热，因"荥主身热"，故取心包经之荥穴劳宫以清心包之火邪；取合谷以清热，取三阴交以利湿。更取脾俞、足三里以健脾化湿，和胃助运而固其本。如此数穴合用，标本兼治，则流涎之疾自可痊愈。

小儿流涎，生半夏一枚研末，以醋调和如糊膏状敷于两足涌泉穴，夜间敷之，次日洗去。笔者曾治 38 例，1～5 次获效。

（摘自《临证治验录》）

十、哮喘、鼻渊（支气管哮喘、两上颌窦炎）案

王某，女，11 岁，1998 年 10 月 24 日初诊。

主诉（其父母代述）：自幼哮喘，加重 3 个月。

刻诊：咳嗽喘促，痰多呈白浓黏痰，鼻塞、鼻痒，喷嚏流涕，以晨起时为甚，咽部充血，左侧扁桃体 I 度肿大，舌苔薄白，脉细数而滑。

诊断：①哮喘（慢性支气管炎）；②鼻鼽（过敏性鼻炎）。

治法：祛风通窍，宣肺化痰，止咳定喘，兼补脾肾扶正固本。

取穴：①风池、上星、迎香、合谷、天突、膻中、尺泽、足三里、太溪；②定喘、风门、肺俞、膏肓俞、脾俞、肾俞、鼻通、太渊、丰隆、少商。

操作：以上两组穴位，每日选用 1 组，轮流使用，施以平补平泻手法，留针 20 分钟，背俞针后拔罐 10 分钟。每天针灸 1 次，10 次为 1 疗程。

疗效：本例患者自 1998 年 10 月 24 日至 11 月 22 日在我科针灸治疗 3 个疗程计 30 次，取得了很好的效果。经针灸治疗 10 次后，鼻塞已通，咳嗽大喊，唾痰亦爽，鼻痒、喷嚏流涕已止，经针灸 20 次后，鼻窍呼吸通畅，嗅觉恢复能辨别香臭气味，咳嗽唾痰已平，听诊呼吸音较清晰，未闻及湿性啰音。经针灸 30 次后，鼻炎已愈，右侧扁桃体炎已消退，哮喘未发作，食欲振奋，体重增加 1.5k 克，而告痊愈。

【按语】哮喘的发生，痰浊内伏为主因，感受外邪、饮食不当等为诱因。正如清·沈金鳌《沈氏尊生书》指出：哮喘“大都感于童稚之时，客犯盐醋，渗透气脘，一遇风寒，便窒塞道路，气息喘促，故多发于冬初……”。关于本病的治法，历代先贤均

有明训，诸如金元四大家之一的朱丹溪先生曾提出：哮喘"未发以扶正气为主，既发以攻邪气为急。"这就揭示了："急则治其标，缓则治其本"的施治原则。

本例患者自幼就患哮喘之症，足见其禀赋不足，肺脾肾虚之象久矣。此次发病为慢性支气管哮喘急性发作的临床表现，治宜祛邪为主，扶正为辅。故首取风池、上星、鼻通、迎香、合谷、少商（点刺出血）针而泻之，以祛风热、通鼻窍、清泻咽喉炎症；继取风门、肺俞、膏肓俞、丰隆诸穴针而灸之，以止咳定喘；更取脾俞、肾俞、太溪、足三里针而补之，以健脾益肾，扶正固本。如此标本兼治，而获捷效。

十一、小舞蹈病案

孙某，男，16 岁，学生，2006 年 1 月 12 日初诊。

主诉：（其父代述）头颈向左斜伴右上肢不断舞动 2 年，加重 3 个月。曾就诊于南京某脑科医院，诊断为"小舞蹈病"。认为是由风湿病所引起，经用抗炎、抗风湿以及镇静解痉药治疗，病情有所减轻，但药停后发作更剧。后就诊于某中医院，服用中药 30 多剂，并针灸 20 多次，收效甚微。故来我科要求诊治。

刻诊：面容憔悴，精神紧张，面肌瞤动不断，语言謇涩不清，右侧上肢舞动不休，夜间入睡时则静止。胃纳尚佳，二便调，舌苔薄黄，脉弦滑。

诊断：小舞蹈病。由肝风上扰与风邪袭络，外风与内风相应使然。

治法：祛风活络，平肝镇痉，宁心安神。

1. 针灸：平肝熄风方合祛风活络方加减。大椎、风池、百会、合谷、神门、内关、后溪、曲池、足三里、阴陵泉、三阴交、太冲、风府、筋缩、腰奇。针用平补平泻法，留针 30 分钟，每隔 10 分钟行凤凰展翅手法 1 次，每日针治 1 次，10 次为 1 疗程。

2. 中药：羚角钩藤汤合止痉散加减。明天麻 20 克，双钩藤 20 克，羚羊角粉（冲服）0.6 克，白僵蚕 10 克，潼白蒺藜各 15 克，炙全蝎 6 克，大蜈蚣 2 条，广地龙 15 克，炙远志 10 克，羌独活各 9 克，石菖蒲 10 克，丹皮 15 克，丹参 15 克，川郁金 10 克，陈胆星 6 克，赤白芍各 15 克，炙甘草 8 克，灵磁石（先煎）30 克，黄芪 20 克，全当归 15 克，炒苡仁 15 克，炒白术 10 克，大熟地 12 克，砂仁（打、后下）3 克，川芎 10 克，百合 15 克，淮小麦 20 克，明琥珀粉（分 2 次冲服）4 克，炒枳壳 9 克，沉香 6 克。每日 1 剂，水煎，早、中、晚各服 1 次。

疗效：针药并施 5 次后，病情有所好转，右上肢舞势大减，右面颊肌肉瞤动亦轻，语言较清楚。针药并施 10 次后，右上肢舞态减轻，止歇时间延长，语言清晰，面肌瞤动已平。针药并施 20 次后，右上肢舞动态势渐平，面部展现欢颜。针药并施 30 次后，诸症悉退，已入愈途。为了巩固疗效，又治 10 次以善其后。

（摘自《临证治验录》）

十二、小儿多动症案

陈某，男，11 岁，学生，1998 年 10 月 25 日初诊。

主诉：（其母代述）初起都认为患儿在学校读书不守校规，喜做小动作，有时做鬼脸、眨眼、嗅鼻、努嘴、摇头、点头，甚则耸肩、甩臂等动作，以致影响老师讲课和学生学习，老师们多次教育、劝告而不改悔，乃至家长训斥，他仍依然如故丑态百出。后就诊于南京儿童医院诊断为小儿多动症。经服镇静药、维生素，并结合针灸治疗1周未获显效，特来我科要求诊治。

刻诊：心神不定，烦躁不安，眨眼、努嘴、点头摇头，甚则耸肩甩臂，发作频频，脉细数，舌尖红，苔薄罩黄。

诊断：小儿多动症。由肾水不足，心肝火旺，肝风内动，心神失宁所致。

治法：滋补肾阴，平肝熄风，清心宁神。滋补肾阴平肝熄风清心安神方加减。处方1：大椎、风池、百会、合谷、神门、后溪、曲池、太溪、太冲、腰奇、肾俞；处方2：四神聪、定神、印堂、间使、少府、心俞、足三里、阳陵泉、三阴交、照海、中脉。以上2组穴位，每日1组，轮换使用，针用平补平泻法，留针30分钟，每隔10分钟行凤凰展翅手法1次，针治10次为1疗程。

疗效：经针5次后，病情大减，心神已定，夜间入睡6小时。经针10次后，诸症渐消，安如常人，夜间入睡8小时。为了防止复发，又针10次，以善其后。

（摘自《针灸临证治验录》）

十三、夜游症

肖某，男，4岁，2007年1月16日初诊。

主诉：（其父代述）患夜游症半年。

病史：2006年5月间睡眠自行下床在室内走动，乱睡床铺，黎明时又回到自己床上安睡。一般在入睡后梦中胡言乱语，且磨牙较甚，未经治疗。

刻诊：体态虚胖，心神不定，坐立不安，东走西逛，好动，躁扰不宁。夜寐不酣，梦中胡言乱语，磨牙不停，乱睡床铺，黎明时又回到自己床上安睡。脉细数，苔薄白。

诊断：夜游症。

治法：醒脑开窍，宁心安神。大椎、风池、百会、神门、定神、内关、神庭、足三里、合谷、太冲、太溪。针用平补平泻法，留针20分钟，每隔10分钟行针1次，每日施术1次，10次为1疗程。

疗效：本例患者经针治15次而告痊愈。

（摘自《临证治验集粹·肖少卿医案》）

第六节　五官科疾病医案医话

一、近视案

徐某，男，18岁。近3年来，两眼视远物逐渐模糊不清，视近物较清楚。曾经某医院眼科检查，诊断为"近视"，属"屈光不正性眼病"。

予以调节视力方，乃取睛明、承泣、风池、四白、合谷，施以平补平泻手法，留针20分钟，隔日治疗1次。经针1个疗程后，两眼视远物较前清楚。停针休息5天后，患者要求再针1个疗程。第2疗程结束后，患者两眼视力均已恢复正常，不但观看近物清晰，而且远视景物也很清楚。

【按语】本病又名"能近怯远"，其主症为视近物尚清楚，视远物模糊。是眼部屈光不正引起的一种疾病，其平行光线结成的焦点落在视网膜之前，而在视网膜上所成的像不清晰。多由不适当地使用视力，如视物时间过长，或视物光线太暗、距离太近、姿势不正，以及有家族史等原因所致。

治以取调节视力方。毫针刺，用补法，留针15分钟，隔日1次。

【方义】睛明为手足太阳、足阳明、阴阳二跷五脉之会，且膀胱与肾相表里，瞳仁属肾，视物明亮有赖于肾之精气充盛，针刺此穴，能激发肾气，通调诸脉经气上输于目，以益视力；风池为手足少阳、阳维、阳跷之会，取之能祛风明目；阳明为多气多血之经，故取手足阳明经之承泣、四白、合谷，以疏通经脉，调和气血。如此诸穴同用，共奏调节视力之效。

二、斜视案

例1 蔡某，男，13岁，1988年11月19日初诊。

主诉：（其父代述）左眼斜视已3年。

病史：3年前患红眼病（病毒性眼炎）后出现左眼向外斜视，曾去合肥某医院检查，诊断为"左眼球神经麻痹"。经口服泼尼松，肌肉注射维生素B_1、维生素B_{12}等，治疗2周未见效果。后求治于中医，服中药30多剂，亦无效果。特来我科要求诊治。

刻诊：左眼向外侧斜视，内眦部充血，翼状胬肉略凸起，两眼睑闭合如常。

诊断：左眼斜视（眼球内收肌麻痹）。足太阳和手足阳明经筋麻痹使然。

治法：散瘀活血，疏经通络，调节经筋。

1. 针灸：①左睛明、四白、攒竹、合谷；②左上睛明、健明、攒竹下、风池。以上两组穴位，交替使用。眼区穴位用补法（弱刺激），其余各穴用平补平泻法（中刺激），留针30分钟，每日施术 1 次，10 次为 1 疗程。

2.中药：血府逐瘀汤加减。当归 4 克，牛膝 8 克，红花 5 克，生熟地各 6 克，桃仁 8 克，枳壳 5 克，赤芍 6 克，柴胡 6 克，甘草 4 克，桔梗 4 克，川芎 5 克，石决明 8 克，竹茹 5 克，决明子 6 克，蝉蜕 4 克，杭菊花 4 克。每日 1 剂，水煎，分 3 次服。

疗效：针药并治 2 个疗程后，左眼斜视渐正，内眦部充血及胬肉亦随之消退。经治 3 个疗程后，诸症消失，左眼已能正视，眼球转动如常，疾病告愈。

【按语】斜视是指两眼不能同时正视前方而言。本例患者左眼斜视之症，起于暴赤火眼之后，此由病毒殃及足太阳和手足阳明经筋引起麻痹而内收功能失司。故针灸取用调节眼筋方。取攒竹、睛明、四白、健明、风池、合谷针而补之，以激发和调节足太阳和手足阳明经筋之气，促其功能恢复，以使目视趋于正常。药用血府逐瘀汤，以活血化瘀，除内眦胬肉，而使经筋的功能复常。佐以石决明、杭菊花、蝉蜕、竹茹、决明子，旨在平肝清火、祛风明目，有助于眼区经筋功能的恢复。如此针药并施，各奏其效，相辅相成，则左眼斜视痼疾，而获痊愈。

例 2　高某，男，16 岁。其父代诉：左眼视物向内斜看，自幼年而起，未经治疗。

观其体质健壮，询其食欲亦佳，二便通调，余无他恙。取用调节眼筋方，施以平补平泻法，留针 30 分钟，每隔 10 分钟行针 1 次，隔日治疗 1 次，10 次为 1 疗程。经针 15 次后，左眼斜视好转。经针 20 次后，斜视渐趋恢复。经针 30 次后，左眼活动自如，视物与右眼等同。为了巩固疗效，又针 10 次，而告痊愈。

例3 陈某，男，12岁。其母代述：因6周岁时高热惊厥而致右眼向内斜视，当时送某医院诊治，经用解热、镇静剂后，热退惊止，唯遗留右眼向内斜视痼疾。

乃取调节眼筋方，施以平补平泻法，留针20分钟，隔日针治1次，10次为1疗程。经针3个疗程，右眼斜视渐趋恢复。5个疗程后，右眼视物与左眼无异。

三、上胞下垂（重症肌无力）案

蔡某，男，27岁，农民，1988年11月19日初诊。

主诉：两眼上睑下垂已10年。

病史：患者于10年前无明显诱因而两眼睑下垂伴语言嘶哑，腰腿酸软，曾经安徽某医院诊断为"重症肌无力"。经服溴吡斯的明、氯化钾、泼尼松，注射新斯的明等，治疗8天未见效。后服中药10剂，亦未获效。特来我科要求诊治。

刻诊：两眼上胞下垂，睁眼提举乏力，遮盖瞳神，影响视型。视物时则表现为仰头、眉毛高耸、额部皱纹加深。晨起或休息后较轻，劳累加重，伴有语言嘶哑，腰膝酸软，食欲不振。舌质淡，苔薄白，脉细弱。

诊断：上胞下垂（重症肌无力）。脾虚气弱，肾阳亏虚，中气下陷，清阳难以升提，故致目胞经筋功能失常。

治法：补中益气，升提清阳，强健经筋，启喉扬音，开窍解语。

1. 针灸：①上明、阳白透鱼腰、天突、气海、关元、足三里、陷谷、内庭；②承泣、四白、风池、大椎、哑门、廉泉透海泉、通里、肾俞透命门。以上两方交替使用，每日施术1次，留针30分钟，针治10次为1疗程。

2.中药：补中益气丸合右归九加减。黄芪15克，党参9克，当归9克，炙甘草5克，陈皮5克，升麻6克，柴胡6克，白术10克，熟地6克，炒山药15克，枸杞子6克，紫丹参15克，杜仲8克，肉桂5克，制附片5克，山茱萸6克，鹿角胶15克，肉苁蓉6克，炒苡仁9克，破故纸6克，砂仁（打、后下）3克。每日1剂，水煎，分3次服。

疗效：针药并施1个疗程后，食欲渐振，两眼上睑举提稍觉有力，语言亦较清楚，腰腿亦觉温暖有劲。经治2个疗程后，双眼上胞上举更为有力，语音更为清楚，腰腿自觉温和如常。经治3个疗程后，胃纳甚佳，精神振奋，两眼睑开合如常，语言清晰，腰腿更为有力。共计针灸30饮，服药28剂，而获痊愈。

【按语】中医学认为，脾主肌肉，眼之上胞属脾，故脾虚气弱则清阳不能上举，而致上胞下垂之患。或因风邪中络、筋络痹阻而致上胞不能自行提起，甚至掩盖部分或全部瞳神而影响视力。两侧上胞下垂，朝轻暮重，神疲乏力，偶劳加重，采用新斯的明试验阳性者，可能为重症肌无力。

本例患者，以针灸与服药并举为法。针灸治疗局部取穴与远道取穴相结合，局部取攒竹、四白、阳白透鱼腰、上明、承泣诸穴，针而补之，以激发和调节眼区足三阳之经气，促使经筋功能复常；取天突、哑门、廉泉透海泉、通里诸穴，针用平补平泻法，以启喉扬音，开窍解语；取气海、关元、足三里、陷谷、内庭诸穴，以补中益气，升提清阳；取风池、大椎，以通阳达表，清除内外风邪，而疗头目诸疾；更取肾俞、命门，透而补之，温而灸之，以培元固本，强壮命火，则更有助于脾阳。如此扶正固本，标本兼治，病自向愈。

药用补中益气汤者，旨在补中益气、升提清阳；参合右归丸者，重在温补肾阳，补益精血，强壮命火，而鼓舞脾阳。如此脾气得健，气血生化有权，则眼之上胞下垂之疾，自可恢复。

四、雀目（夜盲症）案

例1 韩某，女，47岁。患雀目之症已有5年余，服石斛夜光丸和鱼肝油等，病情有所好转，但每临黄昏以后仍视物模糊。

刻诊：两眼视物白天尚清晰，每临薄暮视力随即减弱，入夜尤甚，伴有头昏目眩，腰酸腿软，口渴咽干，舌红苔少，脉细数。证属夜盲（雀目）。由肝肾阴虚，精气不能上输于目所致。乃取调益肝肾明目方，其中除肝俞、行间先泻后补外，其余各穴均用平补平泻法，留针20分钟，隔日治疗1次，10次为1疗程。患者经针1个疗程后，视力逐步提高，夜间视物已较清楚。继续针治1个疗程，头昏目眩已平，腰酸腿软亦除，夜间视物更为清晰。共针20次，而告痊愈。

例2 杨某，男，19岁。自述白天两眼看东西清楚，夜间视物昏暗，曾经某医院中医科诊为"雀目"，服苍术猪肝丸（苍术、猪肝等份，焙干，以蜜为丸，如梧桐子大，每服6克，每日3次）7天后，视力有所好转，但夜间视物仍模糊。

余即采用调益肝肾明目方，均施以平补平泻法，隔日针治1次。共针12次，视力恢复。

【按语】 夜盲，又称"雀目"。《诸病源候论》中说："人有昼而睛明，至暝则不见物，世谓之雀目。言其如雀鸟暝，便无所见也。"本病多由肝肾阴亏，以致精气不能上输于目所致。现代医学认为，本病是由缺乏维生素A影响视紫质的合成所导致。

本病治法：用调益肝肾明目方，毫针刺，用补法，并可用灸，隔日1次，留针15～20分钟，10次为1疗程。本方具有调益肝肾、滋阴明目的作用。肝藏血，开窍于目，肾藏精，瞳仁属肾，精血亏虚则目视不明。故取肝俞、肾俞、行间、光明，以调补肝肾滋阴明目；更取睛明、养老，以疏通手足太阳之经气，使经气上承于目。目得所养，则视物自明。

（摘自《中国针灸处方学·肖少卿医案》）

五、色盲（红、黄不能辨识）案

林某，男，45岁，2004年11月29日初诊。

主诉：色盲自幼而起。

病史：有家族遗传史。

刻诊：在七色光谱中，红、黄不能辨识，两眼视力均为0.8，胃纳差，二便如常，手足清冷，脉沉细，舌苔白腻。

治法：补益肝肾，健脾养血，调节光华。

针灸：①攒竹、三间、翳明、养老、天柱；②风池、睛光、色光、光明、太溪。针用平补平泻法，留针30分钟，每隔10分钟行凤凰展翅手法1次，每日或隔日1次，1个月为1疗程。

疗效：经针35次后，两眼视力检查均为1.0，能辨识红黄。为巩固疗效，继针5次。

（摘自《针灸临证治验集粹·肖少卿医案》）

六、双目视力下降（双眼虹膜睫状体炎）案

傅某，男，65岁，2003年12月4日初诊。

主诉：左眼视力下降 3 年余。

病史：既往有双眼虹膜睫状体炎 30 年。自 2001 年起，左眼视力下降，眼睛充血，在上海某五官科医院行左眼白内障及眼减压手术后，视力提高不显，视野有缺损（右侧视野缺损），右眼视力尚可，视力为 0.8，复测眼压正常。舌淡，苔薄白，左脉弦，右脉弦滑。

诊断：双目视力下降（双眼虹膜睫状体炎）。

治法：祛风明目，补肝益肾。

针灸：大椎、风池、攒竹、球后、太阳、四白、翳明、养老、足三里、合谷、光明、三阴交、太冲、命门、肾俞、肝俞。针用平补平泻法，留针 30 分钟，每日针治 1 次，10 次为 1 疗程。

疗效：共针治 10 次，视力提高而获痊愈。

（摘自《针灸临证治验集粹·肖少卿医案》）

七、双目失明（病毒性视神经萎缩）案

吴某，男，66 岁，新加坡人，大学教授，2003 年 3 月 23 日初诊。

主诉：1997 年因患病毒性脑膜炎伴脑积水，施颅脑手术，置引流管绕过右耳后，下至颈部抵达上腹，因而视神经萎缩而失明，听神经受病毒侵袭而听力下降。羌延 6 年之久，曾赴北京请眼科专家诊治，服用石斛夜光丸、加味杞菊地黄丸等未效，并经多次针灸治疗，亦收效甚微。自觉痛苦异常，全靠搀扶行走。由其内弟邀余前往诊治。

刻诊：面容憔悴，双目失明而畏明羞光（视力检查：左眼 0.02，右眼 0.03），口渴咽干，腰膝酸软，久立则腰疼痛，神疲肢倦，恶风易出汗，胃纳欠佳，二便尚调，两耳失聪，听力下降，附耳高声叫喊尚能听到。电测听：左耳听力 100 分贝，右耳听力 90 分贝。

血压偏高（160/90毫米汞柱），脉弦数，舌质紫暗，苔薄少津。

诊断：①双目失明（病毒性视神经萎缩）；②两耳失聪（神经性耳聋）；③高血压（肝阳上亢型）。由肝肾阴虚，水不涵木，风阳上扰，气滞血瘀，肝肾窍络失衡，经气痹阻，是以耳目失濡而致斯疾。

治法：补益肝肾，滋阴潜阳，祛风明目，开窍复聪。

（1）针灸：①大椎、风池、攒竹、四白、球后、翳明、合谷、养老、百会、足三里、三阴交、太溪、太冲、光明、肝俞、命门、肾俞；②听会、翳风或耳门透三穴、中渚、外关、聋中、金门、足临泣。以上两方交替使用。除球后、命门、肾俞、肝俞施行补法外，其余诸穴均施以平补平泻法，留针30分钟，隔日施术1次，15次为1疗程。

（2）中药：石斛夜光丸合六味地黄丸、耳聋左慈丸、益气聪明汤加减。金钗石斛15克，潞党参20克，茯苓20克，五味子（炒）6克，白蒺藜10克，肉苁蓉10克，川芎10克，防风10克，炙甘草15克，炒枳壳15克，青葙子10克，磁石15克，千里光15克，黄连9克，黄柏9克，杭菊花14克，蔓荆子12克，杏仁9克，山药20克，枸杞子15克，木贼10克，谷精珠16克，牛膝15克，夜明砂5克，望月砂5克，天麦冬各30克，生熟地各20克，草决明15克，白芍20克，密蒙花15克，九节菖蒲15克，黄芪30克，升麻15克，葛根20克，炒白术5克，山茱萸20克，菟丝子15克，丹皮15克，丹参15克，泽泻15克，蝉蜕6克，明天麻15克，羚羊角粉6克，犀角粉6克。上药为细末，炼蜜为丸，如梧桐子大，每服3～9克，每日2次，黄酒或盐汤送下，也可用温开水送服。由于丸剂必须4～5日才能制作完成，故将上方分为4剂先作汤剂服之，每日1剂，水，分4

次服。

疗效：针药并施1次后，患者顿觉眼界豁然开朗，且无畏光羞明之感，惊讶地说："我眼睛看到了！"将手放在患者面前2尺处，患者能辨别指数。针药并治2次后，患者自觉视野较为开阔，视物亦较清楚，与其距离2.5米远处能辨别模样，门诊治疗结束回家时，能自行出门随其夫人一同走上汽车。治疗3次后，笔者有意换穿衣服不打领带而将两手叉腰，与患者1.5米远，令其辨认，他说："萧医师没有打领带，还将两手叉腰，我看清楚了！"同时，患者的两耳听力也有显著好转，右耳听力显著提高，距离6米远用中等声音叫喊能听清，并能对话、答话；左耳听力也有提高，距离2米远高声叫喊能听到，并能学话、对话等。

【按语】视神经萎缩是指各种原因造成的视神经纤维萎缩退变，以视功能障碍（包括视野缩小、偏盲、色觉障碍等）及视神经乳头苍白或蜡黄等为主要特征的一种严重眼病，多可导致失明，是许多眼病与颅脑占位性病变的结果。本例患者的双目失明伴两耳失聪是由病毒性脑膜炎所引起，并由此而继发视经萎缩，同时由于病毒侵袭听神经，故伴发神经性耳聋。

大椎属督脉，为手足六阳之会穴，取而针之，功能振奋阳脉之海而通阳达表，调和营卫，祛风明目，扶正祛邪；风池属足少阳胆经，又系阳维之会，功能疏解表邪而疗头目之疾。取命门、肝俞者，一因患者年逾花甲，其肾气之亏虚可知。肾为水火之脏，内寓真阴真阳，且"肾间动气为十二经之根"，督脉十四椎下命门穴，为生命之门户，取而针之，可振奋阳气，培元固本。肝藏血，开窍于目，目得血而能视，今肝阴不足，肝阳上亢，风阳上扰，气滞血瘀，目失濡养而不能视，瞳仁属肾，肾之精气亏虚，不敷上承于目，是以羞明畏光。故取治于肝俞、命门二穴，针而补之，以调肝肾，补益精血，使目之视力有济也。二因肝俞、命门二穴为历代医家治疗目盲的经验效穴。《标幽赋》云："取肝俞与命门，使瞽士视秋毫之末。"球后（奇穴，位于眶下缘外1/4与内3/4交界处）是主治视神经炎、视神经萎缩的经验效穴，宜刺1.5～2寸深，施以补法，静留15分钟，不提插捻转，以防刺破血管而出血。翳明（奇穴，位于翳风穴后1寸）善治目疾、耳鸣，宜直刺1寸，施以平补平泻法。攒竹、四白、合谷、养老、足三里、光明诸穴，针之以疏调手足太阳、阳明、少阳之经气，使气血调畅，有利于目耳之疾的康复。其中，养老穴是经验效穴，针而补之，对视力模糊者有良效。《百症赋》云："目觉眈眈，急取养老天柱。"至于耳窍失聪，可取经验效穴听会、翳风针之，颇效。历代歌赋对此均有记述，《百症赋》云："耳聋气闭，全凭听会翳风。"又云："耳中蝉鸣有声，听会堪攻。"《席弘赋》也说："耳聋气闭听会针。"笔者创有耳门透三穴（即耳门、听官、听会）针法，针之屡见捷效。中渚、外关、金门、足临泣诸穴，针之以疏导手足少阳及足太阳之经气，更有助于耳窍之启闭复聪。聋中（奇穴，位于阳陵泉直下3寸处）主治耳鸣、耳聋，直刺1.3寸深，施以平补平泻法，有利于听力的恢复。患者肝阳上亢，风阳上扰，故取百会、三阴交、太溪、太冲诸穴，旨在平肝熄风，滋阴潜阳。诸穴协用，共奏调补肝肾、滋水涵木、祛风明目、启闭复聪之功。

药用石斛夜光丸合六味地黄丸、耳聋左慈丸、益气聪明汤等加减。石斛夜光丸养肝滋阴明目，主治肝肾亏虚、瞳孔散大、视物昏花、复视、白内障、晶体呈浅绿色或淡白色、头昏目眩、视力减退等症。现代临床常用于治疗白内障、玻璃体混浊、视神经萎缩、青盲、中心性视网膜病变、青光眼、眼球萎缩、屈光不正、急性球后视神经炎，以及由高血压引起的视物模糊、眩晕、失眠、健忘、肾亏等。熟地黄、天门冬、枸杞子、牛膝、菟丝子、人参、茯苓，滋养肝肾，益脾补虚；黄连、犀角（今用水牛角代）、羚羊角、菊花、青葙子、草决明、白蒺藜等，清热泻火，明目祛风。

六味地黄丸滋阴补肾，主治肾阴不足、头昏目眩、耳鸣耳聋、口干咽燥等症，现代临床常用于治疗高血压、糖尿病、中心性视网膜炎、突发性耳聋、干燥综合征等。熟地黄、山萸肉、山药，滋补肾、肝、脾之阴，侧重滋补肾阴而固其本；泽泻、丹皮、茯苓泻虚火、湿毒之有余，以为反佐。如此三补三泻，补中有泻，以补为主，为其配伍特点。本方主药熟地黄药性滋腻，有滞脾伤胃之弊，故脾虚食少及大便溏薄者宜慎用之，或配用砂仁、豆蔻等芳香醒脾和胃药物，或改用生地。

耳聋左慈丸滋阴补肾、潜阳聪耳，主治肾阴不足、耳聋耳鸣、虚烦不眠、头晕目眩、腰膝酸软等症，现代临床常用于治疗耳聋耳鸣等症。方中用六味地黄滋阴补肾以治其本，合用磁石、石菖蒲潜阳通窍以治其标，如此标本兼治，相辅相成，相得益彰。

益气聪明汤益气升清、聪耳明目，主治中气不足、清阳不升、风热上扰、头痛目眩、耳鸣耳聋、目生障翳、视物不清等，现代临床常用于治疗脑动脉硬化颈椎病、高血压、链霉素副反应、中耳炎引起的眩晕耳鸣、病毒性角膜炎等，也有用于治疗梅尼埃综合征、色盲、视神经萎缩、中心性浆液性脉络膜视网膜炎等病证者。方中人参、黄芪甘温益气，升麻、葛根、黄柏升阳清降，具有补中有散、升中寓降的特点。

以上4方组成复方，并佐以千里光、谷精珠、木贼、密蒙花、紫丹参、夜明砂、望月砂、蝉蜕等，共奏补益肝肾、滋阴潜阳、祛风明目、通窍活血、启闭复聪之功。

（摘自：针药结合治疗疑难病证举隅．针灸界，2005 年第 64 期）

八、耳鸣（神经性耳鸣）案

宗某，男，59 岁，2005 年 5 月 23 日初诊。

主诉：左耳耳鸣二年。其声似蝉噪，昼轻夜重，持续不已。曾经省人民医院五官科检查诊断为神经性耳鸣。

治法：疏调手足少阳经气而启闭复聪。处方①：左耳门透三穴、合谷、中渚、足三里、太冲；处方②：听宫、翳风、外关、三阳络、聋中、三阴交、太溪。针用平补平泻法，留针 30 分钟，每隔 10 分钟行针 1 次，每日针治 1 次，10 次为 1 疗程。

疗效：本例患者，经针灸 3 个疗程（30 次），耳鸣消失，而告痊愈。

（摘自《中国当代针灸名家医案·肖少卿医案》）

九、暴震性耳鸣耳聋（神经性耳聋）案

李某，男，73 岁，1956 年 5 月 12 日初诊。

病史：自诉于 30 年前旅居上海，适值"一·二八淞沪战争"爆发，日寇飞机疯狂轰炸，不幸两耳均被暴声震聋，此后两耳失聪，时如蜂鸣，时如蝉噪。曾经上海某医院诊治，诸药罔效。

症状：两耳失聪，听力毫无，时如蜂鸣、蝉噪，夜寐不酣，鸣声频繁，时如松涛、风吼，自觉鸣响，痛苦异常。

检查：两耳鼓膜略轻度凹陷，光锥存在，骨传导、气传导均

属正常。

诊断：暴震性耳聋、耳鸣（神经性耳聋）。

治法：疏导经气，恢复听力。

1.针灸：处方①：听会、耳门、阳池、足临泣、足三里；处方②：听宫、翳风、合谷、金门。以上2方，交替使用，隔日针刺1次。听会、翳风、听宫、足三里，均刺入1.2寸深；耳门、合谷、阳池、金门、足临泣，均刺0.8寸深。进针后，均用平补平泻法，留针20分钟，留针期间，每隔5分钟施行赤凤点头（即震颤术）1次，以加强感应，疏导经气。

2.嘱患者每晨进行一次自家吹气疗法。具体方法：每晨洗漱后，先行深呼吸10余次，稍停1～2分钟，行一次深吸气，随将口闭紧，以右手拇、食二指捏闭鼻孔，将气从耳咽管吹入耳中，如自觉鼓膜"沙沙"作响，即可停吹。如此吹气数次，耳内的内外压即可平衡，轻度内陷之鼓膜自可渐趋正常。

疗效：按照上述方法施治1次后，患者白天耳鸣减轻，夜里如故。施治2次后，白天鸣声减轻，断续而作，夜里鸣声亦觉减退，但依然持续。施治3次后，耳膜忽然"沙沙"作响，鸣声霍然消失，听力随即好转，一般说话均能听清。共治8次，乃告痊愈。

（摘自《中国当代针灸名家医案·肖少卿医案》）

十、突发性耳聋（神经性耳聋）案

例1 范某，男，61岁，1994年11月16日初诊。自诉右耳耳聋2年余。患者于2年前患眩晕病伴右耳无听力，经某医院五官科检查，诊断为"眩晕伴突发性耳聋"，经服晕复静片等药物，眩晕好转，但右耳依然毫无听力，经多方治疗，皆罔效。特来我科要求针灸治疗。

刻诊：头晕耳鸣，右耳听力丧失，糖尿病史3年多，食欲佳，大便调畅，小便频数，腰膝酸痛，口干而渴，脉细数，舌质光红，苔少。证属耳聋、消渴，由肾阴亏虚，精气不复上承而致。治宜滋阴补肾，益气复聪。乃取听宫、翳风、合谷、中诸、足三里、聋中、三阴交、太溪、太冲，施以针刺补法，留针20分钟，每日针治1次，10次为1疗程。针治10次后，高声讲话已能听到，眩晕好转，口渴尿频已止。针治15次后，一般讲话均能听清，眩晕已平。针治20次后，听力恢复，眩晕未作，宛如常人。

（摘自《针灸临证治验录·肖少卿医案》）

例2 何某，女，54岁。

主诉：右耳鸣响、听力下降1年余。

病史：2001年5月，因家务口角，情志激动，恼怒异常，遂感右耳轰鸣，听力下降。曾去某医院检查，诊断为"突发性耳聋，神经性耳聋"。经做高压氧舱，口服泼尼松、维生素B_1、维生素C，肌注维生素B_1、维生素B_{12}等，治疗20天，未见效果。服中药汤剂40多剂，亦未获效。故前来我科要求诊治。

刻诊：暴病右耳耳聋，耳中发胀，鸣声不断，犹如蝉噪，按之不减，性情激动，烦躁易怒，面红目赤，口苦而干，舌红，苔黄，脉弦数。

电力测听：右耳100分贝，左耳60分贝。

诊断：暴聋（突发性耳聋，神经性耳聋）。情志不遂，暴怒异常，肝胆风火上逆，手足经气闭阻所致。

治法：平肝泻火，疏通经气，启闭复聪。

1.**针灸：**通气复聪方加减。①翳风、听会、中渚、合谷、聋中、侠溪；②耳门透三穴、外关、阳池、丘墟、太冲、太溪。以上2组穴位，交替使用，每天1组。局部耳区穴针用平补平泻法，下肢肝胆穴针用泻法，均留针30分钟，每隔10分钟行凤凰展翅术1次，每日施治1次，10次为1疗程。

2.中药：耳聋丸加味。龙胆草12克，黄芩9克，羚羊角粉0.6克，生地12克，泽泻10克，木通6克，栀子9克，当归9克，九节菖蒲9克，磁石（先煎）15克，沉香曲9克，青皮6克，香附9克，厚朴花9克，开心果9克，生甘草8克，白芍15克。每日1剂，水煎，分3次服。

疗效：针药并治2次后，右耳鸣声大减，听力好转。继治3次后，右耳窍豁然通气，鸣声顿除，遂能听清。再治3次，以善其后。共针8次，服药8剂，而获痊愈。

【按语】本例患者由于肝胆风火上逆而致耳鸣、耳聋之疾，故取太冲、侠溪针而泻之，以泻肝胆之经气，启闭复聪；更取经验效穴耳门透三穴（耳门、听宫、听会）和聋中穴，针用平补平泻法，则更有助于平肝泻火、启闭复聪之效。耳聋丸药用龙胆草、羚羊角、栀子、黄芩以清肝胆实火，用泽泻、木通以清热渗湿，用青皮、香附、沉香曲、厚朴花、开心果以疏肝解郁、理气宽胸，用菖蒲、磁石以启闭复聪，更用生地、当归、甘草、白芍以滋阴养血、和中缓急。诸药协用，共奏平肝泻火、疏通经气、启闭复聪之功。

（摘自《针药结合治疗疑难病证举隅·肖少卿医案》）

例3 吴某，女，33岁，2006年9月19日初诊。

主诉：患突发性耳聋7年余，经治乏效。

病史：1999年初夏，患者突发眩晕，泛泛呕吐。就诊于铁道医学院，诊断为"突发性耳聋"，当时检查听力：右耳70分贝，左耳30分贝。经做高压氧10次、声频共振20次，并服用维生素B_1、维生素B_{12}、维生素B_5以及弥可保片剂等，耳鸣有好转，然听力提高较慢。现特来我科要求诊治。

刻诊：左耳听力15分贝，一般讲话能听清，但不注意时听不清。右耳听力55分贝，一般讲话听不到。胃纳与二便如常。

治法：

1.针灸：大椎、风池、耳门透三穴、翳风、合谷、中渚、外关、足三里、聋中。针用平补平泻法，留针30分钟，每隔10分钟行针1次，每日针治1次，10次为1疗程。

2.中药：①蔓荆子9克，柴胡8克，石菖蒲8克，丹皮15克，丹参15克，葛根20克，青陈皮各5克，山萸肉15克，灵磁石20克，黄芪20克，炮山甲6克，全栝楼10克，金银花12克，连翘12克，炙甘草6克，焦六曲8克，大熟地12克，砂仁（打、后下）3克，赤白芍各10克，天花粉15克，炒白术10克。15剂，煎成30包，每服1包，每日2次。②耳聋左慈丸4瓶，每次8粒，每日3次。

疗效：本例患者经针灸4个疗程（40次）兼服中药汤剂45剂和服用耳聋左慈丸4瓶后，耳鸣消失，听力恢复。复查电力测听：左耳16分贝，右耳20分贝。

（摘自《临证治验集粹·肖少卿医案》）

例4　陈某，47岁，2006年9月18日初诊。

主诉：右耳突发耳聋20天。

病史：2006年8月30日，患者突然耳鸣耳聋，伴有压迫感，耳听力测试70～75分贝，曾做高压氧等，然疗效不佳。特来我科就诊。

刻诊：头昏失眠，精神疲惫，诸事纷纭，电话频传，应接不暇，终日不已。由于疲劳不堪而突发耳鸣，听力下降，胃纳与二便如常，手足清冷欠温，脉细无力，舌苔薄白。

诊断：①失眠难寐（神经衰弱——疲劳综合征）；②耳鸣耳聋（突发性耳聋——神经性耳聋）。综合机理，属心、脾、肾虚型。

治法：健脾养血，宁心安神，补益肾气，通窍复聪。

1. 针灸：大椎、风池、耳门透三穴（耳门、听宫、听会）、翳风、合谷、中渚、阳池、外关、足三里、聋中、三阴交、太溪。针用平补平泻法，留针30分钟，每隔10分钟行凤凰展翅手法1次，每日针治1次，10次为1疗程。

2. 中药：耳聋左慈丸合益气聪明丸、天王补心丹、柏子养心丸、补中益气汤、金匮肾气丸、十全大补汤等加减，并佐以冬虫夏草、鹿茸、龟鹿二仙胶、西洋参、生晒参、龙眼肉、胡桃肉、阿胶、蜂蜜、冰糖等制为膏方。每服2汤匙，开水冲之，早、晚各服1次。先服2个月，以观其效。

3. 自家吹气疗法：每日三餐洗漱后，可施行深呼吸十余次，然后深吸气，随将鼻孔捏紧进行吹气，待至耳内鼓膜"沙沙"作响时即停吹。以期耳内气压得以平衡，不致鼓膜内陷而失聪，则更有助于听力的恢复。

疗效：本例患者，经针灸2个疗程（20次），兼服膏方和自家吹气治疗1个月，听力基本恢复。治疗2个月，诸症悉除，疾病告愈。

（摘自《临证治验集粹·肖少卿医案》）

十一、耳鸣耳聋（神经性耳聋）案

例1 李某，女，53岁，2005年12月25日初诊。

主诉：患耳鸣、耳聋4个月余。

病史：2005年7月31日21时，患者左耳突然耳鸣失聪，次日晨起头晕呕吐，去某军队医院就诊，诊断为"突发性耳聋（左），高血压2级（120～130/90毫米汞柱）"。住院治疗，给予ATP、强的松、西比林胶囊、维生素B等药物口服，急速注射液、刺五加注射液静脉点滴，高压氧治疗，并用赖诺普利胶囊控制血压。现诉无眩晕发作，左耳听力较前无明显提高。复查听力：左耳60分贝，右耳20分贝。2005年8月27日就诊于某中医院五官科，诊断为"左耳听神经功能障碍"。经服中药：山栀6克，香附10克，川芎6克，白芍10克，郁金10克，苡仁10克，栝楼皮10克，僵蚕10克，双钩藤10克，潼白蒺藜各10克，夏枯草10克，车前子10克，生牡蛎（先煎）30克。10剂，每日2次。以平肝熄风，启闭复聪。2005年9月26日复诊：左耳鸣响依然，终日不休，如吹风状。检查：双耳鼓膜（－），咽较红，舌体胖，苔白腻，脉细弦。中药：胆南星6克。钩藤10克，丹参10克，川芎6克，潼白蒺藜各10克，竹茹10克，茯苓10克，夏枯草10克，姜皮10克，柏子仁10克，远志10克，生牡蛎（先煎）30克，白芍10克，生甘草3克。10剂，每日2次。以清肝泻火，宁心安神，熄风复聪。但治均罔效，特来我科就诊。

刻诊：面容憔悴，性情急躁，左耳鸣响如风吹，终日不绝，心烦失眠，头昏，眩晕，胸闷且痛，尿频尿急，心悸不宁，易于出汗，胃纳可，大便尚调，舌苔黄腻，脉略弦。

诊断：①左耳鸣耳聋（突发性耳聋——听神经功能障碍）；

②肝阳上亢（高血压2级）；③甲状腺肿大；④失眠（心肾不交型）；⑤尿路感染（湿热下注型）；⑥精神忧郁症（更年期）。

治法：舒肝解郁，化痰散结，启闭复聪，清热利湿，宁心安神，益肾强胱。大椎、风池、百会、听会、翳风、膻中、内关、泽前、中脘、天枢、气海、关元、中极、气冲、足三里、阴陵泉、丰隆、三阴交、太冲透涌泉、虎边、天突、神门、太溪、定神、耳门透三穴、中渚、外关。针用平补平泻法，留针30分钟，每隔10分钟施凤凰展翅手法1次，每日针治1次，10次为1疗程。

2006年1月20日复诊

自述左耳鸣声大减，听力有所提高，中等音量能听见，心烦失眠若失，心情较为开朗。再守上法予以针治1疗程，以冀向愈是幸！

疗效：本例患者，经针灸2个疗程（20次），诸症消失，而告痊愈。

【按语】本例之所以获此捷效，在于"治病必求其本"。《黄帝内经》云："大实有羸状，误补益疾；至虚有盛候，反泻含冤。"只要诊断明确，取穴精当，施术高妙，便可势如破竹迎刃而解矣！诸如：笔者所用之耳门透三穴（即由耳门透听宫、听会），再取翳风针之。一般用于治疗神经性耳聋（包括突发性耳聋、暴震性耳聋），莫不针之辄获良效。又如笔者所创之定神穴（即由水沟穴，亦即人中穴向下5分处，向鼻根部之山根穴透刺施行捻转补泻3分钟左右），用于治疗中风猝倒，昏迷不醒，人事不知以及癫、狂、痫等痼疾，针之即获卓效，曾救治海内外患者甚众，凡此种种，不复赘述。

（摘自《临证治验集粹·肖少卿医案》）

例2　张某，女，50岁，2003年12月4日初诊。

主诉：右耳耳鸣耳聋3个月余。

病史：右耳鸣2年多，逐渐加重，听力下降，近2个月来听力毫无而耳聋。于10月上旬在江苏省人民医院耳鼻喉科作电力测听示：右耳听力为100分贝。性情急躁，精神忧郁，二便尚调，苔薄白微腻，脉弦。

诊断：耳鸣耳聋（神经性耳聋）。

治法：疏肝理气，启闭复聪。大椎、风池、听宫、翳风或耳门透三穴、中渚、外关、合谷、聋中、太溪、太冲。针用平补平泻法，留针30分钟，每日针治1次，10次为1疗程。

疗效：针治5次，耳鸣消失，听力复常，而告痊愈。

（摘自《临证治验集粹·肖少卿医案》）

例3　俞某，女，29岁，2003年12月30日初诊。

主诉：双耳耳鸣听力下降，鸣似蝉噪，终日不停，电力测听示：双耳听力为70分贝。

诊刻：胃纳一般，二便调。苔薄白微腻，脉弦。

诊断：耳鸣耳聋（神经性耳聋）。

治法：疏调手足少阳经气，启闭复聪。大椎、风池、听宫、翳风、中渚、合谷、足三里、聋中、三阴交、太溪、太冲。针用平补平泻法，留针20分钟，每日针治2次，10次为1疗程。

疗效：针治3天（6次），耳鸣消失，听力复常，而告痊愈。

（摘自《临证治验集粹·肖少卿医案》）

例4　薛某，女，68岁，2002年9月28日初诊。

主诉：双耳耳鸣耳聋，左侧已20余年，右侧4日。有颈椎病史。

刻诊：两膝肿胀性关节炎，骨质增生。右侧膝关节肿胀，无法蹲下。心慌、胃纳可，二便调。脉细数，舌苔薄白微腻。

诊断：①耳鸣耳聋（神经性耳聋）；②双膝关节骨痹（两膝肿胀性关节炎）。

治法：补益肾气，开窍复聪，宣痹蠲湿，活血通络。大椎、风池、耳门透三穴、翳风、中渚、外关、聋中、膝上二穴、膝眼、膝中、髌骨、阳陵泉、委中、承山、肾俞、命门、足三里、三阴交、太冲、合谷、太溪。针用平补平泻法，留针30分钟，每隔10分钟行针1次，每日针治1次，10次为1疗程。

疗效：共治11次，诸恙皆退而告痊愈。

（摘自《临证治验集粹·肖少卿医案》）

例5 李某，男，27岁，2006年7月11日初诊。

主诉：头昏失眠梦纭，左侧耳鸣。

刻诊：胃纳可，二便尚调，脉细，苔薄白。

诊断：心脾两亏，血不养心。肾气不足，耳窍失聪是以耳鸣。

治法：健脾益肾，宁心安神，培元固本复聪。

1.针灸：大椎、风池、听会、翳风、合谷、耳门透三穴、中渚、外关、足三里、聋中。针用平补平泻法，留针30分钟，每隔10分钟行针1次，每日针治1次，10次为1疗程。

2.中药：金匮肾气丸3瓶，每服8粒，每日3次。

疗效：2007年4月17日：近因头部遭受灯泡砸伤隐痛不适。治予散瘀活血通络针刺之。施治1疗程后，症情甚效。近来左侧耳鸣又作伴阳事不兴，拟守原方出入。并兼服龟鹿二仙丹、益气聪明丸治之，共治3个疗程（30次），而告痊愈。

（摘自《临证治验集粹·肖少卿医案》）

十二、聋哑（流行性脑脊髓膜炎后遗症）案

苏某，女，21岁，1974年7月11日初诊。赤脚医生代述：患者原系宣传队员，16岁时的一天夜里，突然头痛呕吐，高热惊厥，继则昏迷，送公社医院诊治，诊断为"流行性脑脊髓膜炎"。经治月余，神志渐清，惊厥亦止，唯两耳无听力，不会讲话，已历5年。

刻诊：患者呈痛苦面容，心情焦急，神志清晰，左侧上肢肌肉轻度萎缩，手腕下垂，握物乏力。窥其两耳鼓膜正常，光锥存在，喉、舌、声带等发音器官亦属正常，唯两耳听力毫无，不能语言，余皆如常。诊为聋哑（脑炎后遗症）。治当取督脉、任脉、手足少阳、手阳明经穴为主，以疏导经气，开窍发音。取穴：①哑门、廉泉、耳门透三穴（耳门、听宫、听会）、中渚、阳池；②翳风、听会、通里、天突、合谷、聋中（阳陵泉直下3寸）。以上2组处方，每日选用1组，交替使用，10次为1疗程。经针2次后，患者两耳一般讲话均能听清，但仍不能讲话。当第3次复诊针刺哑门2寸8分时，患者突然叫喊："我舌头发麻啊！"出针后即能讲话，听力更为清晰，宛如常人。仅针3次，而获痊愈。

（摘自《中国针灸处方学·肖少卿医案》）

十三、聋哑伴自闭症（双耳失聪—神经性耳聋为药物中毒型）案

马某，男，4岁，2007年3月7日初诊。

主诉：（其母代述）聋哑自幼而起。

病史：病起于出生于6个月时，因患肺炎经用多种西药治疗10天而愈，此后，双耳失聪，不能讲话。曾经上海复旦大学五官

科作电力测听：左耳 100 分贝，有反应；右耳 100 分贝，无反应。经服药、水针治疗多次无效。

刻诊：双耳失聪，毫无听力，不能讲话，发育一般，好动，性情孤僻，心烦不安，余尚可。

诊断：聋哑伴自闭症（双耳失聪——神经性耳聋，药物中毒型）。

治法：宁心益智，开窍复聪。大椎、百会、哑门、风池、耳门透三穴、翳风、合谷、神庭、中渚、外关、通里、听宫、听会、金门。针用平补平泻法，留针 30 分钟，每隔 10 分钟行针 1 次，每日施术 1 次，10 次为 1 疗程。

疗效：本例共针治 3 个疗程，电力测听：左耳 30 分贝，右耳 40 分贝。低声讲话基本能听见，并能学说"爸""妈""吃饭""睡觉"等，思想有所集中，智商有所提高。

（摘自《临证治验集粹·肖少卿医案》）

十四、慢性鼻炎伴上感咳嗽等病案

成某，女，40 岁，2007 年 1 月 2 日初诊。

主诉：慢性鼻炎 3 年，复加风寒感冒，咳嗽痰唾不爽，有乳腺增生史、甲状腺肿大，宫颈炎、白带多伴腹痛。

刻诊：胃纳可，二便调，月经当调，脉弦，舌质有紫气，苔薄黄。

诊断：①上感咳嗽；②慢性鼻炎；③甲状腺肿大；④宫颈炎；⑤带下；⑥左侧乳腺增生。

治法：宣肺化痰，疏通鼻窍，疏肝散结，散瘀活络。

1. 针灸：大椎、风池、天突、合谷、膻中、乳根、肩井、尺泽、泽前、期门、气海、关元、气冲、足三里、三阴交、太冲、迎香、鼻通、上星。针用平补平泻法，留针 30 分钟，每隔 10 分钟行针 1 次，每日针治 1 次，10 次为 1 疗程。

2.中药：麻黄 6 克，炙百部 15 克，杏仁 10 克，桔梗 6 克，炙甘草 8 克，炙紫菀 12 克，炙款冬花 12 克，前胡 10 克，辛夷 10 克，射干 15 克，象贝母 10 克，鹿角霜 12 克，猫爪草 15 克，橘核叶各 10 克，虎杖 30 克，炙全蝎 6 克，白僵蚕 10 克，土鳖虫 8 克，败酱草 20 克，黄药子 10 克，全栝楼 15 克，沉香 5 克，佛手 10 克，夏枯草 15 克，土茯苓 20 克，紫丹参各 15 克，炒白术 10 克，黄芪 30 克，川朴花 9 克，山药 15 克，砂仁（打、后下）3 克，川楝子 12 克，延胡索 10 克，益母草 20 克，当归 15 克，茯苓 15 克。15 剂，代煎成 30 包，每服 1 包，每日 2 次。

疗效：本例患者，经针灸 3 个疗程（30）次，兼服中药 30 剂，诸症消退，而获痊愈。

（摘自《临证治验集粹·肖少卿医案》）

十五、慢性鼻炎伴颈椎病等病案

查某，女，47 岁，2005 年 4 月 8 日初诊。

主诉：患慢性鼻窦炎 2 年，伴颈椎病、肩胛痛及手臂疲麻已 10 年。

治法：通窍抗炎，宣痹通络，扶正固本。

1.针灸：大椎、风池、上星、迎香、鼻通、合谷、通里、足三里、肩三针、阿是穴。针用平补平泻法，留针 30 分钟，每隔 10 分钟行针 1 次，每日针治 1 次，10 次为 1 疗程。

2.推拿按摩：每日 1 次。

3.中药：①荆芥 6 克，防风 6 克，冬桑叶 15 克，甘草 5 克，党参 10 克，胡麻仁 6 克，当归 12 克，麦冬 10 克，杏仁 6 克，黄芩 5 克，鱼腥草 30 克，藿香 6 克，苏叶 10 克，桔梗 6 克，佩兰 8 克，冬瓜子 8 克，苍耳子 10 克，辛夷 6 克，白芷 10 克，薄荷 6 克，白花蛇舌草 20 克，蚤休 15 克，夏枯草 15 克，炒白术 10 克，黄芪 30 克，陈胆星 6 克。15 剂，代煎成 30 包，每服 1 包，每日 2 次。②六神丸 10 支，每次 10 粒，每日 3 次。

疗效：本例患者，经针灸＋拔罐施治 30 次，兼服中药汤剂 30 剂、六神丸 15 支，而获痊愈。

（摘自《临证治验集粹·肖少卿医案》）

十六、鼻鼽（过敏性鼻炎）案

于某，男，31 岁，2003 年 4 月 11 日初诊。

主诉：有过敏性鼻炎史伴精神忧郁症之宿疾 13 年。

刻诊：双太阳穴位部有吹风声或轰鸣声，精神恍惚，记忆力减退，思绪分散难以集中，胃纳可，二便调，脉细弦而滑，苔薄黄。

治法：疏风通窍，平肝化痰，宁心安神。大椎、风池、迎香、印堂、太阳、神门、虎边、定神、丰隆、三阴交、太冲透涌泉。针用平补平泻法，留针 30 分钟，每日针治 1 次，10 次为 1 疗程。

疗效：共针治 4 个疗程而获痊愈。

（摘自《临证治验集粹·肖少卿医案》）

十七、鼻渊（过敏性鼻炎）案

例 1　徐某，男，39 岁，2006 年 6 月 15 日初诊。

主诉：过敏性鼻炎 4 年。

病史：曾用药物点滴、红霉素涂搽、激光照射以及雾化等，治皆罔效。特来我科要求诊治。

刻诊：每逢晨起，鼻流水涕，继则喷嚏频作，经常鼻塞不通，甚则张口呼吸，且易于感冒。胃纳可，二便调，脉浮缓，苔薄白微腻。

诊断：鼻渊（过敏性鼻炎）。良由肺失治节，风邪袭于鼻窍使然。

治法：通窍抗炎，宣痹通络，扶正固本。

1. 针灸：大椎、印堂、风池、上星、迎香、鼻通、合谷、足三里。针用平补平泻法，留针 30 分钟，每隔 10 分钟行针 1 次，每日针治 1 次，10 次为 1 疗程。

2. 中药：①苍耳子 10 克，夏枯草 15 克，杭菊花 6 克，虎杖 30 克，蝉蜕 8 克，桑叶 10 克，甘草 8 克，藿苏梗各 9 克，薄荷 6 克，鱼腥草 15 克，黄芪 30 克，炒白术 10 克，防风 9 克，辛夷 10 克，银花 12 克，连翘 10 克，杏仁 6 克，荆芥 9 克。7 剂，每日 1 剂，水煎服，每日 2 次。②六神丸 10 支，每次 10 粒，每日 3 次。

2006 年 6 月 22 日复诊

鼻塞已通，原方加法半夏 10 克，砂仁（打、后下）3 克，炙麻黄 5 克，桂枝 9 克，蝉蜕 6 克，五味子 3 克。7 剂，每日 1 剂，水煎服，每日 2 次。

2006 年 6 月 30 日三诊

鼻塞已通，原方加炙麻黄 6 克，桂枝 10 克，鱼腥草 5 克。7 剂，每日 1 剂，水煎服，每日 2 次。

2006 年 7 月 20 日四诊

鼻塞已通，晨起喷嚏大减，原方继进。原方加炒牛蒡子 12 克，白芷 10 克。7 剂，每日 1 剂，水煎服，每日 2 次。

2006年7月31日五诊

原方加紫草根12克，蚤休10克，土茯苓20克，升麻6克，枇杷叶6克，煅龙牡各15克，陈胆星8克。7剂，每日1剂，水煎服，每日2次。

疗效：共针灸4个疗程（40次），兼服中药汤剂35剂和六神丸19支，其过敏性鼻炎痼疾消失，而告痊愈。

（摘自《临证治验集粹·肖少卿医案》）

例2 姜某，男，53岁，2004年11月28日初诊。

主诉：患过敏性鼻炎4年、慢性支气管炎5个月。

病史：患过敏性鼻炎易于感冒，伴发支气管炎。曾服西药及输液后有好转，但依然又发作，且较剧。

刻诊：咳嗽痰黏、量多，胸闷气逆，鼻塞流涕，胃纳可，二便调，脉浮数，舌苔白微腻。

诊断：①支气管炎；②鼻炎。

治法：宣肺化痰，止咳定喘。

1. 针灸：大椎、风池、上星、迎香、天突、膻中、内关、尺泽、合谷、足三里、丰隆。针用平补平泻法，留针30分钟，每隔10分钟施凤凰展翅手法1次，每日针治1次，10次为1疗程。

2. 中药：炙麻黄6克，杏仁9克，桔梗6克，前胡10克，法半夏15克，辛夷9克，白芷9克，苍耳子8克，炒白芍10克，全栝楼10克，款冬花9克，浙贝母9克，炙百部12克，炙甘草5克，五味子4克，炙枇杷叶5克，炒白术10克，炙黄芪20克，防风9克，鱼腥草15克。15剂，代煎成30包，每服1包，每日2次。

疗效：2004年12月15日复诊，咳嗽痰唾减轻，再予进治。原方加鱼腥草至30克，紫丹参15克，苏子6克，炒牛蒡子15克。

15剂，代煎30包，每服1包，每日2次。本例患者经针灸30次，兼服中药30剂而告痊愈。

（摘自《临证治验集粹·肖少卿医案》）

例3　殷某，男，2006年7月24日初诊。

主诉：过敏性鼻炎10年。

病史：曾用激光照射，药物点滴，雾化等施治乏效。现特来我科要求诊治。

刻诊：晨起后半小时，鼻流水样涕，同时喷嚏频作，伴有头昏，易于感冒，经常鼻塞不通，张口呼吸，胃纳与二便如常，脉浮缓，舌质偏红，口渴。

诊断：鼻渊（过敏性鼻炎）。良由风邪袭于鼻窍使然。

治法：疏风清热，消炎通窍。

1. 针灸：大椎、风池、印堂、上星、通天、迎香、鼻通、合谷、足三里。针用平补平泻法，留针30分钟，每隔10分钟行针1次，每日针治1次，10次为1疗程。

2. 中药：荆芥8克，防风8克，苍耳子10克，辛夷10克，栀子6克，鱼腥草15克，凌霄花6克，陈胆星6克，黄芩8克，藿苏梗各9克，蝉蜕8克，虎杖30克，黄柏8克，夏枯草15克，丹皮15克，丹参15克，白芷10克，生地12克，蔓荆子10克，柴胡8克，黄芪20克，川芎9克，杭菊花8克，煅牡蛎15克，生甘草8克，桔梗6克，玄参12克，山豆根8克，南北沙参各12克。15剂，每日1剂，水煎服，早、晚各服1次。

疗效：本例患者经针灸4个疗程（40次），兼服中药45剂后，疾病告愈。

（摘自《临证治验集粹·肖少卿医案》）

十八、鼻槁（萎缩性鼻炎）案

陈某，女，47岁，1998年8月22日初诊。

主诉：鼻腔干燥、腥臭、嗅觉丧失已10年余。

病史：自述患鼻病10余年，主要是鼻中干燥，有时鼻塞，有时流脓性鼻涕，鼻腔里结脓痂，气味腥臭。曾经南京市某医院检查，诊断为"萎缩性鼻炎"。经注射青霉素、口服红霉素等药物治疗1周，病情有所好转。但治疗后不久又复发，后就诊于某省级医院五官科，经服中药汤剂50多剂，兼服藿胆丸3瓶，病情也有好转，但仍时愈时发，未能根治。近日来发作较重，特来就诊。

刻诊：鼻中干燥，脓涕较少，但鼻腔脓痂甚多，臭秽异常，自觉头痛、头昏、嗅觉丧失，记忆力减退。检查：鼻腔黏膜干燥，鼻甲萎缩，鼻腔空旷，鼻腔内有绿色痂皮。舌质红，苔黄燥，脉数。

诊断：鼻槁（萎缩性鼻炎）。燥热外犯型。

治法：清肺润燥，宣散外邪，清热解毒。

1.针灸：清肺通窍润燥消炎方。少商、鱼际、大椎、风池、金津、玉液、照海、迎香、鼻通、印堂、上星、合谷、足三里、内庭。以上穴位除少商用三棱针点刺出血外，其余各穴均用毫针刺，施以平补平泻法，留针30分钟，每隔10分钟行凤凰展翅手法1次，每日针治1次。

2.中药：①汤剂：清燥救肺汤加减。桑叶10克，煅石膏10克，甘草5克，人参9克，胡麻仁5克，阿胶（烊化）9克，麦冬6克，杏仁5克，枇杷叶（去毛、蜜炙）3克，黄芩5克，鱼腥草15克，藿香6克，佩兰6克，桔梗5克，冬瓜子6克，苍耳子5克，辛夷5克，白芷6克，薄荷3克，南沙参6克，北沙参6克，白花蛇舌草10克，蚤休10克。隔日1剂，水煎，分4次服。②丸剂：

六神丸，每服 10 粒，每日 3 次，温开水送服。

3.外用洗搽药：1% 双氧水 500 毫升 ×2 瓶，金霉素眼膏 2 支。先用棉签蘸 1% 双氧水将鼻腔洗涤干净，然后将金霉素眼膏少许涂于干净的棉签上，涂搽于鼻腔患处，每日 2 ~ 4 次。

疗效：针药并施 10 次后，头痛、头昏、鼻臭大减。继续治疗 20 次后，头痛、头昏、鼻臭症状渐除。又治 20 次，诸症消失，嗅觉已灵，能辨香臭气味。为了巩固疗效，又治 8 次。共针 58 次，服中药汤剂 29 剂，兼服六神丸 25 支，外用金霉素眼膏 6 支，1% 双氧水 2 瓶，疾病获愈。

【按语】鼻槁，又称"鼻燥"，是因肺经燥热、阴虚津亏、不能上濡鼻窍所致的慢性鼻病，以鼻中干燥、黏膜萎缩为特征，相当于西医的萎缩性鼻炎。中医临床辨证主要分燥热外犯、肺阴亏虚两型。本例辨证属燥热外犯型。故治宜清肺润燥，宣散外邪，清热解毒。针用清肺通窍消炎方。穴取手太阴井穴少商（刺出血）、荥穴鱼际，针而泻之，以清泻肺火而通利鼻窍；取大椎、风池、金津、玉液、照海，针而补之，以清热疏风，滋阴润燥；取迎香、鼻通、印堂、上星配以合谷、足三里、内庭（此即局部取穴与远道取穴相结合），针用平补平泻法，以疏调手足阳明和督脉之经气，以冀达到祛风清热、散瘀活血、消炎通窍之效。

盖鼻为肺之窍，肺燥而殃及鼻窍（鼻腔），故药用《医门法律》之清燥救肺汤加减，借以清燥救肺而愈鼻窍之患。方中桑叶、石膏、枇杷叶清泻肺热，麦冬、阿胶、南北沙参、冬瓜仁等润肺养阴，黄芩、鱼腥草、白花蛇舌草、蚤休、苍耳子等清热解毒、祛风消肿，藿香、佩兰、辛夷、薄荷等芳香化浊、通利鼻窍。兼服六神丸以清热解毒，消炎止痛。外用 1% 双氧水洗涤鼻腔患部，并涂搽金霉素眼膏，以直接消炎杀菌。如此针药并用，内外兼施，病获痊愈。

（摘自《针药结合临床应用举隅·治验医案》，载《南京中医药大学学报》，2005 年第 3 期）

十九、喉痹伴颈、腰、足之风湿痹证案

赖某，男，40 岁，2004 年 11 月 28 日初诊。

主诉：有长期扁桃体炎，有高血脂，伴头疼，腰伤痛时发时止，脚跟部常疼痛，左侧肩胛痛，颈椎强痛（第 6 颈椎骨质增生），神疲肢倦，脉弦细数，舌苔黄腻，少津而咽干。

诊断：①慢性咽炎；②颈椎病；③骶髂关节炎；④左侧肩胛神经痛；⑤足跟痛（跟腱炎）。

治法：清热解毒，消炎利咽，舒筋活络，宣痹镇痛。

1. 针灸：大椎、风池、崇骨、天宗（左）、天井、天突、扁桃、尺泽、鱼际、少商、太阳、上仙、秩边、环跳、委中、昆仑、太溪、照海、肾俞。

2. 中药：荆芥 9 克，防风 9 克，连翘 12 克，炒牛蒡子 15 克，金银花 10 克，白花蛇舌草 15 克，鱼腥草 15 克，板蓝根 15 克，山豆根 8 克，土茯苓 20 克，苏薄荷 6 克，蝉蜕 6 克，天花粉 15 克，蚤休 15 克，虎杖 30 克，玄参 15 克，寸麦冬 10 克，木蝴蝶 9 克，生甘草 6 克，紫丹参 20 克，川贝母 8 克，鲜石斛 15 克，太子参 15 克，白僵蚕 9 克，黄芩 9 克。10 剂，每日 1 剂，水煎，早、晚各服 1 次。

3. 六神丸 10 支，每次 10 粒，每日 3 次，饭后服。

4. 锡类散 10 支，每用 1/3 支，每日 3 次，吹喉。

疗效：本例共诊治 8 次而获痊愈。

（摘自《临证治验集粹·肖少卿医案》）

第四篇

治验医案医话选萃

二十、乳蛾（慢性扁桃体炎急性发作）案

例1　杜某，男，14岁，1989年4月17日初诊。

主诉：（其父代述）咽部疼痛伴发热已3日。

病史：素有咽部疼痛史。1988年5月因急性咽喉疼痛就诊于南京市某医院，诊断为"急性扁桃体炎"，经注射青霉素、服用消炎片治愈。同年12月，因感冒发热伴扁桃体肿痛又去该院诊治，经注射青霉素、服用红霉素治愈。近3日来因感冒发热扁桃体肿大疼痛，特来我科就诊。

刻诊：发热头痛，肢体酸楚，咽部疼痛尤剧，吞咽困难。查喉间右侧扁桃体充血为暗红色、肿大Ⅰ度，表面有脓点，但易拭去，拭后不出血。血检白细胞总数及中性粒细胞占比均增高。舌苔薄黄，脉浮数。

诊断：乳蛾（慢性扁桃体炎急性发作）。风热外侵型。

治法：疏风清热、解毒利咽。

1.**针灸：**清热泄毒利咽方加减。扁桃、合谷、少商、曲池、大椎、风池。毫针刺用泻法（少商用三棱针点刺出血），留针30分钟，每隔10分钟行凤凰展翅手法1次，每日针治1次。

2.**中药汤剂：**普济消毒饮加味。黄芩9克，黄连4克，陈皮5克，玄参9克，生甘草8克，连翘10克，牛蒡子10克，板蓝根10克，马勃3克，白僵蚕9克，升麻3克，柴胡6克，桔梗6克，山豆根6克，金银花10克，挂金灯8克，薄荷3克。每日1剂，水煎，分3次服。

3.**中药丸剂：**六神丸，每服9粒，每日3次，温开水送服。

4.**中药散剂：**锡类散，每用1/3支，吹入咽部患处，每日3次。

疗效：针药并施2次后，头痛发热已退，咽痛大减。继治5次后，

诸症悉退。为了巩固疗效，又治 5 次。共针刺 12 次，服药 12 剂，兼服六神丸 6 支，外吹锡类散 10 支，而获痊愈。越 2 年随访，迄今未发。

【按语】乳蛾，又称"喉蛾"，是因邪客喉核（扁桃体）、血肉发炎腐败所致，以咽痛、喉核红肿或化脓为特征的咽部疾病。西医称之为"急性扁桃体炎"，久病失治可转为慢性扁桃体炎。其发病原因，多由腭扁桃体受链球菌、葡萄球菌侵入引起发炎所致。本病临床有急性乳蛾与慢性乳蛾之分。急性乳蛾易发于冬春季节，常见于儿童和少年，起病较急，症见咽部疼痛逐渐加剧，吞咽不便，且伴恶寒发热等全身症状，查咽部扁桃体充血，呈鲜红或深红色、肿大，表面有脓点，严重者有小脓肿。查血白细胞总数及中性粒细胞增高。此类乳蛾病程较短，多在 1 周左右全身症状消失，若反复发作可转化为慢性乳蛾。慢性乳蛾发作期的临床表现与急性乳蛾相似，但全身症状较轻，咽部检查扁桃体肿大，充血呈暗红色，或不充血，表面有脓点。由于经常发作，往往成为肾炎、风湿性关节炎、心脏病和长期低热等全身性疾病的原发病灶，有时也能诱发中耳炎、鼻窦炎、喉炎和气管炎等邻近器官的疾病，对人体健康危害颇大。本病中医临床辨证主要分风热外侵、胃火炽盛、肺肾阴虚 3 型。本案辨证属风热外侵型，治宜疏风清热、解毒利咽，以针药并举、内外兼施为法。针灸用清热泄毒利咽方加减。方中扁桃为近人治扁桃体炎的经验效穴，刺此以疏通局部壅滞之气血；合谷为手阳明经之原穴，针之可疏风解表，清咽止痛；少商为手太阴之井穴，刺其出血以起清肃肺热、解毒利咽之效。更佐大椎、风池、曲池者，以清热祛风，蠲除上焦之风热。如此诸穴协用，共奏清热祛风、解毒利咽之功。

药用普济消毒饮加味，功能清热解毒、疏风散邪，是主治急性扁桃体炎、急性咽喉炎、大头瘟、流行性腮腺炎、流行性出血热等热性病的主要方剂之一。方中，黄芩、黄连、板蓝根，清热解毒；柴胡、升麻、薄荷、桔梗，药性升浮，引药上行；牛蒡子、僵蚕、玄参、马勃，清热利咽；陈皮健脾，以减弱诸寒凉药之不良反应；金银花、山豆根、挂金灯，清热解毒，利咽消肿。口服六神丸，外用锡类散，以清热解毒，祛腐生新。如此针药并用，内外兼施，则慢性乳蛾急性发作之痼疾而获痊愈。

　　例2　王某，男，23岁。自述咽喉肿痛、饮食不利已4天。查咽喉双侧扁桃体肿大，均为Ⅱ度，伴有发热，口渴，吞咽困难，便秘。

　　查舌质红，苔黄，脉数。证属乳蛾（急性扁桃体炎），由外感风热，兼胃火上炎，郁结咽喉所致。治当清咽消肿，通便泻热。方用清咽消肿方加内庭、陷谷，针用泻法，留针30分钟，每隔10分钟行针1次，每天针治2次。经针2天后，身热悉退，咽喉肿痛渐消，大便亦较通畅。继针2天，诸症尽除，而告痊愈。

　　【按语】咽喉肿痛多见于咽炎、喉炎和扁桃体炎等病证。本病有虚实之分。咽接食管，通于胃，喉连气管，通于肺。风热等外邪熏灼肺系，或肺、胃二经郁热上奏，致咽喉肿痛，此属实证。肾阴亏耗，虚热上炎，亦可致咽喉肿痛，此属虚证。本病治法，实热证以取手太阴、手足阳明经穴为主，针用泻法；阴虚证以取足少阴经穴为主，针用平补平泻法，留针15～20分钟，隔日1次。本例所用之清咽消肿方，具有泻肺清喉、养阴止痛的作用。方中，太溪为足少阴肾经原穴，照海为足少阴经和阴跷脉的交会穴，二穴均循行于喉咙，故取之能调二经经气；鱼际为手太阴荥穴，可清肺热。诸穴合用，使虚火得清，不致灼伤阴液，故适用于阴虚的咽喉肿痛。

（摘自《中国针灸处方学·肖少卿医案》）

二十一、口疮（复发性阿弗他口腔溃疡）案

昌某，男，27岁，1996年10月18日初诊。

主诉：患口腔溃疡1年余，加重4天。

病史：病始于1995年9月，因口腔黏膜溃破疼痛曾就诊于宜兴某医院，诊断为"口腔溃疡"，经注射青霉素，口服草珊瑚含片、维生素B$_1$、维生素C等，治疗1周，未见效果。后又就诊于某中医院，经服中药汤剂40多剂，外用冰硼散吹喉等，治疗40多天，症状减轻，但口腔溃疡此伏彼起，缠绵不愈。1996年8月，特赴沪就诊于某军队医院，诊断为"复发性阿弗他口腔溃疡"，经注射抗生素，口服华素片、复合维生素B等，同时用漱口液和口腔雾化剂治疗2周，病情显著好转，但日久依然复发。近4日来加重，特来我科要求诊治。

刻诊：口腔黏膜溃破，疼痛剧烈，查溃疡有6块，呈椭圆形，皮损直径2～5毫米，表面有淡黄色分泌物附着，溃疡周围黏膜充血，口臭异常，口渴欲冷饮，舌红，苔黄，脉数。

诊断：口疮（复发性阿弗他口腔溃疡）。心脾积热型。

治法：清热泻火，消炎止痛，祛腐生肌。

1.**针灸：**清热泻火消炎止痛方。合谷、少商、承浆、金津、玉液、隐白、委中、少府。其中，合谷、少府、承浆，用毫针刺，施以泻法，留针30分钟，每隔10分钟行凤凰展翅手法1次；金津、玉液、少商、隐白、委中，均用三棱针点刺出血。每日针治1次。

2.**中药：**①汤剂：凉膈散加减。连翘12克，栀子8克，薄

荷3克，黄芩9克，大黄（后下）6克，玄明粉（分2次冲服）6克，甘草6克，竹叶3克，鲜地黄15克，丹皮10克，赤芍10克，板蓝根10克，山豆根6克，银花10克，玄参10克，蜂蜜（冲服）1汤匙。每日1剂，水煎，分3次服。②丸剂：六神丸，每服10粒，每日3次，温开水送服。③散剂：珠黄散或锡类散每天选用1种，隔日交替使用，每日用0.3克（1/3支）撒于或吹入口腔患处，每日3～4次。

疗效：针药并施5次后，热退身凉，二便调畅，口痛已止，口臭亦除。继治5次，口腔腐肉尽去，新肌渐生，二便调畅，食欲较佳。又治10次，以善其后。共针20次，服汤药18剂，兼服六神丸9支，外用珠黄散、锡类散各10支，诸症悉退，口腔炎症消失，而告痊愈。越1年随访，迄今未发。

【按语】口疮又有"顽固性口疮"之称，西医称之为"口腔溃疡"。依据病情的复发情况，又有"复发性口腔溃疡"和"复发性阿弗他口腔溃疡"等名称。中医临床辨证主要分心脾积热、阻虚火旺两型。本例患者为顽固性口疮，亦即西医所谓复发性阿弗他口腔溃疡。本案患者属心脾积热型。治宜清热泻火，消炎止痛，祛腐生肌。针取金津、玉液、隐白者，因舌为心之窍（又称舌为心之苗），而金津、玉液位于舌系带两侧之静脉上，刺此二穴出血，功能清心泻火，生津止渴，善治口腔炎症；隐白为足太阴脾经之井穴，"井主心下满"，故取隐白刺出血，能泻心脾之积热，且"脾经系舌本"，故隐白亦善治口腔溃疡；委中为足太阳经之合穴，又为血郄，用三棱针点刺放血，具有活血祛瘀、清热解毒的作用，亦有助于口腔溃疡的恢复；合谷为手阳明经之原穴，善疗头面、口腔诸疾。由于"诸痛痒疮，皆属于心"，因为心火偏亢，殃及舌窍口腔，故取手少阴心经之荥穴少府，针而泻之，以清心泻火，消炎止痛，此乃"釜底抽薪"之大法。更取手太阴经之井穴少商刺出血，既治肺系咳喘诸疾，又治口腔一切炎症。如此诸穴协用，共奏清热泻火、消炎止痛之功。药用凉膈散加减。方中薄荷、黄芩、栀子，治心肺胸膈之郁热，疏散上焦之风热；合调胃承气汤以泻下通便，导邪热从下而出，以冀清上泻下，使上中二焦之邪热迅速消解；佐以鲜地黄、玄参、丹皮、赤芍、板蓝根、山豆根、金银花等，则更有助于清热解毒、滋阴降火。兼服六神丸，旨在清热解毒、消炎止痛；外用珠黄散、锡类散，重在清热解毒、祛腐生肌。如此针药并施，综合治疗，相辅相成，这一顽固性、复发性、殊难治愈的口腔溃疡痼疾，终于进入愈途。

二十二、急喉喑（声带麻痹）案

王某，男，67岁，1998年4月25日初诊。

主诉：咳嗽、声音嘶哑1个半月。

病史：1998年3月5日，患者出现感冒咳嗽、咽痛、发热，经服感冒冲剂等治疗未效。3月23日，就诊于江苏省某医院五官科，检查报告示：双侧声带下1/3处见粗糙、突起，以左侧明显，闭合差。印象：声带新生物。服用泼尼松、维生素 B_1、维生素 B_2，肌肉注射青霉素等，治疗1周未见效果。后去江苏某中医院五官科检查，未见异常，诊断为"声带麻痹"。经服金鸣片、黄氏响声丸以及中药汤剂20多剂，治皆无效。故前来我科就诊。

刻诊：喉痒咳嗽，声音嘶哑，痰黏色淡黄，语言不清，语气无力，口舌干燥，咽干而痛，胃纳差，大便干结，小便频数，舌质红苔少，脉细数。

诊断：急喉喑（声带麻痹）。由外感风热，热伤肺气，火灼肺阴，清肃失职，声道燥涩而致。

治法：疏风清热，清肺化痰，启喉扬音，消炎利咽，扶正固本。

1. 针灸：①大椎、风池、中府、肺俞、哑门、天突、天鼎、鱼际、少商（刺血）、太溪、三阴交；②扁桃、增音、廉泉透三穴（海泉、金津、玉液）、尺泽、孔最、合谷、足三里、丰隆、内庭、照海。以上2组穴位，每日1组，轮流选用，除哑门、风府、天突、扁桃、增音、廉泉施以针刺补法不留针外，其余各穴均施以平补平泻法，留针20分钟，每隔10分钟行凤凰展翅手法1次。每日针治1次，1个月为1疗程。

2. 中药：银翘散合疏风清热汤加减。荆芥9克，防风9克，金银花10克，连翘12克，牛蒡子12克，山豆根10克，板蓝根12克，白芷10克，天花粉12克，白僵蚕10克，土茯苓20克，天冬9克，麦冬9克，木蝴蝶10克，蝉蜕6克，川贝母9克，桔梗6克，生甘草8克，胖大海6克。每日1剂，水煎，分3次服。

疗效：针灸10次，服药3剂后，喉痒咳嗽大减，咽干喉痛亦轻，声音嘶哑显著好转，食欲渐振，二便调畅。继针10次，服药4剂后，咳嗽已止，咽痛亦除，语言清晰，诸症消失而告痊愈。越3个月随访，患者云："愈后语言正常，未复发。"

【按语】急喉喑又称"声音嘶哑"，现代医学称之为"声带麻痹"或"声带瘫痪"。本例患者年逾花甲，肾气已虚，加因外感风热之邪，热伤肺气，肺阴受伐，清肃无权，是以声道燥涩而声音嘶哑。故取大椎、风池、风府、合谷以祛风清热；取中府、肺俞俞募相配而调节肺脏之功能；取肺经之合穴尺泽、郄穴孔最与胃经之络穴丰隆相伍，针而泻之，以奏宣通肺气、清热化痰之功；继取督脉之哑门，任脉之天突、廉泉透海泉、金津、玉液诸穴，以激发任督阴阳脉之海的脉气，俾阴平而阳秘，鼓舞舌本，启喉扬音；更取肺经之井穴少商（刺出血）、荥穴鱼际与胃经之荥穴内庭、大肠经之天鼎，针而泻之，以清泻肺、胃、大肠之火邪而蠲除咽喉之热毒。脾胃为后天之本，气血生化之源，由于患者久病脾胃虚弱，气血不足，故取胃经之合穴足三里、脾经之交会穴三阴交，针而补之，旨在健脾益胃，俾气血生化有源。肾为先天之本，内藏真阴真阳，为生命之根本。患者禀赋素虚，肾阴不足，故取肾经之原穴太溪与阴跷脉之照海，针而补之，以激发肾经之经气，增强先天之本，使"正气内存，邪不可干"。药用荆芥、防风、白芷、僵蚕、牛蒡子，疏风消肿而利咽喉；银花、连翘、山豆根、甘草、板蓝根、土茯苓，清热解毒而蠲除喉痹；更用天麦冬、天花粉、川贝母、木蝴蝶、桔梗、蝉蜕、胖大海，以滋阴润燥，清热化痰，启喉扬音，消炎解毒。如此针药结合，相辅相成，病获痊愈。

二十三、慢喉暗（声带小结）案

戴某，女，39 岁，1997 年 7 月 8 日初诊。

主诉：声嘶半年余。

病史：患者于 1997 年 1 月因持续性声嘶而去某省人民医院诊治，诊断为"声带小结"。经用地塞米松、华素片等口服以及庆大霉素与氢化可的松混合雾化吸入等治疗，未见显效。1997 年 6 月 21 日就诊于某省中医院，服用中药（昆布 10 克，海藻 10 克，玄参 10 克，夏枯草 10 克，蝉蜕 6 克，山楂 10 克，薏苡仁 10 克）7 剂，并服黄氏响声丸 4 瓶，每服 4 片，每日 3 次，均未获效。

刻诊：声音嘶哑，讲话费力。间接喉镜下见：会厌喉面充血，双侧声带中段边缘有结节，发音时闭合欠佳。口干咽干，舌质偏红苔少，脉细数。诊为慢喉暗（声带结节）。

治法：以滋阴降火，消炎散结，启喉扬音。拟针药并治。

1.针灸：①天突、扶突、合谷、鱼际、照海、支沟；②扁桃、廉泉透海泉、少商（刺血）、液门、太溪。

操作：以上2组穴位，每日选用1组，轮流使用，施行平补平泻手法，其中少商穴宜用三棱针点刺出血，每天1次。10次为1疗程。

2.中药：①方用会厌逐瘀汤加味。药用桃仁12克，红花10克，当归9克，柴胡6克，枳壳8克，桔梗6克，甘草6克，生地12克，玄参10克，赤芍9克，牛蒡子10克，沙参15克，挂金灯6克，川郁金6克，青果6克，海浮石6克，胖大海6克。每日1剂，水煎分4次服。②外用吹喉方：珠黄散、锡类散。此2药每日选用1种，隔日轮换应用，每次用1/3支，每日3次，至愈为止。

经针药并治10次后，声音嘶哑好转，口干咽燥亦有改善；经治疗20次后，嘶哑声渐消，语言清楚，且口舌咽喉有津液，无干燥不适感；经治疗30次后，语言清晰，声音洪亮无嘎声。为巩固疗效，又继续针灸10次，诸症消失，语言正常。经省人民医院复查，在间接喉镜下示：会厌喉面无充血，双侧声带中段边缘结节已消失，发音时闭合良好。

【按语】慢喉喑，又名失音，其发病原因与针灸治疗早在《黄帝内经》等书中就有记载。如《灵枢·忧恚无言》云："人猝然无音者，寒气客于厌，则厌不能发，发不能下至，其开阖不致，故无音。黄帝曰：刺之奈何？岐伯曰：足之少阴，上系于舌，络于横骨，终于会厌。两泻其血脉，浊气乃辟。会厌之脉，上络任脉，取之天突，其厌乃发也。"又如《针灸甲乙经·寒气客于厌发喑不能言》说："暴喑气硬，刺扶突与舌本出血……暴喑不能言，支沟主之"。尤其是《针灸资生经》中对喑哑的针灸治疗法收集更为丰富，既有一般喑症的针灸取穴，又有暴喑的取穴，暴喑咽肿喉痹取穴以及中风舌喑取穴等。近代针灸治疗声音嘶哑、声带结节、喉麻痹、癔症性失音以及喉肌疲劳等文献报道，均取得较好的效果。

本例患者病起于1997年1月，时值严冬，外感风寒，肺气失宣，会厌开合不利，音不能发，而致猝然声嘶；久则寒邪化火，且外感风热，热伤肺气，火灼肺阴而致清肃失职，声道燥涩，痰瘀互结搏于声带，是以发音时会厌闭合欠佳，故而声音嘶哑。治宜滋阴降火，消炎散结，启喉扬音。肺属金，肾属水，取金水相生之意，乃取肺经之荥穴鱼际与肾经之原穴太溪、经穴照海相配，针而补之以滋阴降火；取肺经之井穴少商刺出血，奇穴扁桃针而泻之，以消炎散结；继取三焦经之荥穴液门、经穴支沟与廉泉透海泉相伍，针而泻之以行气活血，化痰散瘀；更取天突、扶突、合谷针而泻之，以祛风清热，启喉扬音。

药用会厌逐瘀汤加味之剂煎而服之，并外用珠黄散与锡类散吹入喉间而直达病灶。如此针药并用，内外兼施，以冀"针石治其外，汤液治其内"。从而达到清热解毒，活血祛瘀，化痰散结，消炎利咽之功，疾获痊愈。

第七节　急救病证医案医话

一、出血性休克案

例1　王某，女，36岁，住泰兴县常周公社。其夫代诉：近

4 个月来，每月月经来潮出血量多，曾经某公社医院妇科检查，诊断为"功能性子宫出血"。经注射仙鹤草素和服中药而出血得止。此次月经来潮犹如泉涌，四肢发冷，人事不知，特抬来请予救治。

刻诊：患者面色苍白，四肢厥冷，脉微欲绝，神志昏糊，属暴崩昏厥（出血性休克）。

余即采用苏厥回阳方佐以灸隐白、针三阴交，而健脾统血。经施术 20 分钟后，出血即止，30 分钟时肢温脉起，神志渐清，人事方知。遂投参附龙牡汤加减之剂（潞党参 4 克，熟附片 15 克，煅龙骨 15 克，煅牡蛎 30 克，陈阿胶 30 克，水煎服），送服十灰散 10 克。经针灸 1 次，服药 3 剂而愈。

（摘自《临证治验医案》）

例 2　张某，女，38 岁，其夫代述：患功能性子宫出血，已有半月，由于出血过多，出现休克症状，正在医院妇产科救治，经注射麦角、仙鹤草素等止血药，并注射尼可刹米等强心药，同时还进行输血，但出血依然不止，随后该院妇产科要求会诊。

诊得患者肢冷昏厥，面色苍白，脉细弱，不能任按，子宫出血不止，一派气血虚竭，元阳暴脱之象。治当补气止血，回阳固脱。即取回阳固脱止崩方加减。急针隐白（斜刺 3 分深，用温针灸）、三阴交、足三里，用大艾炷灸关元、气海，并用艾条灸百会。经治 10 分钟后，出血即止，20 分钟后，肢温脉起，神志渐清。遂投参附汤（潞党参 60 克，熟附片 12 克，水煎服），送服十灰散 15 克，一日 2 次。仅针灸 1 次，服药 5 剂，而获痊愈。

（摘自《针灸临证指南·肖少卿医案》）

二、惊厥案

例1 民国十五年，同先父梦琴公在北涧，治一黄氏之子急惊甚剧，目上视，背反张，四肢牵引，身热不哭，脉浮数。先父为针大椎、人中、曲池、承山等穴，惊搐遂平，余为处散热定搐之剂而愈。余近年来遇此等症，俱刺人中、大椎、曲池、中脘、承山等穴，效果甚佳。

（摘自《中国针灸治疗学》）

例2 冯鲸川治许淮江翁女二岁，患慢脾风，众医皆以为不可救矣。冯曰：脾胃虚损，元气虚弱，而舌不甚短，头不甚低，或有可治。急用附子理中汤三四服而少安，仍灸百会、三里穴三七壮而愈。

（摘自《名医类案》）

例3 戴某，男，2岁，往泰兴城鼓楼南街。经泰兴县人民医院诊断为"乙型脑炎"，治疗未效。该院内科主治医师陈振忻、沈子宁嘱我用针灸治疗。其症四肢抽搐，角弓反张，两眼斜视，鼻翼翕动而带煤烟，高热神昏而口龃齿。病情殊甚危急，余即采用水沟穴，下针少顷即张口啼哭而苏（但无眼泪，因高热劫伤体液之故）。继取大椎、间使、关冲等穴以泻热邪，仅针2次乃愈。

（肖少卿 . 漫谈水沟穴 [J]. 中医杂志，1958，2：128）

三、昏迷案

张某，男，4岁。其父代诉：发热咳嗽已有六七天，近3日来喘咳加重，痰多气促，不能吞咽，声音嘶哑，经某医院诊断为白喉，曾注射青霉素等。现症：壮热神昏，目瞪口张，面青唇绀，痰壅喘促，呼吸抬肩，声如拽锯。

查喉间白腐遍布，伪膜下脱，颇有堵塞气管之虞，正在诊察之际，患者呼吸逐趋困难，面青唇绀愈加显著，数分钟后，呼吸遽停，唇斜而口张，实由伪膜堵塞气管而濒于危殆。治法：急刺人中、百会、阙上、少商，微出其血，以清热开窍醒脑，继针天突、丰隆以降浊痰；再刺内关、太渊以开肺气而通脉行。疾速下针 1 分钟左右，患儿顿即复苏，呼吸随畅，神识亦清，即投养阴清肺汤 3 剂，用锡类散吹喉而愈。（肖少卿.使用三棱针刺法的经验介绍 [J].上海中医药杂志，1963，4，27）

四、晕厥案

例 1　徐某，女，39 岁。其夫代述：3 年前因夫妻关系不睦，发生口角，旋即胸闷气逆而晕厥，当时送往某医院，诊为"癔症性晕厥"，经用镇静剂而愈。今因家务纠纷，心情急躁而又晕厥，特来求治。

诊得患者神昏不语，两眼朦胧，面赤气促，四肢厥逆，脘腹痞闷。余即采用苏厥和中方，施以强刺激泻法，留针 30 分钟，每隔 10 分钟行针 1 次。下针 15 分钟后，患者嗳气频频，神志转清；20 分钟后，四肢搐搦停止；30 分钟后，诸症若失，宛如常人，唯四肢倦怠，疲惫不堪。遂投甘麦大枣汤，进服 3 剂，而告痊愈。

例 2　朱某，男，17 岁。患者素有羊痫风之症，1958 年秋赴宁探亲，途经镇江，正与我同一饭店就膳，午餐方毕，患者突然啼叫仆地，角弓反张，四肢抽搐，两眼斜视，呼吸气促，咬牙嚼舌，头向左倾，口流涎沫。

余随即以指甲强掐人中穴，未及 2 分钟患者霍然苏醒，复以爪切两照海穴上，患者顿即坐起，如从梦中醒来，两眼不住左顾右盼，并用右手揩去口角涎沫，数分钟后宛如常人。众客询为何症？余答曰："此系羊痫风之症，以指甲掐人中与照海两穴即可苏醒，此为羊痫风的急救方法。"观众赞叹指针奏效神速，患者亦深表感佩。

（摘自《介绍指针治病的疗效》，载《辽宁医学杂志》，1960 年第 2 期）

例3 余某，女，27 岁，1960 年 10 月 20 日初诊。邻人代诉：因姑娌关系不睦，口角常生，又因其夫在外工作，经年未归，思虑牵挂，情志不遂，而成斯疾。近十余日来，时哭时笑，日夜不宁，今晨忽又昏倒，不省人事。

刻诊：双目朦胧，神识昏沉，状如酒醉，推之不动，唤若罔闻，蓬头垢面，秽洁不知，鼻气悠悠而呼吸微弱，脉弦细，肢体尚温。

诊断为癫证昏厥。治法：开窍醒脑，理气通脉。取人中针之不应，继针神门、内关，其状如故，遂取足底心区针之，当刺右足时反应毫无，继刺左足，患者顿即缩足啼哭而苏。10 月 21 日二诊：针后头晕昏厥已不复作，哭笑亦停，但觉胸脯塞闷，气机未畅，双目怒张，精神恍惚，惊惕难以入寐，胃纳不馨，大便干燥难解。此系阳明肠腑燥热，兼顾阴肝木亢盛，火炎于上，水亏于下，致使心肾不交，而乱及神明。治宜平肝宁心，理气通便。针刺心区、肝区、肾区，各入 3 分，留针 30 分钟，继取内关、足三里，留针 15 分钟。出针后，患者胸闷遂畅，得矢气并欲入睡。

先后共针 3 次，症状消失。

（摘自《足针治疗 25 种疾病的经验介绍》，载《上海中医药杂志》，1962 年第 7 期）

五、煤气中毒（急性一氧化碳中毒症）案

陆某，男，12 岁，1987 年 1 月 6 日初诊。其父代述：因天气严寒，儿用煤炉烤火做作业，约 3 小时左右，儿感头痛、头昏、恶心欲吐，奶奶以为是感受风寒而头痛、恶心，随即去煮生姜汤以发散风寒。谁知待姜汤煮好送来时，儿已昏倒在地，不省人事。故特抬来请求救治。

刻诊：患儿神志昏迷，呼吸困难，脉细弱而数，小便失禁，指甲及口唇黏膜呈现绯红色。遂做氢氧化钠试验，结果阳性。诊为煤气中毒（急性一氧化碳中毒）。急取人中、涌泉，施以针刺捻转泻法，以醒脑苏厥；继取内关、太渊，以宣肺通脉；取十宣、委中刺血，以开窍解毒；更取素髎、会阴，施针刺平补平泻法，以兴奋呼吸中枢，促其自主呼吸功能复常。上述诸穴经持续行针 10 分钟后，患儿苏醒，呼吸渐畅；1 小时后，诸症消失，随同其家人回家。

（摘自《中国针灸处方学·肖少卿医案》）

六、中风（脑血管疾病）诊治经验

（一）病机

本病的病机可概括为风、火、痰、瘀四种：

1.肝风内动，迫血上涌，阻塞清窍，以致神志昏迷。即《素问·调经论》所说："气之与血，并走于上，则为大厥。"清·叶天士认为本病"乃身中之阳气变动……此本体先虚，风阳挟痰火壅塞，以致营卫脉络失和。"此由内风所致。

2.心火暴盛，心神昏冒，诚如刘河间所谓"所以中风瘫痪者，非谓肝木之风实甚而卒中之也，亦非中于风雨。由于将息失宜而心火暴甚，肾水虚衰，不能制之，则阴虚阳实，而热气佛郁，心神昏冒，筋骨不用而卒倒无知也。多因喜怒思悲恐之五志有所过极而卒中者，由五志过极皆为热甚故也。"本病在卒中期，火热征象最为多见。

3.痰浊内蒙，湿痰阻络。正如《素问·通评虚实论》所谓："仆击偏枯……肥贵人则膏粱之疾也"。中风病好发于素体肥胖、多湿多痰之体，或酒食不节、多食肥腻、生热生痰。风阳上扰或心火暴甚之时，挟痰湿上蒙清窍，则神志昏蒙；阻于廉泉，则喑不能言；窜入经络，则肢体瘫痪。朱丹溪主痰热者，乃本于此。

4.血液瘀滞，阻于脉络。肝风内动，血菀于上，则使脑络血瘀，阻碍神明；瘀阻经络，则成半身不遂。如仅是肝风挟痰，横窜经络，影响经络的气血运行，其病位较浅，病情较轻，临床仅表现为半身不遂，语言不利等症，称为中经络。如风阳暴升，痰火相夹，气血逆乱上冲于脑，痰热内蒙，猝然昏倒，不省人事者，则称为中脏腑的闭证。如肝阳痰火炽盛，正气亏虚，正不胜邪，导致阴竭阳亡，则称为中脏腑的脱证。更有中风久延，耗伤气血，成为气血两虚之证。总之，中风急性期一般以标实为主，或本虚而标实。久病或严重者则由实转虚，甚至变为脱证。

（二）治法

治法有三：一为传统辨证治疗，以针灸与中药结合施治为主；二为西医对症治疗为辅，以冀中西结合优势互补，三为其他疗法，诸如：中成药、头皮针、推拿等疗法。如此三者兼备，择其善者而综合施治之，实践证明，对提高疗效、缩短病程、加速康复，很有裨益！分述于下。

1. 传统辨证治疗

（1）风阳暴亢型

证候：突然剧烈头痛，眩晕呕吐，肢体瘫痪，震颤或抽搐，面部潮红，烦躁不安，甚则昏迷，舌质红，舌体震颤，苔黄，脉弦劲。

治法：镇肝潜阳熄风。

针灸：平肝潜阳熄风方。百会、风池、太阳、合谷、大陵、神门、后溪、丰隆、太冲。针刺泻法，留针30分钟，每隔10分钟施捻转1次，每日针治1次。

随症加穴：①头痛剧烈者，加丝竹空透率谷、太冲透涌泉。②眩晕呕吐者，加内关、足三里。③神志昏迷者，加定神、虎边透劳宫。④肢体偏瘫者，加肩髃、曲池、阳陵泉、悬钟。

方药：镇肝熄风汤。生龟板（打碎）15克，玄参15克，天冬15克，白芍15克，生龙牡（打碎）各15克，牛膝30克，生代赭石30克，川楝子10克，生麦芽12克，茵陈10克，甘草5克。每日1剂毛水煎，分早、晚各服1次。

加减：①烦躁不安者，加栀子9克，黄芩8克，珍珠母30克。②头痛甚者，加石决明20克，夏枯草15克。③挟有痰热者，加猴枣散（猴枣0.9克，仙半夏6克，沉香6克，天竺黄4.5克，川贝母6克，朱砂0.9克。共研极细末），每服0.3～0.6克，每日 1 次。④便秘者，加生川军 8 克，全栝楼 15 克。甚则加玄明粉 6 克，分 2 次冲服。

（2）风痰闭神型

证候：突然昏仆，肢体瘫痪，鼾声痰鸣，甚则抽搐，舌苔白腻，脉弦滑。

治法：祛风化痰，醒脑开窍。

针灸：祛风化痰，醒脑开窍方。大椎、风池、定神、虎边透劳宫、内关、足三里、丰隆、太冲透涌泉。针用泻法，留针 30 分钟，每隔 10 分钟行捻转提插 1 次。每日针治 1 ~ 2 次。

随症加穴：①神志昏迷者，加神门、百会。②鼾声痰鸣者，加五心穴、廉泉透三穴。③四肢抽搐者，加后溪，曲池、阳陵泉、承山、昆仑，甚则加四弯穴刺出血。

方药：涤痰汤合二陈汤加减。制半夏 10 克，陈皮 6 克，茯苓 15 克，竹茹 12 克，枳实 8 克，甘草 5 克，制南星 10 克，九节菖蒲 10 克，人参 6 克，大枣 4 枚，生姜三片。每日 1 剂，水煎，分早、晚各服 1 次。凡昏迷者，应予以鼻饲。

加减：①神志昏聩，痰浊内盛者，加灸远志 9 克，抱木茯神（朱砂 0.9 克染）15 克，甚者，加服苏合香丸 1 粒（每丸重 3 克）。用温开水送下或鼻饲。②舌苔黄腻，脉滑数者，加天竺黄 12 克，陈胆星 8 克。③四肢抽搐者，加钩藤 15 克，羚羊角粉 0.6 克，广地龙 10 克。甚者加服止痉散（全蝎、蜈蚣各等分，共研细末），每服 1 ~ 1.5 克，日服 2 次，温开水调送。

（3）瘀阻脑络型

证候：头部刺痛，头晕目眩，口眼歪斜，舌强言謇，半身不遂，肢体硬瘫，舌质紫暗或有斑点，脉弦或涩。

治法：化瘀活血，疏通脑络。

针灸：散瘀活血疏通脑络方。大椎、风池、脑空、百会、内关、合谷、足三里、三阴交。针用泻法，留针 30 分钟，每隔 10 分钟行捻转提插 1 次，每日针治 1 次。

随症加穴：①头部刺痛者，加太阳透率谷、天应穴泻之。②口眼歪斜者，加阳白透鱼腰、地仓透颊车。③舌强语言不利者，加通里、金津、玉液刺出血。④半身不遂者，加上三才、下三才穴。

方药：通窍活血汤。赤芍 12 克，川芎 6 克，桃仁 10 克，红花 8 克，老葱三根，生姜三片，大枣 4 枚、麝香 1 克，黄酒少许。每日 1 剂，水煎，分早、晚各服 1 次。

加减：①头部刺痛，瘀血甚者，加水蛭 6 克，广地龙 15 克，紫丹参 20 克，三七粉 2 克。②口眼歪斜者，加服牵正散（白附子、白僵蚕、全蝎各等分，共为细末。内服：每服 3 克，日服 2 次，热酒送服；外用：用生姜汁调敷患处。亦可改作汤剂：白附子 9 克，白僵蚕 10 克，炙全蝎 5 克。水煎服）。③气短息弱者，加高丽参 10 克，富硒参 10 克，冬虫夏草 10 克。

（4）痰火闭窍型

证候：突然昏仆，不省人事，两手握固，牙关紧闭，面赤气粗，舌质红，苔黄腻，脉弦滑数。

治法：清热涤痰，启闭开窍。

针灸：清热涤痰开窍方。大椎、风池、百会、定神、合谷、内关、曲池、颊车、足三里、太冲。针用泻法，留针 30 分钟，每隔 10 分钟行捻转提插 1 次，每日针治 1 ～ 2 次。

随症加穴：①不省人事者，加五心穴、十二井。②牙关紧闭者，加下关、虎边。③两手握固者，加后溪透三间、手三里、八邪。④语言謇涩者，加哑门、廉泉、通里、关冲。

方药：导痰汤合至宝丹。制半夏 10 克，制南星 10 克，茯苓

15 克，枳实 9 克，橘红 6 克，甘草 4 克，生姜三片。每日 1 剂，水煎，送服至宝丹或安宫牛黄丸，日服 2 次。

加减：①热重者，加黄芩 9 克，栀子 9 克，龙胆草 9 克。②便秘者，加大黄 8 克，芒硝（二次冲服）6 克，栝楼 15 克。③抽搐强直者，加羚羊角粉 0.6 克，珍珠母 30 克，僵蚕 9 克，全蝎 5 克。

（5）阳气外脱型

证候：中风之后，突然出现面色苍白，四肢厥冷，汗出淋漓，气微息弱，精神恍惚，舌质淡，脉微或浮大无根。

治法：温阳固脱。

针灸：回阳固脱方。关元、气海、神阙（隔盐灸）。用大艾炷灸之，不拘壮数，以汗收、肢温、脉起为度。

随症加穴：①脉微欲绝者，加内关、太渊针之。②痰壅者，加丰隆针灸之。③四肢逆冷者，加足三里针灸之。④汗多者，加合谷、阴郄针灸之。

方药：参附汤。人参 20 克，炮附子 10 克，生姜三片，大枣 6 枚。水煎分 2 次服或鼻饲。

加减：①汗出不止者，加太子参 15 克，山萸肉 15 克，黄芪 30 克，煅龙牡各 20 克。②有瘀血者，加桃仁 9 克，红花 8 克，紫丹参 15 克。

2. 西医对症治疗

（1）急性出血中风时应绝对卧床休息，头部抬高至 15°。头部可用冰敷冷却止血。

（2）迅速采取降血压措施。血降至比平时血压水平低 4 千帕为宜，若平时血压不详了可将血压降至 20 千帕左右为宜。①25% 硫酸镁 10 毫克肌注，或 10～20 毫升加入液体中滴注。②利血平 1～2 毫克肌注。③六甲溴胺 10 毫克肌注。待血压降至所要求的限度后，用口服（或鼻饲）降压药物以继续维持。

（3）迅速降低颅内压：①用20%甘露醇250毫升，每6～8小时1次静滴。②速尿20～40毫克加入50%葡萄糖液20～40毫升静推，每日2次。

（4）其他处理：①补充足够的热量，每天应8400kJ（2000kcal）。②总液体输入量1500～2000毫升。③注意电解质的平衡，尤应注意补钾。④保持呼吸道通畅，给予充足的氧气、及时吸痰，必要时气管切开。⑤加强护理，防止褥疮发生。⑥保持大便通畅，或通便药物，如开塞露、果导等。

（5）积极预防和治疗并发症：①有上消化道出血者，可加用甲氰咪胍0.8克/天静滴。或口服、或鼻饲云南白药0.4克，日服3次。②有感染时应及早用足量抗生素，以广谱抗生素为宜。

（6）外科治法：头颅CT检查，估计出血量在30毫升以上者，根据条件可争取手术治疗。

3. 其他治疗

（1）清开灵注射液40～60毫升加入10%葡萄糖500毫升静滴，每日1次，或用肌肉注射，每次2～4毫升，每日2次。

（2）水蛭粉，每服2～3克。每日2～3次。

（3）安宫牛黄丸，每服1丸，每日2次。